U0282291

George Rosen

A History of Public Health

〔美国〕乔治·罗森 著 黄沛一 译

公共卫生史

译林出版社

图书在版编目（CIP）数据

公共卫生史 /（美）乔治·罗森（George Rosen）著；黄沛一译. 一南京：译林出版社，2021.8（2022.3重印）
（医学人文丛书/梁贵柏主编）
书名原文：A History of Public Health
ISBN 978-7-5447-8733-8

I.①公… II.①乔… ②黄… III.①公共卫生 - 医学史 - 世界 IV.①R126.4-091

中国版本图书馆 CIP 数据核字（2021）第 094635 号

A History of Public Health, Revised Expanded Edition By George Rosen.
Foreword by Pascal James Imperato, MD, MPH & TM.
Introduction by Elizabeth Fee.
Biographical Essay and New Bibliography by Edward T. Morman.
© Copyright 1958 by MD Publications, Inc., New York, New York
© 1993, 2015 Johns Hopkins University Press
Reprinted by permission of Paul P. Rosen, MD
All rights reserved. Published by arrangement with Johns Hopkins University Press, Baltimore, Maryland
Simplified Chinese edition copyright © 2021 by Yilin Press, Ltd
All rights reserved.

著作权合同登记号　图字：10-2020-285 号

公共卫生史 [美国] 乔治·罗森／著　黄沛一／译

策　　划　　黄　洁
责任编辑　　潘梦琦
装帧设计　　周伟伟
校　　对　　孙玉兰　王笑红
责任印制　　单　莉

原文出版　　Johns Hopkins University Press, 2015
出版发行　　译林出版社
地　　址　　南京市湖南路 1 号 A 楼
邮　　箱　　yilin@yilin.com
网　　址　　www.yilin.com
市场热线　　025-86633278
排　　版　　南京展望文化发展有限公司
印　　刷　　徐州绪权印刷有限公司
开　　本　　850 毫米 × 1168 毫米　1/32
印　　张　　20
插　　页　　4
版　　次　　2021 年 8 月第 1 版
印　　次　　2022 年 3 月第 2 次印刷
书　　号　　ISBN 978-7-5447-8733-8
定　　价　　88.00 元

版权所有·侵权必究

译林版图书若有印装错误可向出版社调换。质量热线：025-83658316

主编序
生命、医学和人文故事

在我们能看到的所有现象中，生命现象是最神奇的。

伟大的美国物理学家理查德·费曼在他的畅销书《费曼物理学讲义》的开篇指出："如果某种大灾难摧毁了所有的科学知识，我们只有一句话可以传给下一个（智慧）物种，那么用最少的词汇来表达最多信息的陈述是什么？我相信这应该是原子假设，即万物都是由原子构成的。这些微小的粒子一刻不停地运动着，在彼此分离时相互吸引，但被挤压在一起时又会相互排斥。只要略加思考和想象，你就可以从那句话中得到关于这个世界的大量信息。"

"一切生命世界的行为都可以被理解为原子的颤动和扭动。"

一堆杂乱无章的原子在一定物理规则之下排列组合，变成了性质各异的分子，这是生命的物质基础，我们所了解的所有生命，都是建立在这个物质基础之上的；一堆性质各异的分子在一定物理规则之下排列组合，又变成可以从外界获取能量，从而完成自我复制的细胞，这是生命的原始状态。我们所知道的所有生命，都是从一个细胞开始的；一堆完全相同的细胞，在外界能量驱动下不断复制的过程中出现了几个随机的错误，生成了性质各异的新细胞，这是生物世界多样性的基础，我们所看到的各种美丽的生命形式，竟然都源于这些"不经意的复制错误"……

细胞的协同形成了器官，器官的协同塑造了小草和大树，塑造了小狗和大象，也塑造了你和我。

下一次，当你看到一棵枝叶被压弯的小草，奋力托起一滴露珠，在阳光里闪烁着晶莹；当你看到一株挺直了躯干的大树，轻松抖落一身雪花，在乌云下舞动着狂野；你是否会想：若干年前，我们都曾是一堆杂乱无章的原子？

下一次，当你看到一条摇头摆尾的小狗，当你看到一头步履沉重的大象，你是否会想：曾经有一天，我们都只是一个尚未分裂的卵细胞？

科学把我们带到了生命的源头。

费曼教授在谈及生命现象时还指出："我相信，（艺术家）看到的美丽对我和其他人来说也都是可以看到的，尽管我可能不如他在审美上那么精致……我也可以欣赏花朵的美丽，但我对花的了解比他所看到的外观要多。我可以想象其中的细胞和内部的复杂机制。我的意思是，（花朵）并不只在宏观的尺度上很美，在微观的尺度上，它们的内部结构和进化过程也很有美感……科学知识只会增加花朵的美感和神秘感，人们对花朵更加兴趣盎然、惊叹不已。"

将在 10 个月后长成你的那个受精卵细胞开始分裂了。

在第 7 周时，当超声波的探头第一次"听"到你的心跳，你的整个"躯体"才一颗蓝莓那么点大！

到了第 9 周，你长到了一颗樱桃的大小。你已经不再是胚胎，而发展为胎儿，虽然消化道和生殖器官已形成，但即使是最有经验的技术员，要辨出你是男孩还是女孩尚为时过早。

第 15 周到了，你仍旧只有一个苹果的大小，但你的大脑已经开始尝试控制你的肌肉。你能够活动肢体，甚至可以翻跟斗，吮吸大拇指的"坏习惯"也有可能已经形成了，但是你妈妈还不知道，也管不到你。

在第 23 周时，你猛增到一个木瓜的大小。这时你的听力已经相当发达，开始能识别妈妈的声音，以免日后一"出门"就认错了人。至于爸爸的声音嘛，没那么重要，再等一个月（第 27 周）吧。

第 32 周到了，你差不多是一颗大白菜的尺寸。这时你的味蕾已基本长成，你会在吞咽羊水的时候知道妈妈今天是不是吃了大蒜。你没有选择，只能习惯于妈妈常吃的食物，日后挑食也不完全是你的责任哦。

终于到第39周，你已经长到了一个西瓜的大小，感到了周围空间的狭小，稍稍展臂和伸腿都会引来妈妈的注意和安抚。于是你们俩默默地"商量"：时机成熟的话就到外面的世界去（来）看看吧。

从第一声响亮的啼哭开始，你踏上人生的旅途，义无反顾地一路走去。虽然欢笑多于苦恼，但是每个人都会生病，这是生命的一部分。

没有人能真正记住第一次生病吃药的感受：妈妈说你很乖，不哭也不闹；爸爸却说你一口全吐了出来，弄脏了他的衣裤。也没人能真正回忆起第一次看病打针的情形：妈妈说你很勇敢，还冲着打针的护士阿姨笑呢；爸爸却说你哭得那个惨啊，两块冰激凌才止住。

因为每个人迟早都会生病，所以我们有了医药学，一门专门研究疾病与治疗的学问。千百年来，医药学的精英们一直在探究生命的奥秘、疾病与健康的奥秘。在21世纪的今天，我们对于生命、疾病和健康的认知达到了不可思议的深度和广度。

1981年4月26日，在迈克尔·哈里森医生的主持下，美国加利福尼亚大学旧金山分校医院进行了世界上首例成功的人类开放式胎儿手术。接受手术的孕妇腹中的胎儿患有先天性的尿路阻塞，出现了肾积水，这很可能导致胎儿在出生之前就肾脏坏死，危及生命。为了抢救胎儿的生命，做手术的医生给胎儿做了膀胱造口术，在胎儿的膀胱中放置了一根临时性的导管让尿液正常释放。胎儿出生之后，医生又进行了尿路再造手术，彻底解决了这个婴儿的遗传缺陷。

也许你开始想象，手术时这个胎儿才多大？他能感觉到疼痛吗？做这个手术的医生必须何等精准？也许你还会想：这种先天性的遗传缺陷是如何发现的？是哪一种先进的诊断技术隔着肚皮还有如此高的可信度，可以让接诊的医生如此精准地知道是胎儿的尿路出现了阻塞？

每年在美国出生的约 400 万婴儿中，约有 12 万（约占 3%）患有某种先天性缺陷，其中一部分可以在出生后得到成功治疗。随着胎儿影像学和各种无创产前检查技术在过去几十年中取得突破性进展，我们对胎儿发育的了解也有很大程度的提高，越来越多的诊断工具使我们能够更精确地识别胎儿发育过程中出现的病情及其恶化的程度和速度，同时辅助我们开发新的医疗技术来帮助子宫内的胎儿早日康复。

如今，胎儿治疗被公认为儿科医学中最有前途的领域之一，而产前手术正成为越来越多具有先天缺陷的婴儿的一种治疗方案。在婴儿出生之前我们就可以相当准确地了解其发育和成长，及时发现可能出现的病变并实施治疗，这是所有家长的祈盼，也是几代医生的夙愿。

2012 年 4 月 17 日，年仅七岁的美国女孩艾米丽成为第一个接受"融合抗原受体疗法"（Chimeric Antigen Receptor Therapy，简称 CAR-T 疗法）治疗的儿科患者。在其后的几个星期里，费城儿童医院的医生从艾米丽的血液中提取她的免疫 T 细胞，将其在体外培养，然后用最先进的生物工程技术对这些免疫 T 细胞进行了化学修饰，使得这些免疫 T 细胞能有效识别正在艾米丽体内野蛮生长的癌细胞。体外实验成功之后，这些修饰后的（融合抗原受体）免疫 T 细胞被重新植入艾米丽的血液中，再次与癌细胞决一死战。

从五岁开始，勇敢的艾米丽与一种最常见的儿童癌症——急性淋巴细胞白血病——顽强地抗争了两年，她的医生穷尽了当时已有的一切治疗方法，在短暂的疗效之后，癌细胞总是一次又一次卷土重来，侵蚀着她越来越虚弱的生命。这一次会有不同的结果吗？修饰后的免疫 T 细胞移植后，剧烈的免疫反应开始了，昏迷中的艾米丽在生与死的边缘足足挣扎了两个星期。她战胜了死神，苏醒过来，随后的测试震惊了所有人：癌细胞不见了，而那些修饰后的 T 细胞仍然在那里，准备清除任何试图卷土重来的癌细胞。

在许多人的眼里，这样的描述似乎只应该出现在科幻作品而不是科普作品中。如今，随着基因编辑技术的突飞猛进，我们的医疗技术已经精准到了患者免疫细胞表面标记分子的水平，大概不能更精准了。当然这只是开始，在分子水平和细胞水平上，我们对疾病和健康的了解才刚刚揭开了一角，还有许许多多的未知等着我们去深入探索。

如果说产前手术与 CAR-T 疗法代表了医药学发展的深度，那么全球基础公共卫生系统的建设和疫病防控则体现了医药学涉及的广度。例如，天花病毒被牛痘疫苗彻底灭绝，引起河盲症的盘尾丝虫已经在伊维菌素的围剿下成为濒危物种……

2019 年 6 月 18 日，世界卫生组织在官方网站以"从 3 000 万到零：中国创造了无疟疾的未来"为题发文，高度赞扬中国人民在消除疟疾上所取得的成就：自 2016 年 8 月以来，中国尚未发生任何疟疾本地病例。

在 20 世纪 40 年代，中国每年有大约 3 000 万例疟疾，其中有 30 万人死亡。1955 年，中国卫生部制定了《国家疟疾防控规划》，各社区团结一致，改善灌溉条件，减少蚊子滋生地，喷洒杀虫剂并推广使用蚊帐。地方卫生组织建立了防控体系，以尽早发现病例并及时制止疫情的蔓延。到 1990 年底，全国疟疾病例总数下降到 12 万左右，疟疾相关的死亡人数减少了 95%。从 2003 年开始，在全球抗击艾滋病、结核病和疟疾基金的支持下，中国卫生部门加强了培训和灭蚊措施，人员配备、实验室设备、药品等方面都有改善。在其后 10 年间，全球基金提供了总计超过 1 亿美元的支持，帮助中国的 762 个县终结了疟疾，使每年的疟疾病例数减少到不足 5 000 例。

2010 年，中国提出了一个宏大的计划：在 2020 年之前消除疟疾，这是对 2000 年世界卫生组织《千年发展目标》中的疟疾目标的回应。为了达到这一目标，中国实施了一种高效的监测策略，在病例传播之前迅速发现并制止疟疾，它被称为"1-3-7"策略：在 1 天内必须报告任何疟疾病例；到第 3 天结束时，县疾控中心将确认并调查该病例，确定是否存在传播风险；到第 7 天结束时，县疾控中心将采取措施确保不再传播，包括对发现疟疾病例的社区成员进行检测。

在 2016 年上半年，全国范围内仅报告了 3 例本土疟疾病例，在 2017 年、2018 年和 2019 年均未发现本土病例，实现了 3 年无病例、彻底消灭疟疾的预定目标。

这是一项很了不起的成就，但是我们离高枕无忧的日子还差得很远。随着全球人口持续增长，全球化经济持续发展，对抗传染性疾病的基础公共卫生建设正面临着新的挑战。2020 年，新型冠状病毒引发全球疫情，很及时地给我们敲响了警钟。截至近日，全球被感染人数已经超过 250 万，死亡人数也超过 20 万，同时还造成了全球性的经济停摆，各种次生危机与相关的生命和财产损失也将是前所未有的。

有各国政府的高度关注和积极行动，有众多民间组织的志愿加入，有医药界的全力救治和疫苗及药物研发，人类终将凭借集体智慧战胜疫情。但是我们必须警钟长鸣，进行更多的战略投资和储备，健全及时的多重预警系统，才有能力应对各种可能的全球性健康威胁；我们必须携起手来，实现公共卫生资源与信息的共享，因为疫病是我们共同的敌人。

我们走在人生旅途上，有着各自不同的节奏、色彩和旋律，但是我们每个人的结局没有丝毫悬念，哪怕百转千回，必定殊途同归。

英国著名生物学家、教育家理查德·道金斯在他的畅销书《解析彩虹：科学、虚妄和对奇观的嗜好》中写道："我们都将死去，因为我们都是幸运儿。绝大多数人永远也不会死，因为他们根本就没有出生。那些本来可以成为你我，但实际上永远看不到这一天的人，加起来比阿拉伯的沙粒数目还要多。那些未出生的灵魂中肯定有比约翰·济慈更伟大的诗人，比艾萨克·牛顿更伟大的科学家。我们可以肯定这一点，因为我们的 DNA 可能造出的人数要远远超过实际出生的人数。在这种令人感到渺小的赔率中，却是你和我，本着我们的平常心，来到了这里。我们这些赢得了出生彩票而享有特权的少数人，怎么还能因为我们都要不可避免地回到出生前的状态而发牢骚？绝大多数人根本就没有这个机会！"

与生的权力一同降临你我的，是死的归宿。

普利策奖获奖作品《拒绝死亡》（*The Denial of Death*）的作者厄内斯特·贝克尔指出：死亡的威胁始终困扰着我们，但同时也激励着我们。贝克尔认为，我们有许多行为都源于对死亡的恐惧，都是为了减轻我们对即将不复存在的恐惧而进行的无谓努力。在这种恐惧心理的影响下，我们很难以一种平常心去面对死亡，以及死亡带给我们的悲伤。

2017 年 4 月 20 日，在生命的最后一个早晨，87 岁的查理·埃默里克和 88 岁的弗朗西·埃默里克紧紧地手牵着手，这对住在美国俄勒冈州波特兰市的老夫妇已经结婚 66 年了。

查理退休前曾经是一位受人尊敬的五官科医生，在 2012 年被诊断出患有前列腺癌症和帕金森氏症。在与多种疾病的抗争中，查理的健康状况愈来愈糟糕，生活质量每况愈下。他夫人弗朗西曾在查理工作过的一家印度医院负责营销和公共关系工作，晚年后一直被心脏病和癌症严重困扰，健康状况极不稳定。

2017 年初，查理感觉到终点正在临近，得知自己可能只剩下 6 个月的时间了，便跟弗朗西开始认真地讨论他们人生的最后选项：在何时何地以何种方式有尊严地死去？埃默里克夫妇仔细研究了俄勒冈州《尊严死亡法》的规定，该法律要求两名以上不同的医生进行检查，确定生存期6个月或更短的预后，并多次确认意图以及患者自行摄入致死性药物的能力，整个程序不得少于15天。非营利机构俄勒冈生命终选（End of Life Choices Oregon）的资深专家为埃默里克夫妇提供了专业的咨询，解答了他们和亲属的各种相关问题。

埃默里克夫妇做出了他们自己的选择。

在那个最后的早晨，查理和弗朗西坐在轮椅上来到大厅，与家人告别，然后紧紧地手牵着手，在处方药物的辅助下一起平静地离开了这个令人留恋的世界，他们的遗体捐赠给了科学研究。

女儿和女婿在二老的许可下记录了他们的谈话和准备工作，直到最后时刻，记录下他俩最终抉择的背景以及坚定的信念。这本来只是为家人留作纪念的，但最终埃默里克夫妇同意将这些影像记录剪辑成短片《生与死：一个爱情故事》，公之于众。"他们没有遗憾，没有未了的心愿。感觉这就是他们的时刻，知道他们能永远在一起真是太重要了。"女儿如是说。

自俄勒冈州1997年成为美国第一个将医学辅助死亡合法化的州以来，已经有1 000多名临终的患者在那里完成了医学辅助死亡。从许多方面看，医学辅助死亡仍旧极具争议，但关于死亡的选择和讨论是十分有必要的。

如今在发达国家里，绝大多数人死于繁忙的医院或养老院中，通常是在医生和护理人员的陪伴下。殡仪馆迅速移走死者并进行最后的护理和化妆，几天后在殡仪馆或教堂举行短暂的仪式，随后下葬或火化，一切就结束了。

我们能做得更好吗？如果可能的话，每个人是不是都应该在何时何地死亡方面有所选择？这不再是科学问题，而是人文的问题。

我们讲述生命的故事，在任何一个尺度上它们都是如此神奇美妙。我们讲述医学的故事，从防疫到治疗，它们都是如此鼓舞人心。我们讲述来自生命和医学前沿的人文故事：有急救病房的生死时速，也有重症监护室的悲欢离合；有法医显微镜下的蛛丝马迹，也有微生物世界里的隐秘凶手；有离奇死亡的扑朔迷离，也有临终关怀的爱与尊严……

译林出版社的"医学人文丛书"讲述的就是这样一些扣人心弦的故事。

梁贵柏

2020 年 4 月于美国新泽西

目录

第四章　重商主义、专制主义和人民健康（1500—1750）

第五章 　启蒙运动与革命时期的健康卫生(1750—1830)

第六章　工业主义和卫生运动（1830—1875）

第七章　细菌学时代及其影响

第八章　细菌时代及其影响（总结）

前言

帕斯卡·詹姆斯·因佩拉托

在本书第一版序言中，乔治·罗森恳切地写道，要了解现在，就必须"借鉴它曾存在的过去和它将出现的未来"。他强调，迈向未来需要密切关注过去，知道过去是如何创造现在的种种可能性。他所阐述的这些基本原则刻画了跨越时间的连续性，实际上是在说，过去从来都不是无关紧要的。相反，过去既影响现在和未来，又帮助形成新的思想和科学发现。

本书首次出版于1958年，当时战胜传染病似乎已成定局。新的疫苗和抗生素有望使许多疾病沉寂于史料中。一度，医疗和公共卫生从业人员见证了那些曾经在成人及儿童间传播的瘟疫流行率的下降。如此之后，他们关注的焦点便转移到慢性疾病上。

然而，在很短的一段时间内，抗生素的耐药性、新感染的出现、已知感染的再现，以及全球化的影响，使公共卫生方面的诸多努力回到了罗森撰写本书的那个时候。因此，在今天，传染病不仅是位居全球第二的死亡原因，还是五十岁以下人群的主要死亡原因。

而这种出人意料的回头路是由多种因素导致的，其中包括世界人口的增长，人口增长又导致了大规模的人口流动。这些地理上的变化包括对原本无人居住的区域的侵占，从而使得人类接触到自己所未知或知之甚少的疾病媒介和宿主。同时，有大量人口迁移到卫生基础设施薄弱的城市环境中。跨国及跨大陆人口迁移的日益增多还引发了疾病和病媒昆虫的传播。

x

不仅如此，世界粮食供应的全球化造成了受污染食品的分销，这些食品或在生产伊始，或在加工的不同阶段受到了污染。同样，全球工商业以及不达标的生产质量标准携手创造出含有有害甚至致命化学物质的产品。改变环境进而引发气候变化的人类行为已直接改变了较大型的群落栖息地，并由此促进了疾病媒介和动物宿主的增长。在许多资源匮乏的国家，人口增长超出了公共卫生基础设施的负荷能力，导致环境不卫生。

罗列过去四十年间出现的传染病，会是个很长的名单。它包括艾滋病、军团病、埃博拉病毒病、隐孢子虫腹泻病、大肠杆菌O157：H7 出血性结肠炎及出血性尿毒综合征、莱姆病、严重急性呼吸道综合征（SARS）、禽流感、西尼罗河病毒感染以及其他许多传染病。

其中，在缺少特效疫苗和抗病毒药物的情况下，埃博拉病毒的防控正是凭靠了罗森在本书中娓娓讲述的长期以来所建立的公共卫生干预措施。包括病人的隔离、对病人及其一切相关环境的即时消毒，对病人接触者的识别和监控，以及现代的检疫隔离措施。如 20世纪末和 21 世纪初那样，要加强防控埃博拉病毒病的流行和暴发，需要开发有效的疫苗和临床试剂。

实际上，大多数新出现的感染都是人畜共患的。相反，再次出现的感染则多数是由人类行为导致的，这些行为促进了传播。麻疹、百日咳和脊髓灰质炎在现代的暴发就是由于人们担心接种疫苗可能导致不良后果而拒绝让儿童接种。一些性传播疾病，如人乳头瘤病毒（HPV）感染和疱疹病毒感染，它们的发病率在近十年里有所上升，是因为人们改变了态度和行为，并且个人未采用建议的预防方法。

因此，当前公共卫生状况所包含的不仅是预防和控制慢性病所固有的挑战，还包括那些与传染疾病相关联的挑战。在全球范围内，基本的公共卫生基础设施正备受压力，它们需提供饮用水、垃圾处理、卫生环境、安全的食品及药品的供应。

显而易见的是，许多公共卫生问题，在遥远和不那么遥远的过去曾是顽疾的问题，现在主要通过长期以来确立的干预措施来解决，这些内容在乔治·罗森的书中大量涉及。对多数新发和再发感染进行的流行病学研究、检测、预防和控制并没有随着时间的推移而发生显著变化。

这些事实说明了罗森这本《公共卫生史》的不朽价值。本书不仅涵盖了发生在过去的公共卫生问题，还涵盖了一些发生在迅速变化的全球化社会背景下的公共卫生问题。

罗森在本书的写作中对疾病的社会和生物学这两大决定因素之间的亲密关系做出了一种独特的阐释，并对人类事务中所体现的过去、现在和未来的连续性提供了一种深刻的见解。他对公共卫生悠久而迷人的历史进行了全面的描述，这得益于他作为一名历史学家所具备的专业技能以及作为一名公共卫生从业人员的实际经验。虽然罗森最为人熟知的身份是一名医学史家，但他也从事公共卫生领域的工作。他在不同场所中的公共卫生身份，使得他对于那些被委以保护和促进集体福利重任的人们所面临的跨越时间的挑战，产生了极为深入的学术性的理解。

罗森最初在纽约布鲁克林的贝特-埃尔医院（现为布鲁克代尔医院）接受临床培训，之后开始私人执业。在五年私人工作快结束的时候，他成为纽约市卫生局结核病控制中心的一名临床医生。在那个没有抗生素的时代，结核病的防控和治疗令人望而却步，只有最勇敢的医生自愿参加这项工作。从1941年至1943年，他在卫生局担任了两年初级卫生官员。由此，他在已有的临床技能基础上又增添了管理经验。在第二次世界大战期间，罗森在医务总监办公室预防医疗部以及欧洲战区服役。退役后，罗森回到纽约市卫生局担任地区卫生官员，负责监管该部门大量的职能和服务，范围从妇幼保健到环境卫生。就这样，他负责对纽约市人口稠密区的公共卫生进行维护。在此过程中，罗森获得了与为保护公共卫生而需采取的各种干预措施有关的大量现场知识。

1949年，医学博士、时任纽约市卫生局局长哈里·S.马斯塔德邀请乔治·罗森担任健康教育处处长。身为学者的马斯塔德相信罗森有能力为健康教育处带来新的理念，故而向他递出橄榄枝。另一个吸引马斯塔德的原因是罗森拥有社会学博士学位（1944年由哥伦比亚大学授予）和公共卫生硕士学位（1947年同样由哥伦比亚大学授予）。

随后，罗森担任了七年的大纽约健康保险计划健康教育和预防保健服务司司长。此间，他还先后兼任哥伦比亚大学公共卫生教育学院以及公共卫生与行政医学学院的公共卫生教育教授。

1972年，当我加入纽约市卫生局的时候，乔治·罗森是公共卫生领域的传奇人物。在卫生局内部，大家对其在健康教育处留下的重要创新遗产印象深刻。当时，局里的很多专业人士都曾经是他在哥伦比亚大学的学生，对他非常钦佩，认为他是一位善于启发的老师。在他职业生涯的这个阶段，作为学者、教师和编辑的罗森享有国际声誉。他在《美国公共卫生杂志》担任编辑期间（1957—1979），不仅帮助期刊获得了巨大的进步，还拓展了期刊的内容范围。

虽然我与乔治·罗森交往不多，但他那温暖热情的举止、轻轻松松就将年轻的公共卫生专家培养成受人尊敬的同事的能力给我留下了深刻印象。我相信，如果他知道自己的书能为年轻一代继续提供鼓舞人心的公共卫生历史，他会非常高兴。如今，他的读者不仅包括经验丰富的公共卫生专业人士，还包括越来越多攻读公共卫生专业学士、硕士及博士学位的学生。

帕斯卡·詹姆斯·因佩拉托，医学博士、公共卫生学硕士，前纽约市卫生专员，纽约州立大学下州医学中心公共卫生学院院长、杰出贡献教授。

共享社会愿景

伊丽莎白·菲

　　乔治·罗森的《公共卫生史》是一本讲述公共卫生历史的经典
之作。他令人赞叹地梳理了欧洲和北美公共卫生的发展，吸引着初
学者和专家们的兴趣。在罗森的带领下，我们依着时间顺序开始了
一场卫生历史之旅，从古希腊罗马健康观，即四种体液的平衡，到
中世纪的瘟疫和隔离，然后是更为现代的政治和工业革命时期，再
之后是 19 世纪和 20 世纪的卫生和卫生改革运动。自始至终，罗森
都表现出他对公共卫生领域的掌握，对疾病的社会背景和生物学决
定因素的理解，以及他关于社会史、社会学和政治哲学的丰厚知识。
这本有着宏大构思及丰富详尽知识的著作，使罗森对社会和科学的
乐观态度、对公共卫生和渐进改革的坚定信念鲜活起来。

　　罗森的《公共卫生史》在 1958 年首次出版，填补了一个绝对的
真空领域；在公共卫生的历史上，没有任何一本书可以同时做到如
此全面，如此通俗易懂，又如此内容详实。它很快成为公共卫生学
科的标准历史；从那时起，它就以多种方式定义了公共卫生领域的
内容和边界。当我们思考罗森这本书的目的、范围和愿景时，我们
会明白，为什么在之后的几十年间都没有一本书可以取代它。

乔治·罗森的《公共卫生史》为后续更多研究提供了框架，设定了议程。尤其在过去的二十年里，历史学家愈发关注疾病、药物和公共卫生的历史。他们中的大多数人处理的是具体的问题、机构、人物、地方和疾病，少有人尝试呈现一个跨大陆、跨世纪的全面视野。[1] 公共卫生历史方面的大量专著和文章拓展了罗森对具体时期和问题的分析研究，本文的目的之一就是提供关于这一领域的最新研究的导览。因此，此篇导言的注释和本书末尾的文献目录是进入更专业的历史文献世界的入口。对于那些初入门道的研究者们而言，罗森的这本书为他们探索更专业的研究提供了绝佳的起点和必需的背景，但即使是那些熟悉近期文献的人也会发现，罗森的全面综合在连接该领域的不同方面和激发新的问题上仍然有用。

一些最近发表的学术研究对罗森的解读提出质疑，另外一些则通过广泛研究原始材料对罗森的观点进行探究和详细阐释。20 世纪 60 年代研究卫生问题的社会历史学家对一种颇为古老的医学历史传统持摒弃态度，这种传统宣扬医学科学，推崇医生的地位，并对科学进步持一种实证主义观点，同时不加批判地全盘接受现有的医疗组织形式和社会不平等的基本结构。而在罗森所著的社会历史中，他试图证明卫生和疾病的社会生产，将医生和公共卫生从业人员置于他们所处的社会背景下，展示他们不断变化的想法和实践是如何与政治经济条件的更大框架相关，而不是要讲述一个脱离语境的科学探索故事。同时，他书写的历史中给那些为改善卫生和预防疾病而呕心沥血的人保留了一个英雄的位置，无论他们是通过对科学思想的发展和应用，抑或是通过旨在促进公共卫生的社会改革。因此，罗森的《公共卫生史》不仅提供了一种社会批判的模型，还讲述了一个提供了进步可能性（尽管"进步"被重新概念化了）的鼓舞人心的故事。

罗森对公共卫生史的呈现尤其会引起美国的公共卫生从业人员的兴趣，也正是在这个国家，他将一生中的大部分时间奉献给公共卫生和医学史工作。罗森早年在德国学医，对历史、政治和文化有着长期的兴趣，这些都拓宽了他的视野，提供了一个比较的（也常常是批判的）视角。罗森所接受的医学及社会学训练，他对政治和社会的关切，以及他近二十年的实践和行政经验，这些都影响着他的历史分析，并且使他的研究能够呼应公共卫生专业的学生和从业人员的志趣。他们中的大多数和他一样，有着对社会的关切，对进步和社会改良本质上的乐观信念，以及对科学和实证知识的推崇。

罗森还向我们展示了公共卫生史如何通过塑造一个个联结过去与现在的主题，吸引从业人员的注意力。和他的朋友、导师亨利·E. 西格里斯特一样，罗森认为在培训卫生专家时，历史是一门必要的学科。那些在实践和政策岗位的人需要一种视角，而这种视角只有通过了解过去才能获得。[2] 在罗森自己的职业生涯中，他表现出对成为历史学家和实践者的双重兴趣。作为《医学史及相关科学杂志》《汽巴研讨会》的前编辑，罗森对医学和公共卫生史的广泛研究十分熟悉，可以借鉴自己大量的历史著作以及该领域其他学者的著作。[3] 作为公共卫生从业者、管理者和教育工作者以及《美国公共卫生杂志》的编辑，他也积极参与了当时公共卫生相关的议题和辩论，并与公共卫生界的权威进行交流。

历史学家常常发现很难分析自己生活和工作的那个时代，他们宁愿选择遥远的过去，也不愿选择充满争议的现在，欣然接受过去时光所提供的观点。然而，乔治·罗森尝试在过去和现在之间寻找直接的联系，他特意将过去作为一种论点、指导，有时也作为一种

xv

对现在的行动提供道德训导的来源。他相信进步是必然的，从而察觉（或者创造）出存在于过去的一种理性进步：这是一种朝着社会关注、社会责任、公平公正方向发展的进步——也正因此，他深信，历史为今后的继续发展提供了先例和支持。

往回看：对罗森政治思想的后期透视

罗森所著的公共卫生史结束于20世纪中期，即20世纪50年代，在那以后，世界发生了许多变化。在美国，随着民权运动的开始，多种多样的社会抗议运动通过60年代开展的"伟大社会"计划促进了福利国家的扩张。所带来的发展有罗森铁定会赞成的"向贫困宣战"政策、《民权法案》、医疗保险及医疗补助项目的通过，但越南战争的升级引发了一场大规模的反战运动，也对国内外造成了巨大的创伤，标志着美国不可战胜这一假想的破灭。去殖民化国家和不结盟运动的兴起也直接挑战了美国和欧洲强国的统治地位。在国内，妇女大量涌入劳动市场，妇女运动蓬勃发展，以及之后的同志运动，都挑战了关于性别关系、家庭和性的基本设想。职业健康和环境保护运动则开创了社会意识，这种意识导致了1970年职业健康与安全管理局以及环境保护局的成立。经济停滞、衰退、全球竞争加剧、石油危机，紧接着的就是政治反弹，以及对工会和60年代政治文化运动的攻击。尼克松政府对国内支出大幅削减，其中就包括公共卫生项目，而到80年代，里根政府又故技重施。国际上，柏林墙的倒塌和苏联的解体标志着自"二战"以来构成国际关系的超级大国之间竞争的结束。如帕斯卡·因佩拉托在本书的前言中所解释的那样，致命传染病伴随着自由贸易政策、国际债务危机、经济

xvi

全球化和不同国家与群体之间日益加剧的不平等而出现和再次出现。在伊拉克和阿富汗发生的战争、恐怖主义和生物恐怖主义引发的惊慌、中东危机的爆发、全球变暖和气候变化带来的威胁、经济扩张继而陷入的衰退以及失业，这些使得现今这个世界与罗森著作中的相比更加难以预测，充满更多威胁。回顾近几十年的历史，很难把这些变化简单地看作已知历史上的又一个章节：它们表现出如此丰富的间断性，迫使我们对当代历史（包括公共卫生史）的意义和范围进行更彻底的反思。

20世纪30年代和40年代的经验和思想，美国产业工会联合会的一系列成功，以及反法西斯战争的胜利形成了罗森进步的政治观点。支持进步主义和自由主义的人们坚信社会和科学的进步。历史证明，人类通过意志和组织可以使社会变得更美好。由此推断，未来应该会有更多的进步、正义、平等和更好的健康。未来，不断扩大的科技成果不再归少数人所有，而是全民共享。

当罗森在50年代写这本《公共卫生史》的时候，冷战的思想仍根深蒂固，之前显而易见的社会矛盾被表面的社会共识所掩盖。战后经济的腾飞、普遍的繁荣、迁往郊区生活的浪潮以及左翼思想的政治压制，形成了一种夹杂着自满的爱国主义消费文化。这种自满在很大程度上源于"新政"带来的好处，也源于在不断扩张的经济中实际工资的持续上涨。进步在大众文化中仍然是一个普遍的主题，但现在一般被解释为个人安全和物质财富的获得。在这种情况下，社会冲突和矛盾被无声地掩盖了，性别和性也是如此。可以肯定的是，在工厂、法庭、学校里，阶级和种族的政治斗争正在展开；民权运动依然如火如荼，以种族一体化的理想为核心，进入美国主流生活。但大多数情况下，社会和政治生活似乎一派祥和。罗森定义的进步是另外一种观点，他主张进步是一种勇敢的政治行动，亦是一种个人信仰的表达。

几十年后，在经历了 20 世纪 60、70、80 及 90 年代的动荡后，我们对于 20 世纪历史的解读发生了不可逆转的改变。那些战胜了大萧条、战争和法西斯主义的进步人士，可以把 20 世纪解读为一个进步的故事。而下一代人会发现，这种最基本的政治乐观主义是非常困难或者不可能的。罗森对进步，对福利国家、社会改革和公共卫生的持续稳定发展充满信心，为这本书的最后几章增添了些许传统的色彩。但今天的我们往往更悲观，更愤世嫉俗。福利国家作为激烈政治斗争的中心，不能再被简单地假定为社会进步和文明的一种衡量标准。从移民到国民健康保险，美国面临严重的政治分歧，前路困难重重。世界上的其他国家也一样在与顽固又频频发生的暴力冲突做斗争。

20 世纪 60 年代及之后暴发的公共卫生问题

显然，我们不能因为罗森没能涉及 60 年代爆发的问题而批评他，这是有失公允的，我们同样也不能基于我们当代的怀疑主义或幻灭感而对他关于进步的解读有所挑剔。例如，今天任何撰写公共卫生史的人都必须注意种族问题；如果不涉及种族和种族主义，我们就无法思考和谈论城市卫生、贫困和福利问题，特别是当我们对 20 世纪 60 年代"伟大社会"计划有着不同看法和评价的时候。

相反，罗森对进步的解读使得他得以从清晰的经济层面对疾病的社会背景进行讨论。他坚持阶级是影响公共卫生的重要因素。这种过时的强调在 50 年代尤为引人注目，当时美国和其他发达资本主义国家被认为已是几乎不存在任何阶级的社会。有些读者可能会注意到罗森这种对阶级的强调，对阶级不平等影响健康的强调，以及对职业健康史的强调依然是让人诧异或不安的，而这些引起了他相当大的关注的有关阶级的问题，却在最近的公共卫生和社会政策的讨论中被漠视。然而，这种对阶级、对健康与疾病的经济基础的强调，在今天也同样有意义，因为美国工人阶级的生活水平不断下降，职业健康的保护日益恶化，结核病和其他由贫困导致的疾病卷土重来，并且还出现了具有破坏力的新流行病。[4] 我们仍然需要公共卫生的历史，在这些历史中，阶级和种族、连同它们的国内和国际背景，被认为是塑造社会经验的核心方式，并且还是 20 世纪和 21 世纪社会政策的两大参数。虽然罗森对阶级问题非常敏锐，但对性别问题几乎只字未提。他的公共卫生史中对妇幼保健计划进行了传统的描述，却忽略了许多现今在公共政策讨论中引发震动的问题，例如堕胎、生育权、同性婚姻。从现在的观点看，这本书对诸如计划生育、性教育和妇女健康医学化等问题保持着一种令人费解的缄默。当前，艾滋病的全球蔓延，对性传播疾病的广泛的公共意识，对家庭暴力、殴打和虐待儿童的积极讨论，以及对堕胎权的政治角斗，这样的背景使人们无法再去怀疑性、性行为和性别关系与公共卫生之间是否存在关联。

罗森最出色的地方在于，他所提供的解释能够帮助我们理解基本的政治和经济变化——重商主义和官房学派，启蒙运动和 19 世纪早期哲学激进主义——与公共卫生之间不断变化的关系走势。例如，在他对 18 和 19 世纪的讨论中，我们会看到他是如何运用马克思主义分析法的要素来探究公共卫生与改变欧洲及北美格局的政治经济发展之间的关系。然而，在其他时候，当他忽略了潜在的政治经济发展，他的叙述就变得更像是对付出的努力与取得的成绩所做的描述性的罗列——当然，这是有用的，但读起来不那么有启发性，也不那么令人兴奋。这一点在本书的最后几章中尤为明显，即关于20世纪的公共卫生的章节，不仅如此，在这些章节中，他对种族和性别问题的忽视也同样非常令人不安。

正如许多读者会注意到的，罗森很少关注超出自己设定范围（欧洲和美国）的全球公共卫生现状。书中仅略微提及了亚洲、非洲和南美洲的情况；然而，这些大陆最常成为流行病的源头，从而影响较发达的国家。罗森认识到，公共卫生问题和相应的干预措施需要拥有更广泛和更国际化的视野，但同时，他又受到一种至今仍普遍存在的固有思想的约束，即所有真正重要的事件和活动，至少自近代以来，都只发生在欧洲和北美。在这本书的前言中，他明确提出了自己对"发展"的理解，认为那些第三世界国家比它们更繁荣的地球邻居落后了几个世纪："由于各种各样的原因，世界上的大部分地区——亚洲、非洲、中东——于1400年前后停止了在经济、政治和科学领域的发展，而正是在这个时期，西方诸多国家在这些领域中进步飞速。结果是，直到今天，亚洲和非洲人民才开始进行必要的、深远的变革，来弥合几个世纪的差距。"与当时的大多数其他历史学家一样，在罗森的国际卫生观点中，对殖民主义、帝国战争或国际政治经济，以及这些对世界人民的健康产生的影响，似乎缺少真正的认识。但从那时起，这些主题便得到了积极的探索，产生了大量的文献资料。[5]

对罗森所未涉及或极少讨论的问题提请注意，并不是批评他未能预见这些现已成为关注焦点的问题，而是要指出，卫生和社会政策在回应新的理解而重构的过程中，它们的历史也必须得到修订，才能反映出一个不断变化的意义世界。以当代视角阅读罗森的公共卫生史，我们就可以发现他所选择和省略的主题，注意到他的叙述是如何优先反映某些事项而忽略其他，并认识到他是通过何种方式引导我们并抓住我们的注意力——同时，我们依旧对他的成就所达到的高度钦佩不已。带着这些当代社会的关切和态度，我们便可以追溯罗森的历史，观察他是如何通过强调他所希望传达的道德、政治和社会规训，去塑造公共卫生的历史。

阅读罗森的《公共卫生史》

和罗森一样，我们一路循着传统欧美史纲，以希腊和罗马的古文明作为开始。这样的框架自然是乔治·罗森那个年代创作的标准，事实上，今天它依旧是大部分医学、科学和公共卫生史写作时使用的主要框架。然而，在罗森的著作中有一些迹象，表明他察觉到传统上对欧洲和美国的重视略显狭窄。因此，他以对印度、埃及和秘鲁古文明的卫生观念与实践的简要论述开始书写他的历史，并以对国际卫生的未来的评论作为结束。

在他那篇妙趣横生的关于古代世界的卫生实践的简介中，罗森确立了两个要点。第一，公共卫生的历史根本无法仅限于欧洲文明；尽管他的写作主要描述欧洲和北美的历史，但这段有限的历史不过是时间更久、范围更广的全球性卫生史和治疗史的一部分。第二，公共卫生包含广泛意义的环境措施，而并非仅限于预防特定疾病；罗森不断强调，与研究疾病起源及传播的复杂科学知识相比，清洁、供水和垃圾处理等问题更为重要。

翻开这本书的正文，我们注意到，前面40%的内容罗森都在描述 1830 年以前的公共卫生史，接下来 20% 的内容则是关于 19 世纪的卫生运动，最后 40% 是有关细菌学时代及随后 20 世纪早期公共卫生的发展。有些历史学家可能会认为这是一种缩略的讲述，但对公共卫生的从业者而言，这种注意力的分配似乎是恰当的，相比遥远的过去，他们可能对刚发生的一切更感兴趣。即使是讲述古代和中世纪世界的那几个章节，主要目的也是给欧洲公共卫生后期发展的讨论提供背景。在这些部分中，罗森试图展示疾病的起因与预防这些特有的理念是如何去适应特定的社会、经济和政治环境，以及如何去满足眼前的实际需求的。例如，他认为希波克拉底的《空气、水和环境》不仅是第一次系统地将环境因素与疾病联系起来的文献，还是一本实用指南。他解释道，航海的希腊人需要了解健康与气候、土壤、水、营养的关系，以此选出最健康的地方来建立新的殖民地。希腊的个体医生基本上都是四处游荡的手艺人，他们必须了解疾病的地理分布；一名医生在陌生的城镇开始行医，他对当地疾病的熟悉程度和准确的诊断能力都会给潜在的患者留下深刻印象。

同样，罗马作为一个军事强国，也产生了与其社会和军事组织相适应的公共卫生知识和实践。尽管罗马人的医学知识在很大程度上依赖希腊人，但作为工程师和管理者的他们取得了极大的成功；他们为城市供水所建的沟渠是古代世界的工程奇迹。[6] 罗森认为，罗马的公共浴场让所有公民的个人卫生和清洁成为可能，他赞扬罗马在发展公共卫生服务、提供公立医院和雇用城市医生这些方面所体现的行政效率。在这里，他着力讨论了几个将在《公共卫生史》中反复出现的主题：对公共服务的需求，特别是贫困人群对公共服务的需求，以及在提供这种服务时行政效率的重要性。[7]

在罗森描述古代世界的章节中，他为书中的另外一个关键主题——广义的环境论和强调特定病原体的作用这两种疾病观之间的紧张关系——做了铺垫。他认为，概括而言，希波克拉底的《空气、水和环境》是此后两千多年全世界在流行病学方面的基本参考指南，直到 19 世纪晚期发展了细菌学和免疫学之后，这种疾病起源的观念才从根本上得到改变。虽然他之后对细菌学的成就进行了一番熠熠生辉的描述，但显然他赞同的是广义的环境论观点。[8]

接下来罗森笔锋迅速一转，在仅简短介绍了由阿拉伯学者及医生传播的希腊罗马文明之后，《公共卫生史》进入了西欧中世纪修道院和市镇。与前几章一样，他将漫长而复杂的历史发展压缩成短短数页，从而突出主题，展现公共卫生的社会背景，将历史发展与时代热点联系起来。他讨论了中世纪的城市卫生，传染病患者的隔离检疫，贫困人员的医疗和社会救济，以及医院、安养院和公共浴室的建立等问题。由此得出的结论是，尽管缺乏具体的科学知识，但中世纪的城市基本能够建立"一个合理的公共卫生系统"来应对种种卫生问题。[9] 在这里，他通过说明在没有具体科技资源的情况下，有多少实际有用的工作可以完成，再次试图反驳大众文化的科学至上主义。

文艺复兴不仅与现代科学的开端有关，还与靠商业获取财富而非土地的新城市中产阶级的兴起有关。他们的经济活动使民族国家的发展成为可能，并且，与常受到皇室鼓励和指示的知识分子一起，他们帮助推动了一种新的世俗文化，创造了一种新的科学，开发了一系列为制造战争武器、增加财富和巩固实力所必需的技术。[10]

罗森认为中产阶级对数字计算愈发浓厚的兴趣促进了统计资料的收集，统计资料首先出现于 14 世纪的意大利诸城中。不仅如此，他们对科学和定量数据的兴趣也鼓舞了人们对身体进行新的探索：

安德烈亚斯·维萨里将对人体解剖学的审慎观察和精确描述提高到了一个新的高度，威廉·哈维对血液循环的发现为生理学提供了一种更具功能性、实验性和定量性的研究方法。密切的临床观察使得诸如百日咳、斑疹伤寒、猩红热等疾病有了辨识的方法，也使得疾病传播的研究开花结果，得到了罗森所称的（由吉罗拉摩·法兰卡斯特罗提出的）"第一个关于传染病的一致性理论"。[11]

除了强调科学观察在文艺复兴时期的新的重要性外，罗森还强调了新的（或新观察到的）疾病与其发展和传播的社会环境之间的关系。斑疹伤寒随军流行，而不断的军事活动又为它的滋生提供了温床。[12] 坏血病是在早期遭受围困的中世纪城市中被发现的，现在则成了水手的一种职业病，他们被派到缺少新鲜水果和蔬菜的船只上进行远洋探险。[13] 佝偻病则是一种因经济衰退、贫困和营养不良而引发的疾病，它滋生于黑暗、拥挤的城市居住地。而帕拉塞尔苏斯发现了深井作业给矿工带来的职业危害和疾病，贝纳迪诺·拉马齐尼则第一个在其关于工人疾病的论文中对此进行了全面讨论。[14]

罗森还调查了军事探索、贸易和旅行是如何使非免疫人群接触新型疾病而引发瘟疫。大约在哥伦布航海期间，梅毒传入那不勒斯并经由意大利扩散到欧洲的其他地方。[15] 而在欧洲部分地区暴发的天花，则对新大陆的美洲原住民造成了毁灭性的打击。除此之外，欧洲人还把疟疾带到美洲，同时还可能将非洲、印度和远东的寄生虫虫株带回了本土。通过贸易，世界日益一体化，也使疾病病原体变得国际化，而疾病病原体则常常为征战的军队提供助力。

在研究从 1500 年至 1750 年的近代早期时，罗森向我们展示了新的国家理论和重商主义的政治经济理论，这一围绕贸易和商业建立的新体系，是如何全面涉及公共卫生的。这些理论认为，国家和社会福利之间无须做任何区分，为了国家利益所进行的强国和财富建设需要大量健康的人力。这种想法支持了公共卫生的发展，尽管这明显是专制的，正如"卫生警察"的概念所表示的一样。为了扩大人口规模和提高劳动生产率，国家现在开始使用统计法来计算死亡率、期望寿命和生育率。[16] 因此，统计学不再只是数学家或想要提高自己赌场胜算的贵族的一件新奇事物，而是代表"国家簿记"，抑或威廉·佩蒂所称的"政治算术"。

专制的德国统治者对他们的人民有着无限的权力。在约翰·彼得·弗兰克的不朽巨著中，启蒙精神和人道主义精神得到了充分的彰显，罗森在欣赏这两种精神的同时，发现弗兰克的"卫生警察"概念是建立在专制主义国家的政治议程基础上，而到了19世纪初期，这种议程"已变得过时且反动"。[17] 为此，罗森拒绝将弗兰克简单地描述为公共卫生的一位"先驱"，并坚持认为我们应在专制国家的旧有理念与法国大革命的民主理念的政治斗争这一背景下去阅读他的作品。在拒绝专制威权的同时，他也谴责那些低效率的完全受地方政府控制的系统。对英国支离破碎的地方公共卫生系统，他深表失望，这一系统没有任何可与中央政府建立联络的行政机关。而对那些旨在提供国家卫生和医疗保健的具有全面性的政策提案，他满心赞许，虽然他也承认这些提案在当时仅是理论上的。罗森的意旨在于，这些乌托邦式的提案是西方文化中国家需对人民的健康与福利负责这一理念的智识上的先驱。

罗森认为启蒙运动（1750—1830）是公共卫生发展的关键时期。这个时期的法国哲学家挑战了作为知识源头的传统和权威，宣称理性至上。启蒙运动的理性之梦是，坚信智力具有至高无上的社会价值，坚信人类通过理性可以设计甚至保障社会进步，还坚信教育和自由制度可使人类走向完美——在这里，罗森发现，即便是为了社会制度改革和社会环境改善所做出的最平凡的努力，最终也都是有理由的。从这点来看，公共卫生的目的是将启蒙运动的理念转化为实践。在罗森眼里，法国人是知识分子，英国人是管理者：法国哲学家论证了人类理性的力量和人类进步的可能，而英国人则更讲求实用主义，他们试图将这些理念转化为法律法规和社会政策。[18]

罗森认为，英国的城市中产阶级发展出一种独特的社会风气，这种风气基于对秩序、效率和社会纪律的价值观，也基于对必须改善社会环境所具备的坚定信念。他精妙地形容："这是成功人士的人道主义，他们坚信效率、朴素和廉价是冷静而实用的美德，从而使同情心得到节制。"他们发起反对杜松子酒和降低婴儿死亡率的运动，发起改造监狱和精神病院的运动，他们努力教育贫困的母亲如何照顾孩子，建立起妇幼保健院、省级医院和药房。[19]罗森强调工业化引起的社会问题，例如推动了对健康问题的定量分析，对生命统计数据的收集，对地区性健康调查的出版，以及对健康教育、参考文献和家庭医疗指南的普及。[20]当时最受关注和具有争议的一个公共卫生措施可能就是天花的人痘接种，其次才是爱德华·詹纳具革命意义的疫苗接种发明。[21]

罗森整本书的精华集中在论述工业革命、工厂内部工作与工人的密集度、城市数量的爆发性增长以及19世纪卫生改革运动的那一章。跟随这一时期激进派和自由派改革者的步伐，罗森对公共卫生做了宽泛的定义，使其包括了对健康产生显著影响的社会运动和法律，例如在限定工时、规范童工、保护孕妇、保障就业等领域所做的努力。但核心主题是围绕病因理论持续不断的争论。罗森就19世纪中期少数流行病学家提出的想法进行了探讨，他们认为特定的疾病由特定的感染引起。[22]罗森在陈述疾病起因的争论时，大量引用了欧文·阿克尔克内希特颇具影响力的传染和反传染理论的分析，后者的分析表明，在充满科学争论和不确定的氛围中，关于疾病的理论时常因政治和经济因素而得到提倡或被反对。[23]

尽管罗森认为，现代公共卫生始于对工业化衍生的罪恶所做的回应，但他这个关于现代化的观点并不是抽象的。他首先解释了英国卫生改革是如何同《济贫法》改革相联系。对公共土地的征用催生了大量农村赤贫人口，使现行的贫困救济制度陷入了危机。与此同时，新兴工业城市的工厂则对劳动力表现出极大的胃口。1834年由埃德温·查德威克和经济学家纳索·西尼尔起草的《新济贫法》创造了一个全国性的劳动力市场，为农村剩余劳动力的自由流动创造了条件，也为工厂提供了一批新鲜血液。这些由男人、女人和孩子组成的劳动力在危险的工厂和矿井里长时间地工作。当他们涌入城镇，投机的建筑商们为获取最大的利润，建造了一栋栋紧挨在一起的住宅，这种住宅的房间狭窄，后巷也狭窄，缺乏足够的通风、采光或下水管道。[24]提供给这些新城市人口的只有沙龙和酒吧，而卫生措施则被视为无利可图的事。

霍乱和其他流行病的传播使人们注意到新工人阶级灾难性的生活环境。[25]作为公共卫生改革进程中最具影响力的人物，埃德温·查德威克认为，疾病是造成贫困（和高额救济支出）的原因之一，而健康能够创造财富。1842年，与合作者们一起，查德威克发表了《英国劳动人口卫生状况报告》，他们"无可置疑地证实了"疾病是由肮脏的环境条件、受污染的饮用水以及堵塞街道的腐烂垃圾废品所引起的。[26]

在罗森以及卫生改革者看来，不经调节的自由放任经济学相当于一纸剥削许可；为保护人们免受不必要的健康危害而对私人财产和个人行为进行某种程度的公共管制是至关重要的。考虑到新兴工业城市糟糕的工作和生活条件，关键不在于管制是否必要，而在于要制定多少规定，何种规定，以及为了何种目的。在什么情况下，投资者的经济自由应受到公共卫生需求的限制？英国社会改革家认为，疾病是无益于整个社会经济发展的消耗性因素，社会大众有权对其关注：一名生病的工人意味着劳动力的损失，而每死亡一名男性工人，又意味着救济名单上增加了一名寡妇和一个儿童。当经济理性强化了人道主义情感，国家统计数据便为改革者的运动提供了弹药。某种程度上由工会和政党组织起来的新工人阶级，会帮助调整那些有利于发展社会和卫生服务的权力之间的平衡。

通过研究英国、法国和德国的公共卫生运动，罗森指出，1848年欧洲革命运动的暗潮涌动所带来的恐惧几乎无异于霍乱所引发的恐慌，这促成了公共卫生改革。在每个国家，都有知识分子指明疾病和贫困之间的关系，并呼吁进行彻底的、革命性的改革，解决地方性疾病和流行病这些难题。例如，英国的恩格斯和德国的鲁道夫·魏尔啸将公共卫生作为焦点，用以展示剥削，揭露不健康的社会环境，并要求更民主的解决之道。[27]

在英国和法国，对健康和疾病的统计研究正成为公共卫生改革者的重要工具之一。[28] 例如，法国的维勒梅对巴黎社区的统计研究表明，不良的健康状况与贫困息息相关。[29] 鲁道夫·魏尔啸是德国早期自由派改革运动的领袖之一，他在公共卫生领域的地位近乎于神，全因其对疾病起因所做的社会分析，以及对上西里西亚斑疹伤寒流行病所做的研究报告，他指出解决流行病的途径是经济和社会的改革。[30]

在这些国家中，最终实施的改革没有一个实现了更具野心的自由主义激进理想。在英国，《1848年公共卫生法》仅允许卫生委员会任命卫生官员和处理公共卫生问题。之后的《1875年公共卫生法》则使英国公共卫生管理中的国家权力更为集中和统一。[31] 在法国，1848年的立法建立了遍布全国的地方公共卫生委员会，但委员会仅为地方政府提供咨询服务。[32] 在德国，自由派和激进派的改革者们建议对健康和社会问题进行全面立法，而这个提案在1848年后被转化为一系列温和得多的健康和卫生的改善措施。[33]

对欧洲的此番分析为罗森讲述美国公共卫生奠定了基础。美国的公共卫生史基本始于19世纪中期；后来的公共卫生史学家也大都对19世纪末20世纪初情有独钟，这段历史让公共卫生运动和组织崭露头角。[34] 然而，从这个时间节点开始的历史虽然与欧洲国家相似，但美国殖民时期的许多特殊情况却在故事中被省略了。也因此，大多数的美国公共卫生史没有印第安人的存在，同样也没有奴隶的存在，[35] 除了最近出版的几本关于美国南方的著作。[36]

与英国一样，早期的美国公共卫生史包括地方当局或多或少试图对地方卫生事务进行有效处理，以及在慌乱之际对流行病的威胁做出回应。罗森认为，19世纪的大规模移民给工业城市带来了人口的激增，这相当于由英国《济贫法》改革引发的移民潮。与欧洲一样，美国的公共卫生改革家们成立了委员会，开展了卫生调查，充满激情地撰写了关于新城市工人阶级生活条件的著作，他们所做的一切常是出于对英法卫生运动的模仿。[37]

19世纪后期，随着细菌学有了新的发现，欧洲和美国的公共卫生发生了巨大变化。[38] 微生物理论取代了复杂的疾病环境论，为传染病提供了简明又科学的解释——在实验室中，微生物是可见的，可对它们的寿命和对人类有机体产生的影响进行研究和描述。罗森生动地描绘了巴斯德具有开创性的成果，并强调该成果在酒精发酵与丝绸生产领域与商业利益的直接关系。[39] 接下来，细菌学"黄金时代"的发展则令罗森赞不绝口，然而他实际上仅仅是罗列了细菌学的发现与成就，认为它们导致了"19世纪末不容置疑的论证，即传染病的产生是因为特定的微观生物，而不是含糊不清的化学瘴气"。[40] 这里，我们还可以看到罗森对罗伯特·科赫和其他科学家关于伤寒、麻风病、疟疾、肺结核、霍乱、白喉和破伤风等疾病病原体所做确认的概述。[41] 罗森这样写道，巴斯德通过改变病毒毒性来制造疫苗，约瑟夫·李斯特将无菌技术引入外科手术，威廉·帕克发现白喉病毒的携带状态，罗纳德·罗斯证明蚊子传播疟疾，而瓦尔特·里德证明黄热病毒也由相似途径传播。[42]

罗森强调，通过实验室诊断和大量生产白喉抗毒素，美国人为揭示细菌学新发现的实际意义做出了贡献。正如卫生改革运动催生了地方卫生部门，细菌学革新则带动了诊断实验室和卫生部下属科学机构的兴起。[43] 细菌学实验室使许多公共卫生程序的应用更为有效，使检疫流程的目标更为精准，也使实证方法和条规得到更大力度的区别执行。[44]

罗森还对新的科学方法是否与传染病的实际减少有关提出了质疑。这个问题在托马斯·麦基翁那本产生巨大影响的著作《现代型人口增长》（1976）中得到了解答，虽然答案以否定居多。[45] 然而，比这本书早了近二十年，罗森就注意到，许多重要的传染病在人们发现具体的感染原因或清楚其传播方式之前就已减少。他认为，呈下降趋势的死亡率至少在一定程度上反映了早期卫生改革运动所产生的影响，西蒙·斯泽雷特对此做过补充。[46] 罗森还认为，卫生时代的重大改革有效降低了总死亡率，而细菌学时代更具针对性的科学程序仅加速了这一下降趋势，并锐化了特定疾病的下降曲线而已。回到更宽广的社会和经济问题，他总结道，欧洲及北美在降低传染病发病率上的成功取决于他们有能力将积累的财富投资到社区卫生的改善上，但在世界许多其他地方，健康的不平等一直与贫富分化直接相关。

罗森对20世纪初的大部分讨论讲述的是这样一个故事：在不断扩大的公共卫生活动领域以及在医疗保健组织和筹资上取得的进步主义成就。这涉及了许多当代历史学家广泛研究的课题。首先，罗森描述了欧洲和美国的儿童福利措施通过提供干净牛奶、产前护理、产妇保健和儿童保健门诊而得到扩大，并强调了美国儿童局的成立，这是为改善儿童和孕产妇健康所做的第一次国家层面的努力。[47]罗森认为分娩医疗化具有明显的优势，因而赞同由助产士陪同的在家分娩向医生辅助的医院分娩转变——但这一转变受到女权主义学者和历史学家极大的非议。[48]为了回应社会对生育政策的高度关注，当代学者已扩大和加强了对生育控制、堕胎、性行为和女性健康的研究，而这些问题罗森鲜有涉及。[49]这些对生育控制和人口政策的新探索，将有关性别和性行为的政治问题与对阶级、种族和移民的焦虑（正如排外主义和优生学所展现的那样）清晰地联系起来，同时也将它们与经济、政治及关乎国家竞购殖民地、界定势力范围、确保市场和原料来源安全的军事利益联系起来。[50]

《公共卫生史》非常重视卫生部门的活动，包括学校卫生服务、
公共卫生护理发展[51]以及卫生教育活动[52]。除此之外，还详细描述了数以千计的卫生志愿组织，这些组织致力于募集资金，引起公众对特定疾病、特定身体部位或特殊人群的关注。[53]但令人意外的是，

罗森虽简述了美国公共卫生署的工作，可对疾控中心（当时叫传染病中心）以及国家卫生研究院只字未提，仅顺带地对公共卫生学院稍有涉及。[54] 传染病中心和公共卫生学院在 20 世纪 50 年代实力薄弱且缺乏资金，那时国家卫生研究院在生物医学领域的影响力可能还未完全彰显。

罗森对营养学、维生素的发现以及对认识如坏血病、脚气病、佝偻病、糙皮病一类的营养缺乏症而付出的努力都深感兴趣，此外他还重点强调了约瑟夫·戈德伯格和埃德加·赛登斯特里克所做的关于南方各州糙皮病的社会流行病学经典研究。[55] 他还讨论了食品药品的监管、大萧条带来的普遍性营养不良、1939 年启动的食品券计划以及通过救济和学校午餐进行的剩余农产品分配。[56] 他的结论是，那些关注社区卫生的人必须解决会造成营养不良和其他饮食相关疾病的经济、政治和社会问题，这些问题同时存在于发达国家和发展中国家。近期，罗森对营养学与健康之间关系的兴趣被其他学者进一步拓展至新的领域：饥荒与饥饿的历史，从身高、体重的角度看阶级与性别的历史关系，以及暴食症、神经性厌食症和肥胖症衍生出的文化。[57]

作为历史学家，罗森的主要兴趣之一是职业健康问题，他对此进行了广泛而深入的讨论。不过，就像他的大多数有关 20 世纪的调查一样，这部分内容依旧是描述性的事实罗列，而缺少对不断变化的经济、政治和社会环境的清晰认识，正是这些环境催生了一系列研究、法律和条规。对职业健康政策是如何受到战争、经济萧条及罗斯福新政的影响，对共产主义或法西斯主义带来的影响，抑或对美国国内麦肯锡主义产生的影响，又或工会关于政治和经济政策的斗争，罗森涉及极少，甚至没有涉及。这就变成了一长串成就的罗列，语调昂扬乐观，却没有了现实世界中这个最具争议的公共卫生领域发生的种种冲突所饱含的戏剧性张力。[58]

关于医疗保健的部分则显得比较生动；罗森对几个欧洲国家的发展情况进行了概述，对英国国家医疗服务体系（NHS）给予了高度评价，并详细叙述了美国早期为获得国民健康保险所做的努力。[59]他还描述了之后愈演愈烈的保险公司和医疗行业对由联邦政府资助医疗保险这一理念的反对，指出直到 1950 年立法方面仍旧进展甚微，并就自愿提前还款计划和私人健康保险系统的发展做了探讨。他强调卫生中心和卫生区的历史贡献，它们实际上是那些更现代的机构（如社区卫生中心和社区诊所）的前身。[60]然而，罗森对持续稳定的国家卫生及福利事业的历史发展所抱有的乐观信念与接下来发生的事情恰恰相反。近代历史见证了福利和卫生服务在制定政策和筹措资金两方面持续不止的震荡，以及围绕《平价医疗法案》展开的激烈斗争。[61]

罗森提出，需要有一个公共卫生管理方面的综合性理论，以合理分配联邦、州及地方各级的卫生权力和责任；事后看来，这个问题是美国政治制度独特性的关键之一。然而，权力问题很难用行政理论来解决；联邦层面的政治哲学上的转变毫无疑问地会继续对财政和社会政策起决定作用，而各州政府将不得不去应对所产生的后果。

罗森对 20 世纪中叶国际问题的处理聚焦于当时新创立的世界卫生组织的工作和国际协同努力的发展。[62]他简要但尖锐地批评了对国际人口增长的消极反应，并驳斥了认为贫困、营养不良和疾病必然与人口密集或人口迅速增长密切相关的看法。他说，真正的问题和真正的解决之道在于农业和工业的经济发展，有效的行政服务的建立，以及广大人民的教育水平的提高。国际社会要想帮助各国解决健康问题，必须首先解决更为重要的社会和经济问题。

罗森的著述至今仍有意义，他论述了健康与经济之间的密切关系，以及在更宽广的社会和经济发展框架中提供健康方面的技术支持的必要性。但他没有直接讨论国家间的经济关系、市场结构和国际债务，以及是什么原因导致许多发展中国家仍陷于贫困。自罗森那个时代起，一些历史学家开始对殖民主义和帝国主义是如何从 18 世纪直至今日都在影响健康和医学产生越发浓厚的兴趣。[63] 他们研究的主题包括：发展中国家疾病的社会流行病学、国家与国家间的疾病传播，以及对国际卫生活动成败原因的分析。[64]

xxx　　罗森以其对未来的展望和他对下一个时代公共卫生问题的一系列预测作为本书的尾声。他所概括的要点都是 20 世纪 50 年代的典型问题：人口老龄化、慢性病、事故预防、精神卫生服务、环境卫生、空气污染和放射健康。虽然提到了核辐射会带来的健康问题，但他仍更关注健康和住房、贫民窟的清除以及新郊区的发展。尽管他提到了"社会政策日益保守"，但他的结论仍是过分乐观的："今天的社区比以往任何时候都能更好地管理自身环境，进而保护居民的健康，防止疾病的发生。人们越来越能够主动地计划和组织有利于自己健康的活动，这得益于现有的知识和资源，使他们在许多情况下，都能以清明的头脑采取行动。"最后，他敦促公共卫生工作者们去保护和传承前几代公共卫生活动家们留下的宝贵遗产。

公共卫生史的现状

自 1958 年《公共卫生史》出版以来，该领域的学术研究开始全面开花，这很大程度上归功于罗森所做的贡献。[65] 正如附录书目中显示的那样，新的评论作品和专著接连问世，对各种各样的主题进行了探讨。在美国，人们十分关注某些州、城市和地区的公共卫生史。[66] 此类研究有一个优势，即作者可以在特定的社会和政治背景下探讨公共卫生发展，从而将卫生问题与更大的城市环境的政治方针，或与特定地区的地理及经济联系起来。以美国为例，约翰·达菲的《卫生学家》一书为四个世纪以来的公共卫生工作提供了一个全面的视角，并且还总结、参考了许多更具地方性或专业性的研究。[67]

国家和区域的公共卫生机构和组织也备受关注。美国公共卫生署是许多历史研究的对象，疾病控制和预防中心、美国国家卫生研究院、洛克菲勒基金会和若干公共卫生学院都曾出现在那些撰写认证或非认证公共机构历史的作者笔下，被赞扬，被分析，或者被批评。[68]

公共卫生的专门领域，如妇幼保健、心理健康、大众健康教育、公共卫生护理、职业健康和环境卫生等，都在陆续演变成生动的历史文献。有时，历史研究会直接参与到当代政策的辩论中；有时，还会参与到解答社会史、劳动史、女性史和医学史等更宏大的问题中去。即便这样的研究带有影响现行政策的目的，其作用力仍然仅是次要的。但历史研究与相关著作的方向却明确地回应着人们最为关切的那些公共卫生问题。例如，环境卫生问题就引起了学术界极大的关注。同样，在前几年相对冷门的有关水、卫生工程和垃圾处理的历史也被重视起来。[69]

此外，妇女运动产生的影响，以及大众对妇女健康问题的巨大兴趣，也推动了小规模的妇女健康史研究和写作。虽然这种学术研究大多与医学、护理史直接相关，但也有不少涉及人口问题、公共卫生、社会福利和卫生政策。[70] 而种族和少数族裔的健康问题在遭受多年的冷遇后，也得到了新一代史学家的注目，他们准备了尖锐的问题，旨在对医疗和公共卫生系统，乃至更广泛的社会实践和公共政策提出批评。这种围绕种族和种族主义的研究志趣逐渐延伸至有关优生学和种族说的历史、美国奴隶制的历史、美洲土著和少数民族待遇问题以及种族说在南非和纳粹德国的实践。[71]

疾病史仍是成就最为丰硕的领域之一，其中包括查尔斯·罗森伯格有关霍乱的经典著作、艾伦·勃兰特对性病的详细记录、理查德·埃文斯的《死亡汉堡》（也是谈霍乱的）以及内奥米·罗杰斯对小儿麻痹症的深刻研究。[72] 还有许多关于黄热病、钩虫病、肺结核、梅毒、流感、神经性厌食症和癌症等疾病的重要作品。[73] 国内、国际对艾滋病流行的关注，在近期激发了一大批关于疾病史、流行病的社会反应以及艾滋病政治和政策当代史的研究。[74] 政府机构和卫生组织在处理由艾滋病及其相关疾病所引发的一系列流行病、政治、道德和法律问题时，面对既困难又充满争议的政策选择，从未轻言放弃，这也为公共卫生史赋予了新的意义。

许多新的研究领域被概念化地塑造成有关身体的历史，身体一直被认为是通过社会实践而建构出来的。[75] 我们对处于健康或病痛中的身体的那份体验——我们如何看待自己的身体，如何饮食、行动、生活和死亡——都是公共卫生史的一部分，而公共卫生史也是物质和文化史。[76] 从对身体的体验开始，食品、药物、性、暴力和疾病的历史都可以从全新的角度加以理解。这使我们有机会就健康和医学的历史提出各式各样的问题，包括那些有益或有害健康的文化习俗。

当公共卫生史被看作一部关于人如何体验健康和疾病的历史，

一部社会、经济和政治制度如何构建健康或不健康生活的历史，一部社会如何为疾病的产生和传播创造先决条件的历史，以及作为个体和社群如何促进自身健康及避免疾病的历史，我们会发现，公共卫生史的研究对象并不仅限于政府机构和组织，而是渗透到了社会和文化生活的方方面面。这些问题不出意料地将人们的注意力导向了权力集团、意识形态、社会控制和民众抵抗的议题上。这些议题可能表现为国家干预与个人自由之间的对抗，经济强国对弱国的利益剥削，或是针对少数人的不负责任，主张社区的权利和利益。这样的历史不仅涉及政治哲学、意识形态、伦理道德和文化信仰，还丰富了我们对当代卫生政策和政治的理解。[77]

对于公共卫生史，人们的研究主题和兴趣充满多样性，这可能有助于解释，为什么在该领域涌现了那么多优秀的专题成果的同时，却鲜有涉猎更广泛的综合性著作。[78] 正是由于学术研究的大爆发，任何新的综述——至少是令专家们满意的综述——都是一项困难和艰巨的任务。自罗森的《公共卫生史》出版以来，三十多年里，还未有哪一部作品能够以如此全面的方式介绍这一领域。

公共卫生史的碎片化在一定程度上反映了整个社会史的碎片化。[79] 批判性学术摧毁了许多陈旧的假设和信仰的结构，却没有在这片残垣上建起稳固的新内容。例如，以当代角度来看，西方文明的传统框架是一段始于希腊和罗马，终于20世纪美国的历史，这样的框架有着种族中心主义的嫌疑，是过时又局限的。然而，尽管它不再那么具有说服力，但我们手上没有明确的替代方案。近年来，学者们已经开始越来越多地研究西欧及美国以外国家的公共卫生，也开始编写新的全球卫生史。

公共卫生的实践者十分繁忙，他们时间有限，无法跟上层出不穷的专业文献，他们很可能会完全忽视历史。这便导致了他们与历史学家之间的距离越来越远，而公共卫生也因此贫乏，缺少了历史的观点。也许现在是时候让公共卫生史学家们为更加广大的公共卫生实践者们写作了，而不只是对内部的同行讲述。

毫无疑问，乔治·罗森做到了；作为《美国公共卫生杂志》的编辑，他设立了一个历史专栏，命名为"过去和现在的公共卫生"。这一专栏一直持续到今天，有好几位编辑参与其中，目前由伊丽莎白·菲和西奥多·M. 布朗负责。此外，杂志又增设了两个历史专栏。其一为"健康图像"，顾名思义，是对一幅（或多幅）图像的简短讨论，这些图像表现了不同时期、不同地方的公共卫生问题，有过去的问题，也有持续存在至今的问题。其二是"来自过去的声音"，这一栏目为读者提供对过去文字的摘录——不论是来自书本、演讲还是文章——虽然许多人已经遗忘了它们所体现的见解和立场，但在今天它们仍具有引人注目的价值。公共卫生的实践者们有必要更广泛、深入地从对过去的研究中吸取教训，如此才能重新为该领域做出重要贡献。[80] 深耕公共卫生实践的乔治·罗森之所以写下《公共卫生史》，主要就是为了公共卫生的从业者。罗森深受其导师亨利·西格里斯特的影响，与后者有着一样的社会取向和进步的政治思想，因此，罗森撰写的历史起码部分服务于公共卫生行业——一种为公共卫生政策和实践提供视角和信息的方式。尽管他的著作在某些方面已被更新的学术研究所替代，但这部《公共卫生史》并没有被完全取代。在许多重要方面，它如罗森所期望的那样，仍然发挥着作用，而对于那些想要从更广大的历史角度来看待这份事业的人，那些认为公共卫生不仅是学科、信息、技术，更是一个人们可以共享的社会愿景的人，这本书是一个绝佳的起点。

注 释

1. 这些宏大的著作，其中之一是 Dorothy Porter, *Health, Civilization, and the State: A History of Public Health from Ancient to Modern Times* (London: Routledge, 1999)，但仅限于欧洲和美国；John Duffy, *The Sanitarians: A History of American Public Health* (Urbana: University of Illinois Press, 1990)，仅限于美国的公共卫生历史，尤其关注公共卫生部门的各种活动。Dona Schneider 与 David E. Lilienfeld 分别所著的两卷，*Public Health: The Development of a Discipline*, vol. 1, *From the Age of Hippocrates to the Progressive Era* (New Brunswick, NJ: Rutgers University Press, 2008)，以及 *Public Health: The Development of a Discipline, Twentieth Century Challenges* (New Brunswick, NJ: Rutgers University Press, 2011)，是附有历史评论的经典文本选集。Mark Harrison, *Disease and the Modern World: 1500 to the Present Day* (Cambridge, MA: Polity, 2004)，跨越了国界，在欧洲殖民主义扩张的背景下对疾病进行了广泛分析。J. N. Hays, *The Burdens of Disease*; *Epidemics and Human Response in Western History* (New Brunswick, NJ: Rutgers University Press, 2010)，以及 William H. McNeill, *Plagues and Peoples* (New York: Doubleday/Anchor, 1976)，利用大量跨学科文献，探索传染病对人类历史的影响。另一本有价值的著作是 Robert P. Hudson, *Disease and Its Control: The Shaping of Modern Thought* (Westport, CT: Greenwood Press, 1983)。在较早但仍然流行的文本中，Henry E. Sigerist, *Civilization and Disease* (1943; reprint, Chicago: University of Chicago Press, 1962)，关于疾病及其解释做了一系列引人入胜的论述，另见 Charles-Edward A. Winslow, *The Conquest of Epidemic Disease: A Chapter in the History of Ideas* (New York: Hafner, 1943); 以及 Erwin H. Ackerknecht, *The History and Geography of the Most Important Diseases* (New York: Hafner, 1965)。20 世纪，Harry

Dowling, *Fighting Infection: Conquests of the Twentieth Century* (Cambridge, MA: Harvard University Press, 1977) 以及 Wesley W. Spink, *Infectious Diseases: Prevention and Treatment in the Nineteenth and Twentieth Centuries* (Minneapolis: University of Minnesota Press, 1978) 这两本著作对控制传染病的历史做了一般讨论；对慢性病史的讨论则少得多。

2. 对于卫生专业人士而言，历史学必不可少，这促使当代多位医学史家开始动笔撰写这一领域的教材。在有了这些广泛且综合的文本后，对该领域学者得以形成统一的观点，同时也为学生和未来的从业人士确立了观察视角。例如，见 Erwin H. Ackerknecht, *A Short History of Medicine* (Baltimore: Johns Hopkins University Press, 1982)；Erwin H. Ackerknecht, *Therapeutics from the Primitives to the Twentieth Century* (New York: Hafher, 1973)；Henry E. Sigerist, *A History of Medicine* (New York: Oxford University Press), vol. 1, *Primitive and Archaic Medicine* (1951)；vol. 2, *Early Greek, Hindu, and Persian Medicine* (1961)。

3. 关于罗森著作的文献目录，见《乔治·罗森：文献目录》, in *Healing and History: Essays for George Rosen*, ed. Charles E. Rosenberg (New York: Science History Publications, 1979), 252–262。

4. Kevin M. Cahill, ed., *Immanent Peril: Public Health in a Declining Economy* (New York: The Twentieth Century Fund Press, 1991); Vicente Navarro, *Medicine under Capitalism* (New York: Neale Watson, 1976); Barron H. Lerner, "A Case Study of New York City's Tuberculosis Control Efforts: The Historical Limitations of the 'War on Consumption,'" *American Journal of Public Health* 83 (1993): 758–766.

5. 年代更近的文献，见 Alison Bashford, *Imperial Hygiene: A Critical History of Colonialism, Nationalism and Public Health* (Basingstoke, UK: Palgrave Macmillan, 2004)；David Arnold, *Medicine in an Age of*

Commerce and Empire: Britain and Its Tropical Colonies, 1660–1830 (Oxford: Oxford University Press, 2010); Howard Waitzkin, *Medicine and Public Health at the End of Empire* (Boulder, CO: Paradigm Publishers, 2011); Anne-Emanuelle Birn, Yogan Pillay, and Timothy H. Holtz, *Textbook of International Health: Global Health in a Dynamic World* (New York: Oxford University Press, 2009); Vicente Navarro, ed., *Neoliberalism, Globalization, and Inequalities: Consequences for Health and Quality of Life* (Amityville, NY: Baywood, 2007); Vicente Navarro and Carlos Muntaner, eds., *Political and Economic Determinants of Population Health and WellBeing: Controversies and Developments* (Amityville, NY: Baywood, 2004); Ronald Labonte, Ted Schrecker, David Sanders, and Wilma Meeus, *Fatal Indifference: The G8, Africa, and Global Health* (Johannesburg: Juta Academic, 2004); Greg Grandin, *Empire's Workshop: Latin America, the United States, and the Rise of the New Imperialism* (New York: Metropolitan Books, 2006); David Sanders and Richard Carver, *The Struggle for Health: Medicine and the Politics of Underdevelopment* (New York: Macmillan, 1991); Ronald Labonte, Ted Schrecker, Corinne Packer, and Vivien Runnels, eds. *Globalization and Health: Path ways, Evidence and Policy* (London: Routledge, 2009); David Arnold, ed. *Warm Climates and Western Medicine* (Amsterdam: Rodopi, 1996); Warwick Anderson, *The Collectors of Lost Souls: Turning Kuru Scientists into Whitemen* (Baltimore: Johns Hopkins University Press, 2008); Warwick Anderson, *Colonial Pathologies* (Durham, NC: Duke University Press, 2006); Meredith Turshen, *The Politics of Public Health* (New Brunswick, NJ: Rutgers University Press, 1989); Paul Farmer, Arthur Kleinman, Jim Yong Kim, and Matthew Basilico, *Reimagining Global Health: An Introduction* (Berkeley: University of California Press, 2013); Joao

Biehl and Adriana Petryna, eds., *When People Come First: Critical Studies in Global Health* (Princeton, NJ: Princeton University Press, 2013); David Harvey, *A Brief History of Neoliberalism* (Oxford: Oxford University Press, 2007); Randall Packard, *The Making of a Tropical Disease: A Short History of Malaria* (Baltimore: Johns Hopkins University Press, 2007); Amartya Sen, *Development as Freedom* (Oxford: Oxford University Press, 2001); Amartya Sen and Paul Farmer, *Pathologies of Power: Health, Human Rights, and the New War on the Poor* (Berkeley: University of California Press, 2004); David Arnold, *Warm Climates and Western Medicine: The Emergence of Tropical Medicine, 1500–1900* (Atlanta, GA: Rodopi, 1996); Poonam Bala, *Biomedicine as a Contested Site: Some Revelations in Imperial Contexts* (Lanham, MD: Lexington Books, 2009); Alison Bashford, *Medicine at the Border: Disease, Globalization and Security, 1850 to the Present* (New York: Palgrave Macmillan, 2006); Anne-Emanuelle Birn and Theodore Brown, eds. *Comrades in Health: U.S. Health Internationalists, Abroad and at Home* (New Brunswick, NJ: Rutgers University Press, 2013); Douglas Haynes, *Imperial Medicine: Patrick Manson and the Conquest of Tropical Disease* (Philadelphia: University of Pennsylvania Press, 2001; Ryan Johnson and Amna Khalid, *Public Health in the British Empire: Intermediaries, Subordinates, and the Practice of Public Health, 1850–1960* (New York: Routledge, 2012); Michelle Moran, *Colonizing Leprosy: Imperialism and the Politics of Public Health in the United States* (Chapel Hill: University of North Carolina Press, 2007); Deborah Neill, *Networks in Tropical Medicine: Internationalism, Colonialism, and the Rise of a Medical Specialty, 1890–1930* (Stanford, CA: Stanford University Press, 2012; David Arnold, *Warm Climates and Western Medicine: The Emergence of Tropical Medicine, 1500–1900* (Atlanta, GA: Rodopi, 1996); Alison Bashford, *Medicine at the Border: Disease, Globalization and Security, 1850 to the Present* (New York: Palgrave Macmillan, 2006); Douglas Haynes, *Imperial Medicine: Patrick Manson and the Conquest of Tropical Disease* (Philadelphia: University of Pennsylvania Press, 2001; Ryan Johnson and Amna Khalid, *Public Health in the British Empire: Intermediaries, Subordinates, and the Practice of Public Health, 1850–1960* (New York: Routledge, 2012); Michelle Moran, *Colonizing Leprosy: Imperialism and the Politics of Public Health in the United States* (Chapel Hill: University of North Carolina Press, 2007); Deborah Neill, *Networks in Tropical Medicine: Internationalism, Colonialism, and the Rise of a Medical Specialty, 1890–1930* (Stanford, CA: Stanford University Press, 2012; Mark Harrison, *Climates & Constitutions: Health, Race, Environment and British Imperialism in India, 1600–1850* (New Delhi: Oxford University Press, 1999); Pratik Chakrabarti, *Materials and Medicine: Trade, Conquest, and Therapeutics in the* **xxxvi** *Eighteenth Century* (Manchester: Manchester University Press, 2010); Jack Edward McCallum, *Leonard Wood: Rough Rider, Surgeon, Architect of American Imperialism* (New York: New York University Press, 2006); Sheldon J. Watts, *Epidemics and History: Disease, Power, and Imperialism* (New Haven, CT: Yale University Press, 1997)。

6. 见 Fikret Yegül, *Baths and Bathing in Classical Antiquity* (Cambridge, MA: Architectural History Foundation/MIT Press, 1992)。

7. 对希腊-罗马世界的公共卫生感兴趣的人可能会发现以下资料是有帮助的：Owsei Temkin, *Hippocrates in a World of Pagans and Christians* (Baltimore: Johns Hopkins University Press, 1991); Geoffrey E. R. Lloyd, ed., *Hippocratic Writings* (New York: Penguin, 1978); Wesley D. Smith, *The Hippocratic Tradition* (Ithaca, NY: Cornell University

Press, 1979); Owsei Temkin, *Galenism: Rise and Decline of a Medical Philosophy* (Ithaca, NY: Cornell University Press, 1973); Heinrich von Staden, *Herophilus: The Art of Medicine in Early Alexandria* (New York: Cambridge University Press, 1989); "The Dietetics of Antiquity," and other essays by Ludwig Edelstein in *Ancient Medicine: Selected Papers of Ludwig Edelstein*, ed. Owsei Temkin and C. Lilian Temkin (Baltimore: Johns Hopkins Press, 1967); Robert Parker, *Miasma: Pollution and Purification in Early Greek Religion* (Oxford: Clarendon Press, 1983); Guido Majno, *The Healing Hand: Man and Wound in the Ancient World* (Cambridge, MA: Harvard University Press, 1975); John Scarborough, "Roman Medicine and Public Health," in *Public Health*, ed. Teizo Ogawa (Tokyo: Taniguchi Foundation, 1981), 33–74; the chapter on hygiene in Ralph Jackson, *Doctors and Diseases in the Roman Empire* (Norman: University of Oklahoma Press, 1988); Vivian Nutton, "The Seeds of Disease: An Explanation of Contagion and Infection from the Greeks to the Renaissance," *Medical History* 27 (1983, supp. 1): 1–34; Owsei Temkin, "The Scientific Approach to Disease: Specific Entity and Individual Sickness" (and other essays) in *The Double Face of Janus* (Baltimore: Johns Hopkins University Press, 1977), 442–448; Mirko D. Grmek, *Diseases in the Ancient Greek World* (Baltimore: Johns Hopkins University Press, 1989); Vivian Nutton, "Continuity or Rediscovery? The City Physician in Classical Antiquity and Medieval Italy," in *The Town and State Physician in Europe from the Middle Ages to the Enlightenment*, ed. Andrew Russell (Wolffenbutel: Herzog August Bibliothek, 1981), 9–46。

8. 在国内公共卫生、环境卫生政策和国际卫生的诸多领域，我们还会继续就针对特定疾病预防的分类方案与面向更广泛的社会、经济和环境的改革方案，这两者间的相对重要性和有效性进行辩论。例如，见 N. Krieger, *Epidemiology and the People's Health: Theory and Context* (New York: Oxford University Press, 2011)。

9. 关于中世纪卫生和流行病的一般讨论，见相关章节，C. H. Talbot, *Medicine in Medieval England* (London: Oldbourne, 1967), 144–169. Useful discussions may also be found in more general histories of the medieval period: see, for example, David Herlihy, *Cities and Societies in Medieval Italy* (London: Variorum Reprints, 1980)；David Herlihy, ed., *The Medieval City* (New Haven, CT: Yale University Press, 1977)；and Josiah C. Russell, *Medieval Regions and Their Cities* (Bloomington: Indiana University Press, 1972)。流行病，虽然不是中世纪公共卫生的唯一问题，却是这个时代戏剧化的标志。尤其是黑死病，即 14 世纪灾难性的鼠疫流行病，使人们对那段历史展开了丰富的想象。现存的两部作品为 Philip Ziegler 的 *The Black Death* (New York: Harper & Row, 1969) 和 Barbara Tuchman 的 *A Distant Mirror: The Calamitous Fourteenth Century* (New York: Knopf, 1978)，两书都很生动。与其他广受欢迎的著作一样，它们并不被该领域的专家们认为完全可靠。菲耶·玛丽·盖兹（Faye Marie Getz）就曾对以黑死病为主题的大量且不断增加的学术文献写过一篇诙谐幽默的评论，"Black Death and the Silver Lining: Meaning, Continuity, and Revolutionary Change in Histories of the Medieval Plague," *Journal of the History of Biology* 24 (1991): 265–289；参见 Nancy Siraisi's introduction to *The Black Death: The Impact of the Fourteenth Century Plague*, ed. Daniel Williman (Binghamton, NY: Center for Medieval and Early Renaissance Studies, 1982), 9–22。若想要对这个主题进行严肃探究，Anna M. Campbell, *The Black Death and Men of Learning* (New York: AMS Press, 1966) 是一部虽较早但备受赞誉的作品。麻风病，作为中世纪早期的特征，似乎并未得到太多的关注；无论如何，见 Saul N. Brody, *The Disease of the Soul: Leprosy in Medieval Literature* (Ithaca, CT: Cornell

University Press, 1974)，以及 Peter Richards, *The Medieval Leper and His Northern Heirs* (Totowa, NJ: Rowman & Littlefield, 1977)。对麻风病的更多现代观点感兴趣的人可以参考 Zachary Gussow, *Leprosy, Racism, and Public Health: Social Policy in Chronic Disease Control* (Boulder, CO: Westview, 1989)。

10. 关于文艺复兴时期的公共卫生，近年来有大量的研究内容出版。见 Katherine Park, *Doctors and Medicine in Early Renaissance Florence* (Princeton, NJ: Princeton University Press, 1985)；Ann G. Carmichael, *Plague and the Poor in Renaissance Florence* (Cambridge: Cambridge University Press, 1986)；and Carlo M. Cipolla, *Public Health and the Medical Profession in the Renaissance* (Cambridge: Cambridge University Press, 1976)。Nancy Siraisi, *Medieval and Early Renaissance Medicine: An Introduction to Knowledge and Practice* (Chicago: University of Chicago Press, 1990)，她对医学思想和实践这两大背景提供了非常具有参考价值的介绍，尽管她的研究重点不是公共卫生。关于近现代欧洲，还可参见 Charles Webster, ed., *Health, Medicine, and Mortality in the Sixteenth Century* (Cambridge: Cambridge University Press, 1979) 收录的文章。卡洛·希波拉的几本关于鼠疫的书像小说一样生动，例如，见 *Christofano and the Plague: A Study in the History of Public Health in the Age of Galileo* (Berkeley: University of California Press, 1973)；*Faith, Reason, and the Plague in Seventeenth-Century Tuscany* (Ithaca, NY: Cornell University Press, 1979)；以及 *Fighting the Plague in Seventeenth-Century Italy* (Madison: University of Wisconsin Press, 1981)。除意大利外，其他国家也发生了鼠疫，见 J. F. Shrewsbury, *A History of Bubonic Plague in the British Isles* (Cambridge: Cambridge University Press, 1970)；Paul Slack, *The Impact of Plague in Tudor and Stuart England* (London: Routledge & Kegan Paul, 1985)；J. T. Alexander, *Bubonic Plague in Early Modern*

*Russia: A Public Health and Urban Disaste*r (Baltimore: Johns Hopkins University Press, 1980)；以及 M. W. Dols, *The Black Death in the Middle East* (Princeton, NJ: Princeton University Press, 1977)。

11. 16 世纪，法兰卡斯特罗认为，流行病是由微小的感染性病原体所引起，这些病原体具有传播性、自我繁殖性和疾病特异性。这些疾病"种子"可以通过人与人之间的直接接触、中间媒介，或远距离通过空气进行传播。17 世纪，安东尼·范·列文虎克在雨水、土壤和人类排泄物中发现了微生物或所谓的"小动物"后，一些观察者认为它们可能就是传染病的起因。然而，各种混乱和矛盾的报告致使人们对早期的疾病"细菌"论感到抵触，直到 19 世纪，这一理论才以不同的方式得以复兴。尤见 Nancy Tomes, *The Gospel of Germs: Men, Women, and the Microbe in American Life* (Cambridge, MA: Harvard University Press, 1999)。

xxxviii

12. Hans Zinsser's *Rats, Lice and History* (1935; reprint, New York: Bantam Books, 1965)。这本书是对斑疹伤寒历史的介绍，阅读时可能需要几分谨慎，但也会收获许多乐趣。

13. 关于坏血病，尤可见 Kenneth J. Carpenter, *The History of Scurvy and Vitamin C* (New York: Cambridge University Press, 1986)。

14. 这一时期对职业健康的介绍做得最好的仍然是乔治·罗森，*The History of Miners' Diseases: A Medical and Social Interpretation* (New York: Schuman's, 1943)。

15. 关于疾病的传播，是有争议的，尤其是梅毒的起源和传播。有几本追溯到较早时代的有关梅毒、天花和疟疾的历史著作，写得有趣且高质量：Claude Quetel, *History of Syphilis* (Baltimore: Johns Hopkins University Press, 1990)；Donald R. Hopkins, *Princes and Peasants: Smallpox in History* (Chicago: University of Chicago Press, 1983)；Gordon Harrison, *Mosquitoes, Malaria, and Man: A History of Hostilities since 1880* (New York: Dutton, 1978)。对疾病传播地理模

式重要性的讨论，见 William H. McNeill, *Plagues and Peoples* (New York: Anchor, 1976)；Alfred W. Crosby, *Ecological Imperialism: The Biological Expansion of Europe, 900–1900* (Cambridge: Cambridge University Press, 1986)；Alfred W. Crosby, *The Columbian Exchange: Biological and Cultural Consequences of 1492* (Westport, CT: Greenwood Press, 1972)；以及当代病毒学家的观点，Stephen S. Morse, "AIDS and Beyond: Defining the Rules for Viral Traffic," in *AIDS: The Making of a Chronic Disease*, ed. Elizabeth Fee and Daniel M. Fox (Berkeley: University of California Press, 1992), 23–48。约翰·伯林格尔（Giovanni Berlinguer）在《新旧世界疾病与健康的交流》一文中为哥伦布航海对公共健康影响的讨论提供了一个成熟周密的框架，*American Journal of Public Health* 82 (1992): 1407–1413。

16. Lorraine Daston, *Classical Probability in the Enlightenment* (Princeton, NJ: Princeton University Press, 1988); Theodore M. Porter, *The Rise of Statistical Thinking, 1820–1900* (Princeton, NJ: Princeton University Press, 1986); Andrea Rusnock, "The Quantification of Things Human: Medicine and Political Arithmetic in Enlightenment England and France," PhD dissertation, Princeton University, 1990.

17. 关于卫生警察的概念，见 Erna Lesky's introduction to Johann Peter Frank, *A System of Complete Medical Police*, ed. Erna Lesky (Baltimore: Johns Hopkins University Press, 1976); George Rosen, "Cameralism and the Concept of Medical Police" (and other essays), in his *From Medical Police to Social Medicine: Essays on the History of Health Care* (New York: Science History Publications, 1974), 120–141；以及 Ludmilla Jordanova, "Policing Public Health in France, 1780–1815," in *Public Health*, ed. Teizo Ogawa (Tokyo: Taniguchi Foundation, 1981)。关于启蒙运动有价值的一般介绍，见 Guenter B. Risse, "Medicine in the Age of Enlightenment," in *Medicine in Society: Historical Essays*,

ed. Andrew Wear (Cambridge: Cambridge University Press, 1992): 149–195。

18. 然而，法国公共卫生的历史不仅仅是百科全书派、空想派们的思想和理论。关于医疗方面，见 Matthew Ramsey, *Professional and Popular Medicine in France, 1170–1830* (Cambridge: Cambridge University Press, 1988)。关于18世纪的法国对流行病的处理，见 Caroline C. Hannaway, "The Société Royale de Médecine and Epidemics in the Ancien Ré-gime," *Bulletin of the History of Medicine 46* (1972): 254–273。另见 George D. Sussman, *Selling Mothers' Milk: The Wet-Nursing Business in France, 1715–1914* (Urbana: University of Illinois Press, 1982)。

19. 罗森对功利主义者的意识形态提出了一定程度的批评，同时也赞扬了他们的许多实践成果。此后，米歇尔·福柯对功利主义改革提出了更严厉的批评，特别是在监狱和精神病院方面。例可见他的 *Madness and Civilization: A History of Insanity in the Age of Reason* (New York: Pantheon Books, 1965); *Discipline and Punish: The Birth of the Prison* (New York: Pantheon Books, 1977); 以及 *The Birth of the Clinic: An Archaeology of Medical Perception* (New York: Pantheon Books, 1973)。

20. 对于反映在日记和信件等个人叙述中的疾病经验和意义，以及有关健康的流行观念的精彩叙述，见 Roy Porter and Dorothy Porter, *In Sickness and in Health: The British Experience, 1650–1850* (New York: Blackwell, 1988); Mary E. Fissell, *Vernacular Bodies: The Politics of Reproduction in Early Modern England* (Oxford: Oxford University Press, 2004)。另见 Charles E. Rosenberg, "Medical Text and Social Context: Explaining William Buchan's *Domestic Medicine*," *Bulletin of the History of Medicine 57* (1983): 22–42; Charles E. Rosenberg, *Right Living: An Anglo-American Tradition of Self-Help Medicine* (Baltimore:

Johns Hopkins University Press, 2003）；以及 Antoinette Emch-Dériaz, "Towards a Social Conception of Health in the Second Half of the Eighteenth Century: Tissot (1728–1787) and the New Preoccupation with Health and Well-Being," PhD dissertation, University of Rochester, 1984。

21. 围绕天花接种的争议进行的详细讨论，见 Genevieve Miller, *The Adoption of Inoculation for Smallpox in England and France* (Philadelphia: University of Pennsylvania Press, 1957)；另见 John B. Blake, *Benjamin Waterhouse and the Introduction of Vaccination: A Reappraisal* (Philadelphia: University of Pennsylvania Press, 1957)。关于天花的世界史，见 Donald R. Hopkins, *Princes and Peasants: Smallpox in History* (Chicago: University of Chicago Press, 1983)。最终消灭天花的故事，见 F. Fenner, D. A. Henderson, I. Arita, Z. Jezek, and I. D. Ladnyi, *Smallpox and Its Eradication* (Geneva: World Health Organization, 1988)，或另一个更简短的版本, D. A. Henderson, "The History of Smallpox Eradication," in *Times, Places, and Persons: Aspects of the History of Epidemiology*, ed. Abraham M. Lilienfeld (Baltimore: Johns Hopkins University Press, 1980), 99–108。

22. Peter Ludwig Panum, *Observations during the Epidemic of Measles on the Faroe Islands in the Year 1846*, with a biographical memoir by Julius Jacob Petersen (New York: Delta Omega Society; distributed by American Public Health Association, 1940); John Snow, *Snow on Cholera*, a reprint of two papers by John Snow, together with a biographical memoir by B. W. Richardson, MD, and an introduction by Wade Hampton Frost, MD (New York: Commonwealth Fund, 1936); William Budd, *Typhoid Fever, Its Nature, Mode of Spreading, and Prevention* (London: Longmans, 1873; reprint, New York: Arno Press, 1977).

23. Erwin Ackerknecht, "Anticontagionism between 1821 and 1867," *Bulletin of the History of Medicine* 22 (1948): 562–593。玛格丽特·佩林（Margaret Pelling）最近批评并修改了阿克尔克内希特的论文，对19世纪疾病病因学的辩论提出了一个相当复杂的观点；见 Margaret Pelling, *Cholera, Fever and English Medicine, 1825–1865* (Oxford: Oxford University Press, 1978)；William Coleman, *Yellow Fever in the North: The Methods of Early Epidemiology* (Madison: University of Wisconsin Press, 1987)；John M. Eyler, *Victorian Social Medicine: The Ideas and Methods of William Farr* (Baltimore: Johns Hopkins University Press, 1979)；Roger Cooter, "Anticontagionism and History's Medical Record," in *The Problem of Medical Knowledge: Examining the Social Construction of Medicine*, ed. P. Wright and A. Treacher (Edinburgh: Edinburgh University Press, 1982), 87–108；Abraham M. Lilienfeld and David E. Lilienfeld, "Epidemiology and the Public Health Movement: A Historical Perspective," *Journal of Public Health Policy* 3 (1982): 140–149；Abraham M. Lilienfeld, ed., *Times, Places, and Persons: Aspects of the History of Epidemiology* (Baltimore: Johns Hopkins University Press, 1980)；V. P. Vandenbroucke, H. M. Eelkman Rooda, and H. Beukers, "Who Made John Snow a Hero?," *American Journal of Epidemiology* 133 (1991): 967–73；Mervyn Susser, "Epidemiology in the United States after World War II: The Evolution of Technique," *Epidemiological Reviews* 7 (1985): 147–177；Abraham M. Lilienfeld and David E. Lilienfeld, "A Century of Case Control Studies: Progress?," *Journal of Chronic Diseases* 32 (1979): 5–13。

24. 在一些公共卫生史中，对生活条件进行了生动的描述。尤见 Anthony S. Wohl, *Endangered Lives: Public Health in Victorian Britain* (Cambridge, MA: Harvard University Press, 1983)。

25. 19世纪的几次霍乱疫情给社会带来了巨大创伤，大量文献也应运而生。公共卫生史方面的一些佳作，就是将霍乱疫情为焦点，借此分析疾病的社会、政治和文化背景，探讨社会对流行病的各种反应。尤见 Charles E. Rosenberg, *The Cholera Years: The United States in 1832, 1849, and 1866* (Chicago: University of Chicago Press, 1962)，以及较近的 Richard J. Evans, *Death in Hamburg: Society and Politics in the Cholera Years, 1830–1910* (Oxford: Oxford University Press, 1987)。另见 François Delaporte, *Disease and Civilization: The Cholera in Paris, 1832*, trans. Arthur Goldhammer (Cambridge, MA: MIT Press, 1986); Roderick E. McGrew, *Russia and the Cholera, 1823–1832* (Madison: University of Wisconsin Press, 1965); R. J. Morris, *Cholera 1832: The Social Response to an Epidemic* (New York: Holmes & Meier, 1976); Michael Durey, *The Return of the Plague: British Society and the Cholera, 1831–1832* (Atlantic Highlands, NJ: Gill & Macmillan, 1980); Charles E. Rosenberg, "Cholera in Nineteenth-Century Europe: A Tool for Social and Economic Analysis," *Comparative Studies in Society and History* 8 (1966): 452–463; Richard J. Evans, "Epidemics and Revolutions: Cholera in Nineteenth-Century Europe," *Past and Present* 120 (1988): 123–146。

26. 罗森很好地利用了查德威克的观点，说明公共卫生与更大的社会和政治议程之间的关系。另见 M. W. Flinn's introduction to Report on the *Sanitary Condition of the Labouring Population of Great Britain* [1842], ed. M. W. Flinn (Edinburgh: Edinburgh University Press, 1965), 1–73; S. E. Finer, *The Life and Times of Sir Edwin Chadwick* (London: Methuen, 1952); R. A. Lewis, *Edwin Chadwick and the Public Health Movement, 1832–1854* (London: Longmans & Green, 1952); John Eyler, *Victorian Social Medicine* (Baltimore: Johns Hopkins University Press, 1979); F. B. Smith, *The Peoples Health* (London: Croom Helm, 1979); Dorothy E. Watkins, "The English Revolution in Social

Medicine, 1880–1911," PhD dissertation, University of London, 1984；Royston Lambert, *Sir John Simon 1816–1904 and English Social Administration* (London: MacGibbon & Kee, 1963)；Margaret Pelling, *Cholera, Fever and English Medicine, 1825–1865* (Oxford: Oxford University Press, 1978)。

27. Friedrich Engels, *The Condition of the Working Class in England* (Leipzig, 1845; reprint, New York: Oxford University Press, 1993); Erwin H. Ackerknecht, *Rudolf Virchow. Doctor, Statesman, Anthropologist* (Madison: University of Wisconsin, 1953).

28. 关于 19 世纪初法国的公共卫生，见 William Coleman, *Death Is a Social Disease: Public Health and Political Economy in Early Industrial France* (Madison: University of Wisconsin Press, 1982)；Ann F. La Berge, "Public Health in France and the French Public Health Movement, 1815–1848," PhD dissertation, University of Tennessee, 1974；以及 Erwin H. Ackerknecht, *Medicine at the Paris Hospital, 1794–1848* (Baltimore: Johns Hopkins Press, 1967)。

29. 关于维勒梅的作品，见 Coleman, *Death Is a Social Disease*。

30. Erwin H. Ackerknecht, *Rudolf Virchow: Doctor, Statesman, Anthropologist* (Madison: University of Wisconsin Press, 1953; Rudolf Carl Virchow, "Report on the Typhus Epidemic in Upper Silesia." Reprint excerpt, *American Journal of Public Health* 96(2006): 2102–2105; Theodore M. Brown and Elizabeth Fee, "*Rudolf Carl Virchow,*" *American Journal of Public Health* 96 (2006): 2104–2105. 罗森帮助确立了魏尔啸作为社会医学先驱者的声誉，见 George Rosen, "What Is Social Medicine?" *Bulletin of the History of Medicine* 21 (1947): 674–733。

31. 关于英国公共卫生的后续历史，见 Jeanne L. Brand, *Doctors and the State: The British Medical Profession and Government Action in Public Health, 1870–1912* (Baltimore: Johns Hopkins Press, 1965)；Virginia

Berridge: *Health and Society in Britain since 1939* (New York: Cambridge University Press, 1999); Jane Lewis, *What Price Community Medicine?: The Philosophy, Practice and Politics of Public Health Since 1919* (Brighton: Wheatsheaf, 1986); 论文 Dorothy Porter, Elizabeth Fee, and Jane Lewis in *A History of Education in Public Health: Health That Mocks the Doctors' Rules*, ed. Elizabeth Fee and Roy M. Acheson (Oxford: Oxford University Press, 1991), 195–229; Frank Honigsbaum, *The Struggle for the Ministry of Health, 1914–1919* (London: G. Bell, 1971); Charles Webster, "Health, Welfare and Unemployment During the Depression," *Past and Present* 109 (1985): 204–230; Frank Honigsbaum, *Health, Happiness, and Security: The Creation of the National Health Service* (London: Routledge, 1989)。另见 Greta Jones, *Social Hygiene in Twentieth-Century Britain* (London: Croom Helm, 1986); Pauline M. H. Mazumdar, *Eugenics, Human Genetics and Human Failings: The Eugenics Society, Its Source and Its Critics in England* (New York: Routledge, 1992); Jane Lewis, *The Politics of Motherhood: Child and Maternal Welfare in England, 1900–1939* (London: Croom Helm, 1980); 以及 Deborah Dwork, *War Is Good for Babies and Other Young Children* (London: Tavistock, 1987)。

32. Ann F. La Berge, "The Early Nineteenth-Century French Public Health Movement: The Disciplinary Development and Institutionalization of *Hygiene Publique*," *Bulletin of the History of Medicine* 58 (1984): 363–379; Evelyn B. Ackerman, *Health Care in the Parisian Countryside, 1800–1914* (New Brunswick, NJ: Rutgers University Press, 1990); Martha L. Hildreth, *Doctors, Bureaucrats, and Public Health in France, 1888–1902* (New York: Garland, 1987).

33. Richard J. Evans, *Death in Hamburg: Society and Politics in the Cholera Years, 1830–1910* (Oxford: Oxford University Press, 1987);

Paul Weindling, *Health, Race, and German Politics between National Unification and Nazism, 1810–1945* (New York: Cambridge University Press, 1989).

34. 一些有别于这一观点的重要文献，有 John Duffy, *Epidemics in Colonial America* (Baton Rouge: Louisiana State University Press, 1953)；John Blake, *Public Health in the Town of Boston, 1630–1822* (Cambridge, MA: Harvard University Press, 1959)；以及 James H. Cassedy, *Demography in Early America: Beginnings of the Statistical Mind, 1600–1800* (Cambridge, MA: Harvard University Press, 1969)。另见 Roslyn Stone Wolman, "Some Aspects of Community Health in Colonial Philadelphia," PhD dissertation, University of Pennsylvania, 1974, and David T. Courtwright, "Disease, Death, and Disorder on the American Frontier," *Journal of the History of Medicine and Allied Sciences* 46 (1991): 467–492。

35. 不过最近出版的一些重要著作，确实关注到了这个被忽视的话题：Calvin Martin, *Keepers of the Game: Indian-Animal Relationships and the Fur Trade* (Berkeley: University of California Press, 1978)；Stephen J. Kunitz, *Disease, Change, and the Role of Medicine: The Navaho Experience* (Berkeley: University of California Press, 1983)；Russell Thornton, *American Indian Holocaust and Survival: A Population History Since 1492* (Norman: University of Oklahoma Press, 1987)；以及 Alfred W. Crosby, *The Columbian Exchange*。

36. 在这些例外中，有 Todd L. Savitt, *Medicine and Slavery: The Diseases and Health Care of Blacks in Antebellum Virginia* (Urbana: University of Illinois Press, 1978)；Edward H. Beardsley, *A History of Neglect: Health Care for Blacks and Mill Workers in the Twentieth-Century South* (Knoxville: University of Tennessee Press, 1987)；Todd L. Savitt and James Harvey Young, eds., *Disease and Distinctiveness in*

the American South (Knoxville: University of Tennessee Press, 1988); William Stanton, *The Leopards Spots: Scientific Attitudes toward Race in America, 1815–1859* (Chicago: University of Chicago Press, 1960); Nancy Krieger, "Shades of Difference: Theoretical Underpinnings of the Medical Controversy on Black/White Differences in the United States, 1830–1870," *International Journal of Health Services* 17 (1987): 259–273。

37. Gert H. Brieger, "Sanitary Reform in New York City: Stephen Smith and the Passage of the Metropolitan Health Bill," *Bulletin of the History of Medicine* 40 (1966): 407–429; Charles E. Rosenberg and Carroll Smith-Rosenberg, "Pietism and the Origins of the American Public Health Movement: A Note on John H. Griscom and Robert M. Hartley," *Journal of the History of Medicine and Allied Sciences* 23 (1968): 16–35; Barbara Gutmann Rosenkrantz, *Public Health and the State: Changing Views in Massachusetts, 1842–1936* (Cambridge, MA: Harvard University Press, 1972); John Duffy, *A History of Public Health in New York City* (New York: Russell Sage Foundation, 1968–1974).

38. 罗森的叙述关注的是细菌学的科学中心。尽管他对流行病学和统计学有所提及，但他认为这些都是附属科学。如果由当代的实践者撰写公共卫生史，他们必定会将流行病学作为公共卫生学的中心学科，给予同样的重视。Milton Terris, "The Epidemiologic Tradition: The Wade Hampton Frost Lecture," *Public Health Reports* 94 (1979): 203–209; F. H. Top, ed., *The History of American Epidemiology* (St. Louis, MO: C. V. Mosby, 1952); Abraham M. Lilienfeld, ed., *Times, Places, Persons: Aspects of the History of Epidemiology* (Baltimore: Johns Hopkins University Press, 1980); John M. Eyler, *Victorian Social Medicine: The Ideas and Methods of William Farr* (Baltimore: Johns Hopkins University Press, 1979); William Coleman, *Yellow Fever in*

the North: The Methods of Early Epidemiology (Madison: University of Wisconsin Press, 1987); Carol Bucket al., eds., *The Challenge of Epidemiology: Issues and Selected Readings* (Washington, DC: PAHO/WHO, 1988); Mervyn Susser, "Epidemiology in the United States after World War II: The Evolution of Technique," *Epidemiological Reviews* 7 (1985): 147–177. 关于美国的早期统计史，见 James H. Cassedy, *Demography in Early America: Beginnings of the Statistical Mind, 1600–1800* (Cambridge, MA: Harvard University Press, 1969)；以及 James xliii H. Cassedy, *American Medicine and Statistical Thinking, 1800–1860* (Cambridge, MA: Harvard University Press, 1984)。

39. 虽然罗森对巴斯德的科学生涯的总结很有价值，但可能与杰拉尔德·L. 盖森（Gerald L. Geison）更具批判性的观点形成对比，Gerald L. Geison, *The Private Science of Louis Pasteur* (Princeton, NJ: Princeton University Press, 1995)；以及 Bruno Latour, *The Pasteurization of France*, trans. Alan Sheridan and John Law (Cambridge, MA: Harvard University Press, 1988)。稍早的文献，见 René Dubos, *Louis Pasteur: Free Lance of Science* (London: Gollancz, 1951)；以及 René J. Dubos and Thomas D. Brock, *Pasteur and Modern Science* (1960; reprint, Madison, WI: Science Tech Publishers, 1988)。

40. 有许多以科学和实验研究的社会建构为主题的文章，对罗森和许多早期历史学家有时不加批判的观点进行反驳。例见，Bruno Latour and Steve Woolgar, *Laboratory Life: The Construction of Scientific Facts* (Princeton, NJ: Princeton University Press, 1986)；Bruno Latour, *Science in Action: How to Follow Scientists and Engineers through Society* (Cambridge, MA: Harvard University Press, 1987)；Daniel P. Todes, *Pavlov's Physiology Factory: Experiment, Interpretation, Laboratory Enterprise* (Baltimore: Johns Hopkins University Press, 2001)。

41. Thomas D. Brock, *Robert Koch: A Life in Medicine and Bacteriology* (Madison, WI: Science Tech Publishers, 1988); Patricia Gossel, "The Emergence of American Bacteriology, 1875–1900," PhD dissertation, Johns Hopkins University, 1989; William Coleman, "Koch's Comma Bacillus: The First Year," *Bulletin of the History of Medicine* 61 (1987): 315–342.

42. 这些都是公共卫生史上的英雄故事，以不同的方式讲述过许多次。其中一个标准的来源是 William Bulloch, *The History of Bacteriology* (London: Oxford University Press, 1938; reprint, 1960)；另见 Harry F. Dowling, *Fighting Infection: Conquests of the Twentieth Century* (Cambridge, MA: Harvard University Press, 1977)。关于外科手术，见 Gert H. Brieger, "American Surgery and the Germ Theory of Disease," *Bulletin of the History of Medicine* 40 (1966): 135–145。通过 François Delaporte, *The History of Yellow Fever: An Essay on the Birth of Tropical Medicine* (Cambridge, MA: MIT Press, 1991)，人们对黄热病有了新的解读。关于免疫学历史的最近研究，见 Arthur Silverstein, *A History of Immunology* (San Diego, CA: Academic Press, 1989)；以及 Pauline Mazumdar, *Immunology, 1930–1980: Essays on the History of Immunology* (Toronto: Wail and Thompson, 1989)。

43. David Blancher, "Workshops of the Bacteriological Revolution: A History of the Laboratories of the New York Department of Health," PhD dissertation, City University of New York, 1979; Evelynn Hammonds, *Childhood's Deadly Scourge: The Campaign to Control Diphtheria in New York City, 1880–1930* (Baltimore: Johns Hopkins University Press, 1999); John Duffy, *A History of Public Health in New York City*, 2 vols. (New York: Russell Sage Foundation, 1968–1974).

44. 见 James H. Cassedy, *Charles V. Chapin and the Public Health Movement* (Cambridge, MA: Harvard University Press, 1972)。

45. Thomas McKeown, *The Modern Rise of Population* (New York: Academic Press, 1976). 另见 Thomas McKeown, *Medicine: Dream, Mirage, or Nemesis?* (Princeton, NJ: Princeton University Press, 1979); 以及 Thomas McKeown and R. G. Record, "Reasons for the Decline in Mortality in England and Wales during the Nineteenth Century," *Population Studies* 16 (1962): 94–122。

46. Simon Szreter, "The Importance of Social Intervention in Britain's Mortality Decline, c. 1850–1914: A Reinterpretation of the Role of xliv Public Health," *Social History of Medicine* 1 (1988): 1–37.

47. 近期，妇幼保健得到了公共卫生史学家和女权主义学者的极大关注。见 Molly Ladd-Taylor, ed., *Raising a Baby the Government Way: Mothers' Letters to the Children's Bureau, 1915–1932* (New Brunswick, NJ: Rutgers University Press, 1986); Richard A. Meckel, *Save the Babies: American Public Health Reform and the Prevention of Infant Mortality, 1850–1920* (Baltimore: Johns Hopkins University Press, 1990); Rima D. Apple, *Mothers and Medicine: A Social History of Infant Feeding, 1890–1950* (Madison: University of Wisconsin Press, 1987); Jane Lewis, *The Politics of Motherhood: Child and Maternal Welfare in England, 1900–1939* (Montreal: McGill-Queen's University Press, 1980); 以及 Alisa Klaus, "Babies All the Rage: The Movement to Prevent Infant Mortality in the United States and France, 1890–1920," PhD dissertation, University of Pennsylvania, 1986。

48. 女权主义作家和医学史家对那些早期的假设表示质疑，即医生助产比助产士助产更安全，医院分娩比在家庭分娩更安全。例见 Jean Donnison, *Midwives and Medical Men: A History of Inter-Professional Rivalry and Women's Rights* (New York: Schocken, 1977)。关于妇女和生育的社会背景，以下两部著作非常出色：Judith W. Leavitt, *Brought to Bed: Childbearing in America, 1750–1950* (New York: Oxford

University Press, 1986); 以及 Laura Thatcher Ulrich, *A Midwife's Tale: The Life of Martha Ballard, Based on Her Diary, 1785–1812* (New York: Knopf, 1990)。

49. Andrea Tone, *Devices and Desires: A History of Contraceptives in America* (New York: Hill and Wang, 2002); Ellen Chesler, *Woman of Valor: Margaret Sanger and the American Birth Control Movement in America* (New York: Simon & Schuster, 1992); Linda Gordon, *Woman's Body, Woman's Right: A Social History of Birth Control in America* (New York: Grossman, 1976; revised edition, New York: Penguin, 1990); James Reed, *From Private Vice to Public Virtue: The Birth Control Movement and American Society since 1830* (New York: Basic Books, 1978); Leslie J. Reagan, *When Abortion Was a Crime: Women, Medicine, and Law in the United States, 1867–1973* (Berkeley: University of California Press,1997); James C. Mohr, *Abortion in America: The Origins and Evolution of National Policy, 1800–1900* (New York: Oxford University Press, 1978); Carroll Smith-Rosenberg, *Disorderly Conduct: Visions of Gender in Victorian America* (New York: Knopf, 1985); Rosalind P. Petchesky, *Abortion and Woman's Choice: The State, Sexuality, and Reproductive Freedom* (Boston: Northeastern University Press, 1985); Rima D. Apple, ed., *Women, Health, and Medicine in America: A Historical Handbook* (New York: Garland, 1990).

50. 在这种情况下，出生人数，特别是中产阶级妇女生育率的明显下降，以及人们发现许多年轻男子的兵役体检不合格，都刺激了公共卫生、儿童福利、先天论和优生学工作的展开。见 Daniel J. Kevles, *In the Name of Eugenics: Genetics and the Uses of Human Heredity* (New York: Knopf, 1985)。关于性和权力的交叉的深度讨论，见 Alain Corbin, *Women for Hire: Prostitution and Sexuality in France after 1850* (Cambridge, MA: Harvard University Press, 1990)。

51. 关于公共卫生护理，尤见 Karen Buhler-Wilkerson, *False Dawn: The Rise and Decline of Public Health Nursing, 1900–1930* (New York: Garland, 1989)。同样出色的有 Mary Breckinridge, *Wide Neighborhoods: A Story of the Frontier Nursing Service* (New York: Harper, 1952; reprint, Lexington: University Press of Kentucky, 1981)。

52. 罗森与查尔斯·爱德华·A. 温斯洛（Charles-Edward A. Winslow） **xlv** 都坚持，健康教育对公共卫生的重要意义是不亚于病菌学的。见 Winslow's *The Evolution and Significance of the Modern Public Health Campaign* (New Haven, CT: Yale University Press, 1923)；Richard K. Means, *A History of Health Education in the United States* (Philadelphia: Lea & Febiger, 1962)；以及不同的、挑衅的观点，John C. Burnham, *How Superstition Won and Science Lost: Popularizing Science and Health in the United States* (New Brunswick, NJ: Rutgers University Press, 1987)。关于卫生、健康和卫生改革，见 Harvey Green, *Fit for America: Health, Fitness, Sport, and American Society* (New York: Pantheon Books, 1986)；James C. Whorton, *Crusaders for Fitness: The History of American Health Reformers* (Princeton, NJ: Princeton University Press, 1982)；以及 Martha H. Verbrugge, *Able-Bodied Womanhood: Personal Health and Social Change in Nineteenth-Century Boston* (New York: Oxford University Press, 1988)。

53. 关于结核病的第一个志愿卫生组织，参见 Michael E. Teller, *The Tuberculosis Movement: A Public Health Campaign in the Progressive Era* (New York: Greenwood Press, 1988)；Richard H. Shryock, *National Tuberculosis Association, 1904–1954: A Study of the Voluntary Health Movement in the United States* (New York: National Tuberculosis Association, 1957)。更广泛地说，志愿组织的历史包括公众对疾病危害以及筹措资金政策的看法。例见，Richard A. Rettig, *Cancer Crusade: The Story of the National Cancer Act of 1971* (Princeton,

NJ: Princeton University Press, 1977); James T. Patterson, *The Dread Disease: Cancer and Modern American Culture* (Cambridge, MA: Harvard University Press, 1977); 以及 Stephen P. Strickland, *Politics, Science, and Dread Disease: A History of United States Medical Research Policy* (Cambridge, MA: Harvard University Press, 1972)。

54. 这些机构近年来得到了更多的关注。关于 CDC，见 Elizabeth W. Etheridge, *Sentinel for Health: A History of the Centers for Disease Control* (Berkeley: University of California Press, 1992); 关于 NIH，见 Victoria Harden, *Inventing the NIH: Federal Biomedical Research Policy, 1887–1937* (Baltimore: Johns Hopkins University Press, 1986); 关于公共卫生学院，见 Elizabeth Fee, *Disease and Discovery: A History of the Johns Hopkins School of Hygiene and Public Health, 1916–1939* (Baltimore: Johns Hopkins University Press, 1987); Robert R. Korstad, *Dreaming of a Time: The School of Public Health; The University of North Carolina at Chapel Hill, 1939–1989* (Chapel Hill: University of North Carolina, 1990); Elizabeth Fee and Roy M. Acheson, eds., *A History of Education in Public Health: Health That Mocks the Doctors' Rules* (Oxford: Oxford University Press, 1991)。最近出版的一部作品补充了一些美国公共卫生服务的旧史料：Fitzhugh Mullan, *Plagues and Politics: The Story of the United States Public Health Service* (New York: Basic Books, 1989)。

55. 关于糙皮病，见 Elizabeth W. Etheridge, *The Butterfly Caste* (Westport, CT: Greenwood Press, 1972); Daphne A. Roe, *A Plague of Corn: The Social History of Pellagra* (Ithaca, NY: Cornell University Press, 1973); 以及 Milton Terris, ed., *Goldberger on Pellagra* (Baton Rouge: Louisiana State University Press, 1964)。

56. 关于食品条例，见 James Harvey Young, *Pure Food: Securing the Federal Food and Drugs Act of 1906* (Princeton, NY: Princeton University Press,

1989)；关于粮食救济，见 Jan Poppendieck, *Breadlines Knee-Deep in Wheat: Food Assistance in the Great Depression* (New Brunswick, NJ: Rutgers University Press, 1986)。了解非法的市售毒品以及控制毒品的努力，见 David F. Musto, *The American Disease: Origins of Narcotic Control* (New York: Oxford University Press, 1987)。

57. Joan Jacobs Brumberg, *Fasting Girls: The Emergence of Anorexia* xlvi *Nervosa as a Modern Disease* (Cambridge, MA: Harvard University Press, 1988); Lucile F. Newman et al., eds., *Hunger in History: Food Shortage, Poverty and Deprivation* (Cambridge, MA: Basil Blackwell, 1990); Roderick Floud, Kenneth Wachter, and Gregory Annabel, *Height, Health and History: Nutritional Status in the United Kingdom, 1750–1980* (New York: Cambridge University Press, 1990); David Arnold, ed., *Famine, Social Crisis and Historical Change* (Oxford: Basil Blackwell, 1988).

58. 在美国，职业健康的历史已经得到了相当多的关注。一些近期的重要出版物包括 David Rosner and Gerald E. Markowitz, *Deadly Dust: Silicosis and the Politics of Occupational Disease in Twentieth-Century America* (Princeton, NJ: Princeton University Press, 1991)；Gerald Markowitz and David Rosner, *Deceit and Denial: The Deadly Politics of Industrial Pollution* (Berkeley: University of California Press: 2013)；David Rosner and Gerald E. Markowitz, eds., *Dying for Work: Workers' Safety and Health in Twentieth-Century America* (Bloomington: Indiana University Press, 1987)；Alan Derickson, *Workers' Health, Workers' Democracy: The Western Miners' Struggle, 1891–1925* (Ithaca, NY: Cornell University Press, 1989)；Alan Derickson, *Black Lung: Anatomy of a Public Health Disaster* (Ithaca, NY: Cornell University Press, 1998)；Claudia Clark, *Radium Girls: Women and Industrial Health Reform, 1910–1935* (Berkeley: University of California Press,

1997）；Paul Weindling, ed., *The Social History of Occupational Health* (London: Dover, 1986)；Edward H. Beardsley, *A History of Neglect: Health Care for Blacks and Mill Workers in the Twentieth-Century South* (Knoxville: University of Tennessee Press, 1987)；Barbara Sicherman, *Alice Hamilton: A Life in Letters* (Cambridge, MA: Harvard University Press, 1984)；Ronald Bayer, ed., *The Health and Safety of Workers: Case Studies in the Politics of Professional Responsibility* (New York: Oxford University Press, 1988)。关于童工，见 Alan Derickson, "Making Human Junk: Child Labor as a Health Issue in the Progressive Era," *American Journal of Public Health* 82 (1992): 1280–90。关于环境卫生史的相关文献，包括 James Whorton, *Before Silent Spring: Pesticides and Public Health in Pre-DDT America* (Princeton, NJ: Princeton University Press, 1974)；Samuel P. Hays, *Beauty, Health, and Permanence: Environmental Politics in the United States, 1955–1985* (New York: Cambridge University Press, 1987)；以及 Catherine Caulfield, *Multiple Exposures: Chronicles of the Radiation Age* (London: Seeker & Warburg, 1989)。另见 Samuel S. Epstein's controversial book, *The Politics of Cancer* (Garden City, NY: Anchor Press, 1979)。在将公共卫生和环境运动联系起来这方面，尤为重要的是 Robert Gottlieb, *Forcing the Spring: The Transformation of the American Environmental Movement* (Washington, DC: Island Press, 1993)。

59. 关于英国国民医疗服务体系，见 Charles Webster, *Peacetime History: The Health Services since the War, vol. 1, Problems of Health Care: The National Health Service before 1957* (London: H.M.S.O., 1988)；Frank Honigsbaum, *Health, Happiness, and Security: The Creation of the National Health Service* (London: Routledge, 1989)；and Daniel M. Fox, *Health Policies, Health Politics: The British and American Experience, 1911–1965* (Princeton, NJ: Princeton University Press,

1986)。针对罗森对美国取得国民健康保险的早期努力的简要叙述，罗纳德·纳博斯进行了详细分析；见 Ronald L. Numbers, *Almost Persuaded: American Physicians and Compulsory Health Insurance, 1912–1920* (Baltimore: Johns Hopkins University Press, 1978)。 关于后来围绕国民健康保险的斗争，有大量文献记载；例见 Ronald Numbers, ed., *Compulsory Health Insurance: The Continuing American Debate* (West-port, CT: Greenwood Press, 1982)；Monty Poen, *Harry S. Truman versus the Medical Lobby* (Columbia: University of Missouri Press, 1979)；Richard Harris, *A Sacred Trust* (Baltimore: Penguin, 1966)；Paul Starr, *The Social Transformation of American Medicine* (New York: Basic Books, 1982)，以及 *Remedy and Reaction: The Peculiar American Struggle over Health Care Reform* (New Haven, CT: Yale University Press, 2011)；Beatrix Hoffman, *Health Care for Some: Rights and Rationing in the United States since 1930* (Chapel Hill: University of North Carolina Press, 2012)。Georges C. Benjamin, Theodore M. Brown, Susan Ladwig, and Elyse Berkman, *The Quest for Health Reform: A Satirical History* (Washington, DC: American Public Health Association, 2013). Anne-Emanuelle Birn, Theodore M. Brown, Elizabeth Fee, and Walter J. Lear, "Struggles for National Health Reform in the United States," *American Journal of Public Health* 93(2003): 86–91.

60. 关于早期社区健康中心，乔治·罗森写了一篇颇具影响力的文章，"The First Neighborhood Health Center Movement: Its Rise and Fall," in *From Medical Police to Social Medicine: Essays in the History of Health Care* (New York: Science History Publications, 1974), 304–327。另见 Alice Sardell, *The U.S. Experiment in Social Medicine: The Community Health Center Program, 1965–1986* (Pittsburgh: University of Pittsburgh Press, 1988)。

61. Robert B. Stevens and Rosemary Stevens, *Welfare Medicine in America: A Case Study of Medicaid* (New York: Free Press, 1974); Paul Starr, *The Social Transformation of American Medicine* (New York: Basic Books, 1982); Vicente Navarro, *Crisis, Health, and Medicine: A Social Critique* (New York: Tavistock, 1986); J. Rogers Hollingshead, *A Political Economy of Medicine: Great Britain and the United States* (Baltimore: Johns Hopkins University Press, 1986); Vicente Navarro, "Why Some Countries Have National Health Insurance, Others Have National Health Services, and the United States Has Neither," *Social Science and Medicine* 28 (1989): 383–404.

62. 我们仍然缺少一本优秀的单卷本世界卫生组织史。最早期的一些关于国际性合作努力的著作包括 Norman Howard-Jones, *The Scientific Background of the International Sanitary Conferences* (Geneva: World Health Organization, 1975)。谷口基金会编写的系列丛书中有一些关于国际卫生问题的有趣文章。例见，Teizo Ogawa, ed., *Public Health* (Tokyo: Taniguchi Foundation, 1981)；另可参考本卷中许多关于国际卫生和热带医学的参考文献。

63. 例见，John Farley, *Bilharzia: A History of Imperial Tropical Medicine* (New York: Cambridge University Press, 1991)；Randall M. Packard, *White Plague, Black Labor: Tuberculosis and the Political Economy of Health and Disease in South Africa* (Berkeley: University of California Press, 1989)；Philip D. Curtin, *Death by Migration: Europe's Encounter with the Tropical World in the Nineteenth Century* (Cambridge: Cambridge University Press, 1989)；Gerald W. Hartwig and K. David Patterson, eds., *Disease in African History: An Introductory Survey and Case Studies* (Durham, NC: Duke University Press, 1978)；David Arnold, ed., *Imperial Medicine and Indigenous Societies* (Manchester: Manchester University Press, 1988)；Roy McLeod and Milton Lewis,

eds., *Disease, Medicine and Empire: Perspectives on Western Medicine and the Experience of European Expansion* (London: Routledge, 1988); Teresa Meade and Mark Walker, *Science, Medicine, and Cultural Imperialism* (New York: St. Martin's Press, 1991)。

64. 例如，Philip D. Curtin, *Death by Migration: Europe's Encounter with the Tropical World in the Nineteenth Century*; K. David Patterson, *Pandemic Influenza, 1700–1900: A Study in Historical Epidemiology* xlviii (Totowa, NJ: Rowman & Littlefield, 1986); Dennis Carlson, *African Fever: A Study of British Science, Technology, and Politics in West Africa, 1787–1864* (New York: Science History, 1984); Maryinez Lyons, *The Colonial Disease: A Social History of Sleeping Sickness in Northern Zaire, 1900–1940* (New York: Cambridge University Press, 1992); Armando Solórzano, "The Rockefeller Foundation in Mexico: Nationalism, Public Health, and Yellow Fever (1911–1924)," PhD dissertation, University of Wisconsin, 1990。

65. 关于公共卫生史的史料编纂学方面的讨论，见 Charles Rosenberg, "The History of Disease: Now and in the Future," in Lloyd Stevenson, ed., *A Celebration of Medical History* (Baltimore: Johns Hopkins University Press, 1982); Gerald Grob, "The Social History of Medicine and Disease in America: Problems and Possibilities," *Journal of Social History* 10 (1977): 391–409; Judith W. Leavitt, "Medicine in Context: A Review Essay of the History of Medicine," *American Historical Review* 95 (1990): 1471–1484; Ronald L. Numbers, "The History of American Medicine: A Field in Ferment," *Reviews in American History* 10 (1982): 245–263; Edwin Clarke, *Modern Methods in the History of Medicine* (London: Athlone Press, 1977)。该领域有价值的文集包括 Charles Rosenberg, ed., *Healing and History* (New York: Neale Watson, 1979); Judith Walzer Leavitt and Ronald L. Numbers, eds., *Sickness*

and Health in America (Madison: University of Wisconsin Press, 1985); Elizabeth Fee and Daniel M. Fox, eds., *AIDS: The Burdens of History* (Berkeley: University of California Press, 1988); Charles E. Rosenberg and Janet Golden, eds., *Framing Disease: Studies in Cultural History* (New Brunswick, NJ: Rutgers University Press, 1992); Andrew Wear, ed., *Medicine in Society: Historical Essays* (Cambridge: Cambridge University Press, 1992)。

66. 例见, Barbara G. Rosenkrantz, *Public Health and the State: Changing Views in Massachusetts, 1842–1936* (Cambridge, MA: Harvard University Press, 1972); Judith Walzer Leavitt, *The Healthiest City: Milwaukee and the Politics of Health Reform* (Princeton, NJ: Princeton University Press, 1982); Stuart Galishoff, *Newark: The Nation's Unhealthiest City, 1832–1895* (New Brunswick, NJ: Rutgers University Press, 1988); Stuart Galishoff, *Safeguarding the Public Health: Newark, 1895–1918* (Westport, CT: Greenwood Press, 1975); James H. Cassedy, *Charles V. Chapin and the Public Health Movement* (Cambridge, MA: Harvard University Press, 1962); John Duffy, *Sword of Pestilence: The New Orleans Yellow Fever Epidemic of 1853* (Baton Rouge: Louisiana State University Press, 1966); John Duffy, *A History of Public Health in New York City*, 2 vols. (New York: Russell Sage Foundation, 1968–1974); Philip D. Jordan, *The People's Health: A History of Public Health in Minnesota to 1948* (St. Paul: Minnesota Historical Society, 1953); Jacqueline K. Corn, *Environment and Health in Nineteenth Century America: Two Case Studies* (New York: Peter Lang, 1989); J. W. Estes and David M. Goodman, *The Changing Humors of Portsmouth: The Medical Biography of an American Town, 1623–1983* (Boston: Countway Library, 1986); Michael P. McCarthy, *Typhoid and the Politics of Public Health in Nineteenth-Century Philadelphia* (Philadelphia: American

Philosophical Society, 1987); Edward T. Morman, "Scientific Medicine Comes to Philadelphia: Public Health Transformed, 1854–1899," PhD dissertation, University of Pennsylvania, 1986。另见 Heather MacDougall, *Activists and Advocates: Toronto's Health Department, 1883–1983* (Toronto: Dundern Press, 1990)。

67. John Duffy, *The Sanitarians: A History of American Public Health* (Urbana: University of Illinois Press, 1990).

68. Fitzhugh Mullan, *Plagues and Politics: The Story of the United States Public Health Service* (New York: Basic Books, 1989); Elizabeth W. Etheridge, *Sentinel for Health: A History of the Centers for Disease Control* (Berkeley: University of California Press, 1992); Victoria Harden, *Inventing the NIH: Federal Biomedical Research Policy, 1887–1931* (Baltimore: Johns Hopkins University Press, 1986); E. Richard Brown, *Rockefeller Medicine Men: Medicine and Capitalism in America* (Berkeley: University of California Press, 1979); John Ettling, *The Germ of Laziness: Rockefeller Philanthropy and Public Health in the New South* (Cambridge, MA: Harvard University Press, 1981); Elizabeth Fee, *Disease and Discovery: A History of the Johns Hopkins School of Hygiene and Public Health, 1916–1939* (Baltimore: Johns Hopkins University Press, 1987); Robert R. Korstad, *Dreaming of a Time: The School of Public Health; The University of North Carolina at Chapel Hill, 1939–1989* (Chapel Hill: University of North Carolina, 1990); Paul A. Bator with Andrew J. Rhodes, *Within Reach of Everyone: A History of the University of Toronto School of Hygiene and the Connaught Laboratories* (Ottawa: Canadian Public Health Association, 1990); Elizabeth Fee and Roy M. Acheson, eds., *A History of Education in Public Health: Health That Mocks the Doctors' Rules* (Oxford: Oxford University Press, 1991), especially the essay by Arthur J. Viseltear, "The

Emergence of Pioneering Public Health Education Programmes in the United States," 114–154.

69. 例见，Sellers, *Crabgrass Crucible: Suburban Nature and the Rise of Environmentalism in the Twentieth Century* (Chapel Hill: University of North Carolina Press, 2012); Gerald Markowitz and David Rosner, *Lead Wars and the Fate of America's Children* (Berkeley: University of California Press, 2013); Robert Gottlieb, *Forcing the Spring: The Transformation of the American Environmental Movement* (Washington, DC: Island Press, 1993); J. C. Wharton, *Before Silent Spring: Pesticides and Public Health in Pre-DDT America* (Princeton, NJ: Princeton University Press, 1974); Jean-Pierre Goubert, *The Conquest of Water: The Advent of Health in the Industrial Age*, trans. Andrew Wilson (Princeton, NJ: Princeton University Press, 1989); Christopher Hamlin, *A Science of Impurity: Water Analysis in Nineteenth Century Britain* (Berkeley: University of California Press, 1990); Louis P. Cain, *Sanitary Strategy for a Lakefront Metropolis: The Case of Chicago* (DeKalb: Northern Illinois University Press, 1978); Georges Vigarello, *Concepts of Cleanliness: Changing Attitudes in France since the Middle Ages* (Cambridge: University of Cambridge Press, 1988); Martin V. Melosi, *Garbage in the Cities: Refuse, Reform, and the Environment, 1880–1980* (College Station: Texas A&M University Press, 1981); Martin V. Melosi, ed., *Pollution and Reform in American Cities, 1870–1930* (Austin: University of Texas Press, 1980); Elizabeth Fee, *Garbage: The History and Politics of Trash in New York City* (New York: New York Public Library, 1994)。一本研究关于疾病、健康和环境的思想的迷人著作，Alain Corbin, *The Foul and the Fragrant: Odor and the French Social Imagination*, trans., Miriam Kochan (Cambridge, MA: Harvard University Press, 1986)。乔尔·A. 塔尔（Joel A. Tarr）写了

很多关于垃圾处理和环境管理的重要文章，包括 Joel A. Tarr, Terry Yosie, and James McCurley III, "Disputes over Water Quality Policy: Professional Cultures in Conflict, 1900–1917," *American Journal of Public Health* 70 (1980): 427–435；Joel A. Tarr, "Industrial Wastes and Public Health: Some Historical Notes, Part 1, 1876–1932," *American Journal of Public Health* 75 (1985): 1059–1067；Joel A. Tarr, "The Search for the Ultimate Sink: Urban Air, Land, and Water Pollution in Historical Perspective," *Records of the Columbia Historical Society of Washington, D.C.* 51 (1984): 1–29；Joel A. Tarr and Charles Jacobson, "Environmental Risk in Historical Perspective," in *The Social and Cultural Construction of Risk: Essays on Risk Selection and Perception*, ed. Branden B. Johnson and Vincent T. Covello (Dordrecht: D. Reidel, 1987), 317–344。另见更早的一部研究，Nelson M. Blake, *Water for the Cities: A History of the Urban Water Supply Problem in the United States* (Syracuse, NY: Syracuse University Press, 1956)。

70. 对这一庞大文献的优秀导读，见 Rima Apple, ed., *Women, Health, and Medicine in America: A Historical Handbook* (New York: Garland, 1990)。Judith Walzer Leavitt, ed., *Women and Health in America: Historical Readings* (Madison: University of Wisconsin Press, 1984) 是不错的该领域论文集，尤见 Linda Gordon, ed., *Women, the State, and Welfare* (Madison: University of Wisconsin Press, 1990)。关于家庭卫生，见 Nancy Tomes, "The Private Side of Public Health: Sanitary Science, Domestic Hygiene, and the Germ Theory, 1870–1900," *Bulletin of the History of Medicine* 64 (1990): 467–480；另见 Marilyn T. Williams, *Washing "The Great Unwashed": Public Baths in Urban America, 1840–1920* (Columbus: Ohio State University Press, 1991)。

71. Keith Wailoo, *Dying in the City of the Blues: Sickle Cell Anemia and the Politics of Race and Health* (Chapel Hill: University of North Carolina

Press, 2000); Keith Wailoo, *How Cancer Crossed the Color Line* (New York: Oxford University Press, 2011); Susan L. Smith, *Sick and Tired of Being Sick and Tired: Black Women's Health Activism in America, 1890–1950* (Philadelphia: University of Pennsylvania Press, 1995); Dorothy Roberts, *Killing the Black Body: Race, Reproduction, and the Meaning of Liberty* (New York: Vintage, 1998); Vanessa N. Gamble, *The Black Community Hospital: An Historical Perspective* (New York: Garland, 1989); Vanessa N. Gamble, ed., *Germs Have No Color Lines: Blacks and American Medicine, 1900–1945* (New York: Garland, 1989); David McBride, *Integrating the City of Medicine: Blacks in Philadelphia Health Care, 1910–1965* (Philadelphia: Temple University Press, 1989); David McBride, *From TB to AIDS: Epidemics among Urban Blacks Since 1900* (Albany: State University of New York Press, 1991); Todd L. Savitt, *Medicine and Slavery: The Diseases and Health Care of Blacks in Antebellum Virginia* (Urbana: University of Illinois Press, 1978); Edward H. Beardsley, *A History of Neglect: Health Care for Blacks and Mill Workers in the Twentieth-Century South* (Knoxville: University of Tennessee Press, 1987); Todd L. Savitt and James Harvey Young, eds., *Disease and Distinctiveness in the American South* (Knoxville: University of Tennessee Press, 1988); Stephen J. Kunitz, *Disease Change and the Role of Medicine: The Navajo Experience* (Berkeley: University of California Press, 1983); Russell Thornton, *American Indian Holocaust and Survival: A Population History since 1492* (Norman: University of Oklahoma Press, 1987); Randall M. Packard, *White Plague, Black Labor: Tuberculosis and the Political Economy of Health and Disease in South Africa* (Berkeley: University of California Press, 1989); Paul Weindling, *Health, Race, and German Politics between National Unification and Nazism, 1870–1945* (New York: Cambridge University Press, 1989);

Angus McLaren, *Our Own Master Race: Eugenics in Canada, 1885–1945* (Toronto: McClelland & Stewart, 1990); Mark B. Adams, ed., *The Wellborn Science: Eugenics in Germany, France, Brazil, and Russia* (New York: Oxford University Press, 1990).

72. Charles E. Rosenberg, *The Cholera Years: The United States in 1832, 1849, and 1866* (Chicago: University of Chicago Press, 1962); Richard J. Evans, *Death in Hamburg: Society and Politics in the Cholera Years, 1830–1910* (Oxford: Oxford University Press, 1987); Allan M. Brandt, *No Magic Bullet: A Social History of Venereal Disease in the United States since 1880* (New York: Oxford University Press, 1985); Naomi Rogers, *Dirt and Disease: Polio before FDR* (New Brunswick, NJ: Rutgers University Press, 1992).

73. François Delaporte, *The History of Yellow Fever: An Essay on the Birth of Tropical Medicine* (Cambridge, MA: MIT Press, 1991); John Ettling, *The Germ of Laziness: Rockefeller Philanthropy and Public Health in the New South* (Cambridge, MA: Harvard University Press, 1981); Barbara Bates, *Bargaining for Life: A Social History of Tuberculosis, 1816–1938* (Philadelphia: University of Pennsylvania Press, 1992); Linda Bryder, *Below the Magic Mountain: A Social History of Tuberculosis in Twentieth Century Britain* (New York: Oxford University Press, 1988); F. B. Smith, *The Retreat of Tuberculosis, 1850–1950* (New York: Croom Helm, 1988); Claude Quetel, *History of Syphilis* (Baltimore: Johns Hopkins University Press, 1990); K. David Patterson, *Pandemic Influenza, 1700–1900: A Study in Historical Epidemiology* (Totowa, NJ: Rowman & Littlefield, 1986); Alfred W. Crosby, *Epidemic and Peace, 1918* (Westport, CT: Greenwood Press, 1976): Joan Jacobs Brumberg, *Fasting Girls: The Emergence of Anorexia Nervosa as a Modern Disease* (Cambridge, MA: Harvard University Press, 1988); James T. Patterson,

The Dread Disease: Cancer and Modern American Culture (Cambridge, MA: Harvard University Press, 1987). 另见论文, Charles E. Rosenberg and Janet Golden, eds., *Framing Disease* (New Brunswick, NJ: Rutgers University Press, 1992)。

74. Mirko D. Grmek, *History of AIDS: Emergence and Origin of a Modern Pandemic* (Princeton, NJ: Princeton University Press, 1990); Elizabeth Fee and Daniel M. Fox, eds., *AIDS: The Burdens of History* (Berkeley: University of California Press, 1988); Ronald Bayer, *Private Acts, Social Consequences: AIDS and the Politics of Public Health* (New York: Free Press, 1989); Elizabeth Fee and Daniel M. Fox, eds., *AIDS: The Making of a Chronic Disease* (Berkeley: University of California Press, 1992); Peter Arno and Karen L. Felden, *Against the Odds: The Story of AIDS Drug Development, Politics, and Profits* (New York: HarperCollins, 1992); David L. Kirp and Ronald Bayer, eds., *AIDS in the Industrialized Democracies: Passions, Politics, and Policies* (New Brunswick, NJ: Rutgers University Press, 1992).

75. Thomas Laqueur, *Making Sex: Body and Gender from the Greeks to Freud* (Cambridge, MA: Harvard University Press, 1990); Emily Martin, *The Woman in the Body: A Cultural Analysis of Reproduction* (Boston: Beacon Press, 1987); Barbara Duden, *The Woman beneath the Skin: A Doctor's Patients in Eighteenth-Century Germany* (Cambridge, MA: Harvard University Press, 1991); Michel Feher, with Ramona Naddaff and Nadia Tazi, eds., *Fragments for a History of the Human Body* (Cambridge: MIT Press, 1989); Roger Cooter, "The Power of the Body: The Early Nineteenth Century," *Natural Order*, ed. Barry Barnes and Steven Shapin (Beverly Hills, CA: Sage Publications, 1979).

76. Roy Porter, *Patients and Practitioners: Lay Perceptions of Medicine in Pre-industrial Society* (Cambridge: Cambridge University Press, 1985);

Roy Porter and Dorothy Porter, *In Sickness and in Health: The British Experience, 1650–1850* (London: Fourth Estate, 1988); Andrew Wear, ed., *Medicine in Society: Historical Essays* (Cambridge: Cambridge University Press, 1992); Mary Fissell, *Patients, Power, and the Poor in Eighteenth-Century Bristol* (New York: Cambridge University Press, 1991); John Woodward and David Richards, eds., *Health Care and Popular Medicine in Nineteenth Century England: Essays in the Social History of Medicine* (New York: Holmes & Meier, 1977).

77. 例见，Barbara G. Rosenkrantz, *Public Health and the State: Changing Views in Massachusetts, 1842–1936* (Cambridge, MA: Harvard University Press, 1972)；Allan M. Brandt, *No Magic Bullet: A Social History of Venereal Disease in the United States since 1880* (New York: Oxford University Press, 1985)；Ronald Bayer, *Private Acts, Social Consequences: AIDS and the Politics of Public Health* (New Brunswick, NJ: Rutgers University Press, 1991)。

78. 关于这一方向的不同阶段，见 Dona Schneider and David E. Lilienfeld, *Public Health: The Development of a Discipline, from the Age of Hippocrates to the Progressive Era* (New Brunswick, NJ: Rutgers University Press, 2008), and *Public Health: The Development of a Discipline, Twentieth Century Challenges* (New Brunswick, NJ: Rutgers University Press, 2011); Mark Harrison, *Disease and the Modern World: 1500 to the Present Day* (Boston: Polity, 2004); J. N. Hays, *The Burdens of Disease: Epidemics and Human Response in Western History* (New Brunswick, NJ: Rutgers University Press, 2010)。

79. 奥利弗·祖茨（Oliver Zunz）对社会史研究之分散、专业专著之泛滥，以及研究者们对更高水平的归纳的懒怠，提出了批评。见 Oliver Zunz, "The Synthesis of Social Change: Reflections on American Social History," in *Reliving the Past: The Worlds of Social History* (Chapel

Hill: University of North Carolina Press, 1985), 53–114。另见 Thomas Bender, "Wholes and Parts: The Need for Synthesis in Social History," *Journal of American History* 73 (1986): 120–136；Allan Megill, "Fragmentation and the Future of Historiography," *American Historical Review* 96 (1991): 693–698。

80. 杰伊·格拉瑟（Jay Glasser）是美国公共卫生协会历史项目的组织者，他要求公共卫生的每个领域都要有所贡献，这为乐于记录历史的人敞开了大门；*American Journal of Public Health* 也有类似的想法。

乔治·罗森、公共卫生与历史

爱德华·T. 摩曼

1958 年，本书首次出版，当时乔治·罗森是哥伦比亚大学健康^{liii}教育专业的教授，也是《美国公共卫生杂志》的编辑。作为一名拥有超过十五年经验的公共卫生从业者和教育家，他还撰写了几十篇论文和数本医学史著作。自进入医学院开始，他就有志于从事与历史有关的学术工作，直到意识到自己不可能在资历尚浅的年纪便获得医学史界的一席之地后，才转而对公共卫生事业产生了兴趣。

罗森酷爱历史，他对人类的一切活动都有着永不满足的好奇心；但作为一名医生，这份好奇心的背后也有着他实际的动机。对罗森而言，疾病是一种社会现象，医学是一种社会事业，正确地进行医学史研究，就可以证明其中的真理。他投入了医学**社会**史——这是一门关于病人、医疗机构、医生的社会作用以及公共卫生的历史——因为他发现，要理解当今的医疗卫生，社会史必不可少。[1]

在第二次世界大战期间及战后，罗森参与了社会医学运动。"社会医学"对每位支持者而言都有着不同的含义，但其核心要义都是对医疗卫生的一种批评方法，强调了疾病的社会决定因素。[2] 罗森计划写一本书来追溯这一理念的发展史，并提出切实可行的方法，以践行这种理念。他希望借由自己社会医学史家的身份，厘清其思想脉络，从而划定其内涵。

1947 年，罗森小试牛刀，发表了一篇有关社会医学史的文章，之后他在这一领域不断耕耘，进行了一些重要且详细的实证研究。[3]但就该主题他从未著书立说——也许是因为"社会医学"这个词听上去太像"社会化医学"，也许是因为这个概念还包含了一种令人生疑的政治思想：建立国家卫生服务体系。到 20 世纪 50 年代初，对罗斯福新政左翼计划的种种鼓吹变得愈发危险，美国社会医学运动在麦卡锡时代的红色恐慌中失去了前行的动力。

social医学运动不再存在，罗森也便不再想要出版关于其历史的书；但一部讲述公共卫生史的书必定有其读者——受众可以学到很多本来将由一部社会医学史所传递的知识。将罗森早期的作品与《公共卫生史》进行比较，可以看出本书受到了他对社会医学兴趣的影响。

《公共卫生史》是一部重要的著作，理所当然至今仍是这个领域的标准教科书。不过，在新版问世时，乔治·罗森的这部论著已经有六十年的历史了。为了更好地理解新版——它既是一本教科书又是一份历史资料，我们有必要对罗森的生平、学术研究和政治哲学进行回顾。

一

乔治·罗森于 1910 年 6 月 23 日出生在纽约布鲁克林。由于父母是犹太移民，家里说的是意第绪语，罗森直到进入纽约市的公立学校，才通过自学掌握了英语。多年以后，为了激励自己的孩子，他提到曾经有一位老师这样评价他，说他"永远不会有什么成就"。

罗森的父亲是一家洗衣店的熨衣工，同时还是一位热情的工会会员，时常带罗森参加工会活动。罗森的弟弟杰克并不像他那样有上进心，也不像他那样有学术造诣，后来成了一名律师。他的母亲则负责操持一家四口的日常起居。[4]

高中时的罗森出了名地嗜书如命，几乎不限任何题材，而一门必修的制图课使他找到了自己的终生爱好——绘画。他在纽约市立大学完成了本科学业，对于城市工人阶级中聪颖的年轻人（尤其是犹太人）而言，这所大学既是通往上层社会的路径，也是激进政治的中心。在大学里，罗森将其全部精力投入学业和兼职工作（邮局武装保安），以及对阅读的渴求中。他加入了大学游泳队，但他迫于自己其他事务的压力，几个月后便退出了。虽然罗森支持工会运动，但他对政治没有多少兴趣。

罗森以他的一位叔叔为榜样，参加了纽约市立大学的医学预科课程——结果却发现自己成了"名额限制"的受害者，该条款对在美国医学院学习的犹太学生人数进行了限定。刚开始，他还寄希望于叔叔能帮助自己在第二年获得入学资格，但当一位朋友提议他可以立即去德国学习时（那里的医学教育没有门槛），罗森同意了。1930 年 9 月罗森到达柏林，他加入了由几十名年轻美国人组成的群体（除一名非裔美国人外，其余都是犹太人），这些年轻人因为在国内无法接受高等医学教育而远渡重洋。魏玛德国给罗森留下了深刻的印象，尤其是它的国家医疗保险体系；他从未将纳粹的罪行与德国的文化遗产混为一谈。[5]纵观他的整个职业生涯，特别是在他的社会医学工作中，罗森的作品反映出他在柏林的四年半里对德国自由及社会主义传统的关注。

美国医学生在柏林的经历充满了矛盾。一方面，作为美国公民，即使在纳粹夺权后，他们也享受着一座欧洲首都的文化便利，但另一方面，他们也很清楚在德犹太人的地位愈发岌岌可危。当罗森与德国犹太人、医学生贝亚特·卡斯帕里交往时，他意识到了这一点，于是在相识仅几周后，就向她求婚。罗森并不是唯一一个与同班同学缔结连理的人（在柏林医学院的班级中，女性学生约占四分之一，这个比例让全员男性的美国学生吃惊不已）；但无论他们是否与某些家庭建立了亲密关系，许多美国人都愿意保护柏林的犹太家庭。一天晚上，卡斯帕里一家担心公寓会遭到搜查，罗森便亲自帮他们处理掉了一把家中未使用过的手枪。

贝亚特的父亲是一位成功的医生，也是一名"老德国民主党人"，卡斯帕里一家既是虔诚的教徒又饱谙世故。在遵循正统派犹太教传统的同时，贝亚特还加入了一个社会主义青年团体。卡斯帕里家的犹太饮食习惯，罗森应该相当熟悉，但仆人的侍奉和上流社会的作风又与其父母在布朗克斯无产阶级公寓中的生活相差甚远。乔治·罗森在他的岳父身上看到了一名富有同情心的医生应有的模样，他在舒适的家庭环境中保持着犹太人的身份，同时也参与到了更广阔的世俗文化之中。

虽然罗森不信教，对犹太复国主义没有兴趣，还是一个有抱负的世界主义者，但他始终承认自己的犹太血统。[6]对于他的历史和公共卫生工作更为重要的是，作为一名中产阶级知识分子，罗森始终将健康问题与劳工运动联系在一起。

二

柏林大学要求每个攻读医学博士学位的学生都要完成一篇论文，

1933 年秋天，罗森请医学史教授保罗·迪普根担任他的论文导师。罗森希望利用当地图书馆资源，研究一个有关美国医学史的课题。迪普根同意与他合作，但由于其本人并非美国医学专家，他鼓励罗森与亨利·西格里斯特取得联系，以寻求进一步的建议。

一年前，西格里斯特刚从莱比锡大学来到美国，担任约翰斯·霍普金斯大学医学史研究所所长。42 岁的他是瑞士人，能读写十几种语言，并精于其中的四种，他被认为是世界领先的医学史家。西格里斯特主张政治自由主义，走的是左倾路线，他对自己早前在美国巡回讲学时所看到的活力与开放备感兴奋。因此，他很乐意远离德国和纳粹主义的阴影，在北美承担起医学史专业化的重任。当罗森第一次写信给他时，西格里斯特已经开设了一个课程计划，并创办了一份月刊——《医学史通报》。接下来的几年里，他一手将约翰斯·霍普金斯大学打造成一个重要的学术中心，吸引所有对医学史及医疗的未来感兴趣的人士。

西格里斯特向罗森提议了一个论文选题，并开始与这位年轻人通信。罗森的论文一完成，他与迪普根就给予了高度评价。[7] 西格里斯特原本希望能招收更多研究医学史的美国学生，但在 1935 年，约翰斯·霍普金斯大学没有太多的资源可以投到这上面。而罗森拥有杰出的独立工作能力以及未来在医疗实践领域的谋生能力，正是西格里斯特所想要的那种非正式学生。

1935 年 5 月，罗森从柏林归来，不久后就在纽约开始实习，几个月后，他开始向西格里斯特的杂志投稿。两人都对社会史和医疗护理的组织感兴趣，在接下来的几年中，他们建立起友好的师生关系。[8] 有一次，罗森告诉西格里斯特，他准备探讨一个值得大书特书的课题；因此，当西格里斯特建议他写矿工疾病史时，罗森立刻着手进行关于职业医学史的基础研究。[9]1936 至 1947 年间，罗森在西格里斯特的《医学史通报》上发表了不下二十篇文章，这得益于贝亚特的鼎力协助，她经常在纽约医学科学院为其收集文献资料。工作中的罗森是一个完美主义者，他会先用墨水笔在黄色的便签纸上写字。当他想要修改时，就从便签本上撕下整张有错谬的纸，进行重写。贝亚特负责整理这些落在便签纸上的手稿，直到罗森成为大学教授，有了自己的秘书。

在成为医学史家的同时，罗森完成了自己的实习，开始执业，并成为一名狂热的图书收藏者。不过，这却是他人生中的一段低谷。lvii 虽然他的智慧和勤奋使他能身兼二职，但他的性格并不适合临床实践。因此，对自己的境况，罗森不甚满意，其收入也相应受到了影响（他不停地买书，加剧了这一问题）。为了缓解经济压力，他开始在纽约市卫生局的结核病服务处兼职。与此同时，西格里斯特将他推荐给阿尔弗雷德·A. 克诺夫出版社，担任译者，并推荐给汽巴嘉基制药公司，担任企业的新杂志《汽巴研讨会》的编辑。

对于人脉甚广的西格里斯特而言，为罗森这样有能力的门生找一份薪金丰厚的兼职并非难事，但要帮他实现自我抱负——成为医学史教授，却不大可能。因此，最后罗森只能另辟蹊径。他决定放弃私人执业，转而从事公共卫生研究，并准备在与医学史相关的领域考取博士。接着，他会以公共卫生硕士学位作为他在该领域实践工作的补充。罗森希望，当他完成这一计划后，他可以在医学院或公共卫生学院谋得一份教职，那里会有人对他的历史研究青眼相待。

1939 年秋天，罗森开始在哥伦比亚大学社会学系选修课程，半年后，他就启动了博士论文的写作。在哥伦比亚大学，他与罗伯特·K. 默顿、罗伯特·林德等几位著名教员之间建立了密切的关系。1942 年，他成为纽约市卫生局的一名全职卫生人员，并很快获得了进修资格，包括一年的实践工作和一年的学习。在那年秋天，罗森的进修开始了，他想利用 1943—1944 学年攻读一个公共卫生硕士学位——可能的话，最好是在约翰斯·霍普金斯卫生学院，它就位于亨利·西格里斯特所在的研究所的对面。

在此期间，罗森的妻子贝亚特也获得了美国的行医资格，并在纽约眼耳专科医院接受进一步的培训，作为纽约市为数不多的女性眼科医生，她开始兼职行医——同时，协助罗森完成他的研究、写作和编辑工作。贝亚特不仅在他们位于河滨路的家中为病人看病，还在纽约市卫生局和国际妇女服装工人工会的诊所上班。她的母亲弗洛拉·卡斯帕里给予了他们巨大的支持——在老卡斯帕里医生去世后，她离开德国，到美国来照料女儿一家的日常生活，去杂货店购物，为家人准备饭菜；贝亚特则承担养育两个孩子的主要任务，他们分别出生于 1938 年及 1941 年。

乔治·罗森于 1944 年获得博士学位（他的论文至今仍是医学专业化历史的标杆之作），[10] 但第二次世界大战推迟了他正式的公共卫生训练。1943 年春，罗森加入军队，并在随后的两年里参与到华盛顿特区的全球流行病学项目中。他对与贝亚特和孩子们的分离感到遗憾，但他也很享受特区的工作，以及距西格里斯特只有一小段火车车程的地理优势。在华盛顿，罗森进入了一个由西格里斯特的门生组成的小圈子，他们的研究兴趣主要集中在卫生政策，其次便是历史。"二战"快结束时，罗森被调到伦敦，负责采访被俘的德国军医，并揭露纳粹对人体实验的滥用。尽管他也利用这段时间接触了英国的一些医学史家，但他对本职工作毫无兴趣，只想尽早回纽约做新项目。罗森在伦敦期间，贝亚特接手了《汽巴研讨会》的编辑工作，并与著名的医学插画家弗兰克·内特展开了密切合作。

罗森到英国后不久，珍本商亨利·舒曼告诉他自己正计划出版一本学术期刊，并希望由他担任编辑。于是，罗森在英期间就着手《医学史及相关科学杂志》的工作，1946年2月，第一期问世了。与《汽巴研讨会》不同，罗森做这本杂志不再只是为了增加收入，也是为了做一件不求酬劳的乐事。在过去几年里，西格里斯特的《医学史通报》一直是该领域唯一一本英文学术期刊。现在，一本可与之相提并论的杂志由罗森负责编辑，这说明35岁的他已成长为一名举足轻重的医学史家。

1946年4月，罗森退伍，他回到纽约市卫生局，一边为其《地区卫生管理手册》做准备——一边还在撰写医学史文章和编辑新杂志。作为卫生局的职员，他得以利用第二年的学习机会，在1946年9月进入哥伦比亚大学攻读公共卫生硕士。同时，他还与贝亚特合作编辑了《一位医生的四百年》，这是一部颇受欢迎的集体传记，由亨利·舒曼于1948年出版发行。贝亚特担当了该书的大部分研究工作，主要依据对82位医生自传的摘录，涉及他们的生活及工作。

在1946年到1947年的冬天，离罗森完成他的第三个研究生学位还有数月时间，他听闻西格里斯特已决定在学年结束时从霍普金斯大学退休。起初罗森觉得自己有希望成为接班人，但当他完成公共卫生硕士的学习后，他知道这事不太可能。关于罗森的前程，评价最诚恳的当属埃尔温·爱克涅特，他也是一位年轻的医学史家，"二战"期间两人同在研究所工作，结为好友。"这个神圣的学院，"在谈到霍普金斯大学时，爱克涅特提醒罗森，"犹太人不曾担任过教席主持人。"[11]又一次，罗森正面遭遇体制性的反犹主义。除此之外，大学的管理部门和理事们也已受够了西格里斯特对社会化医疗的大肆鼓吹，以及对苏联怀有的友好态度。作为西氏亲密伙伴的罗森——尽管从未参与任何的政治活动——也被贴上了同样的标签。由于霍普金斯大学向他关上了大门，而医学史又没有其他教职空缺，罗森决定利用自己的闲暇时间继续研究历史，同时靠公共卫生方面的工作维持生计。1949 年，他成为纽约市的健康教育主管人员，在这座城市，他为展览、广播和出版物开发技术，协调各项健康教育活动。1950 年，罗森从市政府离任，投身到隶属大纽约健康保险计划的健康教育和预防服务部门的建设中。

大纽约健康保险计划是一个面向中等收入家庭的医疗计划，于 1947 年开始实施。它由约三十个半自营的医疗合作组织构成，通过按人计酬制从参加者的保险费中获取资金，并通过一个中心办公室进行协调。在某些方面，大纽约健康保险计划与 20 世纪 70 年代发展起来的健康维护组织相似，但它的许多早期管理者认为，大纽约健康保险计划是以政府为基础的国家卫生系统的小规模私营模型。[12] 大纽约健康保险计划的医疗服务遵循预付和集体医疗原则，不仅如此，它有着更为广泛的使命——预防疾病和促进健康，病患护理只是其中的一小部分。例如，在大纽约健康保险计划工作期间，罗森在实施创新计划方面起到了重要作用，他将乳房摄影筛检引进美国，用来辅助乳腺癌的治疗。通过大纽约健康保险计划的工作，罗森在公共卫生界颇有地位，在这个位置上，他可以充分应用自己的社会医学理论知识。[13] 尽管这样，他还是对历史研究念念不忘，他的目标仍然是做一名教师。

此时，罗森在美国公共卫生协会中的表现也越来越活跃。1948 年，他应邀加入《美国公共卫生杂志》编辑委员会，并定期为杂志撰稿，并参加杂志的会议。1957 年，他被任命为杂志主编，在这个岗位上一直工作到 1973 年，其间不断扩大的联邦计划对落后的州和地方卫生机构都是一种考验。随着美国公共卫生事业日益碎片化，罗森开始与这种狭隘的专业化趋势抗争，他试图打开这个领域的视野。他的社论充分利用自己的历史知识来支撑所述的那些具有社会和政治意义的观点。在担任主编期间，罗森还开辟了"公共卫生：过去与现在"专题，并定期为其撰稿，这一系列文章是为了让公共卫生从业者明白该领域的历史遗产是大家所共有的。[14]

1951 年，罗森获得了哥伦比亚大学公共卫生和管理医学院的兼职教师职位，这是他职业生涯规划的第一个成果。1957 年，他成为全职教师，得以离开大纽约健康保险计划，转而专注于学术和编辑工作。在哥伦比亚大学，他所教授的课程有健康教育、教育理论、社区健康、精神疾病社会学，当然还有历史。1969 年，在拒绝了几所距纽约市较远的大学的邀请后，罗森最终接住了耶鲁大学抛出的橄榄枝，成为这所大学医学史和公共卫生学的教授，与在哥伦比亚大学一样，他也备受学生们的尊崇。1977 年 8 月，罗森于牛津逝世，当时他正在英国，准备前往爱丁堡参加国际科学史会议，作主题演讲。

直到生命的最后一刻，罗森依旧是医学社会史创新方面的领军人物。他的著作总是涉猎非常广泛——谈到了英国、欧洲大陆和美国，并举重若轻地将从 17 世纪到他自己所处时代发生的各种状况囊括在内——其晚期作品则转向了对精神疾病史的研究，[15] 同时还保留了一些自己对城市健康史极具洞见的分析。[16] 罗森是一个博闻多学的人，他的兴趣广泛，从新奥尔良爵士乐跨越到中世纪建筑。在他的追悼会上，人们以迪伦·托马斯一首诗作的朗诵，以及莫扎特弦乐四重奏来缅怀他。

三

在罗森最杰出的那些历史作品中，都有着明确的政治意涵，如果不承认这一点，便会产生误读。作为一个讲原则又正直的人，他在意自己的作品是否符合客观性及证据证明的学术规范，但他也发现，所有的历史学家在研究他们的课题时，都带有一定的预设。在早期的一篇文章中，他就已清晰地表达出自己的偏好。[17]

在人生的不同时期，罗森可能会把自己定义为民主社会主义者或左派自由主义者。但无论怎样定义，他始终是一位温和的左派人士，致力于社会改革，以造福穷人和工人阶级。不过，就性情而言，他并不是一个激进主义者，也从未参加过任何政治组织。尽管对当时的许多问题都有着强烈的看法，但他只对健康和医疗问题公开表态。在所写的《美国公共卫生杂志》社论中，他是公共卫生专业的代言人，宣传健康是他的工作。而作为一名历史学家，罗森觉得这也是他的责任所在，他将自己的历史研究视为影响卫生政策的手段之一——研究不仅证明健康和疾病是社会问题，同时也使人们认识到，最优秀的卫生专业人员从未怀疑过这一观点。对乔治·罗森而言，学术研究就是某种形式的行动主义。

罗森的政治观点融合了两种不同的倾向。作为工人阶级的子弟和种族歧视的受害者，他同情穷人，追求社会变革。但对知识系统化的热切渴望也影响了他的政治和历史研究。出于医学教育目的，罗森学会了德语，之后他便一头扎进德国知识文化的传统中。他开始用黑格尔哲学和其他流派的德国唯心主义来分析历史，并阅读了马克思主义的经典著作。在他的一些早期作品中，马克思主义思想所产生的作用尤为明显，这些思想在他的一生中都扮演着重要的角色，即便他曾在哥伦比亚大学吸收了美国功能主义社会学的许多教导。罗森十分重视马克思主义，在20世纪40年代，他还专门准备了两篇马克思历史观的文章。在这两篇文章中，罗森写道，虽然马克思认为经济是根本，但他并没有把它看作历史发展的唯一决定因素。罗森将这两篇文章投给了左翼学术界的权威杂志《科学与社会》，但"由于版面严重不足"而被拒，至今仍未发表。[18]

在罗森发表于《医学史通报》的早期文章中，也反映出他对德国理论情有独钟。为了从经济和政治角度解释历史，26岁的罗森运用黑格尔、马克思和德国社会学家卡尔·曼海姆的观点，为他的文章奠定基调。他坚信新的、社会的医学史必定是辩证的，历史的发展是由一系列的矛盾组成，其中综合了正题与反题。[19]在关于职业健康理论的探讨中，罗森主张，历史学家应承认经济结构的中心地位，并将工人阶级的活动纳入医学史。在他看来，职业健康的历史也至关重要，因为职业病很显然是由社会环境导致的。[20]

面对"患者-疾病-医生"这相互关联的三者，罗森与西格里斯特一样，将患者放在首位，不过他又以自己的洞察进行了补充：患者也是具有社会角色的人。他强调，疾病并非永不改变的实体，只有在其生物和社会背景下才可以被正确理解，[21]他还指出，医学史认为患者"仅仅是疾病史上的一个意外"，这是有问题的。[22]他称自己从马克思和恩格斯那里学到，人才是"历史舞台上的主角"；直到罗森职业生涯的最后阶段，他仍在抗议历史上曾流行的"生物主义"，因为它贬低了在与疾病和其他自然力量的关系中人类行为的价值。[23]

罗森提出这个论点是为了向医生们证明，他们所做的一切必然是社会性的。他想告诉大家，最有智慧的医生是那些了解疾病社会病因学的人，最成功的治疗师是那些基于这种认识展开行动的人。²⁴但是，对于同意此观点的医生们，罗森还提出一个建议。他要医生们认识到"成为一名社会批评家的必要性"。²⁵凭借他早期关于职业病学的研究以及自己的医生身份，罗森发明了社会医学概念，他曾在"二战"刚结束的几年里明确提出了这个概念。

正如罗森认为马克思不是一名严格意义上的经济决定论者，他自己在解释医疗卫生的发展时也考虑了其他的文化因素。想要理解医学就不能脱离其社会背景，为了证明这一观点，罗森乐于借助思想的力量以及各种生产工具。在他的一篇备受瞩目的文章中，他论证了一种哲学观是如何对随后的医学知识及医疗组织的历史产生影响的。在另一篇文章中，他强调了"在行动之前出现的精神斗争、意识形态对立和哲学冲突的重要性"。²⁶

四

罗森的政治观点形成于20世纪20、30和40年代，他的思想反映了当时的主流观念。在罗森眼里，进步主义政治是民主的、有阶级基础的、以工会为导向的。因此，尽管他很同情20世纪60和70年代发起的激进政治运动，但他对那些过激的行为仍保持警惕。

虽然罗森对于研究黑人健康或黑人在医疗保健中的作用并不感兴趣，但他却被非裔美国人的文化和历史所深深吸引，对种族偏见没有一丝一毫的容忍。他在这件事上的敏感度可以从一封黑人公共卫生工作者的来信中得到证实，写信者曾是罗森在哥伦比亚大学执教时的学生。这名工作者是一名南方人，20世纪60年代中期来到北方的一所一流大学，他对自己在那里所遭受的种族歧视感到极度失望。离开纽约后不久，这名学生特意写信给罗森，赞美其正派、体贴及善良，这在他所遇到的北方白人学者中是非常少见的。[27]

同样，罗森视妇女解放为民主权利的基本问题，反对一切阻碍女性公民平等的制度和形式。[28] 在其职业生涯的晚期，他写了两篇关于妇女在公共卫生领域的文章，[29] 并为耶鲁大学医学历史图书馆筹备了一个以女医生为主题的展览。然而，和种族问题一样，性别作为社会历史的一个维度，并没有激起罗森太大的兴趣。当被要求审阅两部关于美国医学史的女性主义学术著作的手稿后，他极力建议出版这两本著作，虽然在用词上他仍有一些迂腐的保留。他不太能接受"主席"（chairperson）这样的新词，反对那些他认为是为了服务意识形态而创造出的神话。[30]

罗森也反对越南战争，就像他在 30 年代末支持西班牙共和国一样（尽管在这两件事上，他都没有在朋友和家人以外的场合中表明过自己的立场）。因此，他对 60 年代的反战运动深表同情，但对明显带有反帝国主义色彩的学术内容则持谨慎态度，他认为青年反抗活动中的非理性一面是值得怀疑的。[31]

要了解《公共卫生史》，最重要的是了解罗森对 20 世纪 60 和 70 年代激进卫生运动的回应。作为一名前健康教育工作人员和社会医学的倡导者，罗森觉得让人们参与自己的医疗护理，并为他们的知情决策提供必需的信息是十分重要的。然而，他始终是以一个在大型中央机构工作的卫生管理人员的视角来看待问题；正如他反对以个人主义的方式来承担健康和疾病问题，也对自愿主义和过度分权十分警惕。[32] 罗森承袭了较为古老的社会主义和公共卫生传统，因此他关注的是宏大的全球性战略规划。从某种意义上说，他是一位典型的 20 世纪中叶理性主义者，他相信开明的公众领袖（通常是自由民主党人士）会通过高效组织的政府机构解决社会问题。对罗森而言，归根结底必须是由国家来保障人民的健康，通过健康教育、住房改革、职业病医学、食品检验、医疗卫生等方式。

五

乔治·罗森在完成《公共卫生史》的时候，手头还有许多其他项目正在进行中。虽然这本书既不是他最赏心悦目的作品，也不是他最具学术价值的作品，却汇集了其早期研究的累累硕果，洋溢着其追求学术的满腔热情。在这本书中，罗森指明，历史的转折点发生于19世纪初，当时"一个新的社会阶层，产业工人，开始在社会和政治上表达自己的观点"。"此外，"他补充道，"产业工人这一新阶层，十分重视自由主义在人权及人格尊严方面的意义……他们自我管理……拒不自相竞争，并且为确保社会服务的落实……展开行动。"

罗森尤其对进步主义思潮有着深切的共鸣，这些思潮将18世纪的思想运动和思想家作为开宗立派的源头。在法国和英国，受启蒙运动的影响，诞生了19世纪公共卫生运动的理论基础——它们在组织架构上获得的成就，一直到罗森的时代还有迹可循。罗森是一位敏锐且有批判精神的思想家，但其著作（也许以《公共卫生史》为最）常常表现出他对革命时代的那种乐观和理性主义的向往。

注 释

作者谨感谢以下人士，感谢他们的支持，以及通过采访、个人交流所提供的信息：Dr. Beate Caspari-Rosen, Dr. Paul Peter Rosen, Prof. Susan Koslow (aka Susan Rosen Olejarz), Dr. Louis Schneider, Dr.

Thomas Patrick, Prof. Saul Benison, Prof. Arnold Koslow 以及 Mr. Erich Meyerhof。

1. 见 "What Medical History Should Be Taught to Medical Students?," in *Education in the History of Medicine*, ed. John B. Blake (New York: Hafner, 1968), 19–27。

2. 更多关于社会医学运动及其与公共卫生的关系（尤其是在英国），见 Dorothy Porter and Roy Porter, "What Was Social Medicine? An Historiographical Essay," *Journal of Historical Sociology* 1 (1989): 90–106。

3. "What Is Social Medicine? A Genetic Analysis of the Concept," *Bulletin of the History of Medicine* 21 (1947): 674–733. *Healing and History: Essays for George Rosen* (New York: Science History, 1979), 252–262，几乎涵盖了罗森的所有著作，其中包括他为社会医学史写的所有重要文章。

4. 除非另有说明，本文中有关罗森的生活信息都是从对其亲友和同事的一系列采访中摘录而来。

5. 见 "Medicine under Hitler," *Bulletin of the New York Academy of Medicine* 25 (1949): 125–129。

6. 对再版的介绍，见 Harry Friedenwald's *The Jews and Medicine: Essays* (New York: Ktav, 1967)。

7. 罗森后来翻译并发表了这篇论文，*The Reception of William Beaumont's Discovery in Europe* (New York: Schuman's, 1942)。博蒙特（Beaumont）在 19 世纪 20、30 年代对胃部生理学的研究可能是美国医生对基础生物医学科学所做的最早的重大贡献。

8. 截至 1947 年 6 月，这段时期罗森与西格里斯的全部通信都保存在医学史研究所保管的文件中，研究所隶属于约翰斯·霍普金斯大学医学中心的艾伦·梅森·切斯尼医学档案馆。除非另有说明，关于罗森在 1947 年间活动的所有讨论都基于这些通信的内容。

9. *The History of Miners' Diseases: A Medical and Social Interpretation*

(New York: Schuman's, 1943).

10. *The Specialization of Medicine with Particular Reference to Ophthalmology* (New York: Froben Press, 1944).

11. Ackerknecht to Rosen, 7 March 1947 (George Rosen papers, Yale University Archives, MS group 862 [hereinafter GRP], Addition of 4 June 1979, Box 2). 阿克尔克内希特虽然不是犹太人，但作为一名曾逃离纳粹德国的政治难民，他对罗森始终承认自己的犹太身份表示钦佩。见 Ackerknecht, "George Rosen as I Knew Him," *Journal of the History of Medicine and Allied Sciences* 33 (1978): 254–255。

12. 见 John Z. Bowers, "Remarks at George Rosen Memorial Service, 14 October 1977, Yale University," *Journal of the History of Medicine and Allied Sciences 33* (1978): 256。

13. 关于大纽约健康保险计划早期历史的一个很好的资料来源，Louis L. Feldman, "Organization of a Medical Group Practice Prepayment Program in New York City" (New York: Health Insurance Plan of Greater New York, 1953), mimeographed。罗森对健康教育的观点，见 "Health Education and Preventive Medicine—'New Horizons in Medical Care,' " *American Journal of Public Health* 42 (1952): 687–693。

14. 见 Alfred Yankauer, "The American Journal of Public Health 1957–1973," in *Healing and History: Essays for George Rosen* (New York: Science History Publications, 1979), 229–241；以及 Milton Terris, "George Rosen and the American Public Health Tradition," *American Journal of Public Health* 69 (1979): 173–176。"公共卫生：过去与现在"继续作为《美国公共卫生杂志》的一个固定栏目，目前由 Elizabeth Fee 和 Theodore M. Brown 担任编辑。 **lxv**

15. 他在这一领域最重要的论文收录于文集 *Madness in Society: Chapters in the Historical Sociology of Mental Illness* (Chicago: University of Chicago Press, 1968)。关于罗森的精神病学史研究的详细分析，见

Edward T. Morman, "George Rosen and the History of Mental Illness," in *Discovering the History of Psychiatry*, ed. Roy Porter and Mark S. Micale (New York: Oxford University Press, 1993)。

16. 例见，"Disease, Debility and Death," in *The Victorian City: Images and Reality*, ed. H. J. Dyos and Michael Wolff (London: Routledge & Kegan Paul, 1973), 625–667。

17. 见 "A Theory of Medical Historiography," *Bulletin of the History of Medicine* 8 (1940): 655–665。

18. "Some Pre-suppositions of Marxian Socialism" and "An Analysis of Certain Sections of Marx's *Kritik der Hegelschen Rechtsphilosophie*" (GRP, Addition of 15 June 1979, Box 1); Bernhard Stern to Rosen, 23 July 1942 (GRP, Addition of 26 October 1978).

19. "Social Aspects of Jacob Henle's Medical Thought," *Bulletin of the History of Medicine* 5 (1937): 509–537.

20. "On the Historical Investigation of Occupational Diseases: An Aperçu," *Bulletin of the History of Medicine* 5 (1937): 941–946.

21. "A Theory of Medical Historiography."

22. "Disease and Social Criticism: A Contribution to a Theory of Medical History," *Bulletin of the History of Medicine* 10 (1941): 5–15.

23. 见 "Some Pre-suppositions of Marxian Socialism," and "The Biological Element in Human History," *Medical History* 1 (1957): 150–159。

24. 例见，Lind 与 Blane 的讨论 "Occupational Diseases of English Seamen during the Seventeenth and Eighteenth Centuries," *Bulletin of the History of Medicine* 7 (1939): 751–758。

25. "Disease and Social Criticism," 14.

26. "The Philosophy of Ideology and the Emergence of Modern Medicine in France," *Bulletin of the History of Medicine* 20 (1946): 328–339; "Medicine in Utopia," *Ciba Symposia* 7 (1945): 188–200.

27. Kenneth L. Howard to Rosen, 26 June 1974 (GRP, Addition of 28 August 1978, Box 1).

28. 搬到纽黑文后不久，罗森和妻子一同去了纽约一次，当他得知纽约耶鲁俱乐部不允许女性从前门进入时，他感到非常愤怒。在向管理层声讨后，他退出了俱乐部。Rosen to William Milo Barnum, 20 December 1971, 21 January 1972 (GRP, Addition of 28 August 1978, Box 1). 此外，有关同性恋的社会层面，罗森也非常敏感。见 "Homosexuality in Primitive Societies," *Ciba Symposia* 2 (1940): 495。

29. "Sara Josephine Baker," in *Dictionary of American Biography: Supplement Three, 1941–1945* (New York: Scribner's, 1973), 27–29; and "Ellen H. Richards (1842–1911), Sanitary Chemist and Pioneer of Professional Equality for Women in Health Science," *American Journal of Public Health* 64 (1974): 816–819.

30. "Referee's report [on two manuscripts on the history of American midwifery]" (GRP, Addition of 28 August 1978, Box 5).

31. 见 "The Revolt of Youth: Some Historical Comparisons," in *The Psychopathology of Adolescence*, ed. J. Zubin and A. M. Freedman (New York: Grune & Stratton, 1970), 1–14。

32. "The First Neighborhood Health Center Movement—Its Rise and Fall," *American Journal of Public Health* 61 (1971): 1620–1637.

1958年版前言

人是使一切，甚至是他自己，皆有可能的实在。

——休·麦克迪尔米德

对于一个现代国家而言，保护并促进民众的健康与福利被认为是其最重要的职能之一。这一职能体现了一项基于政治、经济、社会及伦理考量的公共政策。但这种对群体健康的关注从何而来？它与公民个体之间有何关联？为了解答这些问题，我们必须对社群历史及其卫生问题进行一次回顾。

历史有其社会使命。它可以被看作人类群体的集体记忆，无论好坏都有助于对集体意识进行塑造。它创造出一种认知，将个体与周遭世界联系起来，将我们的昨日与明天涵盖其中。要深刻认识现在，就要借鉴曾存在的过去，以及正前往的未来。人类面临的每一种情况，必须解决的每一道难题，都是历史发展的产物。不仅如此，我们在一定环境下的行为方式在很大程度上是由我们对过去的心理印象所决定。为了理解我们自己社会的问题，为了能够在塑造人类文明的过程中发挥聪明才智，我们必须认识到时间具有连续性，认识到如果一个人不愿专注过去就无法睿智地走向未来，我们必须了解过去，了解它是如何演变成现在的。

历史述说了公众对于健康的关注。人类是社会动物，其特点就是人与人之间为了互相保护和利益而进行交往。纵览整个已知的历史，生活在社群中的人们必须以这样或那样的方式对由生理需要和同伴特性而引发的健康问题提起重视。出于处理社交生活中这些问题的需要，人们越来越清楚地认识到社区行动在促进健康和预防治疗疾病方面的标志性意义。这一认识可归纳在公共卫生的概念中。

lxviii　　本书的目的是讲述社区卫生行动的故事，从它在最早期文明中的萌芽到目前在那些经济和技术领先的国家中获得的发展。因此，这种叙述，特别是针对现代的，主要涉及那些曾是现代公共卫生中心的国家，特别是英国、法国、德国和美国。在其他国家出现尤为值得一提的发展时，这些国家可被当成参考的对象。出于各种各样的原因，世界上的大部分地区——亚洲、非洲、中东——于1400年前后停止了在经济、政治和科学上的发展，而正是在这个时期，西方诸多国家进步飞速。结果便是，直至今日，亚洲和非洲人民才开始进行影响深远的变革，以弥补几个世纪以来的差距，并开始考虑这一发展对公共卫生的重要意义及其对未来产生的影响。

这个关于社区卫生行动的故事是为了众多潜在的读者而书写的，初衷是供那些对此感兴趣的非专业人士以及职业卫生工作者阅读。为促进健康，各个思想流派都做出了贡献，并将继续为不断发展的社区行动添砖加瓦。然而，追踪这个过程本身并非目的。这种分析和解释的根本价值在于帮助政策的形成和知识的应用。社区卫生行动活跃多变的特性要求专业人士和非专业人士都对所涉及的重大趋势和问题有所了解。如果本书有助于提升对影响社区卫生问题处理的因素之本质的认识，那么它的目的就达到了。在卫生领域，我们可以与古罗马隔空呼应：

公共福祉是最高的法律。

乔治·罗森，医学博士

第一章　公共卫生的起源

在人类历史中，人类所要面对的主要卫生问题与社区生活息息相关。例如，对传染病的控制、对物质环境（卫生设备）的控制和改善、对优质的水及食物的充足供应、对医疗的供应，以及对残疾与贫困人士的救济。这些问题各自的重点随着时间的推移而变化，但它们之间密切相关，并且正是因为它们，逐渐形成了我们如今所知的公共卫生。

卫生设备和住房。 人们在非常早期的文明中发现了与公共卫生有关的活动迹象。大约四千年前，一个鲜为人知的民族在印度北部缔造了一种伟大的城市文明。在印度河流域的摩亨佐-达罗以及旁遮普的哈拉帕出土的遗址表明，这些古印度城市已有意识地以矩形的方式进行布局规划，这显然依照了建筑法则。在挖掘出的建筑中常见浴室及排水系统，铺平的宽阔街道埋设了下水道。下水道铺在街道地面以下约两英尺处，大部分由模压砖制成，并用灰泥浆浇筑。房屋内则运用了更加优质的材料，至少在一个实例中提到使用陶土制作下水管道，并将其嵌入熟石膏中，以防可能的泄漏。

来自埃及中王国时期（前2100—前1700）的发现使我们得以了

解一些当时的状况。考古学家弗林德斯·皮特里发现了卡洪城的遗址，这座城市是应国王命令根据统一规划所建造的。它对排水很注意，在街道中央铺设了砖石沟渠。公元前 14 世纪的阿玛纳的废墟与卡洪城结构基本相同，但有一处细节值得一提。那些较小的房屋中，有一栋发现了一间浴室的残垣断壁。

早在基督纪元前的两千多年里，为大型社区提供充足饮用水的问题已在很大程度上得到解决。例如，克里特-迈锡尼文化中存在大型沟渠，挖掘出的古迹也表明特洛伊拥有非常精妙的供水系统。和任何一个普遍认可饮用水供应系统的地方一样，废水处理也同样受到管理，污水排放系统得到极大发展。在一些王宫中，例如可追溯到公元前第二个千年的克里特岛上的克诺索斯王宫，不仅有豪华的浴室设施，还有厕所专用的冲水装置。在小亚细亚的普里恩城废墟中有一些现在仍清晰可辨的遗迹：私人住宅里留有可能才安装不久的水管，尽管在当时的很多地方，人们是从公用水井中取水使用。

印加了不起的污水排放系统和浴室遗迹证实了其在公共卫生工程上的卓越成就。他们在有充足水供应的城市建造了完善的排水设施，为社区卫生提供了良好基础。印加人还发现，物质环境的其他因素也会影响健康。因此，他们认识到水土适应与不健康之间的联系。从高地来到炎热村庄服役的军队实行轮岗制度，一次仅停留几个月。

清洁与神圣。在现代原始人中发现的清洁与个人卫生行为，无疑也被史前和早期人类运用实践。原始民族通常会用一种卫生的方式处理自己的排泄物，但这一行为的出发点与我们截然不同。在很长一段人类历史中，因宗教信仰和习俗，清洁近乎神圣。人们保持清洁是为了让自己在神的眼里是纯洁的，而不是出于卫生原因。基于这一点，清洁和卫生受到了埃及人、美索不达米亚人、希伯来人及其他民族的重视。

印加的盛事，西图雅节，就是一个体现清洁与神圣之间关系的有趣例子。每年的 9 月，在会带来疾病的雨季来临之前，印加领导的人民会举行一场祈祷健康的仪式。除了祷告、献给神的赎罪祭和其他宗教行为之外，所有的房子都要彻底打扫干净。

疾病与社区。只要人生活在大地上，就会遭遇疾病的困扰。疾病与生活息息相关，全世界的人们都希望尽其所能消除疾病。古生物病理学的研究不仅表明疾病的历史源远流长，还发现疾病会以相同的基本形式出现，如流感、炎症、发育和代谢障碍、外伤，以及肿瘤。例如，现今在埃及流行的血吸虫病早在三千多年前就出现在人的肾脏中，而在前哥伦比亚印第安人的骨骸中也诊断出了脊柱结核。此外，埃及绘画表明脊髓灰质炎和软骨发育不全性侏儒症在当时便已存在。然而，尽管这些疾病的基本形态并未发生改变，但疾病的发病率和流行程度随着时间和地点的变化而变化。认识疾病出现时的这些变化，对于理解人类历史进程中社区面临的卫生问题，以及理解那些处理卫生问题的人的思想和行为而言至关重要。

根据某些关于疾病性质的主流观念，社区和个人面对地方性或流行性疾病的难题展开了行动。基于原始的知识，这些举动通常以超自然的方式展现。但现代医学则试图通过研究人体正常和病态的组织结构和生理过程来了解和治疗疾病。它还可以通过尽可能地对疾病的症状、位置和起因进行明确定义，而识别和区分许多不同的疾病。然而，关于不同病种的这个概念直到最近才被提出。

古代和中世纪的医生一般不会这样区分不同的疾病，但对病人所表现出的五花八门的症状，他们心怀关切。这些健康失调的证据可以用体液混合异常理论（体液学说）或以身体固态部分的紧缩和放松（固态学说）来解释。只要这种疾病概念仍在流行，医生就无法根据病例的性质专注于特定的疾病。

然而，早在某些疾病的成因被发现之前，人们已经注意到它们的传播性，并且若干世纪以来，对一些传染病也有所认识。毫无疑问，古代世界曾多次受到传染病的侵袭。M. A. 拉弗认为，公元前1000年前后，埃及可能存在天花。他对一具埃及第二十王朝的木乃伊进行了检查，在其皮肤上有"一种特殊的呈水泡状或球状的疹子，它的形状和大致分布与天花惊人地相似"。在《伊利亚特》中，我们读到阿波罗通过掷毒使特洛伊城前的敌军遭受瘟疫的袭击；在《圣经·旧约》中的《撒母耳记·上》，我们听到耶和华的手重重加在战败的非利士人身上，"使他们生了痔疮"。

4　　　几千年来，流行病主要被看作神对人类恶行的审判，这些惩罚可以通过安抚愤怒的神灵得到赦免。例如，在埃及，当瘟疫女神赛克赫迈特被唤醒时，流行病就会发生，而当她被安抚后，流行病就会减弱。这种关于疾病的神学理论绵延了近千年，但与此同时，有一种观点逐步发展起来，认为瘟疫是由自然原因引起，尤其与气候和环境相关。这个观点是思想上的一次巨大解放，它始于希腊，并于公元前5世纪至公元前4世纪达到顶峰，当时人们首次尝试用理性、科学的理论来解释疾病的起因。这并不是说希腊的医学思想完全摒除了宗教的成分，但越来越多伟大的希腊医生和思想家将此世作为自己前行的导向。

第二章 希腊—罗马世界的卫生与社区

希　腊

疾病问题。关于急性传染病的明确记载最早出现在希腊文献中。修昔底德生动记录了伯罗奔尼撒战争次年暴发于雅典的一场流行病。然而，奇怪的是，大多数流行病都未出现在希波克拉底文集中。文集中没有提及天花或麻风，对白喉、水痘或猩红热也没有确切的描述，乃至雅典大瘟疫也杳无踪迹。只有在《流行病（一）》中有关于腮腺炎的明确的临床描述。希波克拉底文集主要关注常见疾病，包括感冒、肺炎、疟疾发热、眼部炎症以及各种不明原因的疾病。

白喉。古典文献中有许多关于喉咙剧痛的案例，病患常常以死亡告终。然而，由于所用术语模糊不清，很难确定到底是因什么疾病而起。希腊语中的 kynanche（咽喉炎）一词被用来形容各种咽喉与喉部的急性炎症，表现为吞咽及呼吸困难，甚至达到窒息的程度。相应地，在拉丁语中则用 angina 表示。虽然我们无法从上述症状中得出任何确凿的结论，但这似乎涉及白喉。

在希波克拉底的诸多论著中，包含了一些耐人寻味的内容，暗示了白喉及其后遗症的存在。在《流行病（二）》中，作者提到咽喉炎的一些并发症，其中就有鼻音、吞咽困难、无法直立，以及饮水时液体从鼻孔中流漏。同样，《论牙》中的两条描述似乎也是指白喉。其中一条认为，"在扁桃体溃烂的情况下，形成蜘蛛网般的黏膜是一个不好的迹象"（二十四条）。另一条则认为，"遍布在悬雍垂（小舌）上的扁桃体溃烂会改变康复者的声音"（三十一条）。这些评点可能指的就是白喉以及白喉麻痹导致的鼻音。

尽管希波克拉底文集中指的是否就是白喉仍略存疑问，但在公元2世纪，卡帕多西亚人阿雷提乌斯所记录的埃及叙利亚溃烂的临床表现，很有可能就是白喉。他以清晰的笔触描述了一种严重的咽喉炎症，这种病专攻儿童，并伴有覆盖咽喉的白色或非正常色黏膜的形成，炎症还会蔓延，上至口腔或下至气管，造成呼吸困难或窒息。阿雷提乌斯接着提到，因为这种疾病发生在埃及和叙利亚，尤其是在切肋叙利亚，所以被称为埃及叙利亚溃烂。他还指出，该病极严重时，在患者死亡之前，食物和水会从其鼻孔中倒流出来，随后声音嘶哑进而失语，呼吸极为困难。最后，患者因死亡而解脱。

我们对作者曾观察到白喉病例，以及注意到各种后遗症，仍抱有几丝怀疑。此外，从流行病学角度看，这种疾病似乎是地中海地区的地方病，它出现于意大利、希腊、叙利亚和埃及，在地中海的东部及西南部尤为普遍。

疟疾。公元前5世纪的希腊医生十分熟悉疟疾。在希波克拉底文集中，关于疟疾发热的内容比比皆是。可看出文集的作者们对发热的周期性有一定了解。他们谈到间日热和三日热，并指出后者的良性特征。他们注意到在流行病肆虐的地区，儿童是主要的感染者。经过观察，作者们发现这种疾病具有季节性，春季的湿润和夏季的干燥会加重病情。他们还指出沼泽和疟疾之间的联系，尽管他们弄错了两者间的关系，认为发热是由饮用沼泽水导致的。其实早在哲学家阿格里真托的恩培多克勒（约前504—前443）讲述的故事中，就已提及古希腊人在疟疾与沼泽间建立起的合理关联。根据传说，正如第欧根尼·拉尔修所述的那样，他将西西里的塞利努斯人民从瘟疫的水深火热中拯救出来，方法是将两条河流变成沼泽，从而防止停滞，使水变甜。

疾病的本质。 伟大的希腊医生同样也是自然哲学家，他们的 目标不仅是解决健康上的问题，还包括理解宇宙的本质，理解人与自然的相互关系。基于哲学推理和上文谈及的观察结果，以及对实际需要的回应，希腊人发展出一种自然主义的疾病观念和疾病归因论。他们认为健康和疾病起因于自然的进程。因此，希波克拉底文集中《神圣疾病》（被认为是癫痫）的作者在一开篇就说："在我看来，它并不比其他任何疾病来得更神圣，而不过是起于一种自然的原因……"当人与环境不平衡时，疾病就会产生。

空气、水和环境。 希波克拉底的《空气、水和环境》一书中，人与环境的平衡这一理念表现得尤为明显。这部著作的重要性不容小觑。它是我们所知的呈现环境因素与疾病之间因果关系的第一次系统性尝试。两千多年来，它一直是流行病学的基础教材，为理解地方病和流行病提供了理论基础。直到19世纪晚期新的细菌学和免疫学出现后，才发生了根本性的变化。

《空气、水和环境》的作者意识到一些疾病总是出现在某类人群中。他称这些疾病为**地方病**（endemic），这个词我们现在仍在使用。除此之外，他还进一步发现其他并不常见的疾病，在某些时期会变得极为常见，他称之为**流行病**（epidemic），这个词也同样沿用至今。这本书试图解答一个问题："地方病的要素是什么？"书中的八段引言对这些基本要素进行了介绍和总结。它们分别是气候、土壤、水、生活方式和营养。

殖民和医疗。《空气、水和环境》不单是理论著作。它还有一个非常实际的目的，由此我们可以了解希腊社区处理某些卫生问题时所用的方式。广泛的殖民运动是古希腊历史的一大特点。从公元前 1000 年前后，希腊人向东和西扩张到希腊本土和爱琴海海岸以外。在色雷斯和黑海沿岸，在意大利和西西里，甚至在西班牙和高卢都建起了殖民地。建立一个新社区，除了要确保该地可以满足宗教和军事需要外，还需确保此地环境宜人，有益健康。《空气、水和环境》旨在为此提供引导。如是，作者建议，在将一个地方变为殖民地之前，应当先咨询医生，并详细调查这个地方的土壤特性。沼泽低地和沼泽地区被认为对健康有害。最好是把房子建在能被阳光照耀的高地上，这样一来，房子只与有益健康的自然清风相接触。

另一实际目的是帮助医生在陌生的城镇开业。这与希腊社区为其居民提供医疗保健的方式以及公元前 5 世纪行医所处的特殊环境有着密切的关联。

在古希腊，从事医务工作同其他手工艺行业一样具有流动性。医生的人数很少，而且就像其他匠人（如鞋匠或画师）那样，希波克拉底派的医生们也是在四处漫游中练就了一番手艺。在一些小城镇里，医疗服务完全由那些流动的医生提供。医生到达城镇后，会挨家挨户敲门进行诊疗，当他有足够多的客源后，就会开一家诊所，安顿一段时间。较大型的社区则有固定的市政医生。约公元前 600 年，个别城市开始对这样的医生实行委派任用。如果一个社区想要一名医生常驻此地，就会为其提供一份年薪，这笔年薪是由一项特别的税收筹措而成。到 5 世纪末，这种安排在整个希腊城邦已经很普遍了。医生们被准许收取费用，但在没有足够多生意的时候也有一定的收入保障。大多数情况下，一名社区医生服务的对象是贫困的民众。在希腊化时期，此番做法在希腊文化盛行之地随处可见。

大部分医生所在的社区都对他们的工作感到十分满意，这可以从大量为感谢他们而颁布的法令中一目了然。市政医生并不富裕，一名医生的年收入仅相当于今天的 180 美元左右。然而许多医生就像斯巴达的达米亚德斯一样，据说他们"对待富人与穷人、自由人与奴隶毫无差别"。这些医生具有高度的敬业精神，常常在瘟疫流行期间谢绝薪水。米利都的阿波罗尼奥斯就在没有任何报酬的情况下，在岛上抗击瘟疫；谢农提马斯则在科斯岛医生全体感染的情况下，自愿前往救援。

然而，既然医生没有从业执照，那么如何区分一名专业医生和一名江湖郎中呢？甚者，医生如何获得公众的信任呢？有些医生在城镇上享有盛名，是因为他们已为自己赢得了声誉。另一些刚到社区的医生，他们则必须通过预测疾病的未来发展来迅速获取病人的信任。如果医生能做到这一点，并且事实证明他是对的，那么其名声就树立起来了。5 世纪的希腊医生所处的这种社会环境向我们解释了，为什么他要如此强调疾病的预后。《空气、水和环境》旨在通过示意医生如何应对当地疾病，如何做出成功诊断，从而帮助他融入一个陌生的城市。

卫生及健康教育。纵览希腊历史，其医学不只是治疗而已。从一开始，人们似乎就认为保持身体健康是一项更为重要的任务，并对卫生问题进行了大量的思考。有一首古希腊方言的古老饮酒歌，歌中唱道，"人类借到的第一件好东西就是健康"。诗人阿里弗龙在一首

9

赞歌中颂扬健康,"健康啊,最长寿的神",他想要余生与之相伴。

在希腊医生看来,健康是指构成人体的各种力量或元素处于完全平衡的状态。平衡一旦被打破就会导致疾病。因此,将破坏降低到最小限度,维持这样的生活方式十分重要。由于平衡很容易受到外界因素的干扰,对人体会产生影响的生理和营养因素受到极大关注。对希腊医生而言,最理想的生活方式是营养与排泄、运动与休息的完全平衡。除此之外,每个人还必须把年龄、性别、体质和季节因素考虑在内。实际上,人的一生必须按照此目的而展开。

然而,很少有人有条件过这样的生活。这是一种只适用于一小部分上层社会人士的养生之道,他们生活悠闲,由奴隶提供经济支撑。同时,这也是一种贵族式的保健。希波克拉底文集中《论饮食》的作者这样说道,普通大众"不得已过着一种杂乱无章的生活……忽视一切,无法照顾好自己的身体"。

职业健康。对贵族式保健的强调,也反映在对工人职业健康的忽视,他们为了生计而不得不工作。在古希腊医学文献中,这些问题涉及的并不多。然而,职业病的确存在。例如,在一些表现长笛演奏者的图画中,他们戴着一根皮质口带,就像围绕脸颊与嘴唇系了一根缰绳。其目的明显是防止脸颊在吹奏中过于肿大,从而避免最终可能导致的肌肉松弛。此外,希腊人使用奴隶和囚犯开采矿井,他们在狭窄、密不透风的矿井中辛苦劳作很长时间。但希波克拉底文集中只有一处对他们有所涉及。这一处可能说的是一个铅中毒或肺炎的病例。直到罗马时期,我们才看到更多的谈及职业健康的文献。

公共卫生管理。公共服务由希腊诸城邦为其居民提供,根据城邦的大小和财富多寡,公共服务的范围和规模也有所不同。而市政服务在古代文献中少有提及,虽然我们现在将其与公共卫生联系在一起。不过，有一些专门负责如排水和供水等事务的特别官员（古希腊称之为"城市监护"）。举个例子，雅典人就有十位城市监护（五位负责雅典市，五位负责比雷埃夫斯市）。在希腊化时期的城邦中，行政管理开始变得愈发复杂，并且大体上与罗马的做法相一致。

10

罗 马

希腊的遗产。当罗马征服了地中海地区，继承了希腊的文化遗产，它也接受了希腊关于医学和健康的理念。然而，罗马人在继承丰富的希腊思想的同时，也在此打上了自己的文化烙印，使它们更符合自己的目的。虽然作为临床医生，罗马人不过是希腊人的模仿者，但作为污水排放系统和浴室的建筑师，作为供水和其他卫生设施的提供者，罗马人为世界树立了伟大的榜样，并在历史中留下了属于自己的丰碑。

供水和卫生。根据斯特拉波的说法，希腊人因为有丰富的纯水泉眼及小溪，在前往城市之外的地方获取水源方面贡献寥寥，这项工作就留给了罗马人去完成，他们需要引进高架渠，组织供水系统。这个说法不完全准确，须加斟酌。罗马人可能向伊特鲁里亚人学习过，后者懂得如何运输水以及如何开发水源。即便如此，考虑到技术发展的程度和前人所取得的成就，罗马人的供水系统在历史上确是前无古人后无来者的。

所有古代城市都在一定程度上依赖水井和蓄水池供水。早期的一些希腊城市曾利用外面的水源来补充供给。约公元前 6 世纪，为了增加城市的水供应，希腊人就从城外的山上将水运进雅典城。在奥林托斯出土的遗迹中发现了一个精心设计的供水系统，可追溯到公元前 5 世纪，借由这个系统，水从 10 英里外的山上流入城中，输送给城内的浴室和公共喷泉。而更接近罗马供水方法的是约公元前 200 年由小亚细亚的佩加蒙城发明的供水系统。他们的高架渠是根据真正的水利原理建造而成。供水的源头来自圣乔治山上的一座高达约 1 220 英尺的高位水库，水从那里经由中间的低地运送到一个低于海平面 369 英尺的蓄水池。其他希腊城市也开发了这样的系统。然而，即使这些成就得到了应有的肯定，罗马人也远超前人，这一点毋庸置疑。

我们对罗马供水方面的了解，要感谢塞克斯图斯·朱利叶斯·弗朗提努斯（约 40—104）所做的非常全面的记述。公元 73 年至 74 年，他担任执政官，然后担任不列颠总督，再之后，公元 97 年，被任命为罗马的水利专员，服务涅尔瓦皇帝。他在这个职位上一直工作到于 103 年或 104 年去世。在任职期间，他编写了《罗马高架渠》一书。这是我们获取罗马供水信息的主要来源。但这本书的意义远不止于此。它是我们目前拥有的关于公共卫生管理中一个重要分支的首次完整记录。此外，它还描述了目标和理想，以及一名热心勤恳的公务员所做的贡献，他可以骄傲地说，由于他的劳动，罗马不仅变得更干净，空气变得更清新，连在罗马流行的疾病源头都得到了清除，而这一点曾经让这座城市饱受诟病。

据弗朗提努斯记述，在罗马建成之后的长达 441 年里，居民们从台伯河及私人水井中取水。但公元前 312 年，曾修建了第一条罗马大道亚壁古道的监察官阿皮乌斯·克劳狄·克拉苏开始负责利用高架渠引水入罗马的工程。在供应公共用水上的这第一次尝试后，随后又有了其他一系列的动作，到弗朗提努斯时期，罗马已有九条高架渠，源源不断地把水带进城市。之后又建造了另外四条，将水引入罗马。

　　这些高架渠的总容量无法确定。虽然有各种估算，但数字相差很大。阿什比从弗朗提努斯的数据中进行推断，整个系统能在 24 小时内输送不少于 2.22 亿加仑的水。根据 F. W. 罗宾斯的另一项估算，11 条主要的高架渠（很可能是在公元 3 世纪）每天大约可输送 4 000 万加仑的水。在罗马帝国的鼎盛期，整个罗马的人口有 100 万，这说明每个人每天至少要消耗 40 加仑的水，甚至更多。这可与现代条件媲美。最近有一组数据显示了美国城市的用水量，从最低的 45 加仑到最高的 357 加仑不等，较大城市的人均用水量在 100 到 150 加仑之间浮动。

　　罗马人还重视水的洁净。在高架渠的指定位置，通常是在其中游和末端附近，设有可沉淀沉积物的沉淀池。在罗马，水储存在大型水库中，再由此流入小型水库，然后用管道输出以供使用。从高架渠引入的水因洁净而被留作饮用水，而由其他方式提供的水则因受到污染而被用于灌溉田园。

　　最初，高架渠的维护及水的运输是由监察官和行政官负责。到奥古斯都治下，他任命一名执政官级别的负责人和两名元老院级别的助理组成一个委员会。到克劳狄统治期间，则设立了水利行政长官一职，他可能负责大部分的行政工作。委员会拥有固定的任其支配的员工，他们由奥古斯都遗赠的 240 名技工组成。之后，克劳狄又在此基础上增加了 460 名奴隶。这些工人中有泥瓦匠、铺路工、水库维护工及管道工，还有工程监督员。 **12**

　　水一般供应给喷泉、澡堂和其他公共设施。私人供给只有经皇帝同意才可获得。起初城市各地并不都能享受这一福利。直到图拉真统治时期，台伯河右岸的居民还在用水井取水。总而言之，富有的公民才能获得私人供给，而其他人则必须靠自己或雇运水车取水。私人供水只有在支付一笔费用或向皇家国库纳税后才可获得使用权。

保塞尼亚斯在公元 2 世纪写道，公共供水是公民生活最基本的要素之一。从现存的遗址可以清楚地看到，在整个罗马帝国，许多城市都有类似于罗马城的供水系统，只不过更小型一些。大致上，水都供应给公共建筑，如澡堂和街头喷泉。私人供给在不同城市的开放程度不尽相同。在安条克，许多私宅都享有这份奢侈，被认为同样富裕的士麦那亦是如此。在西班牙到叙利亚，莱茵河到北非的土地上，散布着现存的约两百座罗马高架渠的遗迹。

在众多古代城市中，雅典和罗马城都建有自己的排水系统。希腊化和罗马时期的先进城市都有一套规范的排水系统，它们在街道下运作，带走地表水和生活污水。例如，约瑟夫斯就赞扬希律王在凯撒里亚建造的现代排水系统。事实上，斯特拉博曾以诧异的口吻记述新士麦那建成时竟没有铺设下水管道，以至于污水只能在露天的排水沟里横流。维护和清洁排水沟是由之前提到的城市监护负责。公家奴隶则要执行这些任务，同时他们也为帕加马及其他大型城市的公共设施做保洁工作。

在罗马共和国时期，排水系统由监察官主理。奥古斯都在统治期间任命了一批特别官员，即台伯河及堤岸管理委员会，之后又追加了一名下水道专员。罗马的大型水渠马克西姆下水道，据说是由罗马皇帝塔克文·普里斯库斯建造的，但很可能它在共和国早期就已存在。这条下水道将卡匹托尔山脚下的沼泽地的水排干，注入台伯河，在那里水渠宽约 10 英尺，高约 12 英尺。马克西姆下水道至今仍是现代罗马排水系统的一部分。它所形成的下水道网络，其价值等同于罗马的供水系统。除此之外，罗马还有公共厕所，在君士坦丁时期，其数量不少于150间。但在较为贫困的城区，蜗居于多户住宅里的居民把夜壶里的粪便从楼上倾倒到街上，恶臭难耐。尽管罗马人在公共卫生上取得了成就，但不应就此忽视拥挤的贫民窟所呈现出的黑暗面。群众并不总是被授予享用卫生设施的权利。

气候、土壤和健康。在希腊思想统摄罗马之前，人们就已经发现有必要在宜人之地打造新的城镇。据罗马建筑师维特鲁威·波利奥所述，占卜师所做的肝脏检查就是为此目的而进行的。人们宰杀一些在被确认为定居点的土地上吃了草的动物，并检验它们的肝脏。如果肝脏呈黄绿色，则认为该区域对人体健康有害。这种对环境与健康之间密切关系的认识后来被希腊思想进一步强化，这可以在希波克拉底的著作《空气、水和环境》中找到理论基础。维特鲁威在其《建筑十书》中强调了确定一个区域对健康的有益程度十分重要，并对选择适宜的土地打造城市和建筑给出了明确的指示。他还相当重视住宅的位置、朝向和排水。

在这方面，罗马人对沼泽与疾病，特别是与疟疾之间的关系所做的经验观察特别值得一提。在公元前1世纪，马库斯·特伦提乌斯·瓦罗（前116—前27）曾警告人们不要把农场建在沼泽区附近，"因为有某些肉眼无法看到的微小生物，飘浮在空气中，并通过嘴巴和鼻子进入人体，从而引发严重的疾病"。这一观点被同时代的维特鲁威和公元1世纪的农业学家科卢梅拉所认同。此外，维特鲁威还注意到，如果海水有机会与沼泽水混合，那么位于沼泽地附近的城镇可能得以保持健康状态。这一敏锐观察可以在今天得到解释，我们已知道蚊虫无法在盐水中繁殖的原理。

疾病：常见病和流行病。尽管有维特鲁威、瓦罗和其他一些人所做的重要观察，有罗马人在公共卫生工程领域所取得的杰出成就，但常见病和流行病仍是他们亟需解决的问题，这是与其他地中海盆地居民相似的处境。从公元前 707 年到优士丁尼时期，罗马人在历史的不同阶段经历了好几次瘟疫的暴发。不幸的是，可供我们参考的信息非常有限，甚至无法对引发大多数瘟疫的一种或一些疾病进行初步的判断。在少数情况下，我们可以大胆猜测，至少在其中一种瘟疫中，我们可以识别出那种疾病。这就是鼠疫，在优士丁尼统治期间肆虐了东罗马帝国，所造成的后果的严重程度仅次于黑死病。然而，当我们进入优士丁尼时期，也就已经步入了中世纪历史的开端。

14

因此，让我们对早期的流行病进行简单回顾，看看流行起来的可能会是什么。公元 79 年，维苏威火山喷发，随即罗马平原上蔓延起一场严重的流行病。公元 125 年，北非暴发了一场瘟疫。关于这两次瘟疫的性质，我们无法确定，也无从对公元 2 世纪晚期马可·奥勒留统治期间发生的一系列瘟疫有更多的了解。而那些被冠以"长期"或"安东尼"之名的瘟疫则始于 164 年，盛行至 180 年，席卷了从叙利亚到西部的整个帝国。对这场瘟疫的鉴定仍疑云重重，根据当时的记载，有三种可能的诊断结果，即外源性斑疹伤寒、黑死病或者天花。最后一种更有可能是造成塞浦路斯瘟疫的原因，这场瘟疫从公元 251 年一直持续到公元 266 年。到公元 312 年，又发生了另外一场天花的大流行。

其他一些疾病也无疑都以流行病的形态一次次地出现，它们是白喉、疟疾、伤寒、痢疾，可能还有流感。在古代世界，肺结核就存在了，并且维特鲁威说过，在北风和西北风肆虐呼啸的地方，"气管受寒、咳嗽、胸膜炎、肺结核、吐血"是"很难治愈的疾病"。此外，有理由相信，在古典作家对各种喉咙疼痛的描述中，其中一些可能就是由链球菌感染而导致的疼痛。而罗马的无产阶级大都生活在多户住宅中，这种拥挤不堪的"因苏拉"十分利于许多传染病们的传播。尽管如此，罗马帝国对供水及污水排放的重视，还是可能有助于防止伤寒和痢疾的暴发，但斑疹伤寒可能是由于罗马人喜欢洗澡和讨厌体虱（Pediculus corporis）而得以预防。

工人的健康。罗马人明白职业危害会导致疾病。如普林尼所提到的，有一些疾病主要在奴隶中流行。偶尔也会听到不同的诗人关于职业危险性的诉说。马提亚尔谈到硫黄工人特有的疾病，尤维纳利斯则提及占卜师的静脉曲张和铁匠生的病，卢克莱修则指出淘金者的疾痛。

其实，涉及矿工的内容远比其他任何职业群体来得多。矿工的灰白脸色出现在许多作家的笔下。卢坎写过面无血色的阿斯图里亚斯淘金人。维斯帕先统治时期的总督西利乌斯·伊塔利库斯则称阿斯图里亚斯人贪婪成性，他们的脸色就和那刚从土里挖出来的金子一样灰白。与此呼应的是，多米提安时代的斯塔提乌斯描写过一个从矿上下工的矿工，他也面如死灰，几乎和他采集的金子一个颜色。这些引述都表明，灰白脸色是西班牙矿工的特征，这可能是由于矿井通风不良而引起的，也可能和钩虫病有关。即使在今天，这也依然是西班牙的常见病，它可能在古代就已如此普遍了。

盖伦曾亲身体验过矿工作业带来的职业危害。有一次他出访塞浦路斯岛，并对那里开采硫酸铜的矿场进行考察。他发现矿工们工作的环境十分闷热，自己几乎要被那里散发的恶臭所熏倒。为避免窒息，工人们尽可能快速地把硫酸从矿井中运出。不仅如此，盖伦还提到工人们作业时是赤裸的，这是因为硫酸产生的毒气毁掉了他们的衣服。

没有人为他们提供任何保护措施，工人们唯有自救。他们使用简易的呼吸器来避免粉尘的吸入。普林尼说，铅丹的提炼工用动物膜和膀胱制成面罩，戴在脸上。朱里乌斯·波吕克斯（124—192）说，在他的时代，矿工将包或麻袋套在身上，或者也用动物膀胱蒙住自己的嘴，以防吸入粉尘。

医疗服务的提供。 虽然罗马人在医学理论和实践上成就不大，但他们在医疗机构方面做出了巨大贡献。罗马共和国初期，药品主要掌握在祭司手里。之后才给到奴隶使用，再之后是自由人。公元前3世纪，希腊医生开始迁徙到罗马，很快就受到热捧。公元前91年以后，医生随处可见。在共和国时期和帝国早期，所有医学知识和技术都只服务富人。穷人只能依靠民间医疗和诸神。

然而，到公元2世纪，罗马设立了一个公共医疗体系。被称为主治医生（archiatri）的公共医生被委派到不同的城镇和机构中。这一做法从意大利传到高卢，又传到其他省份。大约在公元160年，皇帝安东尼·庇护对这些医疗官员的任命进行了统一管理。他规定大城市的医生不得超过十名，中等和小型城镇则分别不得超过七名和五名。医生的主要职责是为穷人提供医疗服务，他们的薪水由市镇议员决定。政府当然允许医生们给有支付能力的富人看病，但更希望他们能照顾那些无力支付的穷人。此外，还鼓励他们开展医学生培训。

除了市政医生，罗马帝国还提供多种方式的医疗护理。许多医生开设了私人诊所。另外一部分是拿固定收入的。他们中的一些人受聘于皇室，另一些人则隶属于角斗士学校和公共澡堂。例如，亚历山大·塞维鲁大帝在位期间（222—235）为皇室建立了医疗服务。在一些案例中，我们还发现，医生会依附于那些付给他们年薪的家庭，这笔钱涵盖了全年的出诊费用。

罗马人对医疗护理组织的另一大贡献就是建立医院。Iatreia（希腊语，意为养生医疗），或手术，在希腊人中很普遍；这是一些私人医生的商店或诊室。一些庙宇，例如艾皮道洛斯的阿斯克勒庇俄斯神庙，会为那些向神祈求帮助的人提供住宿。在共和国时期，罗马人没有什么进展。但到公元 1 世纪，科卢梅拉提到供奴隶使用的 valetudinaria（医院）；塞涅卡则告诉我们，这些场所甚至还可以提供给罗马的自由人使用。而庞贝古城的遗迹表明私人医生可能开设了类似于现代疗养院或养老院的机构。盖伦的一些文章中似乎还暗示，有些省的私人机构在公共资金的支持下发展成了公立医院。

发展平民公立医院的同时，位丁战略要塞的军事医院也拔地而起。在这些营地或附近的乡镇上，也开始设立服务帝国官员及其家属的类似机构。最终，在基督教的影响下，很多地方都把仁爱的初衷转化为建设医院的行动。第一家这样的机构出现在 4 世纪的罗马，由一位名叫法比奥拉的女士创立。而中世纪以照顾病人和穷人为本的医院正是起源于罗马的 valetudinaria。

洗澡和吃面包、看马戏一样平常。罗马人对于公共及私人卫生的高度重视不仅可在供水和排水两套系统的遗迹中看出，还体现在他们的公共浴室遗址中。在罗马帝国时期，定期逛澡堂是一种风俗习惯。其中最大的是一家名为卡拉卡拉的澡堂，这也是云集游手好闲者与运动员的地方。在那里，餐厅与浴池相连，并分别设有冷水浴、温水浴和热水浴，以及按摩的房间。

阿格里帕于公元前 33 年做过一次对公共浴室的普查。调查显示，当时共有 170 家浴室。之后，浴室的数量稳步增长，达到 1 000 家之多。浴室的一般收费相当于今天的半美分，儿童免费。在图拉真时期，虽然有专门为女士设计的私人浴室，但并未严禁混合浴。

17

直到 117 年至 138 年间的某个时候，哈德良颁布了一项法令，将浴室分了男、女。在后来的帝国时期，浴室里出现了许多滥用和不卫生的行为，例如暴饮暴食、过度饮酒，但总体来说，罗马人民无疑从这些浴室中获益良多。个人卫生被提上了议事日程，连最卑微的罗马人都能受益。

公共卫生管理。与健康有关的各种公共服务管理直到奥古斯都时期才发展成为一个体系。例如，在共和国时期的一些大型高架渠，因没有委托给任何常设部门进行维护，处于失修状态。奥古斯都为此设立了水利委员会，处理供水问题。银币上的铭文"玛尔库斯·阿奇利乌斯，看护城市的健康"（M'Acilius triumvir valetudinis）表明了一个具有专门用途的卫生委员会的存在。公共浴室也有专属官员管理。奥古斯都的大臣阿格里帕在公元前 33 年担任行政官一职，所负责的内容之一就是管理公共浴室，包括加热设备的测试、清洁和监督。在尼禄时期，行政官则掌管道路清洁，具体的打扫工作由房主负责。他们还修直街道，并进行维护。食品的供应也是行政官的职责之一，他们对市场展开监管，有权禁止出售变质的食物。这些职能都被纳入奥古斯都及其继任者制定的关于帝国内部公共服务维护及管理的制度中。

这成为罗马的荣耀之一，公共卫生服务及其组织的发展建立在一个有效的行政系统的基础之上，即便在罗马帝国衰亡和瓦解之际，这个系统也仍发挥着作用。

第三章 中世纪的公共卫生（500—1500）

罗马的衰落。受外族入侵的影响，希腊-罗马世界从内部瓦解，由此引发了城市文化的衰落以及随之而来的卫生机构和实践方面的退化。这无法单方面归咎于入侵的日耳曼部落对城市的破坏，因为即使是那些仍有居民居住的城市，例如意大利或前帝国的一些省市，它们的财富及地位也都在下降。整个过程在罗马城就已得到了清晰的体现。公元330年，君士坦丁将他的子民迁移到拜占庭，此后罗马城的政治和经济加速衰退。在5世纪至6世纪，罗马城经历了多次的掠夺和严重的破坏。410年，亚拉里克侵占并洗劫了这座曾经统治世界的城市。537年，哥特人发起围攻，破坏了城市中十一座主要的高架渠。自那以后，贫困的城市缺乏资金来源，无法对供水系统进行必要的维修，只能任其腐坏。这种情况一直持续到776年，这一年教皇阿德里安一世开始了部分的修复工作。与罗马城一样，其他省市的卫生设施也难逃厄运。由于没有获得一丁点的保护措施，它们逐渐破损或腐烂。

然而，这些变化并没有在帝国所有地区产生同等的影响。在社会混乱和外敌入侵的重压下，欧洲西部的政府机构崩坏，经济加速衰退，但帝国的东半部相对不受干扰。5世纪，小亚细亚、叙利亚和埃及繁荣的城镇几乎没有受到入侵者的危害，他们的商品和财富不断流向拜占庭。随着野蛮人王国的建立，罗马的行政机构从西欧销声匿迹。然而，在拜占庭，仍存在着一个中央集权的政府，这个政府可以处理诸多文明国家的复杂问题。另一方面，除意大利以外，部分城邦还残存着一些罗马机构的组织，这不为日耳曼侵略者所知。476年，西方最后一个傀儡皇帝被废黜，接着到5世纪末，帝国的分裂业已完成。随着罗马统治西方的终结以及新的政治、经济和社会形态的创建，一个新的历史时期拉开了帷幕，它被称为中世纪。

中世纪。历史学家所谓的中世纪，其时间跨度约为一千年，它始于公元500年，结束于公元1500年。但是，相比其他任何历史时期，中世纪并不是同质性的，至少要意识到"中世纪"一词在时间和空间上的巨大多样性，这一点是至关重要的。在这一千年的时间里，一卷富有故事的全景画面在欧洲丰富多彩的地理、人种、政治和文化背景下展开。在中世纪，世界面临的难题是如何将野蛮入侵者的文化与帝国灭亡后留下的古典遗产，以及基督教的信仰与教义结合在一起。这种新的异教元素与旧欧洲文化的交融延续了好几个世纪，历经了好几个阶段。此外，我们现在所认为的中世纪特色，实则并不是全都能代表整个时期和整个欧洲。中世纪不同阶段的卫生状况和标准就足以说明这一情况。

东罗马，或曰拜占庭帝国，继承了罗马的传统和文化，这一古典世界的观点在中世纪的背景下奇特地存活着。文化中心的东移又使得拜占庭（又称君士坦丁堡）在欧洲医学文化中拥有了一席之地。希腊罗马的遗产被保存下来，并由此传播到东方的阿拉伯人那里，随后又传给西方的其他民族。

19

阿拉伯人通过叙利亚聂斯脱利派及一性论派基督徒的翻译进入了希腊科学与哲学的殿堂，这些宗派人士因其异端邪说而被拜占庭帝国驱逐，最终到波斯定居。到 10 世纪，所有重要的希腊医学著作都被他们翻译成叙利亚文、希伯来文或阿拉伯文，在此期间，阿拉伯人和生活在他们统治下的人民为医学和公共卫生做出了自己的贡献。

　　在中世纪早期，即所谓的黑暗时代（500—1000），西方世界的健康问题大多是通过魔法和宗教方式进行思考和处理的。异教和基督教为西方中世纪的超自然主义提供了基础。古老的异教习俗和仪式幸存下来，并被用来治疗个人及社区健康问题。与此同时，基督教提出疾病与罪恶之间存在着根本的联系。疾病被认为是对罪恶的惩罚。受魔鬼或巫术的迷惑亦被看作疾病的原因。因此，向圣徒祷告、忏悔和向圣徒求助都被当作治疗健康问题的手段。然而，由于身体是灵魂的载体，加强身体健康就变得极为重要，这样它才能更容易地抵挡魔鬼的攻击。在此基础上，卫生和公共卫生在中世纪有了存在的空间。考虑到这种情况，便不会对在教会，特别是修道院支持下而展开的以卫生为目的的社区活动感到诧异了。在西方，希腊罗马文明全面崩塌，修道院成为最后的学术避难所。凡是有关卫生和健康的知识都保存在修道院及教堂内，并且应用于修道院所在社区的卫生规划和管理中。在中世纪早期，重要的卫生设施，如供水管道、实用的公共厕所、供暖设备、良好的室内通风设备就已存在了，但这些主要是根据统一的规划建造在大型住宅中，也就是说，主要是在修道院里。位于主干公路的大型修道院也常是旅行者的收容所，接待他们是基督教慈善行为的一种。出于以上种种原因，西方早在 9 世纪就出现了拥有大量卫生设备的修道院。它们无疑为 10

20

世纪开始发展的欧洲城市社区提供了模范。

城市的发展。中世纪城市的起源各不相同。有些是从古罗马殖民地，有些是从河渡口，有些是从重要的商业路线，还有一些则是从防御森严的主教教区或封建王公城堡的周边区域发展起来的，它们设有足够的防御措施来抵挡敌人的攻击。每座城市都必须做好抵抗侵略的准备，它的安全依靠的是市民以及环城而建的防御工事。其实，许多公共卫生问题的发生仅是因为城市无法在防御围墙的范围内容纳与日俱增的人口。保护生命和财产的环城防御工事使得居住空间的扩张变得非常困难，因此，必须尽可能最大限度地利用墙内的土地。这便导致了中世纪城市的拥挤特性。

此外，很长一段时间里，大多数城市居民保持着农村的生活方式。例如，在城市中圈养大大小小的动物，所产生的粪便被堆在任何空着的地方。街道长期未铺设路面，各种垃圾和污物堆放在那里。为了处理这些以及其他与社区健康相关的问题，中世纪的市政当局必须重新建立一套卫生的生活方式所需的组织机构。正是在这样的城市环境中，公共卫生及其思想和实践才在中世纪得以复兴和进一步发展。

城市生活的卫生问题。就早期的社区而言，中世纪城镇最紧迫的任务就是为居民提供充足的优质水源。起初，蓄水池、天然泉水和挖掘井可能是仅有的供应来源。但当这些供应不足时，就必须寻找新的水源，也许要到更远的地方才行。在东方，管道供水的使用比西方要早，因为罗马文明在那里得到了更好的传承。在9世纪末，埃及的苏丹·艾哈迈德从远处为开罗新城引进水源。他的工程师、基督徒伊本·卡蒂卜·法格哈尼从南部沙漠的一个深竖井中将水接引到一座拱形高架桥上。在中世纪（特别是中世纪早期）的西方，

21

这样的活动通常由教会或修道院发起。例如，在1290年的英格兰南安普顿，城市供水主要是给圣方济会使用。二十年后，修士们把余出的水提供给了市民。然而，在13世纪中叶，都柏林大肆吹嘘自己以牺牲市民生命为代价引入水源的行为。尽管在15世纪没有对铅制输水管有什么明确的描述，但它们当时可能已经投入使用了。除此之外，人们还使用了石制和木制管道，后者可见于1266年的巴塞尔。关于纯粹用于非宗教目的的城市供水，有一个极佳的例子，那就是13世纪末在布鲁日建成的供水系统。该系统包括一个完整的地下管道网络，为公共喷泉和其他重要十字路口的排水口提供水源。首先水被收集到城外的水库里，然后输送到水房，在那里水由装在轮子上的一圈水桶倒入高位蓄水池中，这是埃及和罗马使用过的一种古老方法。此后，管道再将水运到城内的蓄水池。

在中世纪的城市，市政当局经常会面临如何确保饮用和烹饪用水不受污染这一难题。假如河水是供水来源，市民会被要求不得将动物死尸或垃圾扔进去。制革工人不得在里面清洁皮肤，染色工人不得倾倒染料残渣，不得在里面洗涤布料或衣服（杜埃，1271年；奥格斯堡，1453年；罗马，1468年）。为了提供饮用水，城市里到处都设有可饮水的喷泉和井。在这些设施周围，汇集了各式各样的民间活动。在欧洲的一些地方，特别是德国和意大利，这类喷泉造得非常漂亮，许多城市都将其作为自己独有的标志。然而，在这些国家，当局也必须时刻警惕水污染问题。为了处理相关问题，以严厉处罚为手段的规章制度相继出台，并成为官方卫生法规的基础。在大多数社区，通过任命或民选的特别官员负责供水工作。在布鲁日，水房的守卫要起誓勤勉尽责，保卫与供水有关的一切，并且在任何情况下都不得泄露机密。

市政当局面临的另一个难题是街道的清洁和垃圾的处理。在中世纪，如何清理垃圾既牵涉卫生，也涉及技术。我们不应忘记，在中世纪房屋里堆积的垃圾要比现代住宅里的多得多。中世纪城市的生活方式仍与农村生活相去不远，而且在最开始的时候，城市里的房屋和农村的一模一样。除了大量无法清除的垃圾外，造成街道脏乱的另一重要原因是居民大量饲养家禽，如猪、鹅、鸭。在巴黎，皇宫和许多私人住宅都有自己的谷仓。直到 15 世纪初，德国的几个城市，包括布雷斯劳、美茵河畔法兰克福，才开始明确禁止建造面朝街道的猪圈。类似的禁令于 1641 年在柏林首次颁布。要知道，有时街道上的尘土之多，已严重到牧师无法参加礼拜，市政官员无法出席会议的地步。

面对这些卫生问题，市政当局进行了斗争，这在其颁布的大量规章制度与法令，以及对市民的一再威胁警告、恳求呼吁里都有所体现。此外，当局还采取了各种积极措施。一些城市建立了市政屠宰场，限制大型动物的屠宰。这个案例最早记录在一份来自 1276 年奥格斯堡的文档中。当局为保持街道整洁，还铺设了路面。这种做法，巴黎早在 1185 年前后就率先引入了。随后，布拉格在 1331 年、纽伦堡在 1368 年、巴塞尔在 1387 年、奥格斯堡在 1416 年也陆续建造了自己的第一条铺设完备的街道。卫生方面的另一大重要进步是管道的采用，即将垃圾排放到有盖的坑道中。在巴黎，每幢大型宅邸都要求建有一个可将排泄物排到运河的厕所。那些不遵守法律的人会受到严厉的惩罚。14 世纪以来，米兰的市政法令对下水道和化粪池投入了大量心力。这些设施只可以在当局批准的地方建造，并且必须下沉到没有一丁点气味可被探测出的深度。在伦敦，泰晤士河被用来处理污水，但河流的承载能力是有限的。始于 1309 年的一系列法令和规定表明，解决这个问题仍需更好的方案。然而，即使连清扫工都被安排用手推车将垃圾和污物送出伦敦，市民们依旧往泰晤士河里扔垃圾。

保护消费者。中世纪的城市生活以市集为中心。政治、商业、宗教和艺术都在这里交汇相融。社交集会、密谋叛乱、庄严仪式以及其他所有公共生活都一一在市集上演。这里还出售各种货物，包括食物、衣服、鞋子、陶器和皮具。维持市场整洁耗费了大量心力，因为，众所周知，只要是贩卖食物（特别是变质的食物）的地方，极容易成为危险的疾病疫源地。为此，市政当局特别重视对市集的监管，保护市民免受掺假或变质食物的危害。例如，在佛罗伦萨，市集里的骨头和其他垃圾必须每晚清除。另外，每逢周四晚上和宗教节日前夕，所有的桌子、凳子和货摊都必须搬走，以便进行彻底的清扫。而在距离市集一千步以内的区域是不得丢弃垃圾的，违者将受到严惩。

中世纪社区对食品的严格检查，是这一时期公共卫生管理上可圈可点的一个方面。同时，应注意到，通常只有本地消费者才受到保护。而对非本地消费者而言，"货物售出，概不退换"（买者自行小心）仍然是购物的基本规则。为处理这个问题，出台了无数的规章制度，这里有一些例子可以说明。1276 年，奥格斯堡下令，出于某些原因而产生异味的猪肉必须到指定的特殊摊位销售。13 世纪初，在巴塞尔，卖剩下的鱼也会集中到一个特殊摊位，在那里销售的食物都是劣质的，且只卖给过路客。在苏黎世（1319），鱼贩须把当天晚上还没卖出去的死鱼处理掉。佛罗伦萨则禁止在周一继续出售上周六卖剩的猪肉。然而，在这些或其他地区，中世纪呈现出的既有光明面，也有黑暗面。例如，有一些城市，如斯特拉斯堡

（1435），会把病畜的肉送给医院。但对这些明显的矛盾之处不应感到过分惊讶，特别是在前文所描述的种种措施并非基于现代科学知识，而是基于经验观察和传承下来的医家学说这种情况下。

中世纪的疾病。所有这些措施都是为了保护中世纪人民免受疾病的侵扰，进而解除悬在他们头上的达摩克利斯之剑。两次大瘟疫可以作为中世纪开始和结束的标志，分别为优士丁尼瘟疫（534）和黑死病（1348）。在这两次瘟疫暴发期间，欧洲和地中海沿岸地区经历了大大小小的疾病的侵袭。可确定的疾病有：麻风病、腺鼠疫、天花、白喉、麻疹、流感、麦角病、肺结核、疥疮、丹毒、炭疽、沙眼、多汗病以及狂舞症。对瘟疫的恐惧一直盘踞在中世纪人民的脑海中，但当他们直面这些流行病时，一点都不被动。他们尽其所能地保护自己，但其方式难免受到当时舆论风气的影响。因此，他们采取的保护措施是以医学与宗教思想的结合为基础。然而，在思考这些措施之前，先让我们简单地了解一下困扰中世纪人民的一些疾病。

在中世纪，天花的存在是毫无疑问的。关于它的第一次明确描述出现于10世纪早期由拉齐（850—923）撰写的一篇论文中。文章里，他对天花和麻疹进行了区分，尽管他认为这两种疾病同属一种发病过程。拉齐提到天花在东方的广泛传播，阿维森纳和10—11世纪的其他穆斯林作者也抱有相同的意见。从这些记录中可以明显看出，7世纪以前，天花是一种众所周知的发生在近东的疾病。研究天花历史的学者们几乎一致认为天花在6世纪末的阿拉伯流行开来，然后蔓延至地中海地区，从而进入欧洲。阿旺什主教马略在570年报告的发生在意大利、法国的瘟疫与图尔主教格列高里（581）报告的573年后发生在图尔的瘟疫，这两者可能都是指天花的暴发。现用来指天花的 variola 一词最早出现于马略的报告里，当时仅表示"有斑点的"。在这一时期，几乎在所有医学作家的笔下都出现过天花，其中西方作家所作的记述大部分都是基于拉齐和其他穆斯林医生的著作。天花在中世纪就为英国人所知，但从现在有为数不多的文献中，无法推断出当时天花的流行程度。

麻疹非常可能从中世纪或更早期就在欧洲和亚洲蔓延开来了。如前所述，拉齐认为麻疹和天花是两种由同一发病过程引起的疾病。这一说法被中世纪的医生所遵循，并一路延续至 18 世纪。"麻疹"这一叫法本身就是语义和症状混淆的产物。在中世纪，天花和麻疹一起被称为"variolae"和"morbilli"，后者是"morbus"（疾病）的小词缀，这表明麻疹的严重程度与天花相比来得轻。根据查尔斯·克雷顿的说法，英文"measles"（麻疹）一词是由加德斯登的约翰（1281—1261）创造的，相当于拉丁语中的"morbilli"。而"measles"（麻疹）来自拉丁语的"miselli"和"misellae"，"misellae"是"miser"（可怜）的小词缀，最初指麻风病人。出于某些想象，加德斯登的约翰将"穷人与病人"腿上的疮与医学作家笔下的"morbilli"联系在一起，称这种疮为"mesles"。最终，"measles"（麻疹）一词与麻风病失去了任何关联，逐渐成为我们现在所知的麻疹这种疾病的名字。

从 6 世纪到 16 世纪，白喉一直被笼罩在一团黑暗之中，只有一些零星且不完整的关于咽痛传染病的报告让它时不时得见光明。根据 580 年圣丹尼所著的编年史，大洪水侵袭之后，紧随其后的是一场名为"esquinancie"（喉头炎）的瘟疫。856 年，巴洛纽斯记录了发生在罗马的咽痛传染病。赛德勒努斯则注意到一种名为"cynanche"的流行病，它于 1004 年在拜占庭帝国的一些行省中蔓

25

延，具有高致死率。与之相似的流行病发生在 1039 年的罗马，巴洛纽斯也提到过。吉尔伯特·安格里克斯描述了一场发生在 12 世纪至 13 世纪的 "squinantia"（咽痛传染病），感染这种病的人有时会因窒息而死。14 世纪，英国的阿德姆的约翰似乎觉察到了一些类似病例，他称之为 "squynancy"（扁桃腺炎）。1337 年，荷兰发生了严重的咽痛瘟疫。1382 年，在一些欧洲国家又发生了一场导致众多儿童死亡的瘟疫，其中就有英国、德国和法国。毋庸置疑，这些流行病中有一些就是白喉。

另一种严重的流行病就是麦角中毒症，在中世纪被称作圣安东尼热或丹毒。公元 857 年，赞特修道院的编年史中首次提到了这种疾病，到 1129 年为止，它至少出现了 6 次。从 1128 年至 1129 年，法国、英国、德国及荷兰都暴发了大规模的麦角病。赫希列出了 857 年至 1486 年间欧洲暴发的 37 次疫情，大部分都发生在 14 世纪之前。丹毒和其他发疹型病症看起来似乎都涵括在 "ignis sacer"（麦角病）一词中。

流感也以流行病的形态出现在欧洲各国中。1173 年至 1472 年间，意大利、德国、英国、法国、荷兰都有流感暴发的记录。

麻风病——大灾难。尽管上述种种疾病在中世纪公共卫生史中非常重要，但另外两种疾病更占上风。它们是麻风病和黑死病。

麻风病是一种严重的疾病，因为它，中世纪人民的日常生活蒙受阴影。人们对其他所有疾病的恐惧加在一起，都难以与麻风病相匹敌。以至于，14 世纪的黑死病和 15 世纪末的梅毒都没有造成类似的恐慌。在古代世界，希伯来人、希腊人、罗马人都知道麻风病，但它并不普遍。中世纪早期，在 6 世纪至 7 世纪，麻风病开始在欧洲广泛传播，成为一个严重的社会和健康问题。它在穷人间特别流行，于 13、14 世纪到达了顶峰。它的流行可能是十字军东征引发的人口大迁徙所导致。毋庸置疑，这些病例是由从东方归来的大军带来的。麻风病在 14 世纪逐渐平息，可能是因为许多麻风病人死于黑死病。但直到 16 世纪，它才丧失了所有的现实意义。

人们很早就意识到有必要采取行动来控制麻风病。正是出于这种认识，诞生了至今仍存在的一种公共卫生措施，即传染病患者的隔离。当患有传染性疾病的人可能直接威胁到他周围人的健康时，社区有理由保护自己，通过其所属机构采取行动，对患病的个人进行限制，甚至处罚。因此，传染病患者的情况必须报告至政府机构。在某些病例中，个人自由可能受到严格限制。其中最著名的就是"伤寒玛丽"。

随着麻风病这一重要卫生问题的出现，这方面的公共卫生工作在中世纪早期就开始发展起来。由于医生无计可施，教会便掌握了领导权。他们以《旧约》中的传染病概念为指导原则。在整个古代世界，特别是在东方，精神不洁被认为是传染病。这种观点及其实际后果在《利未记》中有非常明确的定义，《利未记》不仅论述了精神不洁，还谈及各种生理过程（如月经），或病理状态（如尿道产生分泌物），个体通过这些被污染，变得不洁。这些不洁者须与社区中的其他人隔离开，直至他们完成特定的净化仪式。如不幸感染一种名为"zara'ath"（不洁）的皮肤病，隔离措施会更为严苛。一旦确定病人的病情，就会对他执行隔离并把他驱逐到社区外。"灾病在他身上的日子，他便是不洁净，他既是不洁净，就要独居营外。"

按照《利未记》的戒律，教会承担了防治麻风病的任务。583年，里昂议会限制麻风病人与健康人自由交往，这一决策在后来的教会委员会中得到延续和升级。664 年，伦巴第国王罗萨里颁布了一项隔离麻风病人的法令。图尔的格列高里描述了6世纪巴黎的一所麻风病院，在随后的7世纪，类似的病院也在梅茨、凡尔登和马斯特里赫特建立起来。10世纪后，麻风病院的数量迅速增加。13世纪初，仅在法国就有约2 000所麻风病院，在整个欧洲，这一数字约为19 000。1129年，第三次拉特兰会议非常详细地探讨了这种疾病，所制定的方针在中世纪后期广为流传。

行尸走肉。麻风病人对公众构成威胁，因此他们被社区驱逐，以保障其他居民的健康。由于这种病无法被治愈，他们终生为世人所弃绝。他们被剥夺公民权，在得到肉体死亡这一仁慈的恩惠之前，他们早已被社会判处了死刑。因此，对是否患有麻风病的重要诊断是不可轻易作出的。一个专门委员会负责对疑似患者进行检查，中世纪早期，这个委员会由一名主教、几名神职人员和一名麻风病人组成，该病人被认为是这方面的"专家"。后期，该委员会的成员也包括了本市的著名医生和理发师。

关于麻风病人隔离的规定极其详细、精确。麻风病人参加的葬礼仪式象征了他们被社区驱逐的可悲结局。他们穿着裹尸布，听着为死者所做的庄严弥撒，身上被撒上土，然后由祭司带领，在亲朋以及邻居的陪同下，来到社区外的一间小屋或疗养院中。（14世纪英国著名小说、伊迪丝·西蒙所著的《金手》对这种仪式有一段非常生动的描述。）麻风病人被迫穿上特制的服装，当他们靠近时，人们用吹喇叭、摇拨浪鼓或敲击梆子的方式作为警示，他们还被禁止出入市场、客栈或酒馆。理发师不得为他们剃须或理发。然而，令人意外的是，在一些特殊场合，这些保护措施却被废止了。对麻风病人的城市禁入令常常在圣诞节和五旬节期间取消，使病人得以向人乞讨，并接受公共慈善机构的救助。但这些只是少数的例外，实难减轻麻风病人被推入的孤立状态。

黑死病。麻风病在一定程度上受到重视，是因为它是人们在直接预防方面取得的第一个伟大成就，即通过持续地使携带病原体的感染者不具危害性，从而系统地根除疾病。这与最近对结核病和性
病的抗击有着明显相似之处。此外，这条医学预防原则在解决中世纪另一大灾祸黑死病时发扬光大。

人类历史的长卷中记录了三次瘟疫大流行。第一次是优士丁尼瘟疫，第二次是黑死病，第三次是 20 世纪的流行病。人类遭受的瘟疫在本质上是一个城市社区问题。因此，不出意外，中世纪早期的几波疫情在优士丁尼瘟疫平息后也偃旗息鼓，很少再有大规模疫情暴发的报告。然而，6 世纪到 14 世纪，在伊拉克、波斯和黎凡特的一些地方，存在着零星几则关于鼠疫的记录，欧洲和不列颠群岛也有一些相关的可疑描述。

虽然仍无法确定，但 14 世纪大肆流行的鼠疫可能来源于中亚腹地的某个地方，那儿的大草原上的野生啮齿动物中存在着感染源。从这个原点开始，疾病向西传播，1346 年春天抵达黑海海岸，再从那里由船运送到君士坦丁堡、热那亚、威尼斯和其他欧洲港口。鼠疫于 1348 年初到达欧洲，接着在 4 月到达阿维尼翁，5 月初到达巴伦西亚和巴塞罗那。大约再过了三年，大规模的鼠疫席卷整个欧洲。之后，小波的疫情以不同的时间间隔相继发生，直到 1388 年前后为止。

隔离。通常情况下，人们对黑死病的第一反应就是恐慌，在逃离的过程中寻求救赎，但不是每个人都能够或愿意逃跑。原因之一，古老的观念认为瘟疫是上帝发怒的征兆，这种想法流传甚广，使得许多人都将祈祷和忏悔视为唯一可靠的方法。原因之二，社区拒绝

28

接收来自严重疫区的人。因此，采取措施去保护健康的人群，帮助他们避免可怕的瘟疫是必需的。隔离麻风病人所获得的经验无疑影响了对黑死病采取的措施。该病一般被认为具有传染性，因此，防治原则与麻风病相同。主要措施是避免感染；隔离原则从而得到了快速、普遍的发展。病人必须向有关当局报告。在患病期间，他们接受检查并隔离在家。有鼠疫患者居住的每一处都设置了门禁。患者接触过的所有人也都受到隔离。他们的食物和其他必需品由市政当局的特派员提供。病死的人从窗户搬出，由大车运出城市。他们被埋在城外，这同样是为了防止疫情的进一步扩散。在鼠疫患者过世后，他的房间将进行通风和消毒，他的遗物将被烧毁。

除了在社区内采取的这些措施外，还必须防止鼠疫的流入。为了达到这一目的，也为了整片社区的安全，所采取的方法是：对所有可疑人物进行一段时间的严格隔离和观察，直到确定他们不是鼠疫病毒的携带者。这一努力为公共卫生实践做出了一项基础性的贡献，即检疫制度。第一步发生在威尼斯，东方贸易的主要入口港。由于人们认为鼠疫主要是通过船运上受到感染的货物传入港口，威尼斯人建立了一个系统，对可疑船只、货物和人员进行隔离。早在1348 年 3 月 20 日，由三人组成的委员会成立了，他们负责监督社区的健康状况，为保护社区他们可以采取任何必要的措施。(威尼斯人显然是在遵循既定的制度模式；追溯到公元 1000 年，似乎就已有在疫情期间临时被指派的公共卫生监督员。) 这些官员负责在潟湖的一个岛上隔离受感染的船只、货物和人员。从这里开始，威尼斯人和其他社区的人们逐渐发展和完善了检疫系统。1374 年，米兰公爵伯纳博·维斯孔蒂颁布了一项法令来防止鼠疫的传入和扩散。法令规定所有鼠疫患者都须从城内转移到一个只有康复或死亡二选一的地方。任何参与治疗鼠疫患者的人都要隔离14天，之后才能恢复与他人的社会交往。这样的隔离观察期也适用于被感染或疑似感染的游客和商人。同年，威尼斯再次受到鼠疫的侵袭，于是它拒绝所有疑似或已感染的游客、车辆及船只入境。三年后，也就是1377年7月27日，达尔马提亚海岸的拉古萨市议会下令对从疫区来的人实行30天隔离期。之后，隔离期又延长至40天——由此产生了quarantine（隔离）一词，它源自"quarantenaria"（40天隔离，又称四旬斋）。（据克莱门称，40天隔离期是由威尼斯在1127年首次提出的。）接着，在1383年，马赛建立了第一个检疫站，在对入境船只进行严格检查后，所有感染或疑似感染船只上的游客和货物都将被扣留40天，在空气和阳光下暴晒。

赫克认为，之所以设置40天的隔离期，是因为在13、14世纪，第40天通常被认为是分辨急性或慢性疾病的日子。《圣经》也被用来赋予数字40特殊的意义。例如，大洪水持续了40天，还有其他持续40天的《圣经》情节。炼金术中，数字40也十分重要，因为人们相信某些嬗变需要40天时间。

因此，在14世纪中叶黑死病的刺激之下，意大利、法国南部和邻近地区的政府官员着手创建一套卫生控制系统，通过建立观察站、隔离医院和消毒程序来对抗传染病。这套系统在文艺复兴时期和后期均得到采纳和发展，至今依然是公共卫生实践的一部分，只是以更严谨的形式存在。

是什么引发了瘟疫? 在大多数欧洲国家，很快就出现了大量解释鼠疫起源以及如何治疗它的医学和民间文献。从中也许可以提炼出关于这一可怕灾祸原因的重要理论，这些理论为前述的行政举措提供了基础。文献中的观点一部分来自对疾病的观察，一部分来自

30

希波克拉底传统，即强调环境的物理因素导致疾病。

人们普遍承认并接受鼠疫是一种传染病。这个观点是从直接观察中得出的，但它并未回答有关疾病起源和性质的所有问题。因此，如果鼠疫具传染性，那么传染因素是什么？它又是如何产生的？这些问题的答案都包含在由盖伦系统化并由中世纪医生传播的希波克拉底传统中。大家都一致认为大气的某种变化，即空气的腐败，是导致鼠疫的原因。而空气的腐败是由腐烂的有机物、死水和腐水等引起的。例如，约翰内斯·德·托讷梅拉在其关于鼠疫的短文中写道："在瘟疫期间，首先你就必须躲开所有那些从沼泽地、泥泞地、恶臭地以及不流动的水及沟渠、墓地、牲口棚散发出来的污染空气——要完完全全地躲开这些地方。"人们认为，腐败的空气改变了其性质，吸入它之后，身体的体液就会受到攻击，从而引发疾病。而当凶星会合导致大气腐败特别严重之际，就会暴发大规模的疾病。许多作家在试图解释为何有些人在疫情中被感染而有些人则没有时，还强调了个人易感性这一因素。对个人和个人卫生重要性的强调是相辅相成的。

31　　基于这些理论，中世纪的人们努力以集体和个人的方式来处理被迫面对的紧急卫生问题。然而，这些观点之所以重要，不仅在于它们为中世纪的公共卫生实践提供了理论依据，还在于从它们开始，发展出了主导近代至19世纪后半叶的流行病学理论。

公共卫生组织。虽然中世纪的社区不具备现代意义上的公共卫生体系，但它们确有一个集卫生监督、疾病预防和一般社区健康保障为一体的行政机制。这个机制的特性与中世纪的市政管理密切相关。尽管略有不同，但早期的市政管理都倾向于遵循一种简单规划。城市由议会进行管理，其成员相当于新英格兰的市政委员。议员们的头衔因地而异，但职能基本一样。在意大利和法国南部，他们被称为执政官，而在法国北部及荷兰又被称为"市议员"，在英国则被称为市参议员。

社区的日常管理工作由议会执行。因此，议会掌管财政，组织城市建设，命令和监督市政工程。在其负责的活动中，还包括处理福利和健康问题。所有这些事务一般会分派给议会的一名或多名成员，由他们组成相应的小组委员会。例如，在14世纪的米兰，六名官员负责街道清洁及环境卫生。在15世纪的亚眠，两名市议员被派去监管鱼市，两名监管肉类零售，两名监管面包烘焙及销售，还有另外一些人被派去检查食品杂货铺和药房等。这些官员的任期为一年。每日的工作结束后，他们都会提交监管报告，以便在必要时能立即采取行动。同业公会是中世纪城市管理中不可分割的一部分，在许多社区中，如佛罗伦萨，上述这些职能都由公会官员负责。到中世纪末期，这一管理模式开始变得复杂起来，但基本特性没有改变。

公共卫生的管理一般不是由医生而是由外行人执行。不过，市政当局还是会雇用医生来负责具体的工作，例如，向穷人及监狱提供医疗服务，为麻风病及类似病症提供诊断，为瘟疫或法医方面事务提供专家意见。

医疗服务的提供。与公共卫生的其他方面一样，中世纪社区的医疗服务提供也是由当时的社会特性所决定的。中世纪的社会结构相对稳定，社会地位界定森严。每一个社群都是有组织的，行动范围也被严格划分。中世纪早期，医生一职通常由牧师担任，教会为他们提供薪金和住房，使其可以把行医当成慈善来做。牧师们被允许接受病人的礼物，但不能索取费用。事实上，在整个中世纪，许

32

多医生都因其牧师身份而无须考虑经济因素。然而，自11世纪起，越来越多的平信徒开始进入医疗界。例如，早在934年，佛罗伦萨的档案中有一位名叫阿玛珀图斯的教会执事，他同时也是一名医生。到13世纪上半叶，佛罗伦萨的60名医生组成了一个强大的同业公会。

平信徒医生没有教会的支持，他们不得不以其他方式生存下去。为此，他们通过接受带薪职位维持生计，或者担任某个领主的贴身医生，或者担任某个城镇的市政医生，又或开设私人诊所。不论是哪一种方式，医生的职责和报酬都有明确的规定。当局要求市政医生为贫穷的患者进行治疗，对非正常疾病或流行性疾病进行调查，对此类情况进行专家指导，以及对药店进行监管。大多数带薪的医生也都从事私人执业。当医生治疗私家病人时，他们必须丝毫不差地遵守规定，严格按照公会制定的具约束力的收费标准收取费用。

在中世纪，内科和外科医生之间有了明显的分化。用双手工作的外科医生仍然被算作工匠，因为他是从他的师父那里习得技术。每一个群体在社会阶梯上的位置都有所不同，外科医生位置较低。然而，在这段时间内，内科医生和知名的外科医生几乎都完全忽视了一些只有通过危险的外科手术才能治疗的疾病，这就导致了在那些获得承认且定居下来的医生之外，发展出一群流动的赤脚医生，他们所做的手术困难且严重，如白内障修复、疝气修复以及膀胱结石切割。虽然这些流动的眼科医生、尿路结石医生、疝气医生的社会地位不高，但人们需要他们的服务。所以，政府做出了种种安排，方便他们施展技能。因此，在中世纪后期，除了流动的医疗从业者外，也有一些人选择在一个社区定居下来。有两位眼科医生记录在册，一位于1366年在德国施佩尔定居，另外一位于1372年在德国埃斯林根定居。在没有常驻医生的城市里，政府竭力聘用这些流动医生，即使只是为了一年中的某一段特定时期。总的来说，这些情况一直持续到 17、18 世纪。

医院和福利机构。民众疾苦需要社会援助的观念在中世纪得到了高度发展。对东方穆斯林来说是如此，对西方基督教亦是如此，但在医院的创建中，这一点体现得最为突出。在这些机构的发展中，宗教和社会方面的因素是重中之重。

33

东方的统治者和政府官员在市中心建立医院。9 世纪，哈里发哈伦·拉希德在位期间，巴格达建造了第一所医院。随后的一个世纪里，哈里发阿尔·穆克塔迪尔又在同样的地方建造了第二所。第三所则于 970 年建成；它拥有一个由 25 名医生组成的团队，并且被用作医学生的教学基地。在伊斯兰教统治期间，总共有 34 所医院记录在册。这些医院一般都组织良好，这反映出医学在穆斯林土地上达到的高度发展状态。以开罗为例，这座城市于 1283 年建成了一所医院，设有为发热患者、外伤患者、眼疾患者配备的单独病房，以及女性患者的专用病房。医疗服务由一名主管领导的医生团队负责，男女护士皆有。

但是，这些机构不应被视为西方医院的发展模式。那些由基督教会建立的医院分散在近东各地，当这个地区成为伊斯兰教的天下时，这些医院便被穆斯林接管、发展。在西方，医院也是由教会建起的。中世纪时期的修道会对此发展贡献巨大。修士们照顾病人的方式成为信众的榜样。修道院里设有一间医务室，病人可以在那里接受治疗，并有一间药房，通常还有一个种植药用植物的花园。除了照顾生病的僧侣，修道院还向旅客和朝圣者敞开大门。此种善举起源于何时无从知晓，但颇有可能是中世纪初的事。

第三章　中世纪的公共卫生（500—1500）　　　　　　　　139

可以肯定的是，这些修道院的医院与同叫"医院"的现代机构几乎没有什么共同之处。通常，它们只是提供某种护理的小房子而已。由于修道院医院兼具双重性质和功能，很难确定其在多大程度上被真正用来治疗病人。在中世纪的修道院中，可能存在各种各样的医务室，有的几乎专门用来治疗和护理病人，有的只提供简单寄宿。不过，总体而言，从8世纪到12世纪，修道院医院差不多是欧洲唯一一个以照顾病人为主要任务的机构。

12世纪中叶，随着蒙彼利埃圣灵医院的成立（1145），另一个创办医院的重要动力也发展起来了。1198年，经教皇英诺森三世批准，圣灵会在欧洲各地成立和维护类似医院的机构。他们还沿着十字军行军路线建造医院，并在圣战期间创建了几支骑士团，专门负责开设医院。这些骑士团中最为著名的就是圣约翰骑士团，或称医院骑士团，他们足迹远至马耳他、德国等地，在那里建立医院。

中世纪晚期的城市积极参与到医院及其他医疗社会援助机构的建设中，尤为注重公会的力量。为自己社区感到自豪的富裕市民们纷纷为心爱的城市添砖加瓦，唯恐落于人后。早在12世纪，商人们就把自己利润的很大一部分用来造福同胞。为了照顾状况各异的男女、儿童，医院、避难所、收容所陆续建立起来。行业公会设立基金用于救济病残的会员。资金雄厚的公会还建造了自己的医院；其他公会则定期向修道院医院支付钱款，来承担病人住宿和护理的费用。

从13世纪开始，最初由教会掌管的中世纪医院越来越受到世俗的管辖，尤其是位于城市中的那些。这并不意味着神职人员被完全排除在外。僧侣和修女与从前一样继续为病人提供护理。但从管理角度来看，市政当局成为责任主体。例如，在15世纪的亚眠，主宫医院的院长由社区选举产生，只不过由驻地主教任命。医院的医生由市政府选派和发放薪水。僧侣和修女则照顾病人的生活。

到 15 世纪末，作为上述发展带来的成果，医院网络遍布欧洲。仅以英格兰为例，其在 12 世纪至 15 世纪就建立了 750 多家医院，其中有 217 家麻风病院。欧洲大陆也有类似的发展。在 14 世纪初的巴黎，约有 40 家医院和同样数量的麻风病院。据编年史家维拉尼称，1300 年，拥有约 90 000 居民的佛罗伦萨有着 30 家医院和福利机构，能为超过 1 000 名病人和穷人提供医疗援助和住所，并配有一个由 300 多名僧侣和护理人员组成的专业团队。15 世纪后半叶，在"伟大的洛伦佐"的领导下，至少有 40 家不同类型的医院营业。事实上，把医院的创建称作中世纪伟大的公共卫生成就之一，这毫不为过。

健康养生。健康教育与个人卫生是中世纪在公共卫生的其他领域做出的重要贡献。中世纪的人远比我们想象的更关心自己的身体。虽然人们普遍认识到此世生活的虚空，并相信来世有报应、救赎，但他们也确信只要通过正确的生活方式，一个人可以活到古稀之年（70 岁）。这一需求催生了一整套有关保健的文献。这些著作基本上都取材于古籍。在中世纪早期，虽然这样的作品不多，但仍很常见，足以为那些寻求它们的人提供行为准则。所有修道会都有关于个人卫生的规定。修道院规定的影响很可能渗透到了信众当中。

一般来说，中世纪以卫生为题的论文是为有身份的人而写，为他们提供如何生活才能保持健康的建议。从 12 世纪至 15 世纪，大量这样的作品是以拉丁文或不同的本国语言书写。其中最著名的无疑是《保健训》一书，它可能创作于 12 世纪，直到 19 世纪才在英国、意大利和德国出版。它以诗句写就，非常便于记忆。约翰·哈林顿爵士在伊丽莎白时代翻译了引言部分，体现了渗透在这部健康教育经典中的正确常识：

> 萨勒恩学院借这几句话，
> 祝愿英国国王圣体康健，并作劝告，
> 始终留意头脑以及心中怒火，
> 酒不多喝，小酌为宜，不贪杯，
> 饮酒后，静坐片刻，养精蓄锐：
> 而后，保持双眼的清醒。
> 当你运动起来，会发现自己适应了大自然的需要，
> 不要忍耐它们，因为会滋生诸多危险，
> 还需善用三位医生：第一位是安静，
> 第二位是快乐，第三位是节食。

这首说教式的医学诗以及它的后继者，即那些热门的保健书籍、年鉴，在印刷术发端后不久，便大量涌入欧洲各地，这些畅销作品详解了日常生活的每一个细节，并指出如何护理身体的每一个部位。住宅、食物和清洁身体是个人卫生的三大主题。在中世纪，住宅清洁只占据了卫生领域的一小部分，但对保健所必需的营养养生法，人们则感兴趣得多。饮食节制的美德受到大力赞扬。睡眠问题也得到充分的讨论。根据中世纪的观点，良好的睡眠可以预防疾病，促进体液的正确组合。人们相信，把腐烂的体液排出体外，就能起到预防疾病的作用，这一观念在中世纪广为流行，也与现代医学的观点相符合。维持一个人的健康，必须经历三个步骤：净化、拔罐、放血。这些步骤由理发师和洗浴侍从操作。公众则通过历书、放血

通知及放血告示来了解最佳的放血时间。这应该只有在特定的季节和特殊的星相下才能进行。

最后必须提到的是在中世纪城镇中占有重要地位的另一个市政机构，它所提供的服务，其目的是卫生和娱乐。这就是政府批准的为公众提供蒸汽浴和水浴的公共澡堂。13世纪，城市里已经有澡堂存在，可能较大的村庄中也有。食物、酒水、女孩和音乐的出现，愈发将澡堂变成一个娱乐性的场所。但是，在中世纪的大部分时间里，它依然是城市的保健中心。直到15世纪末，当梅毒成为一个新的健康问题时，这种公共澡堂就门可罗雀了。它被认为是疫源中心，于是逐渐从城市舞台上消失了。

中世纪的公共卫生成就。通过调研中世纪公共卫生的方方面面，我们发现其在处理城市生活的卫生问题上所付出的努力，在行政措施上所做的创新，如隔离、发展医院，以及提供医疗保健和社会援助——这些成就如此重要，让人无法忽视。考虑到为了创建一套合理的公共卫生体系而做出的这些尝试，都发生在一个迷信盛行且缺乏有效处理健康问题所需的大量科学知识的背景下，这些尝试就变得更加令人印象深刻。不过，从历史的角度看，最重要的是，在中世纪发展出了公共卫生思想和实践的基本模式，它们将在未来的两个半世纪中发挥作用。

第四章 重商主义、专制主义和人民健康（1500—1750）

美丽新世界。利奥十世任教皇期间，意大利著名医生、科学家、诗人吉罗拉摩·法兰卡斯特罗写过一首以梅毒为主题的说教诗，于1530年在维罗纳出版。关于这种可怕又可恶的疾病的种种描述，使得法兰卡斯特罗对这个时代的罪恶展开批判，并开始考量他所处时代的善恶比例较之过去有何不同。他如此思索："虽然残酷的暴风雨在肆虐，星辰合相凶邪，但我们的神圣慈悲心尚未全然泯灭。假使本世纪出现了一种新的疾病、一轮新的战争、一次城市劫掠、一场洪水和干旱，也依旧能在古人无法驾驭的海洋中航行，超越那已知旧世界的边界。"

一边是疾病和战争的摧残，另一边是快速扩张的地平线（兼具字面意义及比喻意义），法兰卡斯特罗审视二者，这样回应来自新时代的强大浪潮，他说，"这是一个发现世界和人类自己的时代"，一个文艺复兴的时代。对普通读者而言，文艺复兴一直都是一段充满历史魅力的时期。"文艺复兴"这个词一般会让人联想到那个有着优雅贵族和冷酷雇佣兵的时代，那个孕育天才画家和雕塑家的时代，以及那个有着古典学者和雇用刺客的时代；简而言之，文艺复兴是一个盛产全能超人的时代，在他们看来，生活本身就是一种艺术。

在文艺复兴的这幅图景中，大部分的内容都是真实的。然而，在公共卫生的历史里，文艺复兴的重要意义并不在于它是如何绚丽多彩，而在于它开创了一个历史新纪元——现代，也就是我们所知的公共卫生的发展期。从这个角度看，文艺复兴可以说是中世纪文明消失并转向现代世界过程中的一个阶段。此外，现代文明的兴起，也见证了其不可分割的一部分即现代科学的萌芽，以及它对公共卫生产生的深远影响。

因与果。 以文艺复兴作为第一阶段的变革过程缓慢、不均，持续了两个多世纪。人们普遍认为变革的根源来自 14、15 世纪，并且与这一时期的西欧，特别是意大利所经历的剧变有关。总之，那些在中世纪秩序里发生并缓慢成形的变化终于呈现出了决定性的一面，并在一个又一个地方开创出新的政治、社会和科学秩序。

想要理解个中原因，必须回到第一次十字军东征前的中世纪。正如我们了解的那样，大约在那个时候，一直到 12、13 世纪，欧洲开始出现城镇，但数意大利北部和佛兰德斯的城镇最多，实力最强。在这些中心地区从事工商业的居民形成了一个新的社会阶层，即中产阶级，或称布尔乔亚（bourgeoisie），这个名字本身就表明了其出处。从这个阶级中诞生了一种新的财富概念，那就是商业财富，其构成主体不再是土地，而是由货币或以货币结算的贸易商品。此外，随着中产阶级社会地位的提升和政治权力的扩张，贸易和手工业逐渐受到重视，成为知识研究的对象。这种对工商业问题的关注，为营造适合现代科学发展的环境至关重要。事实上，德国社会学家齐美尔曾这样说过，"货币经济首次将数字计算的理想带入生活"，"金融的理论对应物是对自然进行的定量精确解释"。可以肯定的是，意大利自 14 世纪以来就存有关于城市的详细统计资料绝非偶然。

此外，这些发展与民族国家的演变密不可分。中央政府的壮大和巩固在很大程度上得益于城市的经济活动。正是那些经常受到皇室鼓励和指导的城市群体的智识活动深刻影响了世俗文化的发展，而文艺复兴正是以世俗文化为特点，而新科学是世俗文化中最显著的元素之一。战争的动力来自对财富的渴望，以及对利用技术获得权力的向往，无不促使统治者和政治家鼓励具有发明才能和技术知识的人。

在为开辟现代道路做准备的过程中，中世纪的技术革命发挥了 **39** 极其重要的作用。如果没有先前四个世纪所累积的技术进步，16 世纪现代科学的缔造者很可能无法实现他们目标。矿山、盐场、铸造厂、玻璃场和其他工业的发展，对于形成适合科学发展的新的思想氛围具有特殊意义。15 世纪印刷术的发明，使这种实用知识从口述传统中解放出来，并得以扩张和改进。与此同时，受过学术训练的学者们开始对匠人们的技术活动产生兴趣。这一点在《矿冶全书》（1556）中表现得尤为明显，这是内科医生格奥尔格·阿格里科拉撰写的以采矿为主题的学术论文，强调了理论和应用的关系以及采矿的社会效用。这些趋势对教育的影响开始显现出来，实用知识在课程中得到了更多的重视。自然科学以这些发展为基础，再加以上述有利条件的推动，在 16、17 世纪取得了迅猛的进步。

旧公共卫生和新科学。想要理解以文艺复兴为起点的这段转型期内的公共卫生历史，就必须从它的理论和实践这两方面进行考量。虽然这一时期的特点是科学在各个领域飞速发展和传播，但公共卫生作为一种实践活动，从这些进步中获取的直接利益，不能说没有，却也是非常少的。但是，在这一时期人们逐步获得的基本知识为现代公共卫生的最终形成奠定了基础。

在整个历史进程中，科学的发展从来不是统一的，亦不是同时的。它以不同的形式在不同的时间发生，涉及的是不同的具体知识领域。在一些情况下，需要的是基本数据的发现和定义；而在另一些已具备基本知识要素的情况下，则是通过创造、应用综合概念，或通过攻克一个更复杂的问题来促成其解决，从而获得丰硕的进展。在我们现在讨论的这段时期，所有这些方面都可能与公共卫生有关。

通过简单但具批判性的观察，安德雷亚斯·维萨里及他的同代人与后继者为准确认识人体结构打下了基础。同样重要的是由威廉·哈维发现的血液循环原理，它为人体是一个具有功能的单元这个观点提供了坚实的理论依据。自然科学在这一时期不仅越来越多地运用到实验方法，而且更倾向于用数学方法解析自然现象。这种趋势表现在多个方面，特别是威廉·配第发明的政治算术，它孕育了公共卫生的未来。同样，16、17世纪在流行病学和临床观察学上的新发展也对公共卫生未来的发展至关重要。在临床观察的基础上，疾病实体日益个体化，并出现了许多第一次被记录在册的疾病，其中就包括百日咳、斑疹伤寒和猩红热。最终，吉罗拉摩·法兰卡斯特罗提出了第一套系统的传染病科学理论。

与此同时，公共卫生的组织和管理几乎一成不变。我们应当记住，历史上的各个时期之间并没有绝对的差别。每一个时代都延续着上一个时代的制度以及思想和行动模式。因此，中世纪城市社区所创建的公共卫生模式在16世纪至18世纪得以沿用。随着民族国家的发展，中央政府偶尔采取行动，总体上公共卫生问题由当地社区负责处理。当新的问题浮出水面时，就会以某种方式整合到现有模式中加以解决。

新世界的新疾病。1849年，病理学家鲁道夫·魏尔啸提出流行病是社会和文化失调的表现这一理论。他称，随着历史新时期的到来，"流行病呈现出一个前所未有的特征，即忽隐忽现，往往不留任何痕迹。例如，麻风病和英格兰汗症"。魏尔啸选择了两种恰当的病症来说明他的理论，但他也可能选择了其他病症，因为当现代的历史帷幕拉开之际，欧洲的疾病图景发生了巨大变化。迄今为止，大肆流行的疾病，例如麻风病，其重要性有所下降，取而代之的是新的或至少是之前未被注意的瘟疫祸患。这些流行病中或是在16、17世纪被第一次观测到，或是第一次得到更为精准的研究，包括英格兰汗症、斑疹伤寒、坏血病，一些急性皮疹病（如猩红热和水痘），以及从文艺复兴延续至我们当今的健康大敌——梅毒。

英格兰汗症。1485年8月初，里士满伯爵亨利·都铎从法国登陆米尔福德港，并在博斯沃思战役中推翻了理查三世的统治。获胜者，也就是亨利七世，刚进驻伦敦登上王位，这座首都城市就笼罩在了恐惧的阴影下。一种迄今未得到充分研究的传染病在凯旋的军队中暴发，并迅速蔓延到周围的人群中。这种病的主要特征是高热寒战，四肢抽搐，身体多处疼痛，情绪焦躁不安，呼吸困难，脉相不稳。严重者还出现谵妄、幻觉和昏迷的症状。病症持续时间从几小时到24小时不等。患者在大量出汗后得到恢复，由此此病被称为"英格兰汗症"。

这种汗病迅速蔓延到英格兰的其他地区，但没有侵入苏格兰、爱尔兰或欧洲大陆。汗病来势凶猛，造成数以千计的人死亡。在伦敦，一周内就连续有两位市长、六名议员因感染而死。然而，在几周内，这股疫情的力量就耗尽了，随后约二十年里都不见它的踪影。直到1508年，它又在英格兰卷土重来，然后是1517年、1528年、

1551 年。其中最严重的一次是 1528 年，汗病传播迅速，疫情很快蔓延至欧洲大陆，德国、奥地利、低地国家、丹麦、瑞典、波兰和俄罗斯都受到侵袭。在斯特拉斯堡，有数百人死亡，在汉堡，报告称在数日内有一千人死亡。1551 年后，英格兰汗症再也没有出现在英格兰或欧洲。1552 年，以汗病为主题，约翰·凯厄斯出版了名为《关于一种通常被称为出汗或汗病的书或讨论》的经典著作。汗病的属性一直没有得到圆满的解释。根据凯厄斯的说法，它可能是一种流感；而其他人认为，它可能是一种变异的斑疹伤寒；还有一些人提出，它可能是某种病毒感染造成的。

斑疹伤寒与黑暗法庭。虽然汗病在疾病史上仍是个谜，但在这个时期，那些首次见诸报端的其他疾病因其对人口造成的巨大伤害而显得更为重要。其中之一就是斑疹伤寒，在法兰卡斯特罗于 1546 年撰写的关于传染的经典论文中，第一次对它进行了明确且精准的描述。虽然斑疹伤寒被认为是文艺复兴时期的一种新型疾病，但欧洲人对它并不陌生。然而，尽管有迹象表明，这一流行病的暴发是在中世纪晚期，但毫无疑问，它在 16 世纪中后期的欧洲变得非常普遍。斑疹伤寒一直与战争、饥荒和贫穷有着密切关联。在过度拥挤的地方，人们难以保持清洁，从而接触了传播疾病的蚊虫，这些地方成为一种威胁。因此，斑疹伤寒常常出现在军营中，特别是在战争期间的监狱、船只和医院里。

贯穿 16、17 世纪，斑疹伤寒都是军事活动中一种令人恐惧的频发病，它几乎不间断地连续暴发。在围困格拉纳达期间（1489—1490），费迪南和伊莎贝拉的军队遭遇一场瘟疫，一万七千名士兵丧失生命。斑疹伤寒在现代西班牙语中的写法"tabardillo"早在那时就已开始使用了。斑疹伤寒又称斑点热或瘀点热，有时也被冠以国名，例如"匈牙利病"。1529 年，围攻那不勒斯皇军的法国军队遭到了斑疹伤寒的侵袭，几乎全军覆没。在三十年战争中，这种流行病给无助的人民带来了巨大的伤害和毫无价值的痛苦。

在英国，法庭里分发香草这一传统习俗是由流行病学历史遗留下来的，它无声地证明了斑疹伤寒的存在，这种病曾经也被称为监狱热，因为它几乎就是进监狱的必然结果。这其中的关联，在一系列英国历史中称为"黑暗法庭"的疫情中得到了充分说明。第一次是在 1522 年的剑桥，接着是在 1577 年的牛津，以及 1586 年的埃克塞特。最后两次暴发是在 1730 年的陶顿和 1750 年的伦敦。在每一个案例中，那种致命的传染病（很可能是斑疹伤寒）都是由被带至法院的囚犯传播给了在场的法官和其他人员。

红病。这一时期的特点是，基于临床及流行病学的观察，疾病实体日益个体化。这种趋势不仅在一些疾病（如汗病和斑疹伤寒）中表现突出，还体现在猩红热和其他急性皮疹病上。16 世纪之前，没有一例疾病的描述可以被认为是猩红热。然而，在 1553 年，关注公共卫生和法律医学问题的乔瓦尼·菲利普·英格拉西亚（1510—1580）发现了一种儿童疾病，并将其与麻疹区别开来。他形容道，这种疾病通常被称为红疹，症状表现为覆盖整个身体的皮疹，有许多大大小小的火红色斑点，因此，身体看上去像是在燃烧一般。虽然英格拉西亚没有提到病人还有喉咙疼痛的情况，但这显然就是猩红热。

尽管如此，直到 17 世纪，猩红热才被确立为一个单独的临床症状。在这一时期的早些时候，由于瘟疫的暴发，德国似乎注意到了这个疾病。在他们的通俗作品中，偶尔会提到"红病"（Rotsucht）这个词；1624 年，G. 霍斯特出版了一本书，书中将红病与天花、麻疹和"röteln"（可能是风疹）进行了区分。1627年，丹尼尔·塞内特（1572—1637）与迈克尔·多林（逝于1644年）记录了在维滕贝格和布雷斯劳发生的瘟疫，在他们笔下，猩红热的所有特征第一次有了明确的描述。塞内特不仅第一个注意到皮疹发病后伴有脱皮现象，他还首次宣告猩红热具有严重并发症，尤其是因肾炎引发的水肿。

17世纪后半叶，猩红热似乎在欧洲各地和不列颠群岛上流行开来。事实上，正是在英国，猩红热才最终有了今天人们所熟知的这个名字。1676年，托马斯·西德纳姆（1624—1689）在其《医学观察》第三版中加入了一篇题为《发热猩红热》的短文。显然，他所用的这个词只是将当时这个疾病的常用名字翻译成拉丁文而已。这在塞缪尔·佩皮斯写于1664年11月10日的日记中也很明显："我的小女儿苏珊恐怕是得了麻疹，或者至少是得了猩红热。"西德纳姆将猩红热表述为一种非常轻微的疾病，用他的话说，猩红热徒有其名，尽管偶尔会致人死亡。总而言之，他对猩红热的形容和我们今天所见的相一致。从西德纳姆时代到18世纪中期，这种流行病看上去似乎并不厉害。即便有这些描述，直到18世纪末，它仍然被误认为是麻疹。

佝偻病或英格兰病。17世纪早期，出现了一种威胁儿童健康的新疾病。富勒博士在1649年写道："有一种婴儿疾病（这种婴儿病目前还没有合适的拉丁语名称），叫作佝偻病。临床表现为头过大，腿和下半身严重萎缩。"那么，佝偻病真的是一种新出现的疾病吗？有证据表明，早在古典时期，它就以这样或那样的名字为人所知。在16世纪，关于腿部外翻和内翻畸形的描述就出现在安布鲁瓦兹·巴累的文章里，因此，在当时的法国，佝偻病可能很普遍。不过，在英格兰，到 1664 年才在死亡报告上首次出现了佝偻病的名字，并且，直到 17 世纪中叶，它才作为健康问题引起了公众的注意。关于我们今天所知道的佝偻病的描述首次发表于 1645 年，是一篇由丹尼尔·惠斯勒在莱顿大学所写的博士论文。在文中，他写道，"大约在 26 年前，我国首次观察到这种疾病……"这一观点与德拉蒙德、威尔布里厄姆合著的《英国人的饮食》中提到的看法不谋而合，他们二人认为，在早期物产匮乏的时代，佝偻病就已经存在，而到 17 世纪的前二十年，由于严重的经济萧条及可怕的贫穷，它的发病率明显增加，特别是在英格兰南部。失业和物价上涨无疑导致了牛奶和奶制品消费的减少，随之而来的是钙、磷、维生素 D 每日摄取量的减少。此后，在两个多世纪的时间里，佝偻病的发病率大大增加，以至于成为一个严重的公共卫生问题。这种激增也可能与城市生活的发展有关，在城市里，"白肉"，特别是牛奶，还有阳光，都不容易获得。

坏血病——海上的黑死病。15、16 世纪的地理大发现是一个大家所熟悉的主题。然而，随着世界变得越来越宽广，出现了一些意想不到的新问题。在通往远东和新世界的航海线上，航程比以往任何时候都长，这使人们注意到了一些新的健康问题。因此，在 16 世纪出现了关于海员职业健康需求的文献，这并非偶然。在英国，最早致力于海军医学研究的著作是 1598 年出版于伦敦的《英格兰民族的疾病治疗》。这似乎是乔治·惠特斯通的作品，他是一名士兵，同时也是一位诗人，在书中，他介绍了坏血病、斑疹伤寒，可能还涉及黄热病、中暑、痱子和痢疾，包含了身处热带的海员可能会遇到的所有情况。

但是，在长途航行中，海员面临的最大敌人是坏血病，这主要是由于饮食匮乏或缺少维生素 C 摄入。坏血病从任何意义上讲都不是一种新的疾病。在中世纪，那些受到围剿的城镇中，当新鲜食物的供给被切断或陷入短缺，坏血病就会出现。然而，当西欧的海员们冒险驶入大西洋时，这种疾病成为一个严重的问题。葡萄牙人是最早遭遇坏血病灾祸的人之一。在 1498 年的航行中，巴斯克·达·伽马因为这种可怕的疾病失去了 55 名海员。1535 年，当雅克·卡蒂亚远征加拿大时，他的士兵也被一种致命的坏血病袭击。在开始于 16 世纪中期的开往非洲的早期航行中，英国人就已经历过了这种针对航海者的悲剧。两百多年以来，坏血病一直是海员中广泛流行的疾病。然而，荷兰人早在 16 世纪中叶就认识到新鲜蔬菜和果汁在预防坏血病方面所起的作用。珀切斯（1601）、兰开斯特（1605）、伍德尔（1617）、科伯恩（1696）、米德（1749）相继证明了柠檬汁及橙汁有抗坏血病的作用。到 18 世纪中期，关于坏血病，有八十多部论著出版，其中许多都推荐使用酸性水果或果汁治疗坏血病。然而，直到 1795 年，英国海军部才发布了那条著名的命令，要求给所有士兵配备柠檬汁。

工人的疾病。对海员的疾病表现出兴趣并不是一种孤立的现象。人们还关注其他行业的健康问题。事实上，正是在这段时间，职业医学的基础建立了起来，使得拉马齐尼能够在 1700 年出版第一本关于工人疾病的综合性论著。

由于经济和技术的发展，矿工和金属工人是最早被研究的职业群体。15 世纪，随着商业企业的成长，贸易量不断增加，形成了对扩张货币和资本的需求。这种需求只能依赖大量黄金白银的供应才能满足，于是中欧的金矿在 15、16 世纪开始了开采。为了满足这种需求，矿井挖得越来越深，而由于必须在更深的地下作业，矿工的健康受到了影响。矿井越深，职业病造成的危害越大。就在这个时候，出现了第一批有关矿工疾病及事故的著作，正是对这些情况的反映。

然而，第一本关于职业危害的著作描述的对象却是金匠，而非矿工。这是一本仅八页的小册子，由奥格斯堡的医生乌尔里希·埃伦博格在 1472 年所著，于 1523 年或 1524 年印刷发行。此即《有毒有害的金属蒸汽及烟雾，例如银、汞、铅和其他那些高额交易中金匠和其他金属工匠被迫使用的金属：他们应如何行动，以及如何消除毒物》，其目的是预防疾病。

关于矿工疾病与意外事故的首次记录出现于 1556 年一篇以采矿为主题的简短论述中，作者是格奥尔格·阿格里柯拉（1494—1555）。他将矿工的疾病分为四类：一类是关节病，一类是肺病，一类是眼病，最后一类是绝症。他还对这四类疾病进行了预防和治疗方面的讨论。然而，这些不过是他对采矿所作的大篇描述中的一点附带内容。1567 年，在阿格里柯拉的论文发表十一年后，在德国的迪林根出现了第一部专门研究矿山和冶炼厂工人职业病的专著。作者是德奥弗拉斯特·冯·霍恩海姆，通常也被称为帕拉塞尔苏斯；这部专著被命名为《矿工病和其他矿工的疾病》。它由三册组成。第一册是关于矿工病，主要是肺部疾病；第二册是关于冶炼工人和冶金学家的疾病；第三册是关于汞引发的疾病。帕拉塞尔苏斯就此展开了对病因、发病机制、预防、诊断和治疗的讨论。这部专著对职业医学产生了一定的影响。

阿格里柯拉和帕拉塞尔苏斯为矿工职业病的研究奠定了坚实的基础。越来越多关于这一主题的文献的出现反映出他们所做的贡献是多么重要；虽然 17、18 世纪并没有带来什么伟大的发现，但不同作者的观察的汇编本身就很有价值。同一时期的其他医生也就不同职业带来的危害发表过一些文章。从马尔西利奥·费奇诺（1497）到 G. 霍斯特（1615）再到格拉托利（1652），他们都写过以学者的健康为题的内容。再略举几例，17 世纪，J. R. 格劳伯（1657）写了有关海员健康的文章，L. 安东尼奥·波尔齐奥（1685）与海因里希·斯克塔（1687）研究士兵的健康，G. 兰卓尼研究盐田工人的健康，而 F. 普莱普则关注律师的健康。

46　　　这种趋势对未来意义重大，摩德纳的贝纳迪诺·拉马齐尼所著的《工人疾病的讨论》便是首部呈现这一趋势的经典之作。拉马齐尼是一位医术精湛、学识丰富又极富个人魅力的医生。他迷人的个性在这本书的序言诗中尽显无遗。诗中，他形容这部作品是如此心痒难耐、烈火灼心般地渴望出版，但也警告说，等待它的将是可怕的命运。在 1700 年，这本书面世了，它之于职业健康发展的重要性，等同于维萨里之于解剖学、莫尔加尼之于病理学。拉马齐尼意识到职业健康是一个重大的社会问题，因此，他不仅着手研究职业病，还对这一研究的实际应用表示关注。在这本书的第一版中，他共讨论了 42 个工人群体，其中包括矿工、挑夫、药剂师、助产士、面包师、磨坊工、油漆工、陶艺师、歌手和士兵。在 1713 年的第二版中，他增加了 12 个群体，其中有印刷工、纺织工、研磨工、掘井工。拉马齐尼的著作具有双重意义。一方面，它综合了从最早期到 18 世纪所有关于职业病的知识；另一方面，它为更进一步的研究打下了基础。因此，它既是一种对过往的回顾，也是一种对未来发展的预示。拉马齐尼的作品被翻译成法语、德语和英语，直到 19 世纪工业革命带来新的问题时，它也仍然是预防医学这个分支的基础文本。

梅毒。在 16、17 世纪出现的新疾病中，赫然耸现的当属梅毒。关于它起源何处，这里我们不做讨论，但毫无疑问的是，这种疾病在 15 世纪末就以流行病的形式在欧洲出没，它首先登陆那不勒斯，随后传播到欧洲大陆的其他地方。梅毒于 1495 年出现在德国、法国和瑞士，1496 年出现在荷兰和希腊，1497 年出现在英格兰和苏格兰，1499 年出现在匈牙利和俄罗斯。医生们认为它是一种全新的疾病，便以各种名字称呼它。法国人称它为那不勒斯病，而意大利人则以法国病，即"高卢病"回敬之，这个名字后来成为整个欧洲最常用的叫法。在其他国家，人们也用本地语言命名，梅毒在英语中是"大斑疹"或"法国斑疹"，在法语中则是"大皮疹"，而德语中是"水疱"。到 1530 年，法兰卡斯特罗出版了他的长诗《西佛里斯：高卢病》（*Syphilis sive morbus Gallicus*），这首诗很快风行起来，被翻译成众多语言版本。它讲述了年轻英俊的牧羊人西佛里斯（Syphilis）的故事，因为亵渎了太阳神阿波罗，他受到惩罚，染上了一种可怕的疾病——法国病。法兰卡斯特罗参照弗吉尔的《田园诗》，以优美的拉丁诗句描述了这种疾病的症状、过程和治疗方法。这首诗的流行，最终使得"梅毒"（Syphilis）这个名称受到广泛采用。

当时，梅毒的症状比现在严重得多，人们以处理其他流行病的方式来处理梅毒。从文艺复兴至 18 世纪，对性的宽容是这段时期的普遍特征，生这种病并没有被看作什么见不得人的事，并且，为了战胜它，人们付出了艰苦卓绝的努力。没有人想要隐瞒自己感染梅毒的事实，德国骑士乌尔里希·冯·哈滕甚至公开了他自己的病例，以便大家可以从中吸取教训。因此，关于梅毒的临床表现、传播特点、治疗方法的知识得到广泛传播。到 1530 年，大家普遍认识到梅毒通过性行为传播的特性，于是开始采取有力措施控制其感染源。

最初的一些管制措施针对的是性工作者。当时，妓院是被接受的场所，卖淫活动遍地开花。15世纪末，罗马就有超过6 800名性工作者。在威尼斯1509年的人口普查中，30万人中有超过11 654名女性性工作者。但早在1496年，博洛尼亚、费拉拉等其他城市就开始驱逐性工作者。1507年，法恩扎法令规定，那些想要从事卖淫工作的妇女必须先接受健康检查，如被发现患有法国病（梅毒），则禁止提供此项服务。一般情况下，梅毒的控制措施是从对其他流行病（特别是麻风病和鼠疫）的处理方式中得来。感染或疑似感染的非居民患者被驱逐出社区或禁止入内。而感染的本地市民则必须去专门的医院接受治疗。1496年，贝桑松驱逐了患有那不勒斯病（梅毒）的性工作者和外地人士。同一时间，苏黎世采取了类似措施，而纽伦堡在1497年也如是操作。随后的一年里，班贝克开始禁止梅毒病人进入旅馆和教堂，并严令他们不得与健康人接触。1496年，罗马禁止理发师为梅毒病人服务。而专门治疗梅毒的医院或其他治疗设施早已建成。维尔茨堡、弗莱堡及汉堡的市政当局分别在1496年、1497年和1505年做了住院收容和治疗的安排。菲拉拉兄弟会在1505年获批建立了一所梅毒专科医院。1552年，威尼斯颁布了一项法令，规定所有感染法国病的人统一到绝症医院接受治疗。许多社区还为梅毒患者提供免费医疗，大多数情况下，治疗他们的医生有义务向当局报告。

可能是因为这些措施，也可能是因为涂汞的能量疗法以及某种程度上免疫力的发展，梅毒在17、18世纪逐渐成为一种慢性病。然而，它仍旧非常普遍，是一个主要的健康问题。随着中产阶级道德观逐渐占据主导地位，梅毒开始被看作一种社会污点。于是，它变得隐秘，这极大地阻碍了控制这种疾病的行动，直到近期，情况才有所不同。

天花。新疾病的出现并不意味着从前已知疾病的消失。相反，在这段时间里，一些旧有的疾病变得愈发重要起来，成为社区健康问题。毫无疑问，中世纪就有天花存在了。然而，随着中世纪的结束，由欧洲探险家和殖民者传入的天花似乎在欧洲、亚洲、非洲和美洲越来越普遍。总的来说，该病在欧洲似乎属于轻症，很少致命。法兰卡斯特罗在其所著的传染病书中，轻描淡写地将天花刻画成一种几乎人人都会得的病。但在 16 世纪的意大利，有过几次关于传染病的报告，例如，1567 年在曼图亚，以及先后于 1570 年、1577 年、1588 年在布雷西亚发生的天花瘟疫。在法国，安布鲁瓦兹·巴累提到自己在 1586 年和其他时间所遇见的一些天花病例。

16 世纪早期，"smallpox"（天花）一词出现在英国，对应法语中的 "la petite vérole"（天花）。后者与 "la grosse vérole"（梅毒）相对。这两个专用词意味着这两种疾病之间存在着某种相似性。而共同点当然就是它们都有皮疹的症状。

在伊丽莎白时代末期，天花作为英国的一种常见病开始得到重视。1629 年，伦敦第一批印刷的死亡率名单中，将天花作为一种单独的疾病列出，此后每年天花都会出现在名单上。在斯图亚特时代，人们经常提起天花，尤其是在伦敦；这种疾病日趋严重，反映在那份死亡率名单上。仅是 1659 年的一次疫情中，伦敦就有 1 500 多人去世。17 世纪末，天花几乎被视为童年经历不可避免的一部分。据报告称，婴儿和幼童在感染后病情较轻，而对于年龄较大的儿童和成人，则往往有致命的危险。到 18 世纪初，天花在英国的城市和乡镇中大肆流行，并成为死亡的主要原因。1694 年，玛丽女王在天花疫情中去世。欧洲大陆与英国一样，在整个 18 世纪，天花不断地对公共健康构成威胁。

天花被发现后不久就传入了新大陆。此后，它时不时出现在一个或多个地方，但其流行程度永远无法与英国或欧洲相比。然而，这种疾病引起的恐慌是实实在在的。正是由于需要让公众了解天花的性质和应对它的方法，才有了托马斯·撒切尔在 1677 年至 1678 年发表的《简单规则：指导新英格兰的普通人如何在天花或麻疹来袭时管理好自己及家人》。这是在墨西哥以北的美洲最早印刷的医学文献。

各地的人们都认识到对流行病进行有效预防是亟须的，而预防医学的重大胜利之一就与天花有关，这就是 18 世纪的詹纳疫苗。这一成就始于 18 世纪早期，整个发展的过程将在后续篇章中展开讨论。

疟疾及其他疾病。和天花一样，疟疾也是中世纪时就在欧洲出现了，但直到 16 世纪，我们才对它的流行和分布有了充分的了解。从 16 世纪到 18 世纪，疟疾是一种常见病，经常在欧洲的大部分地区流行。据报告，欧洲疟疾的首次暴发是在 1557 年和 1558 年。英国、西班牙、意大利、法国、荷兰、德国和匈牙利则在 17 世纪遭遇了严重的疫情。根据 G. B. 卡瓦拉里的记录，1602 年，发生在意大利的一场疟疾夺取了近四万人的生命。17 世纪下半叶，特别是在 1657 年和 1664 年，疟疾在英国肆虐。有报告称，克伦威尔就死于疟疾。正是在这段时期，这种流行病传入新大陆。疟疾的暴发很有可能是由持续不断的战争以及海上贸易的扩张引起的。欧洲人早已与非洲、印度和东亚最严重的疟疾疫区进行了长期接触，很可能被输入了新的菌株，由寄生虫携带者将其传播到整个欧洲。

尽管如此，这段时间仍为预防疟疾做出了两大重要贡献。1630年至1640年间，秘鲁树皮或称金鸡纳被进口到欧洲，成为疟疾治疗的一种特殊疗法。之后，1717年，杰出的临床医学家乔瓦尔·马里亚·朗西西（1654—1720）出版了《论沼泽的有害气体》一书。在疟疾的流行病学研究中，他感兴趣的是沼泽产生疟疾热的方式。朗西西认为沼泽散发出的气体会产生两种致病物质，分为有生命体的和无生命体的。有生命体的就是蚊子，他相信这种生物会携带和传播病原体或微生物。朗西西就这样接近了病媒概念，并部分预见了19世纪末疟疾之谜的揭晓。

其他已知的疾病也以流行病的形式出现在16、17世纪。事实上，这一时期的一些瘟疫是历史上最凶猛的。16世纪，白喉作为一种严重的流行病在欧洲暴发，首先是在低地国家、莱茵河沿岸和法国，之后蔓延至地中海西部地区、伊比利亚半岛和意大利。关于白喉的最初详细临床描述来自医生们的观察。16世纪末，席卷西班牙和意大利的一系列致命传染病使得这些国家的医生认识到该病的传染性特征。白喉作为一种特殊的临床实体，缓慢但坚定地被与其他疾病区分开来。但到17世纪末，这种疾病的暴虐程度似乎减弱了，因此医生对它的兴趣也下降了。随着18世纪的发展，白喉再次在欧洲流行起来，并在英国和美国暴发，不过没有哪个地方的疫情像前一个世纪的西班牙和意大利那样严重。

16世纪，腺鼠疫继续在欧洲横行。然而，随着这个世纪的进步，鼠疫似乎变得更加普遍；之前未受影响的城镇也遭到它的袭击，疫情的暴发变得更为致命。直到17世纪，这种疾病以自14世纪黑死病以来最猛烈的方式再次出现。在都铎王朝和斯图亚特王朝

50

统治期间，鼠疫频频光顾英格兰，并于 1665 年达到了高峰。欧洲大陆也饱受重创。在 1628 年和 1629 年两场可怕的瘟疫中，里昂几乎丧失了一半的人口。而沿索恩山谷向北，第戎周边的国家也遭到侵袭，于 1636 年暴发的瘟疫几乎消灭了该地区所有的人口。1629 年至 1631 年间，意大利经历了相似的惨剧。据科拉迪称，1630 年至 1631 年间，仅意大利北部就有 100 万人死于鼠疫。1630 年，它还导致米兰 8.6 万人丧生，威尼斯共和国则有近 50 万人死去。在三十年战争即将结束的时候，鼠疫传播到了德国和荷兰。从 1654 年至 1656 年，东欧人民首当其冲，承受了鼠疫的侵袭。17 世纪末，它的暴发强度有所下降，尽管到 18 世纪鼠疫仍然在欧洲肆虐，但它已不再像前几个世纪那样严重了。

传染或流行病构成？ 显然，医生们有足够多的机会研究和观察传染性疾病。人们累积了大量知识，并由此产生了对流行病和各种急性发热病起源的大量猜测。解释这些病症的努力促使互为矛盾的概念竞相发展，这些概念影响着我们这个时代的公共卫生思想和实践。其中一个就是流行病构成，另一个则是传染。这两个概念都不是全新的，至少部分地源自早期的观点。

51　　　中世纪流行病学的一个观点认为流行病是由一系列气候条件和当地环境引起的，这个观点起源于希波克拉底的著作。他强调气象变化和季节特征是决定流行病传播态势及季度、年度发病率变化的要素。流行病构成的概念则是指，只要特定的构成因素持续存在，就会产生能够传播疾病的大气环境，这个观点在 16、17 世纪得到发展。纪尧姆·德·巴尤（1538—1616）是第一位倡导此种观点的人，他是一名法国医生，首次记录了百日咳的临床表现，并提出了风湿病这一概念。1640 年，在其身后才出版的《流行病和偶发性疾病》

一书中，巴尤效仿希波克拉底，对 1570 年至 1579 年不同季节和年份的大气状态或构成进行了讨论。由此，他发现 1571 年的春天比较潮湿，很多人都得了感冒、胸膜炎和喉咙痛。

伟大的英国临床医生托马斯·西德纳姆（1624—1689）进一步发展了这一研究方法。他认为，伤寒可以分为两大类：一类是由大气变化引起的传染性温热病，一类是由人体易感体质引起的并发症。鼠疫、天花和痢疾属于前者，猩红热、扁桃腺炎、胸膜炎和风湿病属于后者。虽然急性的并发症可能与当时的大气状况无关，但它们也有可能是受到传染性温热病的影响。西德纳姆认为，传染性温热病的显著特征是所谓的固定发热，它可能与一些并发症一起出现。因此，在某一特定大气构成期间，所有流行病都被打上了这个特殊的烙印。生发疾病的大气状态和此状态的假设性变化，被西德纳姆称为"流行病的构成"。随着这一构成的逐渐加强，其力量得到了充分发挥，传染性温热病的严重度和暴虐度都有所增加，之后又因为大气受新的构成元素影响而减弱，这种传染病会在一段时间内流行，并与其他传染病相关联。西德纳姆并不清楚假设的大气变化情况，但他相信是地面升起的瘴气导致疾病，甚至乐于将流行病的星象起源纳入考虑范畴。

这种大气-瘴气的观点产生的影响将持续很长时间，它注定要在 19 世纪公共卫生发展的过程中起到重要作用。正如我们之后会看到的那样，埃德温·查德威克所坚持的有机物产生的瘴气会引发疾病这一理论尽管是错误的，但它为公共卫生的实际操作提供了依据。在历史的发展中，事物往往不是非黑即白，错误的思想也可能被创造性地运用。

然而，与此同时，还有其他医生和一些外行人认为传染是导致流行病暴增和传播的主要原因。这个观点由吉罗拉摩·法兰卡斯特罗（1478—1533）在他于 1546 年发表的论著《传染、传染病及其治疗》中有系统的论述。这本书是传染病科学理论发展的丰碑之一。在讨论特定疾病的问题时已多次提及法兰卡斯特罗的名字，显而易见，他在传染病方面的建树是在对鼠疫、斑疹伤寒、梅毒和其他流行病广泛而又实际的研究基础上形成的。他的这本论著分三册：第一册介绍了他的传染理论，第二册讨论了各种不同的传染病，第三册则分析了传染病的治疗方法。

法兰卡斯特罗是明确提出我们现在所理解的那种感染理论的第一人。他掌握了一个事实，即感染是因，流行病是果。根据客观观察和巧妙推理，他得出结论，传染病是由微小的传染性病原体引起，这些病原体具有传播和自我繁殖的功能。这些疾病的种子，或称为微粒状物质（seminaria），具有针对性；一种种子引发一种疾病。当种子作用于人体体液和元神时，疾病便产生了。很难说法兰卡斯特罗是如何构想微粒状物质的，但它显然并不等同于现代角度的活的微生物。如果把疾病的种子看作化学物质或酵素，可能更接近他的观点。此外，他还认为疾病的种子侵袭身体的能力或在环境中持续存在的能力各不相同，这些变化的发生有助于解释某些疾病周期性发作的原因。最后，法兰卡斯特罗发现了三种传染方式：通过人与人之间的直接接触；通过污染物等中间媒介；在一定距离传播，例如通过空气。他提出假设，在非正常的情况下，大气会受到感染，产生流行病，而这些情况可能与异常的大气和星象有关。与他的诸多前辈和同代人一样，法兰卡斯特罗相信占星术。

这些观点不是全新的，也并非来自法兰卡斯特罗的原创。生命体传染和特定疾病种子，这两种学说已经有其他人提出过了，其中包括瓦罗、科卢梅拉和帕拉塞尔苏斯。除此之外，法兰卡斯特罗也没有发现细菌或预测到它们的存在。然而，即便如此，他所做的工作也相当重要。根据观察到的事实和逻辑推理，以及在无法观察的情况下巧妙地使用类比，他将前人和同代人分散的观点进行了凝练总结。他推断出传染元素一定是微粒状态，并对这种疾病种子的作用机制进行了清晰且准确的说明。通过这种方式，他创立了自己的流行病传染理论，直到19世纪末，此理论还在与大气-瘴气论一争高下。

列文虎克和他的"小小动物们"。尽管法兰卡斯特罗设法理清了疾病的传染机制，但疾病的种子这个问题仍处于一片未知神秘中。然而，直到17世纪，人们才对传染病可能是由微小生物引起的这一想法予以正视。当显微镜开始展露其奥妙，真相被缓缓揭开。随着简易放大镜的进步和16世纪复式显微镜的出现，人们第一次有机会对法兰卡斯特罗推测的微粒状物质展开研究。

即便发现在自然界中，空气、水和土壤里有成群结队肉眼看不见的微小生命，人们一时之间也无法将这些小生物与疾病的产生联系在一起。首位观察到细菌和其他微生物的人是安东·范·列文虎克（1632—1723），他是代尔夫特一位杰出的亚麻布商人，他在1676年10月9日的那封著名信件中把自己的发现告诉了伦敦皇家学会。他对那些微生物的形态进行了描述，在今天它们被称为球菌、杆菌和螺旋菌，但显然他并没有想到他的"小小动物们"与疾病之间有什么关联。这并不奇怪，因为列文虎克是在雨水、土壤和健康人的排泄物等无毒害的媒介中发现它们的。

看着这些小生物扭动、乱转是令人着迷的体验，但更让人兴奋的是去探究它们从何而来，如何生存。很多人认为小生物是自生的，但另外一些人，包括列文虎克在内，则认为它们来自已存的细菌。围绕这个问题以及与此相关的发酵和腐败，产生了相当大的争论。在易分解的物质中，在酸奶、腐肉、变质肉汤中，总之，在所有发生腐烂或发酵的地方，都能发现微小的生物体。此外，将容易变质的有机物放在温暖处，短时间内就会成群出现之前没有的生物。因此，大致可以判定，微生物实际上是从无生命体的物质中产生的。与这种思潮相一致，把微生物看作疾病的产物，而非疾病的成因，它们是由腐败热产生，这似乎也同样合理。故而，相信微生物是自生的，这成为接受疾病细菌论的一大障碍。为了解释自生问题和发酵本质所进行的尝试，最终引导着人们认识了传染病问题，只不过这要到 19 世纪才会发生。

不过，在此期间，渐渐有越来越多的观察者认为，可能是微生物引起了传染病。正如我们所知，关于传染病病原体就是生物体的理论在当时并不新鲜。吉罗拉莫·卡尔达诺在 1557 年提出过疾病的种子是一种微小的生物，它们能够繁殖同类微小生物，其他科学家也表达过类似的观点。但直到 1658 年，才有耶稣会士阿塔纳斯·珂雪首次明确表明瘟疫是由微小的活的生物引起的这一观察结果。尽管他的研究粗糙且自相矛盾，但还是吸引了整个欧洲的注意力，热情的显微镜学家开始寻找致病的细菌。然而，这种热情还不足以抵消他们所要面对的技术和理论障碍，结果是，他们的报告内容模糊且矛盾，很快招来遭到大家对疾病细菌论的反对。在 18 世纪，这个理论有了不少支持者，其中包括英国人本杰明·马顿（活跃于 1720年）以及奥地利人 M. A. 冯·普朗茨（1705—1786）。但是，他们的观点没有任何可接受的证据来支持，直到 19 世纪三四十年代，细菌学理论才在新的证据基础上再次被激活。

公共卫生管理的基础。 公共卫生史必须关注两个方面。其中一个是医学科学的发展。了解疾病的性质和原因，才能为之后采取预防和控制措施提供基础。然而，这些知识的有效运用依赖各种非科学因素，主要是政治、经济和社会方面。它们是公共卫生的另一个重要组成部分，我们现在要谈谈这个部分。

16 世纪至 18 世纪的公共卫生活动有两个基本趋势。其一，行政管理继续以地方单位（主要是城镇）为中心，因而保留了中世纪的有限地域的特性；其二（这是一个与前者相反的趋势），此时出现了伟大的利维坦，即现代国家，它的轮廓从政治的风暴海洋中缓缓浮现，犹如鲸鱼浮出海面。随着时间的推移，国家政府越来越中央集权化，有着一整套政治和经济学说，它们在不同程度上影响着公共卫生的管理。要充分理解这些学说与实际事务之间的关联，就必须把它们视为政策和行政的一部分，而这两者的最高目标就是将社会和经济生活置于国家事务之中。这就是所谓的重商主义，或是德国所特有的官房学派。

从政治立场看，重商主义经常被恰当地描述为强权政策。然而，这种描述没有将重商主义的思想表达完整。重商主义远不止于此，它还是一种社会观念。社会福利被等同于国家福利。由于权力被认为是国家的首要利益所在，大部分的重商主义政策是为了增强国家权力而被推进及合理化。国家利益是社会政策的核心。无论是王国还是城邦，对于所有国家的决策者而言，重要的是：要增加国家权力和财富，政府必须走什么路线？统治者和他的顾问们认为，首先，需要有大量人口；其次，解决人口的物质供给；最后，人口必须由政府控制，以便将其用于公共政策所需的任何用途。虽然在不同时期和地方，重商主义学说应用的侧重点不尽相同，但各个地方在某种程度上达成共识：要在一个国家有效地利用人口，就必须注意健康问题。

例如，随着 17 世纪英国工业的发展，生产被视为经济活动的核心，而劳动作为最重要的生产要素之一，成为国家财富的基本要素。显然，任何因疾病和死亡造成的劳动生产率下降都会引发重大的经济问题。此外，由于人口也是生产要素之一，了解人的数量以及"人的价值"便成为至关重要之事，特别是了解那些被认为最具生产力的职业群体。17 世纪的英国正是认识到这一需求，才第一次大力尝试将统计方法应用到公共卫生领域。这种运用数字方法分析健康问题的方式，注定会使公共卫生的研究和发展结出非凡硕果。

政治算术：国家簿记。最初，采用统计方法的人们主要关心的是所谓的国家簿记。他们努力查明国民生活的基本量化数据，相信这些可以用来增强国家的权力和威望。这个新领域被赋予了一个颇具特色的名称，"政治算术"。这一发展并不是凭空出现的。在意大利文艺复兴时期，尤其是在佛罗伦萨和威尼斯，人们已经清楚地认识到统计知识对城市的重要性，但当时它还没有发展成一种分析健康问题的方法。

56　　　政治算术之父是威廉·配第（1623—1687），他是一名医生，同时也是经济学家和科学家，他创造了"政治算术"这个术语，并敏锐地意识到健康的人口是国家富强的重要因素。配第一再力促对人口、教育、疾病、收入和许多其他相关主题进行数据收集。他坚信，通过分析这些数据，就能弄清国家利益和政策方面的问题，因此，他在一切可能的地方使用数学计算方法。虽然配第认识到对健康问题进行定量研究的重要性，并提出了种种研究主题，但第一个坚实贡献是由他的朋友约翰·格朗特（1620—1674）做出的，其经典著作《关于死亡率的……自然观察和政治观察》一书于1662年问世。格朗特拿到了显示伦敦此前三十多年里死亡人数的数据，用归纳推理法进行分析，从而证明了部分社会和生命现象的规律，并揭示了一些事实。他指出，各种身体和精神疾病乃至意外事故造成的死亡人数"与墓葬的整体数量成固定比例"。他还指出，男性出生率高于女性，两种性别最终在数量上趋于平等；他指出了城市和农村的出生与死亡比率，以及城市的死亡率高于农村；以及死亡率随季节而发生变化。最终，格朗特开始首次尝试编制生命统计表。

与配第的贡献相比，格朗特的工作之所以更具重要意义，原因在于它包含了统计分析法的开端。格朗特意识到，从数据中进行数学推导，其准确性不可避免地以这样或那样的方式受到观察过程本身的充分度和精确度的限制。由于所掌握的材料有明显的缺陷和不完善处，格朗特对其数据的可靠性进行了测试。结果，他成功证明：即便是不完美的数据，若经仔细、合乎逻辑和公正的剖析，也能产生有用的信息。

格朗特和配第创造了充满希望的开端，在此基础上，对政治算术即"用数字推理政府事务的艺术"的培育，从17世纪一直持续到了18世纪初，格雷戈里·金、查尔斯·达维南特、爱德蒙·哈雷、约翰·阿布斯诺特、塞班斯蒂安·德·沃邦和约翰·彼得·苏斯米尔希对此贡献尤多。政治算术的核心对象依旧是人口问题，用精巧的计算确定不同人群的规模和状况。人们把兴趣转向了包括疾病在内的各种可能导致人口增加或减少的因素。然而，这些努力并没有取得什么实质性的进展。不过，这一时期产生了一些对未来具有意义的实践及理论贡献。

在实践方面，便是生命（或死亡）统计表。格朗特做出的初步 **57**

努力在其他国家得到了积极响应，在他去世后的一代时间内，商人们试图用其创造的统计法为人寿保险打造坚实的基础。1699年，在格朗特发表其研究成果七年后，克里斯蒂安·惠更斯开始着手用数学方法确定人的期望寿命，不论给定年龄是多少岁。然而，比这更有价值的是埃德蒙·哈雷在1693年发表的生命统计表。这张表格直接适用于人寿年金的计算，值得一提的是，18世纪伦敦成立的第一批人寿保险公司使用的就是哈雷的表格。任何人寿保险计划的合理运作都以对死亡率和预期寿命的了解为前提，而随着18世纪的发展，对这种表格的构成做出了一些改进，使得保险业务以更可靠的精算方式进行计算。那些有意通过自愿疾病保险计划帮助穷人自力更生的人，即所谓互助会，也促进了这一发展。最终，在18世纪中叶之后，生命统计表在检验天花疫苗接种效果的尝试中得到了部分应用。

在理论方面，首次出现了将概率论应用于政治算术研究的倡议。1713年，继帕斯卡、费马、惠更斯所做的开创性工作之后，出现了《猜度术》，在雅各布·伯努利这部重要的遗著中，他发展了数学概率论，把在"民事、道德和经济环境"中运用此理论作为己任。然而，大多数时候，研究概率演算的作者们几乎注意不到实际统计材料中所呈现出的频率。即便如此，18世纪初，数学概率论在生命现象方面的内在潜力已被意识到，并最终将在19世纪得到发展。

制定国家卫生政策。政治算术仅是实现国家富强这一目标的一种手段。人口是政治算术家们关注的核心，因为它在政治和经济上所具有的根本意义是治国之道的一项公理，对这一资源的任何损害都会引起人们的高度关注。思考健康与疾病问题，主要与维持和扩大健康人群这个目的有关，对国家政治和经济实力而言具有重要意义。统治者、政治家、行政人员、医生，概括来说，即所有的政务人员，他们都认识到，仅将自然生育和人口当成国家繁荣的主要条件是不够的。接受这一前提也意味着承担起消除使这些资源无法得到充分发展的障碍的责任。这一职责的主要方面之一，就是创造条件和设施，以促进健康，预防疾病，并使有需要的人易于获得医疗服务。从逻辑上看，这种做法包含着国家卫生政策的概念，而这一概念在英国和欧洲大陆得到了认可，在各种方面发展起来。

虽然英国并没有沿着理论路线系统地发展国家卫生政策，但对卫生问题进行了大胆而深入的分析，并提出建议，呼吁国家采取行动。政治算术的全能之父威廉·配第做出了最显著的贡献，他认为控制传染病和拯救新生儿是最有助于防止人口减损的方法。不过，这一目标的实现需要尽可能地发展医学知识，1676 年，配第在都柏林的一场演讲中强调国家对促进医学进步负有责任。早在约三十年前，他就已经意识到医院在培训医生和推动医学研究方面是多么重要，所以他一次又一次地重申这一点。除了一般性建议外，他还提出了一些具体建议。1687 年，他提议在伦敦成立一个卫生委员会来专门处理公共卫生事务。同年，他还提议为伦敦建立一所有一千个床位的医院。他还建议建造隔离医院，这样鼠疫患者可以转移到那里进行治疗。为了支持这个建议，也为了证明为防治鼠疫而采取的任何措施都是有用的，他开始着手计算疾病可造成的经济损失。除了隔离医院，他还主张建立妇产医院，特别是将未婚孕妇考虑在内。此外，他相信，人口中的某些职业群体对国家有直接影响。根据这一观点，他建议对职业病发病率和死亡率展开研究。最后，配第认识到，要实现这些目标，必须备有充足的医务人员。因此，他建议利用格朗特采用的方法对卫生需求进行分析，然后在此基础上计算出满足这些要求所需的内科医生、外科医生和其他工作人员的人数。

配第既不是唯一一个想在全国范围内解决公共卫生问题的人，也不是唯一一个想以定量分析应对这些问题的人。在他的同代人或后继者中，一些人以不同的方式展现了对上述两点的兴趣。其中有三位值得一提：学识渊博的外交家兼改革家塞缪尔·哈特利布、内科医生尼希米·格鲁（1641—1712），以及贵格会教徒、布料商人兼慈善家约翰·贝勒斯（1654—1725）。事实上，最引人注目的是贝勒斯在1714年发表的《论改进物理学》中提及的建立一个国家卫生服务体系的计划。其论点和建议的基本内容可概括如下：疾病和过早死亡是对人口资源的浪费。人的健康对其所在社区极其重要，因此，不能把它留给不确定的个人主观能动性来解决，可治愈疾病的高发病率就说明了个人主观能动性不足以应对这个问题。基于这些理由，有必要建立几家医院和实验室作为教学和研究中心，建立一所国家卫生研究所，以及为患病的穷人提供医疗服务。

尽管这些思想家的想法有着巨大的潜力，但它们没有立即产生实际的效果。他们提出的建议因违背了当时的主要政治和行政趋势而无法引领任何具体的行动。要有效实施这些建议，就需要一个由中央政府控制运作且发展良好的地方行政机制。但这样的行政网络在17世纪英国革命之后就消失了。从理论上说，地方官员是中央政府的代表，而在斯图亚特王朝第一代国王统治期间，中央集权的行政机构已得到发展。但是，内战打破了地方当局与国王之间的纽带，无论是联邦制和复辟君主制都无法再建旧有的制度。实际上，从17世纪中期，到《1834年济贫法修正案》，英国内部行政管理的突出特点就是强烈的地方特色。这一趋势对公共卫生的发展形成了重要

59

影响，因为还没有一种可以同时处理地方社区的需要和思考整个国家的福利的机制。在整个 18 世纪，公共卫生问题在英国仍以地方为单位进行管理，直到 19 世纪，随着新工业和城市文明的兴起，面对更大社区的出现，如何保护它的卫生健康成为举国关注的问题。

几乎在同一时间，与健康相关的重商主义立场在欧洲大陆特别是德国发展起来。只不过，它是作为绝对君主制理论中一个不可分割的部分出现的。君与民之间的关系被等同为父与子，按照这种家长制理论，人们认为专制主义国家的职责之一就是保护人民的健康。而人民恰恰是政府需要照料的对象。在健康问题上，如同所有其他活动领域，统治者们知道什么才对人民最有益，他们会以法律和行政措施去命令人民应该做什么或不应该做什么。在此框架内，"警察"（police）成为一个与健康和疾病问题有关的重要概念。"Policey"（警察）一词源于希腊语 "politeia"，指国家的宪法或行政管理，于 16 世纪被德国作家使用。公共行政理论和实践被称为"Polizeiwissenschaft"，即警察科学，而处理公共卫生管理问题的分支则被称为 "Medizinalpolizei"，卫生警察。

1655 年，维特·路德维德·冯·赛肯道夫（1626—1692）对德国重商主义的公共卫生法提供了一个初步但具有深度的构想，他与威廉·配第同代，曾任职于哥达和萨克森-泽茨公爵法庭的多个行政岗位。赛肯道夫认为，政府应当制定能确保土地和人民福利的法令。既然繁荣和福利表现在人口的增长上，那么就必须采取各种手段来保护人民的健康，使人口数量增加。政府设计的健康方案必须关注助产士的维持和监管、孤儿的照料、内科及外科医生的任命、瘟疫和其他传染病的预防、烟草和酒精饮料的过度使用、食品和饮用水的检查、城镇清洁和排水采用的措施、医院的维持以及对穷困者的救助。

17 和 18 世纪，人们愈发关注国家在卫生问题上所需承担的义务。英国的各种行政人员、医生和哲学家在公共卫生管理的诸多领域提出建议。故而，伟大的哲学家、科学家和政治学家戈特弗里德·威廉·莱布尼茨（1646—1716）在其参与的多方面的实践活动中，数次谈及卫生问题和在这些问题上政府应采取的行动方法。作为最早强调统计调查的学者之一，他在 17 世纪 80 年代发表了几篇文章，指出人们需要进行适当的人口和死亡率统计。大约在这个时候，莱布尼茨还建议成立一个卫生委员会来处理公共卫生问题。17 世纪末，希尔德斯海姆的医生康拉德·贝托尔德·贝伦斯（1660—1736）倡议政府应当对公共卫生进行监督。基于自然法，政府当局有义务关心臣民的健康，在这一前提下，贝伦斯认为，这种义务须依靠两种主要行动方法，即疾病预防和疾病发生时的相应治疗。预防必须关注空气的构成以及营养。此外，贝伦斯还讨论了传染病的处理和其他公共卫生问题。他所付出的努力，以及其他许多人所做的贡献，在 18 世纪约翰·彼得·弗兰克撰写的关于卫生警察的经典著作中得到了升华，这将在下一章进行讨论。

尽管在理论层面有了上述发展，但这一时期，英国和欧洲大陆的所有国家都没有真正创建哪怕一项全国性的卫生政策。事实上，它们只制定了廖廖几条旨在全国范围内执行的实用措施。其中就包括英国政府在 16 世纪至 17 世纪发布的各种鼠疫命令。而普鲁士则在 1685 年采取了另外一种方式，即成立卫生委员会，这可能是受莱布尼茨的影响，他建议创设医疗机构来监管公共卫生。同样值得注意的是，1688 年，大选侯负责确认普鲁士城市和乡镇的结婚、出生和死亡人数。在法国，这种数据统计的工作则是由科尔伯特确立。

61

然而，直到 17 世纪末，人口普查才在法国开展。总而言之，这一时期的政府，无论其初衷多么美好，都缺乏可以有效执行国家政策和方案的知识和行政机制。这导致的结果便是，公共卫生问题依旧主要靠地方社区解决，此种情况一直持续到 19 世纪。

城镇和公共卫生。 在考察地方当局为解决所面临问题而做出的努力时，最好切记，它们不得不在狭小范围内运作，最普遍的情况是在城镇政府的框架内。无论是处理瘟疫还是贫穷，当局只关心他们所在社区的利益和问题。只要意识到地方官员无法控制影响社区健康或福利的外部原因，就可以理解这种偏狭的态度了。假设鼠疫通过船只或货物从东方传入伦敦，其他城镇既无法阻止船只进入港口，也无法确保货物的消毒。他们所能做的就是尽量防止受感染的人或受污染的物品进入城镇。实际上，16、17 世纪城镇所面临的问题与 19、20 世纪民族国家所面临的类似（但后者程度较轻），这最终导致了国际卫生组织的成立。

在这些限制之内，当局对卫生和福利问题进行处理，并采取适当的措施。在这些地区，地方发展先于国家政策。例如，《伊丽莎白济贫法》并未创造出任何新的东西，只不过试图在全国范围内组织多种城镇实践活动。想要理解这一时期的公共卫生管理问题，有必要回顾一下 16、17 世纪的城镇和今天的城镇之间的巨大差异。从根本上讲，那个年代的城镇更接近中世纪的社区，而不是现代城市。今天的城市或乡镇几乎完全是一个工业或商业中心。现代城市人口居住在远离乡村环境的标准化住宅里，其街道绵延数里。而当时，城镇只是作为周围地区的一个市场，是手工业和农业生产的中心。城镇的牧场上饲养着牛，花园占据着城内很大一部分的可用空间。

文艺复兴时期或 17 世纪城镇的公共卫生管理与中世纪城镇的

62

处理方式大同小异。大多数城镇都由当局的一个组织管理，即市镇议会，作为一种永久性机构，它通常实行终身选举制。虽然这些单位的构成因不同城镇而异，但出于实际目的，当局往往会行使主权国家的一些权力。由于通常情况下市镇议会是一个永久性机构，它在某种程度上能够提供一名专职的行政人员来管理街道清洁、排水、供水和其他公共卫生事务。

街道清洁和排水系统。保持街道清洁的主要责任由居民承担。在英国，大多数城镇坚持每周清洁一次街道。在 16 世纪的考文垂和伊普斯维奇，以及 17 世纪的格洛斯特，每个住户每周六都要打扫和清洁自己门前的街道。在剑桥，周三和周六必须对所有铺设的路面进行清扫。在格洛斯特，每逢周一会有四名检查员对上周六的清洁工作进行巡视，以确保工作的完成，而这在考文垂，则是于周日进行。

然而，主要的问题并不在于对街道的定期清扫，而在于如何处理来自街道和住宅的污水及其他生活垃圾。为了保持清洁和公共卫生，各个城镇努力实施了一系列限制措施。肉贩和鱼贩不得将动物内脏丢弃在排水沟或供城镇取水的溪流、水道之中。凡是以人或动物的排泄物污染街道的行为都会受到惩罚。在 17 世纪中叶，格洛斯特市尝试通过建立市政厕所来解决这一问题。动物，特别是猪，不得在街道上游荡，否则将对其饲主处以罚款。

然而，在这一时期，污水处理问题并没有得到解决。人们采取了几种方法。在小型城镇，住宅附带的花园可以用来解决污水问题。在大一点的城镇，则必须做出其他安排才行。16 世纪的一种惯例就是在城镇外选择几个地方，派人把废弃物和垃圾运到那里。但这种方法有明显的缺陷。它依赖许多人的协同合作，因而效率低下。结果是，16 世纪的一些市政当局转而使用了另一种方法，即让清道夫用小车来收集污水和其他垃圾。到了 17 世纪，大多数城镇都采取了这一做法。在莎士比亚时代的伦敦，清道夫是监督清洁工作的官员，而实际的打扫是由被称为"耙工"（rakers）的人完成的。每个教区都被指派了两名清道夫，任期为一年。从约翰逊博士对清道夫的定义中可以看出，这个职位并不卑微，"一名小地方长官，他的职责是保持街道的整洁"。17 世纪的都柏林拥有一套固定的清扫系统，但它的弱点在于，这项工作是外包给私人承包商的，而承包商在履行合同时很少会做超出自己义务之外的事。应该指出，这种处理社区问题的方法，即与私人或团体签订合约，变得越来越普遍，并成为现代公共卫生运动必须处理的主要行政问题之一。

街道的污水被排入溪流或沟渠中。这提供了一种处理垃圾的简易方式，也带来了一个主要的问题，即如何防止沟渠被污染，以及如何防止其产生恶臭。起初，在英国的一些城镇，这被视为个人责任，但在 16 世纪，它由市政当局承担了起来。从约翰·斯诺在 1598 年对伦敦的调查报告中可以看出，这一任务并没有得到有效的履行，城镇的沟渠"最近被忽视了，要么被迫成为一个非常狭窄、非常肮脏的水道，要么完全阻塞、停滞了……"。

很明显，虽然市政当局的初衷是美好的，并且也尝试执行各种处理污水和废弃物的法规，但管理制度还不健全。这种情况一直持续到 19 世纪。

供水——私营化。城镇的供水情况与上述排水及街道清洁的情况类似。与中世纪的社区一样，城镇居民所需的大量用水都来自城镇内的水井和泉眼。这一时期，随着城市社区的进一步发展和增长，在许多情况下，这些水源被证明不够用，于是当局安排从城外找水源供水。在一些城镇，早在中世纪，就已有把淡水送进社区的服务，为了满足日益增加的需求，常常必须加大淡水的供应。尽管供应量增加了，但有时还是会缺水，就如 1608 年的夏天，北安普顿异常干旱，从上午 10 点到下午 2 点，晚上 7 点到次日早晨 6 点，公共水龙头都关闭了。相似的情况发生在 17 世纪的都柏林，经常会有一个或多个常规水源出现问题。有一次，一座城市的某一地区整整一年都没有水，因为它的水渠过于古老而腐坏了，但市政当局没有足够的资金进行必要的维修。

在伦敦的历史上，直到近代，供水仍然是一个问题。在这里，**64** 最早的水源也是水井和天然泉。之后，增加了三条河流用来供水，即泰晤士河、舰队河、沃尔布鲁克河。然而，到了伊丽莎白统治末期，现有的水源已无法满足需求，于是，伦敦市政委员会获得授权，从米德尔塞克斯和赫特福德郡的泉水中引入新水源。不过，这要等到 1609 年，直到伦敦的一位市民兼金匠休·迈德尔顿爵士为这样一个项目提供了资金，引水行动才开展起来，后来，市政委员会将获得的引水权转让给了他。于是，迈德尔顿爵士开办了"新河公司"，并在詹姆斯一世的支持下，着手为伦敦引水。1613 年，由新河引入的第一批水到达伊斯灵顿水库。新河公司是众多私营企业中第一家为履行公共职能而创办的公司，代表了社区服务组织的一个新的重要起点。然而，这一趋势要到 18 世纪晚期才真正凸显。

这些公司的发展也与技术革新有关，尤其是泵的使用。在中欧，16 世纪之前，水泵一直被用于矿井排水。然而，大约到 16 世纪初，它开始为供水所用。这一想法似乎起源于德国，之后传遍了整个欧洲。16 世纪末，英国人在这方面进行了各种尝试，但直到下一个世纪，供水的机械化才开始普遍起来。总之，在 17 世纪末 18 世纪初，可以明显看到越来越多的自来水厂拔地而起，并由此成立了几家公司。这一发展对公共卫生产生的影响直到 19 世纪才逐渐明朗，这一点将在后面进行讨论。

供应水的方法通常是把水直接引入一个中央蓄水池，当需要的时候，中央蓄水池会把水分流给当地蓄水池。居民们便从这些蓄水池中直接取水使用。主水池设在一幢非常华丽精美的建筑内，英国人称这样的水池为"沟渠"（conduit）。17 世纪以前，私人住宅中很少有水供应。在多数较大的都铎和斯图亚特城镇中，人们从公共沟渠中取水。但到了 17 世纪，随着供水量的增加和供水技术的改善，水被引到越来越多的私人家庭中。例如，在 17 世纪的利兹出现了一家供水公司，它把水抽到水库，然后通过小的管道输送给多家住户。

在欧洲和新大陆上，特别是西属美洲，供水方式也大致相同。17 世纪末，巴黎有两个主要的水源，即塞纳河及 15 英里外的高架渠。西班牙的征服者和殖民者将他们熟悉的欧洲供水法带入美洲。在今天的墨西哥，可以看到西班牙殖民期间建造的古代水渠和水厂。例如，一个人从东面进入米却肯州首府莫雷利亚市时，他会发现沿着公路有一条建于 16 世纪、由 250 多个拱门构成的大型砖石水渠，经由它，几英里外的山泉被运进城市。同样地，在靠近克雷塔罗的地方，一座建于殖民时期的大型高架渠最能体现当时建筑与工程特色，周围山上的水通过它进入城市。

大部分供应的水在到达饮用者手中时，都或多或少受到了污染。17 世纪末，报告称，塞纳河的水对陌生人非常有害，甚至对本土法国人也有不利影响。痢疾是主要的病症。污染在英国也非常普遍。1765 年，曼彻斯特禁止人们在舒特山水库溺死猫狗，或清洗脏污衣物。在约克，每家每户都有两个或以上的大水罐。他们将河里取来的未经过滤的水，放置在里面一到两天，以使泥沙沉淀下来。当他们开始使用净水时，便用其他的罐子来沉淀或装灌新的水。

这种过滤净水的方法诞生于 17 世纪。L. A. 波尔齐奥在他关于士兵的健康保护的书中提到利用沙子来达到净水目的的想法。但这一想法真正在全市范围内得到应用，要等到 19 世纪初。不过，在 17、18 世纪，法国人已经开发和使用了家用过滤器。

跛子、瘸子和盲人。与公共卫生的其他方面一样，医疗服务的提供也反映了这一时期过渡性的特点。在多数情况下，医疗服务仍然由地方负责。城镇或教区负责照顾生病的穷人以及其他无法自理的人。为此目的，社区聘请医院和医生来照顾他们。不过，虽然这种形式与中世纪并无太大差别，但由于宗教改革和专制国家的兴起，医疗服务的管理在一些国家发生了很大变化。

英国的医院尤其如此。随着亨利八世统治时期的修道院的解散，英国的医院制度也随之消失。一些医院被地方政府接管，而其他医院则转为他用。从 1536 年至 1539 年，再到 18 世纪志愿医院的兴起，这期间几乎没有几所新建的医院。医院除了作为真正意义上的医院为病人提供治疗外，还结合了救济院和养老院的功能。这些由城镇或教区管理的机构，是解决穷人问题政策的一部分。16 世纪出台了各种旨在解决贫困的措施，这些措施最终被整合到《1601 年伊丽莎白济贫法》(《伊丽莎白 43 号法案》) 中，该法在两个多世纪里一直是英国济贫法实施的基础。虽然该法没有涉及具体的卫生问题，但其目的是缓解"瘸子、无自理能力、老人、盲人以及其他贫穷且无力工作的人"的痛苦。然而，随着时间的推移，这一简单的声明在实践中被扩大到包括提供医疗和护理服务。但直到 17 世纪末和18 世纪，英国内政管理几乎完全成为地方性事务时，当地行动才得以全面展开。

在欧洲大陆上，也有一些国家出现了类似的趋势。在法国和德国，医院往往受国家或市政府控制。早在亨利四世统治期间，就已制订了为穷人建设护理机构的计划，但这个计划近乎搁浅。直到17世纪，医疗救济都是由地方当局以非集中化的方式进行。因此，1649年，巴黎负责济贫的专员们的活动的之一就是检查和治疗患有性病和坏血病的人。在红衣主教马扎林的领导下，人们通过建立综合性医院，将医院与救济院结合，来解决穷人的问题。这些机构的建立反映了绝对王权国家在处理经济和社会问题上所起的作用越来越大。受到科尔伯特的影响，这一趋势在各种旨在治疗病人以及从总体上提升国家健康水平的事业中得到进一步的发展。在德国，宗教改革后的医院转由市政委员会负责。而在之后的18世纪，王室政府则通过建立新的机构来发挥影响。

17世纪发展起来的另一个重要趋势是，认为医院应是治疗病人的场所，同时也应是进行医学研究和教学的中心。此观点在后来的几个世纪中产生了极其丰硕的成果。在这方面，荷兰人起了带头作用。1626年，在莱顿诞生了床边教学。此后，在赫尔曼·布尔哈夫（1668—1738）的领导下，这一趋势获得巩固和发展，以至于能对其他的医疗中心产生影响，尤其是对苏格兰的爱丁堡。正如我们所看到的，在英国，这种观点由弗朗西斯·培根、塞缪尔·哈特利布、威廉·配第、约翰·贝勒斯提出，并在18世纪伴随医院和诊疗所的建立而得以付诸实践。它的发展将在下一章中加以追溯。

转型时代。显然，从16世纪初至18世纪中叶是一个过渡期。 67
16、17世纪的科学大爆发奠定了解剖学和生理学的医学基础。观察和分类使得疾病有可能被更精准地识别出来。与此同时，在社区卫生需求上应用科学知识的可能性与重要性被赋予了意识形态的形式。根据现代国家的政治与经济需要，人们发展出了一套针对健康问题的定量法。微生物可能导致传染病这一观点开始变得具体了。

然而，这些向未来前进的发展领域中，没有一个对社区卫生问题的处理产生影响。16世纪、17世纪甚至18世纪，社区对流行病、医疗保健、环境卫生、供水问题的处理方式与中世纪相差无几。中世纪建立起来的行政管理模式一直延续到19世纪才真正得到改变。不过，正是在这一关键时期，变革的基础逐渐形成。

第五章 启蒙运动与革命时期的健康卫生（1750—1830）

历史播种期。从 1750 年至 1830 年的八十年是公共卫生发展的 关键时期。这八十年的特殊意义在于它为 19 世纪的卫生运动奠定了基础，也对现代公共卫生产生了重大影响。

这八十年所留下的遗产不断影响着我们，吸引着我们的目光。它是一段动乱且关键的变革时期，一段革命和复兴的时期，一段极度混乱的时期，充斥着令人惊异、千变万化的各种事件。人们的注意力很容易随着表面辉煌壮观的历史而转移，而忽略了那些影响普通人生活的并不那么引人注目却意义更深远的变化。不过，表面之下的一些深层的总体趋势揭示了这个时期的基本一致性。在这几十年制定决策的过程中，欧洲努力摈弃过去，在新的基础上建设未来。在法国和美国发生的伟大政治革命，拿破仑帝国经历的兴衰，为恢复旧政权所做的努力，都是这一变化过程中较为突出的表现。

尽管这段时期如此多样化，尽管它有着复杂的前因后果及相互矛盾的目标，但在这八十年里，欧洲世界至少存在着一种脆弱的一致，一种在其舆论氛围中相对不变的观点：改变是不可避免的。人们经历了越来越多突如其来的社会变化后，发现很难再把社会想象成是一成不变的。他们可能会对某一特定变化的可取性或如何去改变产生争议，但所有人都认同，变化是社会中的人所要经历的事情。

这种智识和情感氛围，以及与之相关的态度，归根结底可追溯到 18 世纪的文化和经济运动，即所谓的启蒙运动和工业革命。这些发展所造成的局势为后来在 19 世纪彻底改变公共卫生的新思想和趋势的萌芽提供了温床。

启蒙运动和理性。在启蒙运动的鼎盛时期，它是一场国际运动，但毫无疑问的是，法国人是其思想领袖。尽管启蒙运动起源于 17 世纪晚期英国特有的政治、社会和经济动荡，但到 18 世纪中叶，知识霸权已无可争辩地转移至法国。在那里，洛克和牛顿所留下的文明遗产激发出一批 18 世纪的天才，他们中有最具才华的知识分子，也有最杰出的作家。

启蒙运动的思想和行动基础是承认智慧具有最高的社会价值，并由此产生一种信念，即理性对社会进步有着巨大作用。18 世纪这种对人类理性能力的信心，它的理论基础来自约翰·洛克那本具跨时代意义的《人类理解论》，这本书对天赋观念进行了否定。既然心灵的一切都有赖于环境，有赖于从外部世界获得的感觉，那么心灵的塑造以及这一过程在教育上的实际操作就成了意义重大的事。人们认识到，只有在公共舆论知情的前提下，社会智慧才能发挥作用。因此，这段时期的特点便是急于把科学和医学成果向公众讲授，并依此趋势，努力在健康和卫生问题上启发大众。

启蒙运动的领导者们相信，他们的行动将更好地造福人类，他们的思想符合人类最真实的利益。法国哲学家狄德罗、达朗贝尔、伏尔泰及卢梭认为，人可借由教育和自由制度达到自身的完善，受此启发，他们把注意力集中到对社会制度和条件的改革上。这些思想家们的批判思维和人道主义唯心观在1751年至1772年出版的28卷本《科学、艺术与手工艺百科全书》中得到了完美的体现。狄德罗说，这本书的目的是将零散的知识收集起来，解释给当代读者看，并"将它传给我们的后人，使过去几百年的劳作不至于在未来几百年中失落"。这是一座大熔炉，思想者们将理论与实践融合，如此一来，知识可能变得更容易获取，以改善人类的生存状况。

在《百科全书》的各种条目中，对处理各种公共卫生问题的方法进行了具体的表述，如生命期限、医院、孤儿、政治算术、人和人口等。狄德罗在"人"的条目中强调婴儿死亡率对人口增长或减少的重要性，他指出，一位君主如果真的想增加其臣民的数量，必须采取措施减少婴儿的死亡人数。此外，他还在"医院"的条目中勾画了一项公共援助计划，包括养老保险和医疗服务，后者由巴黎各家医院提供。为此，他强调必须对医院进行改革和完善，特别是对死亡率极高的主宫医院。

随着法国大革命的爆发，人们期待启蒙运动中的那些美好希望和计划，以及蕴藏在自由、平等和博爱中的承诺能够得以实现。然而，大革命显然的失败以及希望的落空，使人们一度怀疑缔造这些希望的百科全书派。不过，这一学派的思想并未受到摧毁，因为其思想根源是那些没有得到满足的需求和理想，所以注定不会被束之高阁。在法国，督政府与执政府见证了理论家一派的蓬勃发展，即卡巴尼斯、道努、德斯蒂·德·特拉西，他们继承了百科全书派的衣钵。然而，到目前为止，在18世纪思想向19世纪转变的过程中，最重要的思想家是英国人杰里米·边沁。边沁将启蒙运动的乐观与大胆同洛克经验主义传统的实践观相结合，对英国和欧洲大陆的社会思想和立法实践产生了广泛的影响。在其弟子——哲学激进派——手中，他的思想又为整个 19 世纪英国社会及卫生方面的政策提供了理论基础，从而促进了现代公共卫生运动的诞生。

人类福利。当统治者们和政治家们努力以启蒙运动的伟大使命来指导他们的政策时，一种人道主义的抗议声也传了出来，随着 18 世纪临近尾声，这种思想和行为模式对人类的福利事业越发重要。各界都对人的权利和生活条件产生了新的兴趣，这种兴趣表现为日益增长的对特定群体健康的关注。通过认识疾病的社会影响和不同方面，商人、医生、牧师和其他热心公益的公民采取了多种改善措施。到 18 世纪末，人们已经注意到健康和疾病问题是对个人和社会而言都极其重要的社会现象。疾病对国家的影响开始显现出来，同时，为解决它们，各种力量也集中了起来。

在 18 世纪和 19 世纪初的理论与实践中，关于公共卫生问题，存在着两种倾向：个人行动和社会调节。在欧洲大陆，特别是在德语国家，对政府在公共卫生事务中采取行动之必要的意识最强；也正是在这些国家，体现这种意识的"卫生警察"科学得到了系统的发展，最终在约翰·彼得·弗兰克的不朽巨著《论卫生警察的完整体系》中达到了巅峰，全集的第一卷出版于 1779 年；第六卷也就是最后一卷于 1817 年出版。弗兰克的"卫生警察"理念植根于一种特定的政治、经济和社会制度，即开明的专制主义。在 18 世纪末，这种制度在本质上与英国、法国和美国的情况有着根本的不同。

而大不列颠的特点是，在发展个人主动性的同时辅以协作行动。这种现象很大程度上与地方政府活动受限有关。政府系统的这一局限性在许多方面反而促使个人主动性的发挥空间越来越大，因此在经验的基础上对出现的新问题进行处理是有必要且有可能实现的。这种趋势还必定与社会、经济变革的多样性息息相关。18 世纪前半期，英国经济生活的节奏与特征已开始发生变化，但相比之下，后半期在工业和农业上的变化则既迅速又具革命性。因此，称这些发展为工业革命和农业革命是有道理的。国家经济生活中发生的这些深刻变化必然会扰动其社会结构，并使人们对社区生活问题产生新的态度。这种独特的社会风气本质上代表了中产阶级的观点，它有两个主要特征：对秩序、效率和社会纪律的坚持，对人的生存状况的关注。值得注意的是，医院、诊所运动，婴儿福利运动和其他类似的运动都发源于市中心，首先是在伦敦，接着是在其他城镇。大部分的财富、商业和工业都集中在城市里，中产阶级更容易发挥影响力。

在这些活动中，逐渐形成了一种与健康有关的社会行动理论。托马斯·伯纳德爵士称之为"新哲学"，可以说它是英国版的卫生警察理念。虽然未经系统的发展，但它从意识形态上准确地反映了非专业人士和医生所进行的活动。它还反映了人们对穷人的健康和福利问题所表现出的浓厚兴趣，这不仅仅是一种仁慈的情感，而是为了能够以理性和智慧去解决这些问题。它为日益增长的社会良知提供了理论依据，但仍是一种盲点重重的人道主义、一种成功者的人道主义，它把人们对效率、简便和廉价等冷静而实用的美德的坚定信念与同情相融合。无论如何，由它产生的各种变革虽与19世纪相比规模不大，但作为一种新途径和新方法的迹象，是十分重要的。

人口增长。"永恒之女在呻吟！全世界都听到了"：威廉·布莱克在1792年为纪念法国大革命写下这样的诗句。没有比这更贴切的话可以用来形容他所处的那个孕育的时代，那个时代如他所描绘，是一个正在痛苦分娩未来"巨婴"的时代。作为一个出生在乔治三世统治初期并活到耄耋之年的人，他经历的是一段充满深刻而剧烈的变化的时期。在他生活的时代，手工业被工厂取代，手工劳动力被水和蒸汽取代；英国正经历着一次彻底的转型，从原来的农业国转变为工业国。

在这一变化中，最重要和最基本的是人口自1750年起出现明显激增。此前实际上静止不变的人口开始进入迅速增长期。值得注意的是，这种现象不单在英国发生。例如，1748年至1800年，普鲁士的人口几乎翻番，而柏林的人口则在1700年至1797年间增长了约五倍。这样的增长通常是由于高升的出生率和下降的死亡率。

虽然统计数据有很大缺陷，但主流趋势是确定的。在城镇中，死亡人数超过了出生人数，但城镇仍在继续发展。很明显，这种发展主要依赖农村人口的增长。伦敦这样的大城市在人们眼中如同饕餮巨兽。迅速膨胀的人口意味着世界成为孩子们的天下，但这一现象存在一个症结，即婴儿的死亡率高得惊人，特别是穷苦人家的孩子。显然，这是对生命严重而可怕的挥霍，为此英国和其他国家都采取了措施，遏制这种巨大的浪费。一场行之有效的改革运动在英国兴起，直接针对那些导致婴儿死亡的因素和条件。

反金酒运动。英国的改革者们首先针对杜松子酒的贩运进行了打击。反金酒运动的意义不仅在于它的有效性，更在于它是通过有组织地向议会施压来确保社会改革的先锋之一。因此，它成为公共卫生运动的雏形，对19世纪具有至关重要的影响。在报纸宣传、地方官员和医生的支持下，反金酒的请愿书被递交给了政府。贺嘉斯的作品《金酒小巷》就是在这个时候发表的，作为一种对历史的记录，它只怕过于真实了。最终，在人们的推动下，议会通过了一系列反金酒的法案，并于1751年完成了修订，该系列法案赋予地方法官控制金酒牌照以及消费数量的权力。烈酒消费的下降对死亡率，特别是婴儿死亡率，产生了明显的影响。

对无辜者的屠杀。极高的儿童死亡率也受到其他几个方面的影响。人们认识到，非婚生育非常普遍，大量的私生婴儿死于无人照管或谋杀。许多婴儿被遗弃在教区当局。穷人的孩子即便由父母抚养，也会面临许多危险。1750 年前后，在伦敦的一些教区，儿童的死亡率徘徊在 80%～90% 之间，而一岁以下儿童的死亡率更高。

在托马斯·柯兰的努力下，1741 年，伦敦育婴堂建成了，这反映了人们对于这一问题的重视。1748 年，威廉·卡多根为育婴堂的管理者们撰写了一篇《关于儿童护理和教管》，文中他为婴儿的生命权和自由权振臂高呼，并着手制定有关儿童护理、喂养、穿衣和运动的合理的经验法则。伟大的乔纳斯·汉韦，商人、旅行家、饮茶的反对者、雨伞的倡导者、慈善家，他发动了一场降低婴儿死亡率的重要运动，在救助教区贫民婴儿的事业中发挥了他最大的影响力。1769 年，他争取到一项法案，强制要求伦敦各教区将婴儿送到乡下接受照料。同年 4 月 24 日，乔治·阿姆斯特朗开办了英国第一家贫民婴儿诊所。在接下来的 12 年里，至少有 35 000 名儿童在这家诊所接受治疗。

在欧洲大陆，对于儿童问题，公众意识也有类似的觉醒。人们认为婴儿是护理不当的受害者，要求对他们采取更适当的卫生措施。在法国，尼古拉斯·安德里在 1741 年出版的《预防和矫正儿童畸形的方法》一书中创造了"整形外科"一词。他指出，儿童的许多畸形和疾病都是因为接受了错误的护理。1760 年，珍·查尔斯·德伊萨兹在《关于婴幼儿护理的教育，及对提高公民体质方法的实践性思考》中提出对婴儿进行正确养育的要求。然而，所有医学论证都没有让−雅克·卢梭于 1762 年出版的教育小说《爱弥儿》来得有

74

效。其影响越过法国国界，远播万里。1793 年 6 月 28 日到 7 月 8 日，法国国民大会通过了保护儿童及孕妇福利和健康的法案，代表了这一发展的高潮。

在德国，促进儿童福利的趋势也很明显，这在约翰·彼得·弗兰克及其同时代人的著作和建议中得到了最好的体现。这种趋势是通过行政行动来实现改革。与此同时，健康教育也没有被忽视。例如 B. C. 福斯特的《健康问答手册》，该书于 1794 年出版，多次印刷，被翻译成各种语言。

在这一时期，与发展婴儿福利并行的是为改善产科和降低产妇死亡率所做的努力。在威廉·斯梅的协助下，产科医生的专业地位得到了提高。在 1739 年理查德·曼宁·汉姆爵士建立产科病房前，伦敦的医院里还没有可以为产科病人提供的服务。汉姆爵士的这一创举很快被其他医院效仿。例如，1747 年，米德尔塞克斯医院设立了一个由产科医生指导的病房。紧接着，英国产科医院（1749）、伦敦产科医院（1750）、夏洛特女王产科医院（1752）以及其他几家产科医院相继成立。曼彻斯特的查尔斯·怀特则对产科实践的改进贡献良多，其对产科清洁的要求预示着后来霍姆斯和塞梅尔韦斯在预防产褥热方面所做的贡献。

表 1　英国产科医院平均死亡率

年　份	1749—1758	1779—1788	1789—1798
每 1 000 名活产孕妇死亡率	24	17	3.5
每 1 000 名活产婴儿死亡率	66	23	13

通过比较不同时期的死亡率，可以了解到这些发展对产科的影响。在表 1 中，英国产科医院的平均数字表明了这一趋势。

大约在 1810 年或 1820 年，死亡率又开始上升，持续到 19 世纪"饥饿的 40 年代"。

各种各样的情况和人。对特定群体健康的关注也体现在对某些与特定职业相关的工作条件和疾病的关注中。虽然早在 1700 年，伯纳迪诺·拉马齐尼就发表了其有关工人疾病的经典著作，但直到 18 世纪中叶以后，人们才在职业福利方面有了进一步的重大贡献。在 18 世纪后半叶，海军和军事医学占据了英国、法国和德国医生们的注意力。詹姆斯·林德（1716—1794）、吉尔伯特·布莱恩（1749—1834）和托马斯·特罗特（1760—1834）在改善海员健康，特别是根除皇家海军坏血病方面所做的贡献值得一提。林德建议使用柠檬汁防治坏血病，并提出其他建议来改善海员的生活条件和个人卫生，从而有助于减少斑疹伤寒的发病率。在法国，林德的研究成果被法国海军医学权威伯松尼埃-德斯伯里埃采用。英国的约翰·普林格（1707—1782）、德国的 E. G. 鲍丁格（1738—1804）和 J. P. 布林克曼（1746—1785）也注意到了士兵的疾病及预防。

在德语区，矿工和金属工人的疾病受到了极大的关注。Z. G. 赫兹蒂（1786）、E. F. 黑本施特赖特（1791）和乔治·阿德尔曼（1803）分别研究了普通工人的健康状况。在英国，罗伯特·威兰（1757—1812）描述了工人所患的各种皮肤病——制鞋工人和金属工人的皮炎、杂货商的瘙痒、洗衣女工的湿疹和面包师的瘙痒。

在 19 世纪头几十年里，法国在公共卫生领域一直处于领先地位。例如，1817 年，海军外科医生凯洛卓恩（1769—1857）基于大量详尽的研究出版了一本关于海军卫生的书。A. L. 格斯（生于 1791 年），人类学家、希腊解放战争参与者，他在 1816 年、1817 年发表了两篇关于危险贸易的论文。这种兴趣还表现在 1822 年出版的帕特西耶翻译的拉马齐尼作品中，帕特西耶将自己的观察所得加入其中。F. E. 富德雷（1764—1835），一位具有独创精神和影响力的公共卫生思想家，在1825年发表了《关于国家贫困问题的历史和道德论述》，讨论了圣安蒂安和马赛的大工厂对健康造成的危害。接着，在1829年，一本专门研究公共卫生的期刊甫一面世便享誉国际，直到今天仍在出版。这本杂志就是《公共卫生和法医学年鉴》，它在职业健康方面投入了大量篇幅。

约翰·霍华德（1726—1790）所做的调查就很好地说明了这种从个人到公共层面实现卫生目标的努力。他通过调查揭露了英国监狱可怖的状况。作为贝德福德郡的高级治安官，他熟悉监狱的条件，并承担了调查监狱状况的任务。1777年，他发表了著名的《监狱的状况》，全面报告了自己的调查情况，并对所揭露的罪恶提出了补救措施。他的调查在许多方面都可作为19世纪卫生改革者工作的先行探索和典范。它证明了研究社会弊端对社区健康是有效的，同时还证明了在处理这类弊端时调查所具有的价值。霍华德通过揭示监狱与监狱热病的关系，引发了公共舆论，使得改善监狱环境成为可能。他由此表明，当有关社会疾病的事实被强行展示给人们时，人们就会受到刺激而采取行动，被唤起的公共舆论可以用作推动改革的杠杆。霍华德终其一生致力于监狱改革，为此奔走于欧洲各地，而足够讽刺的是，他却因监狱热病死在了乌克兰的赫尔松。拿破仑战争之后，霍华德的事业在英国由伊丽莎白·弗莱、托马斯·福沃-鲍克斯顿和其他贵格会慈善家们继续进行。

精神失常与良知。"人生而自由，却无往不在枷锁之中！"卢梭愤怒的呐喊并不是针对精神病人发出的，但在他那个时代，没有什么比这更能准确形容这个群体了。18世纪，疯子被关在监狱、济贫院、精神病院，而疯癫的原因则被归结为罪恶、魔鬼的行为以及其他多种原因，其中包括体内排泄物的潴留、情绪紊乱、饮食不良和睡眠不足。愚昧、迷信和道德谴责主导了对精神病患者的治疗。

早在几个世纪以前，就有人陆续发声，试图穿透那笼罩在精神病神秘本质上的、厚重的无知和恐惧之幕。他们当中有 16 世纪的帕拉塞尔苏斯、约翰·韦耶、雷金纳德·斯考特、菲利克斯·普拉特，以及 17 世纪的其他一些医生和哲学家。然而，多数情况下，这些发声都是荒野里的呼喊，直到 18 世纪后半叶，才开始出现变化的迹象。到 18 世纪末，各种力量运作起来，从根本上改变了对精神病患者的护理和治疗。

围绕精神疾病的改革并不是一场孤立的运动。它是人们更为关注的人的权利和生存条件的一部分，因此，它与这一时期的其他运动息息相关，包括刑罚制度的改革、对儿童护理的关注、工作环境的改善，以及公共卫生的改善。在启蒙思想和社区生活的新人文精神的推动下，欧洲各国，特别是法国和英格兰，几乎同时出现了与改革相关的建议和行动，这并不令人意外。

1774 年，G. F. 耶格施密特（逝于 1775 年）在调查了普福尔茨海姆的精神病院的情况后，提出应该给予精神失常程度较低的病人更多的自由，而只对使用暴力的病人进行约束。此外，他坚持认为应雇用受过适当训练的护理人员来照顾病人，并应定期向督导医师报告。这些建议并没有得到落实，但在 1788 年，文森佐·恰鲁吉（1759—1820）在佛罗伦萨的圣博尼法乔医院进行了类似的改革。如果按时间顺序，恰鲁吉的改革要早于法国的菲利普·皮内尔以及英国的威廉·图克。不过，因为他是在 1793 年至 1794 年间发表的有关精神失常的论文中才第一次谈及他所做的一切，而且他使用的是相当晦涩难读的意大利语，所以读者甚少，并没有对他那个时代的实践产生应有的影响。

更深远的影响来自英国公谊会于 1792 年在约克成立的疗养院。该疗养院项目是威廉·图克（1732—1822）的心血结晶，他是一名茶叶和咖啡商人，也是一名贵格会教徒，他被 1777 年成立的约克疯人院恶劣的环境所刺痛，开始采取行动。他创办了一家可容纳三十名病人的疗养院，于 1796 年投入使用。在那里，图克引进了一种基于常识和基督教教义的治疗方法，尽其所能为病人提供一个温馨的环境。良好的食物、新鲜的空气、运动和娱乐代替了暴行、铁链和半饥饿状态。图克证明，相比严格的禁闭，友善的管理是更有效的治疗方法。他所做的工作在美国产生了直接的影响，美国人以这家疗养院为模板，于 1817 年在宾夕法尼亚州的法兰克福开设了朋友之家精神病院，1821 年在纽约开设了布鲁明代尔精神病院。

在威廉·图克构思他的项目的第二年，一位法国医生在更戏剧化的条件下，于革命的动荡和战争的警报中，做了类似的事情。这位医生是菲利普·皮内尔（1745—1826），他于 1793 年被任命为巴黎比塞特尔医院的内科医生，医院里面关押着病人。皮内尔深信，建立在仁慈、同情和最低限度的机械式约束之上的治疗方法，比他那个时代所盛行的野蛮方法要有效得多，于是他在 1793 年解除了53 名精神病患者身上的锁链。结果是鼓舞人心的。三年后，他成为巴黎第二大精神病院萨伯特慈善医院的医生，这家医院收容那些患有不治之症的妇女。在这里，他采取了一个与图克方案相似的治疗方案，并最终证明了人道治疗对精神病患者的价值。皮内尔在其于1801 年出版的经典著作《论精神失常的医学哲学》中展示了他的道德治疗方法的体系和结果。他的作品不仅在法国，而且在整个欧洲大陆以及英国和美国都产生了重大影响。

对精神病患者治疗的改革产生了一个较为重要的成果，那便是精神病院的建立。在英国，图克等人所做的开拓性工作在 19 世纪初第一次成形，即 1808 年颁布的《郡级精神病院法》以及 1815 年和 1819 年颁布的修正法案。第一所郡级精神病院于 1811 年在诺丁汉开业。到 1815 年，已有三家郡级精神病院投入使用，到 1842 年，共有 16 家病院。总体而言，这些机构在使用人道治疗方法和制定精神病患者专业护理标准上取得了明显的进步。在 19 世纪前三十年里，美国也出现了这种为精神病患者建立专门机构的运动。这些医院最终使精神疾病的科学研究成为可能。

医院与诊所。精神病院的发展与综合医院及诊所的兴起同步。18 世纪初，除伦敦以外，英国几乎没有医院，即便是在伦敦，医院床位也不足够。然而，生病的穷人需要这些设施，尤其是在大都市。伦敦正处发展期，工资待遇高，工人们纷纷被吸引到这座城市。他们中的许多人由于无法满足所需的居住要求，生病时便没有资格享受教区的救济。当时有两家较老的医院，分别是圣巴塞洛缪医院和圣托马斯医院，但它们也人满为患，无法照顾到所有需要帮助的人。认识到这个问题后，1719 年，伦敦的一群教友和医生在威斯敏斯特组建了慈善协会，为那些无法获得适当护理的病人提供治疗。这就是威斯敏斯特医院的开端，不久之后，其他机构也相继成立。它们是盖伊医院（1724）、圣乔治医院（1733）、伦敦医院（1740）和米德尔塞克斯医院（1745）。截至 1797 年，七所综合医院共拥有 1 970 张病床。

大约在 18 世纪中叶，一些特殊医院诞生了。伦敦医院是为了"救济所有生病和不健全的人，尤其是制造商、商船船员及其妻子和子女"而建立的。米德尔塞克斯医院的目标则更为具体，它成立于1746年，专门治疗天花病人，以及推广疫苗接种。同一年建立的洛克医院是专门服务性病患者的。还有前文提及的那些为产科病人和弃婴提供救助的医院。1751年，圣卢克医院成立了，这是一家为精神病患者服务的医院。

1760年至1800年，伦敦医院的增长速度放缓，但此后又再度增长。在19世纪的前四十年间，伦敦共建成了14家医院。虽然有些是综合医院，但很明显，其中的大多数都是特殊医院。就这样，伦敦热病医院于1802年成立，伦敦皇家眼科医院于1804年成立，皇家胸科医院于1814年成立，皇家耳科医院于1816年成立，皇家国立骨科医院于1838年成立。

79　　　很快，伦敦以外的地方感受到了这些趋势的影响，也开始了发展。温彻斯特于1736年建立了第一家省立医院。由此，这种变化迅速蔓延至布里斯托（1737）、约克（1740）、埃克塞特（1741）和利物浦（1745）。到1760年，有16家省级医院，其中14家为综合医院。到1800年，有38家省级医院；到1840年，则有114家。类似的影响也在爱尔兰和苏格兰发生，到18世纪末，大多数城市和较大城镇中都建有医院。

就在建立医院的同时，人们意识到，必须有其他类型的机构对医院进行补充。为了满足这一需要，诊所应运而生。建立诊所的想法或许可以追溯到17世纪，但直到1769年诊所才正式出现。这便是乔治·阿姆斯特朗医生在伦敦霍尔本红狮广场的一所房子里所开设的婴儿贫民诊所。当时还没有上门服务可以提供，尽管已有人提议这么做。在阿姆斯特朗诊所开业后，贵格会医生约翰·考克利·莱特森和他的一群伙伴在1770年成立了综合诊所。综合诊所的显著特点是还提供上门医疗服务。从某种意义上来说，提供上门医疗护理并不是什么新鲜事。至少在产科领域，这种安排早在十多年前就有了。英国科学助产术之父威廉·斯梅利发起了一项计划，他和他的学生们来到贫困妇女家中，为她们免费看病。在综合诊所，这种方法适用于所有不能到诊所就诊的病人。在莱特森的示范下，诊所如雨后春笋般出现在伦敦和各省。1770年至1792年，伦敦共开设了15家诊所，1715年至1798年，各省则开设了13家诊所。到1840年，伦敦有23家诊所，各省则有80家。

在美洲，医院的起源可以追溯到16世纪，当时西班牙征服者建立了一些与欧洲机构类似的机构，并在随后几个世纪里又陆续建了一批。这些机构都是在教会或临时的市政或国家当局的主持下创建的。英国在美洲的殖民地遵循了母国的模式。18世纪中叶，随着1751年宾夕法尼亚医院的开业，费城也第一次成功地建起了一座综合医院。纽约医院，美国第二历史悠久的医院，在1791年开始接诊病人。尽管开端良好，但美国的医院发展得很缓慢。停滞的原因主要是那里的城市和大型城镇数量稀少。到1825年，纽约市又多了两家医院，一家是综合医院，另一家是眼耳科医院。综合医院也相继在波士顿、巴尔的摩、辛辛那提和萨凡纳建立起来。

18世纪和19世纪初在英国建成的医院和诊所是促进健康和拯救生命的重要因素。虽然很难从统计学上估量这种影响，但这些机构看起来明显有助于医疗信息的传播，并帮助人们了解基本的卫生知识。此外，它们并不属于政府事业，而是公民个人自愿努力的结果，其资金来源是捐款和遗赠。显然，无论是志愿医院还是诊所，都不是工业革命引发的社会经济变革的产物。然而，这些机构的建立创造出一种行为模式，这种模式将在19世纪公共卫生运动处理由工业化带来的健康问题的努力中变得广为人知。这种模式的特点是阶段性：第一，个人或有影响力的小群体认识到社会弊病；第二，通过个人主动性进行研究、地方试验或改进；第三，通过这些努力，进而起到启迪和塑造公共舆论的作用，并吸引政府对相关问题的关注；最后，这种鼓动会导致政府采取行动，如结果理想，还会推动立法。

在这一时期，医院的发展不只限于英格兰或美国。18 世纪和 19 世纪初，法国的市政发展需要对医院设施进行大量扩建。到 1830 年，巴黎有不少于三十家医院，容纳了约两万名病人。仅主宫医院就有一千张床位。德语国家也有类似的进展，虽然程度不同。不过，需要指出的是，这些机构是在政府的主持下建立和管理的。

尽管这些医院具有宝贵的价值，但也存在许多不足之处。护理方面就很原始，多数情况下卫生条件恶劣，而且由于错误的经济观念，病房也人满为患。18 世纪末，人们采取了一些措施来改变现状。监狱改革家约翰·霍华德也研究了医院的状况，并提出了改进建议。在海军卫生先驱詹姆斯·林德的影响下，海军对通风系统进行了改善，安装了更好的卫生设施，引入了更高的清洁标准。在爱尔兰，那里的医院于 19 世纪初进行了第一次正式改革。法国医院的条件比英国差得多。事实上，在法国大革命前夕，就有人建议放弃巴黎的主宫医院，将病人转移到即将建成的新医院去。革命政府意识到改革势在必行，1793 年国民公会通过一项法令，规定每家医院的病人都应有自己的床位，且病床之间的间隔距离为三英尺。到了 19 世纪初，条件已大大改善。德国和奥地利的医院情况与法国相似，但它们的条件也是到 19 世纪头几十年才出现好转。

改善城市生活。按照现代标准，18 世纪的大多数城市和较大城镇的卫生状况都十分糟糕，极为肮脏，弥漫着令人作呕的气味。以乔纳森·斯威夫特在伦敦的住所为例，那里飘荡着"一千种臭味"。城市的卫生条件很差，某些方面甚至比 17 世纪还过分。街道和小巷常常脏乱不堪，打扫得很不干净。污水和生活垃圾经常被扔出门窗外，屠宰就在公共场地上进行。这些情况在斯威夫特的诗中得到了生动的描写：

> 现在，从各地涌来的狗贩，带着他们的战利品而去；
> 各种颜色和气味的垃圾似乎都在告诉他们
> 用眼睛看，用鼻子闻，就可以知道他们从哪条街驶来；
> 肉摊、粪便、内脏和鲜血产生的垃圾；
> 淹死的小狗、腥臭的鲱鱼，一切浸泡在泥淖中，
> 死猫混杂着芜菁的嫩叶随泛滥的河水翻滚而下。

尽管如此，18 世纪下半叶，英国城市和乡镇开始有了很大的进步。这些变化在 1750 年至 1815 年间最为明显，也就是在工业化的第一次冲击以及长期战争的这段时间，战争带来了剧烈的经济波动和其他社会弊病。从 18 世纪 60 年代开始，先是伦敦，然后是其他社区，开始制订和实施城市修葺计划。破旧和碍眼的建筑被推倒，人们为街道排干污水、铺设路面，并安装路灯。狭窄曲折的干道被拓宽和拉直。砖房取代了木房，这让一些条件极差的贫民窟消失了。随着拥有宽阔街道和开放广场的新住宅区的出现，富裕阶层纷纷涌入，把不卫生的旧区留给了穷人。18 世纪 80 年代，伦敦的人行道、路灯、供水和排污系统都受到了来访者的赞赏。当然，这种观察的结果不应用现代标准来做评判，而应与当时的其他城市的情况相比

较。（按照我们的标准，当时的伦敦仍旧是黑暗、污浊、肮脏的。）

伦敦树立起来的榜样影响到了其他省份，它们也准备进行改善。《1762 年威斯敏斯特铺路法》可被视为这一发展的起点。1776 年，曼彻斯特也通过了类似的法案，很快，曼城的街道就能与伦敦的媲美了。而利物浦不仅整治了街道，甚至还发起了一场反对地窖住宅的运动。从 1785 年到 1800 年，至少有 211 个社区开始实施城市修葺计划，由这个事实可以判断出这场运动的热烈程度。

城市供水和排污方面也有了一定的改善。蒸汽泵和铁管被逐步引进。不过，直到 19 世纪的头十年，管道的主要材料仍旧是木头。在 19 世纪的前三四十年里，人们普遍感觉到需要加大和改善城市供水，由于铁工业的发展，铁这种材料得以广泛使用，铁制水管开始普及。1827 年以后，铁管成为强制使用的材料。西米德尔塞克斯自来水公司，伦敦的供应商之一，在 1808 年用铁代替了木材。而都柏林则在木材和铁之间摇摆不定，最终于 1809 年确定改用"铸铁"，在接下来的五年里更换了所有木制管。1805 年，利奇菲尔德的铅管被铸铁管取代。几乎在同一时间，伦敦的新河公司也将木制管更换为铸铁管。值得注意的是，1826 年在格洛斯特铺设铸铁管，它们的预计成本从 2 英寸直径每码 5 先令到 5 英寸直径每码 10 先令不等。大致在同一时间，2.6 英尺直径、9 英尺长度的铸铁管，在伦敦的成本价为每码 8 英镑。

尽管取得了这些进展，但仍有各种不足之处。由于连接方法有效性差和因此造成的漏水，管道供水断断续续的现象一直到 19 世纪都很常见。在贫困地区，情况尤为如此。一般来说，竖管是许多房屋的供水来源。在这一时期的巴斯，一度只有三根竖管供穷人使用，而且这些竖管仅在早晨某一特定时段供水。19 世纪初，约克的一半

204

公共卫生史

城区于周一、周三和周五获得每天两小时的供水，另一半城区则隔日供水。周日不供应。人们也曾努力试图改善供水的水质，但收效甚微。大部分的水来自被污染的河流和地表水。1827年，有人在伦敦发现大枢纽水务公司的进水口离一个大型下水道的出水口只有三码远。其他社区也有类似的情况。1829年，切尔西和兰贝斯自来水公司的工程师詹姆斯·辛普森在伦敦推行使用慢沙过滤供水。他利用一个小水库，在里面由上而下依次铺设了大大小小的石头、砾石和沙子。虽然过滤依靠的是由藻类、硅藻和其他微生物逐渐形成的薄膜，但其中的生物属性和作用直到很久以后才为人所知。当时慢沙过滤器的主要目的是去除严重污染和澄清水质。

美国社区供水的发展与英国的极为相似。1799年曼哈顿公司成立，为纽约市提供"纯洁卫生的水"，当时是用钻孔的原木来运送水，再用铅管把水运进房屋。1797年，费城供水委员会承诺使用蒸汽泵抽水，1817年，委员会又进口了铸铁管以取代钻孔原木。1829年，在弗吉尼亚州的林奇堡，铸铁管被用于据说是世界上第一条高压水管上。

W. G. 斯密里曾指出，一般而言，在美国，社区供水系统的建立要比污水处理系统的发展早5～50年。这种说法大体上也适用于英国。很多年之后，才开始使用社区供水系统来处理生活垃圾。其实用自来水冲洗排泄物的想法很早就有了，16世纪，朝臣兼诗人约翰·哈灵顿爵士发明了抽水马桶，他说服伊丽莎白女王将其装在里士满的宫殿里。只不过，它一直被看作一个好玩的怪东西。18世纪，抽水马桶虽然不再新奇，但仍然很稀有。偶尔，这样的发明也会被安装在有钱人的私人住宅中。1771年，当贝德福德公爵位于布卢姆斯伯里的宅邸建造新浴室时，就在里面放了两个。直到18世纪的最后几十年，水冲排污系统才开始普及。二十年后的 1791 年，约翰·霍华德在参观盖伊医院时惊讶又满意地发现，每个新病房都设有一个厕所，当门打开时，水就通过一种巧妙的设置开始冲洗排泄物。其他各省的发展都落后于伦敦。迟至 1808 年，埃克塞特的居民还把污水倒到水沟里，整个城市也只有一只抽水马桶。然而，这一便利设施的引入很快带来了更多的问题，因为粪坑的清理频率很低，里面的污水渗入土壤，浸透了大面积的土地，并污染了用于供水的泉眼和水井。此外，当时处理污水的方式也非常简单，就是将它们排入城市地底的下水道。这种方法的唯一问题是，下水道的设计本是为了带走雨水，结果，随着新方法的普及，所有大城市里或附近的河流和湖泊都变成了露天的下水道。这是 19 世纪卫生改革者面临的主要问题之一。

显然，在 18 世纪末 19 世纪初，城市生活条件开始得到改善。然而，这种变化是相当不均衡的，仍有许多工作亟待完成。污水堆积、供水污染、住房不足及过度拥挤：简而言之，所有这些都让维多利亚时期的改革者们忧虑不已。然而，只要城镇不发展得过快，只要改善市民生活和卫生条件的措施跟得上当下的状况，情况就不会可怕到前功尽弃。不过，在工业化的冲击下，城镇开始以越来越快的速度发展，而这种发展并没有得到适当的控制和调节，现有的弊端便失控了，甚至抵消了早期的成果。这可以从死亡率统计的变化上反映出来。大约在 1815 年后，18 世纪末 19 世纪初本已有所下降的死亡率又上升了。英国是最早发生这种变化的，也是问题最突出的，尽管之后美国和各个欧陆国家也有类似的情况。

使情况更为复杂的是，社区几乎没有意识到企业对其员工的健康负有什么责任。从中世纪遗留下来的旧秩序正处于解体的最后阶段，而新秩序才刚刚出现。后果之一便是，在整个 18 世纪，英国的城市政府都捉襟见肘。像伯明翰和曼彻斯特这样的新城镇还没有合并，缺乏成熟的市政机构，但拥有市政委员会的城镇也没好到哪里去。很多城镇的市政委员会都可以追溯到都铎时代，有些甚至更早。尽管在早期它们很好地解决了城市卫生问题，但到了 18 世纪后期，这些机构显然已经无法成为合格的地方政府了。事实上，18 世纪典型的市政委员会几乎没有把自己看作地方政府的一个机关。（正如韦伯夫妇所指出的，"地方政府"一词直到 19 世纪中叶以后才出现。）一个典型的市政委员会是不以发展卫生、提供保健服务或其他市政设施为己任的。因此，当人口增加和紧急的社区问题开始迫使公众关注市政组织和行动的问题时，为了达到预期的目标，新的机构被发展出来。发展新服务最常见的方法不是通过现有的市政委员会，而是另起炉灶，建立新的独立机构。从 18 世纪和 19 世纪初接二连三的地方的《改善法》中可以清楚地看到，一个又一个的城镇以各种名义创建了促进市政委员会这样的特殊机构，委员会由议会设立，并授权其征税。（这种情况在某些方面确实与美国目前的类似，在美国，人们设立了一些独立机构来建设如公路和桥梁这样的公共事业，或处理超出旧有政府管辖范围的问题，例如纽约港管理局或田纳西河谷管理局。）正是这些委员会，在 18 世纪后半期引入了之前所提到的市政服务和改进措施。虽然它们主要关注的是街道照明、清洁和铺设，消除卫生环境滋扰，以及交通管理，但对健康问题也有所关注。

　　这类官方机构采取的行动与妇幼福利、医院、诊所和监狱相关的志愿活动相辅相成，紧密关联。两股势头展现了个人主动性与合作行动的融合，这是那个时期英国的特色。曼彻斯特卫生局的故事是最好的例证。第一座工业城市曼彻斯特是在当时工业化对棉花行业的冲击中诞生的。1784 年，一场斑疹伤寒的流行病引起了人们对工厂以及与工厂相关健康问题的关注。于是，以托马斯·帕茨瓦尔为首的一群曼彻斯特医生被委派调查这一问题。他们向郡法官提交的关于曼彻斯特健康状况的报告中包含了对补救行动的建议。

然而，几乎没采取任何行动；还发生了其他流行病，而且情况越来越糟。最后，在 1795 年到 1796 年的冬天，斑疹伤寒的蔓延使当地居民惊恐万分，以至于帕茨瓦尔医生和他的同仁们再次进行了会晤，成立了曼彻斯特卫生局。该机构的成员充分意识到，反复发生的流行病与棉纺厂有关，而棉纺厂的许多工人都是儿童，于是成员们建议立法规范工厂的工作时间和工作环境，并采取必要的措施，防止或减少疾病的传播。

这种处理社区问题的方法非常符合大多数英国人所持有的关于政府职能范围的观点。除了对外关系、外交政策和商业领域，私营企业在公共活动中的参与程度越来越高。这一点在供水方面表现得最为明显。18 世纪末，英国的私营自来水公司日益普遍，于 1800 年至 1835 年间达到高峰，这时《市政委员会法》开始扭转这一发展趋势。到 1830 年前后，有八家公司为伦敦供水。1819 年，爱丁堡以三万英镑的价格将城市供水交给了一家私人公司。在巴斯，市政当局负责供水，但在 1845 年，该市部分地区是由另外七家自来水公司负责。这种由私人企业供水的趋势并不仅限于英国。美国也效仿了这一做法。在 19 世纪上半叶，公共事业的市政所有权和经营权在美国社区并不常见。从 1800 年到 1817 年，美国只有 17 家社区供水设施，除一家之外，其余都归私人所有。在这样一个充满商业头脑的社会里，看到公共职能被转交给以营利为目的的私人企业，这并不奇怪。事实上，在要求将政府开发的发电系统交给私人经营和分配时，说明这种想法仍然活跃在我们今日的思维中。

由一个主管机关或政府机构来补充另一个主管机关或政府机构往往是最有效的手段，可以立即改善一个城镇或城镇部分地区的状况。然而，长远来看，这种方法不能有效解决当时正在讨论的一个更大的问题：如何在一个复杂的工业和城市社会中组织生活？这个问题的一个关键是组织社区保护自身健康，而尚未吸取的教训则是不能以零碎敲打、漫无计划的方式来处理问题。人们还未认识到集中组织和管理的必要性，因此，主管机关暂时还在成倍增加。例如，在19世纪30年代，伦敦政府被分成伦敦市政委员会和一些城市公司，7个下水道专员委员会，近100个铺路、照明和清洁委员会，约172个这样或那样的教区委员会，以及根据《1834年济贫法》任命的监护人委员会，还有一连串令人眼花缭乱的其他机构。仅圣帕纳拉斯教区就有21个铺路和照明委员会，拥有900名委员。这个教区以及其他教区的许多委员会往往不负责任、挥霍无度，腐败频繁发生。最重要的是，没有一个机构来处理健康问题。公共卫生的各个方面负责的机构都不同。这就是1830年后地方政府改革启动时存在的情况，也是卫生改革运动起源的背景。

国家政策中的健康问题。在当今世界较发达的国家中，人民的健康已成为政府首要关注的问题，而提供促进和维护健康的服务是庞大社会服务体系中的一个基本组成部分。这种关注体现在国家或社区卫生的概念中，也是一个长期演变的产物。

以重商主义在健康方面的立场为出发点，一群有远见卓识的人在17世纪就预见了健康是国家政策的重要组成部分。在理论层面上，该想法在不同国家得到了不同程度的发展。然而，由于缺乏知识和行政机制，在全国范围内制定和实施卫生政策根本没有可能。直到 19 世纪末，这一目标才真正得以实现，但在本章所述期间，这方面却已取得了重大进展。其中德语国家以及大革命时期的法国和英国发展得最具特色。

开明君主的卫生法典。在欧洲大陆，特别是德国，在 18 世纪下半叶，借助卫生警察这一概念的创造，把健康作为一种公共政策问题的兴趣进入了一个新的发展阶段。受政治哲学家和警察科学理论家的影响，医生们接受了这个概念，并开始应用于处理卫生问题。据了解，"卫生警察"一词最早由沃尔夫冈·托马斯·劳（1721—1772）于 1764 年提出。卫生警察——由政府制定医疗政策，并通过行政法规加以实施——迅速得到普及。人们试图用这个理念来解决当时重大的健康问题，在约翰·彼得·弗兰克（1748—1821）和弗朗茨·安东·迈（1742—1814）的著作中，这种努力达到了极致。

在今天，弗兰克是人人熟知的公共卫生和社会医学的先驱，但在他的同代人心目中，他还是著名的临床医生、医学教育家和医院的管理者，这些声誉，他确实当之无愧。1766 年，他就计划要写一本书，主题是政府为保护公众健康所应采取的一切措施，即卫生警察。这部著作的第一卷出版于 1779 年，第六卷也就是最后一卷于 1817 年出版。

为了贯彻人民的健康是国家的责任这一思想，弗兰克以其渊博的学识和丰富的实践经验为基础，提出了一整套详尽的公共和个人卫生制度。在他的整部著作中，可以清楚地感受到启蒙和人道主义的精神，但是，正如一位终生为形形色色大大小小的绝对统治者服务的公共医疗官所预料的那样，这部论著与其说是为了指导人民乃至医生，不如说是为了指导那些官员，他们本应为社会福祉而规范和监管人类活动的所有领域，甚至是那些最私人的领域。弗兰克是开明专制主义的代表。许多时候，现代读者可能会因他对法律规定的过分依赖，以及提出建议时对细节的过分追求（尤其是在个人卫生的问题上）而感到反感。无论如何，他也清楚地认识到，规章制度和监督干预有它们的局限性。

要总结弗兰克的《体系》并不是一件易事。不过，通过他所应用的从生到死的安排以及现代公共卫生实践的一些范畴，可以对整个体系有所了解。人口政策是 18 世纪高度关注的问题，《体系》就恰如其分地从这个问题开始思考。在介绍了人口的一般问题后，这本书又接着详细讨论了生育、婚姻和怀孕问题。弗兰克认为，促进婚姻是政府官员的职责。他提出了"单身税"作为这个计划的一部分，这个提议已经在我们这个时代实现了。法律应该尽其所能协助丘比特完成任务。弗兰克也受到这种认为教育和培训对婚姻至关重要的观念的影响。从婚姻出发，他顺理成章地把注意力转移到怀孕上。他坚持认为所有的分娩都必须有训练有素的人员参与，并敦促孕妇在预产期前咨询助产士。他还建议立法强制规定产褥期妇女有充分合理的产后恢复时间，并要求她们在几周内都不得从事任何家务或以外的工作，以防她们无法给孩子提供必要的照顾。如有必要，国家应在产妇分娩的头六周内为她们提供支援。

其次要考虑的是婴幼儿的健康问题。在这里不可能去讨论弗兰克概述的儿童福利方案的各种繁杂细节。但是，必须提到的是对学龄儿童的照顾和对教育机构进行必要的治理监督的相关讨论。弗兰克以其一贯的认真仔细，从预防事故到心理卫生，从学校教室的照明、取暖、通风到体育活动，在学童福利问题上做到了全覆盖。

在《体系》第三卷中，弗兰克转而讨论起衣食住行的卫生问题，包括公共卫生。他对食物的思考甚至比母婴健康更为详尽。饮食中的每一样东西都从它的起源开始研究，一直到它摆上消费者的餐桌。一路上，各种相关话题，例如忌用肉食的动物疾病，以及其他不那么相关的话题，都进行了商议和辩论。公共卫生问题则涉及了住房、污水和垃圾处理，以及供水。在考虑社区的卫生问题时，弗兰克坚持认为，市政当局最重要的任务莫过于保持城市和乡镇的清洁。关于垃圾和废物的处理，他敦促当局在与城镇有一定距离的地方建立垃圾场。他还指出，公共厕所是必需的，应把它们建在适当的位置，而不会污染任何饮用水源。

在第四卷和第五卷中，弗兰克谈到了几个问题，这些问题在今天大多是与公共卫生问题分开处理的。然而，相当发人深省的是他对事故的讨论以及他所站的立场，他认为许多事故是可以预防的。以此为前提，他得出结论，卫生当局应该启动一项计划，对造成这类事故的因素进行处理。事实上，在这个领域，当代的公共卫生刚刚意识到事故预防问题的重要性。

除上述六卷外，弗兰克还分别于 1822 年、1825 年和 1827 年出版了三卷补充资料。这些卷宗涉及了其他主题，有生命统计、军事医学、性病、医院以及流行病和传染病。尽管很难去总结像弗兰克《系统》这样庞大的著作，但很明显，他实现了自己的目标，即系统地制定和阐述一个连贯又全面的卫生政策。

弗兰克《卫生警察》的出版产生了异乎寻常的强大影响，这部著作把卫生警察的思想传播到了德国各州，在德国官员和医生中引起了极大的兴趣。这种影响在 1800 年由医生和人道主义者弗朗茨·安东·迈提交给法尔茨州政府的卫生法典草案中得到了最明显的体现，他的整个职业生涯都在为改善同胞的健康而积极建言。迈氏法典所涉及的内容与弗兰克的著作一样广泛。他于1800年撰写的这篇论文得到了选帝侯、海德堡大学医学系和曼海姆医学官员的认可。不过，他所提出的建议并没有得到实现，这在很大程度上是由于19世纪初德国各州的政治条件、战争的警钟和远征，以及政府的无能。然而，论文的价值在于努力将弗兰克所宣扬的理念付诸实践——制定一套管理健康各个方面的综合法典，其目的不仅是维护健康，还包括积极地促进健康。

该法典涵盖的主题证明了它的全面性。主题涵盖住房和大气卫生、食品和饮料卫生、娱乐的医疗方面、着装卫生、各种职业群体的健康、母亲和儿童的健康和福利、事故预防、急救、防控人类和动物传染病、医务人员组织和提供医疗服务以及健康教育。迈氏对教育非常重视，不仅是国民教育，还有医生和其他医务人员的教育。他认为，医生、助产士和其他处理健康和疾病问题的专业人士理应是健康教育者。事实上，该法典的第一章就在谈论卫生官员的职责问题，它建议官员去指导学校里的儿童或教师如何维护和促进健康。此外，他们还应向青少年宣传滥交的危险性。从这一章看，迈氏似乎打算让卫生官员成为社区的卫生教育者，为即将结婚的年轻夫妇、流浪的学生和游工以及其他可能需要帮助的团体或个人提供卫生方面的指导。

弗兰克和迈氏的成就代表了卫生警察理念发展、探索和尝试应用的巅峰。然而，回过头看，在拿破仑倒台后，社会环境恢复至平和、较稳定的状态时，卫生警察这一带有强制性的概念便已然失去价值了。尽管有理论依据，但卫生警察的社会宗旨和目标已显过时和保守。在19世纪的前几十年里，这个概念作为一种意识形态的上层建筑，是建立在专制主义和重商主义构建的摇摇欲坠的基础之上

90

的。简而言之，将它应用于新工业社会的健康问题，就是在提供一种随时可能被弃用的补救方法。

但是，这并不意味着否定卫生警察这个理念所产生的任何重要成就和永久效应。首先，卫生警察理念的发展和探索是系统分析社区生活健康问题最早的尝试。其次，在有一定的知识储备后，这些尝试又促进了人们对这类问题的进一步研究。然而，在19世纪初和19世纪中叶的新环境下，由约翰·彼得·弗兰克和其他创造了卫生警察理念的工作者们定义的卫生组织的基础问题应该如何解决，这个任务就落到了法国和英国身上。正是在这些国家，卫生政策首次在全国范围得到了制定和实施。

健康和人权。法国人民在1789年对制宪议会的饱满热情是具有充分理由的。人们借这个机会来发泄积累了两个世纪之久的对专制统治的不满，以及处理亟待解决的各种问题。到18世纪的最后十年，许多法国人都清楚地认识到，只有进行深刻的变革，才能有效地解决健康和福利问题。

作为第一个革命政府，制宪议会面临双重任务，既要肃清旧政权，又要建设新国家。制宪会议颁布的《人权宣言》废除了旧制度的特权，宣布了个人的自由和平等、国家主权和法律的最高权威。那如何将这些基本原则转化为具体行动呢？本着这种精神，议会中的医生成员希望重建卫生系统，就像其他议员们打算重建国家的政治结构一样。1790年9月12日，根据约瑟夫·伊格纳斯·吉约坦（1738—1814）医生［断头台（guilltine）一词以他的名字命名］的提议，制宪议会成立了卫生委员会。在议案中，吉约坦要求由卫生委员会对医疗实践、教学、法医、城乡的卫生警察和卫生服务、流行病，甚至动物疾病进行控制管理。成立起来的委员会负责研究

"医术及其教学、城乡卫生机构，如学校等，总之是与公共卫生相关的所有问题"。作为卫生委员会工作的一部分，委员会秘书让·加布里埃尔·加洛特（1743—1794）于1790年向制宪议会提出一项计划，全面重组医疗制度，以及在全国范围建设医院。但是，议会还没有采取任何行动便解散了，并将履行这一职责的任务留给了它的继任者。

根据1791年宪法设立的立法议会将卫生委员会与救济委员会合并，组成了公共援助委员会。虽然这个新委员会关注公共卫生，但它更关注对贫困者的救济，包括医疗服务。在国民公会的主持下，克服外敌、国内无政府状态和内战的需要占据了革命政府的精力和注意力。然而，国民公会也认可国家有义务保护其公民的健康。

1791年，救济委员会主席罗什富科-利扬库尔向制宪议会提交了一项计划，旨在设立全国性的社会救助制度。利扬库尔充分认识到疾病是导致贫困的重要因素，在计划中，他指定每个农村地区都要有一名委员会任命的内科医生或外科医生，他们负责照顾贫困者，监管那些接受援助的儿童的健康，并履行地方卫生官员的一些职责。在规定的时间，医生们应为村里的儿童和成人接种天花疫苗。如有严重的疾病或流行病发生，他们应向地区或部门的福利局报告，并请所属机构的医生会诊。每年，这些地区医生都要向地区办事处报告他们对气候和土壤、所发生的流行病及其治疗的观察和思考，他们还必须针对出生、结婚和死亡数据做比较分析。

1793年和1794年，国民公会通过了一系列法律，建立了包括医疗在内的、全国性的社会救助制度。作为制度的一部分，每个地区都将配有三名医生，他们将履行利扬库尔设想的部分职能。然而，这些法律却没有得到完全的执行，因为可用资源有限，而且这些可用资源对军备来说更加急需。随着罗伯斯庇尔党人在热月的垮台，继国民公会后，督政府也退出了这一政策。

19世纪初，建立全国性的公共卫生系统的进一步措施开始实施。到18世纪，法国各城市和乡镇都设有卫生局，负责处理流行病疫情。但在1802年，负责公共卫生管理的巴黎警察总监杜波依斯在著名卫生学家卡德-加西库尔的建议下组建了一个卫生委员会，扮演顾问的角色。委员会最初由四名成员组成，1807年增加到七名，后来又扩充了一些成员。委员会的职能是研究行政当局提交的公共卫生问题，并就应采取的行动提出建议。其所涉及的问题范围很广，包括市场、解剖室、公共澡堂、下水道及粪坑、监狱等环境的卫生、溺水或窒息伤者的急救、医学统计、职业健康、流行病和食品掺假等。从1829年到1839年，该委员会工处理了443个问题。

巴黎的例子并没有立即获得其他城市的响应。不过，随着工业化的影响逐渐在城市生活中显现，一些城市开始建立类似的委员会，它们是：里昂（1822），马赛（1825），里尔和南特（1828），特鲁瓦（1830），鲁昂和波尔多（1831）。一些省份还成立了地方区级委员会。然而，当时的这种自发行动并没有导致全国性制度的产生。1822年，法国政府成立了一个由12名成员组成的高级卫生委员会，就卫生问题向商业部长提出建议。这个机构从来没发挥过什么重要作用，直到1848年欧洲革命，法国才建立起全国性的公共卫生管理制度。1793年，机器的胜利和资本的集中还都是未来之事，但1848年的人们正是根据这些发展所造成的形势，努力将前人的思想应用于社区卫生的组织中。

地方性卫生政策。在18世纪后半期和19世纪初，英国的社区卫生问题继续由地方当局处理。地方政府由各郡和各郡所划归的教区负责。这些行政单位为社区卫生问题的思想和行动提供了参考框架。事实上，这一时期英国内部行政管理的突出特点就是其强烈的地方特色。这对公共卫生的发展产生了重要的影响，因为没有任何机制可以让教区利益服从于更大的社区福祉。

在18世纪，国家对卫生问题并非完全不在意或漠不关心。当流行病发起进攻时，政府便会咨询专家的意见，如理查德·米德（1673—1754），他在1720年出版的《关于瘟疫传染和预防方法的简短论述》中向英国政府建议，如果瘟疫从法国蔓延过来，应如何处理。虽然国家派给医疗机构的财政捐助微不足道，但政府帮助它们解决了一些法律问题。例如，在19世纪的爱尔兰，尽管实行自由放任政策，但议会还是授权大陪审团为医院和诊所提供预付款，并从国库中拨款资助它们。

当时，既没有中央行政机构来处理全国性的卫生问题，也没有任何一个公认的政策可以为有组织的卫生计划奠定基础。但这并不意味着没有人在考虑这些问题。亚当·斯密曾在《国富论》（1776）中对此做过简略的评论，他说如果自己知道有处理健康问题的有效方法，就会赞成卫生立法。更为重要的是杰里米·边沁于1820年所著的《宪法典》，这是一部务实乌托邦的伟大作品，浓缩了边沁晚年的全部心血。他提出组建一个由十四名成员组成的内阁，其中有一名卫生部长，负责处理环境卫生、传染病以及医疗管理等问题。虽然边沁的提议在当时没有得到实现，但它预示了未来。他对英国卫生改革的领导者们，对埃德温·查德威克、索斯伍德·史密斯以及创造了我们今天所了解的公共卫生的其他人，产生了深刻影响。边沁对大革命后兴起的法国行政管理制度印象良好，这种制度继承了旧制度下发展起来的中央集权政策，但极具效率。这种行政管理方式，与通过不合逻辑的拼凑司法管辖区而组建成的英国地方政府，以及那些完全独立于中央政府、负责处理公共卫生事务和其他重要的社会服务的地方官员，他们所做的低效，有时甚至是混乱的工作，形成了鲜明对比。边沁于1832年去世，他的门徒们很快就实现了他的夙愿。

生死簿记。当边沁在1820年构建他的假想政府时，他特意设立了一个中央统计局。在那个时候，统计资料的重要性已得到人们的普遍认可，这都是过去七八十年间发展的成果。

18世纪，人们日益发觉，一国的人口需要有精确的数字数据，于是几个欧洲国家都为确定本国人口总数及人口特征而努力着。瑞典是第一个通过收集官方人口统计数据，为政治算术打下坚实基础的国家。根据数学家兼瑞典科学院秘书佩尔·埃尔维斯的研究，1748年瑞典政府批准了一项法案，要求教区神职人员编制人口的记录表格。这些表格最终被送到中央政府，在那里缩编为一份全国汇总表。这份表格由一个委员会负责，1756年，该委员会成为一个常设机构，称为表格委员会。其中最活跃的成员是佩尔·瓦尔格廷，他于1766年公布了1756年至1763年九年间*的死亡率表格。这些表格基于对人口和死亡人数的观察，是首批全国性的死亡率表格。

值得一提的还有，美国宪法曾规定每十年进行一次人口普查，第一次是在1790年，通过直接统计进行。在某些殖民地甚至更早就开始了，例如康涅狄格州（1756）、马萨诸塞州（1764）。

英国和德国在正式收集官方统计数据方面落后于瑞典和法国。

---

* 原文如此，疑为作者笔误，实为八年。——译者注（本书页下注释均为译者注，下文不再一一注明）

在英格兰，不同身份的个人仍继续关注着生命统计，并估算着人口总数。在这些数据的基础上，死亡率表制成了。其中最著名的是理查德·普莱斯的《北安普顿死亡率表》和约书亚·米尔恩根据约翰·海沙姆对卡莱尔生命统计资料所做研究而制作的《卡莱尔死亡率表》。个人为收集和比较生命统计资料做出诸多努力，这种情况也发生在德国各州。虽然官方定期进行人口普查（如腓特烈二世时期的普鲁士），要求神职人员保存出生、死亡和婚姻登记册，但这些材料并没有经过任何公共机构的分析。1741 年，普鲁士牧师约翰·彼得·苏斯米希（1707—1767）出版了大量德国和外国数据集，事实上，这在当时是一份相当完整且可用的统计文献汇编。

统计数据这方面的知识依旧模糊、不准确。这不仅是由于现有数据的不足，而且由于缺乏处理这些数据的适当方法。一部现代统计学著作很大程度上会涵盖评估抽样误差的方法，也就是使调查者能够彻底检验数据是否存在偏差的技术，以便从材料中得出的任何推论都能考虑到这个偏差因素。然而，在 18 世纪，这种方法并没有得到应用；事实上，它才刚刚开始发展。著名数学家拉普拉斯朝这个方向迈出了重要的一步。1786 年，他提出根据选定的代表地区的出生率，来估算法国的人口。此外，他还提出一种方法，通过确定实际数字可能的偏差范围来评估结果的准确性。

但是，拉普拉斯的这个重要贡献并不是人们第一次尝试将更精确的数学方法运用到对生命现象的探索中。在 18 世纪的大部分时间里，关于防治天花人痘接种的优点，人们展开了激烈的讨论，也正是在此基础上，人们第一次尝试使用统计学作为判定预防措施价值的方法。这些方法中，最重要的一个是由数学家丹尼尔·伯努利在 1760 年提出的。他在提交给巴黎皇家科学院的一篇文章中分析了天花的死亡率，并对接种这种预防措施的好处做了说明。伯努利试图计算出，如果作为一种死亡原因的天花消灭了，人们的平均寿命会增加多少年；简而言之，他关心的是一个数学问题：如何衡量某种疾病对人的寿命的影响。

18世纪的最后几年和19世纪最初的几十年是典型的过渡期。由格兰特和配第开启的时代已接近尾声，但时间帷幕尚未充分拉开，还没有完全展露接下来以凯特勒和法尔为代表的新时代。事实上，在此时，"政治算术"一词正被新术语"统计学"取代，这个术语最早是在1749年被高特弗瑞德·阿亨瓦尔用来命名那些对国家的政治、经济和社会组织的描述性分析。政治算术概念最初所依凭的宗旨和目标现在大都已过时了，但根本性的政治、经济和社会动荡，尤其是法国大革命和工业革命，对人们提出了新的需求、问题和目标，这些都需要用统计手段来处理。

迄今为止，概率演算和健康问题的统计调查之间还未建立起密切的关联。然而，百科全书派成员、革命家孔多塞认识到了弥合这些领域之间的鸿沟的重要性，他用自己生命的最后几个月，描绘出一部人类精神进步史。在这部对人类无限的可完善性的颂歌中，他预言预防医学最终不仅会使传染病灭亡，而且会让因营养、职业和气候引起的疾病消失。孔多塞猜想，概率的微积分学将是一个强有力的工具。在他去世后，1795年，他的这部著作面世了。12年后，即1807年，他的好友菲利普·皮内尔向国家研究所提交了一份报告，在报告中，皮内尔承诺要用统计数据证明自己在萨伯特慈善医院为病人进行的"道德疗法"的价值。

尽管有良好的意愿，但在当时以概率论来研究健康问题的进展并不大。好在，人们对使用数值方法解决健康和疾病问题的兴趣依然不减。在各种力量的推动下，这种兴趣为19世纪20年代末新时期的发展提供了充分的基础。医学和社会经济的趋势和影响都参与了这一进程。流行病和公共卫生问题是使人们持续关注数值方法的重要刺激因素。随着工业体系的发展和普及，它对广大人民群众的影响日益受到关注。这种对工业化所致社会问题的关注，是促进健康问题进行统计分析的一个重要动力。人们很早就认识到，健康状况在许多方面与社会经济环境存在着因果关系。现在的问题是，如何通过数字数据将不良的健康状况与有害的社会条件明确地关联起来。

此外，其他条件也有利于这一发展，特别是在英国和法国。1801年至1831年间，英国进行了四次人口普查，而更为重要的可能是它在1831年建立了生命统计的民事登记制度。早在《登记法》通过之前，埃德温·查德威克和威廉·法尔等人就已经意识到它对健康问题统计研究的非凡意义。在后者的指导下，所列数据的质量得到了提高，为统计分析奠定了坚实基础。

健康与疾病的地理分布。研究社区健康问题的调查方法是实行现代公共卫生措施的重要工具。但它并不是最近的发明，而是两百多年来发展的产物。希罗多德和希波克拉底是最早对地理因素与健康和疾病之间关系感兴趣的人。尽管有如此悠久的传承，但直到18世纪，这种兴趣才在健康调查的发展中被加以利用。

这种发展最初在中欧的德语国家最为明显，随后出现在英国、法国、意大利、西班牙等欧洲国家以及新大陆。这一过程涉及了几个因素。其一是政治因素。早在中世纪，就开始有为特定目的而展开的调查。例如《末日审判书》，它针对在1066年被诺曼人征服的王国进行了一次全面的资源统计。后来，其他统治者也对其领地的

97

资源和收入做过调查。最典型的例子是德国王子威廉四世，也就是黑森·卡塞尔领主（1567—1592 年在位）所实施的调查。而重商主义进一步加强了这一趋势。于是，1678 年 9 月，戈特弗里德·威廉·冯·莱布尼茨（1646—1716）为汉诺威公爵约翰·弗里德里希编写了备忘录《关于国家行政管理的思考》，并提出绘制一本"政治地形图或描述国家现状的作品"。

它应包括城市、乡镇和村庄的数量，以及全国的总人口数和土地面积。还应列出士兵、商人、工匠和雇佣工的人数，以及有关各行业之间关系的信息。接着，还要列举死亡人数，以及死亡原因，就像英国做的那样。（莱布尼茨受到配第和格朗特的影响，政治算术在其思想中留下了深刻的烙印。）

另外一个极具影响力的因素来自希波克拉底的著作《空气、水和环境》（此书依然是流行病学理论的基本来源），也来自旅行者收集的对世界各地疾病发生情况的观察。随着欧洲在美洲、亚洲、非洲和澳大利亚的扩张，随着科研旅行和殖民事业的增长，有必要对这些地区的健康状况有所了解。

因此，区域调查或医学地形图开始出现。在中欧，这类专著由医务人员编写，是其公务的一部分。德意志各州的医疗官一般都有义务到他所在地区的城镇和乡村，检查矿泉和水源地，监督药剂师、外科医生、助产士和洗浴员，打击庸医，为穷人提供医疗服务。各官方医生奉命编写关于其所在地区的报告，内容涉及健康状况、气象和水文数据、植被和居民的生活方式等。最值得一提的是，在 1767 年 2 月 7 日，巴登·杜尔拉赫地区为此还特意颁布了一项法令。因而，在 18 世纪末逐渐出现了越来越多涉及德国各城市或地区的医学地形图。1779 年，J. P. 弗兰克的《卫生警察》第一卷出版了，1792 年至 1795 年之间 L. L. 芬克（1747—1828/1829）的第一部医学地理学著作的出版，更是推动了这一趋势。后者的第三卷包含了医学地形图的编写手册。作为该领域的第一部作品，它具有一定的意义，因为在接下来的五十年里，这个领域将会诞生大量的作品。

大约在 18 世纪末，越来越多专门介绍特定地区疾病的书籍和文章问世。1776 年，查尔斯顿的医生莱昂内尔·查默斯发表了《南卡罗来纳州天气和疾病记》。1792 年，威廉姆·卡利发表了《美国气候和疾病的历史记录》；1815 年，约瑟夫·盖洛普发表了《佛蒙特州流行病简述》。其他还有路德维希·福美的《柏林医学地理学实验》（1796）、希波里托·乌纳努埃的《论利马的气候及其对人群的影响》（1806），以及 C. 拉雪兹的《巴黎的医学地形图》（1822）。我们在这里不可能列出所有的重要著作，但总体而言，这些专著涵盖了地区的自然地理和历史，居民的饮食、住房和习俗，以及上述因素与地方病、流行病和散发病之间的关系。举例来说，在 1830 年，隶属于纽约州医学会的一家委员会提出一项关于"纽约州医学地形调查"的计划，该计划指出，因为医学地形学的主要目的是"确定气候、土壤、不同职业以及常见原因、生理原因对疾病的产生和变化的影响"，所以注意力必须放在最容易受"地方性或流行性疾病"侵袭的人群的年龄、性别、体质、职业和饮食习惯上。

这些专著结合了流行病学研究、卫生调查和社会调查。故而，它们为 19 世纪中后期沿着这些思路所进行的更专业的调查和分析铺平了道路。就方法而言，维勒梅、查德威克、夏图克、斯诺、巴德、帕努姆、维乔夫和佩滕科夫的著作都来自 18 世纪和 19 世纪初的医学地形学。我们将在下一章看到这一工具是如何以及在什么情况下被使用的。

给人们的健康建议。启蒙运动的说教冲动表现在它试图在健康和卫生问题上对人们进行启迪。这场健康教育运动是在国际范围内展开的，虽然它也根据当地情况相应进行了调整，但在所有国家，它的中心特征都大同小异——到处都在呼吁理性，都坚信进步和可完善性。

为促进健康教育，有许多书和册子相继问世，S. A. 蒂索《向人民提出的健康建议》于 1762 年出版，该书在六年内增印了十个法语版本，并被翻译成好几种语言，还有 B. C. 福斯特《健康箴言》，该书于 1794 年出版，前文已有所提及。后者非常受读者欢迎，共售出了 15 万册，甚至被翻译成拉脱维亚语。在美国，19 世纪初有几份关于健康教育的期刊出版。第一份是 1806 年由丹尼尔·亚当斯编辑的《医疗和农业登记》。它为人们提供了有关个人卫生和农业事务的建议，但它很快就停刊了。1830 年，又有一群医生出版了《健康杂志》，于四年后停刊。这本刊物主要关注的是个人卫生。除了这些出版物以外，还有许多有关家庭医疗的指南，其中最受欢迎的是威廉·巴肯《家庭医学，或家庭医生》，该书首次出版于 1769 年，随后陆续重版 19 次。布肯是苏格兰人，但他的作品在美国也享有盛誉，还被翻译成德语。索斯伍德·史密斯是英国卫生改革家中最活跃的一位，他在《健康哲学》（1835）中向大众介绍了有关人体及其功能的知识。在这部著作中，他将生理学作为一系列健康规则的基础。

尽管这些健康的传道者们为这项事业付出了真诚的信念、人道主义的献身精神和绵延千年的热情，但它只获得了些许的成功。一方面，健康知识的传播没有也不可能惠及城乡的劳动群众。仔细审视启蒙运动的社会背景，就会发现它是一场中产阶级运动。健康教育的倡导者大多是中上层阶级，而不是农民和工匠。另一方面，启蒙运动的人道主义在大多数情况下往往忽视了潜在的经济因素。例如，在曼彻斯特，费里尔告诉穷人"不要住在潮湿的地窖里"，他忽略了一个事实，那就是他们中的大多数人很难支付得起更好的住所。毫无疑问，启蒙运动的思想结构中充满了乌托邦的色彩。在这一时期，历史哲学受到进步思想的熏陶和支配，人类历史被看作从野蛮到文明的完整的崛起之路，因此，当下的理性理想即是未来的现实这一概念是符合逻辑的，可被全然接受的。如果在这种进步是必然的意识中再加上一种期望，即希望通过以理性生活方式为基础的社会道德革命来拯救人类，并期冀以说服的方式使他人相信这种变革的必要性和合理性，那么就能理解为何当时高度重视健康和卫生教育。仅仅是通过展示如何改善环境，就足以在一段时间内取得提升。尽管如此，早期在健康教育上付出的这些努力是有意义的，因为它们为 19 世纪中后期的健康运动铺平了道路。事实上，在健康教育这一领域，直到现在，努力都未曾间断过。

疾病的流行。英国医生和卫生学家理查德·米德曾精辟地评论道，"肮脏是感染的一大来源，所以清洁是最好的预防措施"。在这一观点的基础上，有了对改善环境、个人卫生教育以及最终的卫生改革的强调。但是，这种方法与当时主要的疾病问题有什么关系呢？要回答这个问题，就需要了解 18 世纪后半期和 19 世纪初疾病的流行情况。

在 18 世纪，鼠疫的阴影仍然笼罩在英国上空，虽说在 1665 年的大暴发后，这种可怕的疾病已销声匿迹。尽管鼠疫不再造成实质性的危害，但其他瘟疫仍会周期性地夺走人们的生命。在英国、欧洲大陆和美洲，天花在整个 18 世纪乃至 19 世纪都持续威胁着公众的健康。对美国人而言，在 18 世纪至 19 世纪流行的黄热病亦是如此。它一次又一次地袭击主要港口，但最严重的一次发生在1793年费城大瘟疫之后的那段时期。在18世纪的最后十年，查尔斯顿、巴尔的摩、纽约和新奥尔良都受到流行病的侵袭，其中纽约更是在1805年和1822年两度暴发疫情。"热病"是另一重要的流行病。在这一术语下，各种发热病症被归在一起；如今，我们知道，这些病症大多是斑疹伤寒和伤寒。到了18世纪末，随着城镇开始改善民用设施，城市居民的生活条件越来越好，"热病"发生的概率便下降了。但热病仍在穷人中流行，18世纪末，工业化产生的第一波浪潮冲击英国时，新工厂的工人中开始出现流行病，"热病"问题再度凸显。1783年，切斯特医院开设了第一间特殊发热病房；1796年，曼彻斯特开设了一家发热专科医院。从1800年至1815年，"热病"的发病率有所下降，但此后，问题又一次变得严重起来。

关于疾病的性质和传播的观点与前几个世纪基本保持一致。直接传染、体质缺陷、气候和陆地条件都被拿来用作解释。传染论者和非传染论者的观点轮流获得公众的支持，在19世纪初的几十年里，后一种立场占据了主导地位。认为生物体可能参与传染病的起因和传播的观点退居幕后，在19世纪中期的卫生运动中几乎没有发挥任何作用。

天花接种——以毒攻毒。虽然天花、黄热病和"热病"的恐怖攻击让人们感到极度恐惧，但成千上万的人（其中大部分是婴儿和儿童）是被坏血病、佝偻病、肺结核、百日咳、猩红热和白喉夺走了生命。然而，医生和其他关注公共卫生的人都只关注前者。而且，预防医学领域取得的最重要和最有意义的胜利之一就是1798年对天花的作战。

18世纪初，天花在英国和欧洲大陆的城镇中极为普遍，是导致死亡的主要原因。它在城镇的不同地方蔓延，致使疫情反复加剧，最终导致大暴发。该病所产生的影响反映在各种有关天花死亡率及其对人口影响的报告和估算中。威廉·道格拉斯于 1760 年写道，天花是欧洲婴儿死亡率高的主要原因。个中含义可以从罗森·冯·斯坦于 1765 年发表的声明中看出一二："天花每年夺走十分之一瑞典儿童的生命。"从 1758 年至 1774 年，柏林共有 6 705 人死于天花。其中，5 876 例发生在儿童出生后的头五年。伦敦的死亡率统计则显示，五岁以下的儿童占总死亡人数的 50%。

在这种情况下，当一个看似可行的天花预防方案出现时，人们难免跃跃欲试。1714 年，这一方法在英国被首次提出。几个世纪以来，众所周知，出过天花的人几乎都能对之后的感染产生免疫力。根据这一原理，人们研发出了一种有效预防天花的方法，并长期在世界各地，特别是在东方国家使用。这种方法是，将轻度病例中的天花病毒接种到健康人身上，让他（她）产生轻微的发作，这样就可以保护他（她）免受未来可能出现的一切更严重的感染。该做法最早是由君士坦丁堡的希腊人伊曼纽尔·蒂莫尼（逝于 1718 年）介绍给英国的医生，引起了他们的注意。此后还有一些其他的记录。医学界认识到了其中的重要性，但对广大公众而言，这些不过是"玄乎的炫技"。

直到 1721 年，玛丽·沃特利·蒙塔古夫人（1689—1762）推动了这一方法的运用。当她随其担任英国大使的丈夫在君士坦丁堡生活的时候，她在 1718 年 3 月为自己的小儿子接种了天花疫苗。1721 年春，也就是她从黎凡特回来的三年后，英国暴发了严重的天花疫情。玛丽夫人决定再为她五岁的女儿接种疫苗，并在几位医生的见证下进行了手术，手术结果给他们留下了深刻的印象。一些医生，包

102

括汉斯·斯隆爵士，一致提倡这种做法。当皇室成员开始积极关注疫苗接种时，大众对此的兴趣也随之高涨，1722 年 4 月，皇室的孩子们接种了疫苗。

由于皇室的表率，接种工作得到了进一步的推动。然而，尽管有权威人士的支持，但这个问题很快陷入了巨大的争议。由此，形成了两个对立的派别，分别出现了支持和反对新方法的宣传布道，一场激烈的小册子宣传战爆发了。虽然大多数反对意见基本上是非理性的，但接种疫苗会传播天花的说法是对的。除了传播的危险外，还有另外一个令人不安的事实，即一些接种者会被严重感染，甚至死亡。不过，即便存在争议，接种仍在继续。

1743 年，南卡罗来纳州查尔斯顿的内科医生詹姆斯·基尔帕特里克积极宣传疫苗接种（又称"人痘接种"）。受到他的影响，再加上 18 世纪后半叶天花疫情发作愈发频繁，程度愈发严重，接种逐渐成为一种公认的防治方法。在法国，伏尔泰是疫苗最狂热的拥护者。只不过，尽管他极力鼓吹，但直到 1750 年以后，接种法才在法国普及开来。欧洲其他地区则一个接一个跟了上来。瑞典和丹麦约在 1754 年至 1756 年间开始实行接种法，由瑞典国王率先引进。由于与英国关系密切，接种法很早就传入汉诺威，1722 年在那里进行了首次试验。但直到 18 世纪后期，这种方法才传入德国的其他各州。例如，1775 年，普鲁士的腓特烈二世为 14 名省级医生安排了接种法的培训。

当接种法在英国备受青睐而传遍欧洲大陆时，一场大戏也正在美洲殖民地独自上演。天花在被发现不久后便传入了新大陆。此后，它时不时在一个或多个地方兴风作浪，但流行程度始终未及英国或欧洲。尽管如此，这种疾病引起的恐惧仍然历历在目。正是由于需要让公众了解这种疾病的性质和对治它的方法，托马斯·撒切尔才在 1677 年至 1678 年出版了他的著作《一个指导新英格兰普通人如何在天花或麻疹中有序安排自己和自己生活的简单规则》。正如在英格兰，预防措施的需要得到了人们的认可，因此，当蒂莫尼等人的报告发表时，接种法的种子便落在了美国海纳百川的土壤上。在那里，有两个人，波士顿的牧师科顿·马瑟（1662—1728）和医生扎布迪尔·博伊斯顿（1680—1766），对这种方法做了介绍。马瑟不仅从英国的出版物上，而且从非洲带回来的奴隶那里，了解到了接种的知识。1721 年 4 月，来自西印度群岛的船只将天花带到了波士顿。马瑟向波士顿的医生们提议，让他们负责接种工作。但只有博伊斯顿响应其号召，为自己六岁的儿子托马斯和一男一女两名黑奴接种了疫苗。试验结果是成功的，于是博伊斯顿又继续为其他人接种。到 9 月，他已经完成了 35 人的疫苗接种，没有一人死亡。上述这些事件在波士顿掀起了惊涛骇浪。尽管持续遭到反对，但这种做法还是慢慢为人们所接受，当博伊斯顿于 1766 年去世时，他已亲眼看到，接种不仅在波士顿，而且在殖民地的其他地方普及开来。

早在 1722 年，当时的波士顿市镇管理委员会就坚称，如果没有许可证和当局的同意，博伊斯顿就不应该进行接种。到 1760 年，规范接种实施条件的法律保障措施建立了起来。在美国独立战争期间，疫苗接种被广泛应用于实践，乔治·华盛顿将军下令要求整个美国军队接种疫苗。在这一点上，他无疑受到了美军总医师约翰·摩根的影响，摩根在 1776 年撰写了一份《以迪姆斯代尔男爵的方法为参考的疫苗接种建议》。为此，各地还纷纷建起了疫苗接种医院。

毫无疑问，接种疫苗已被证明对预防天花有作用。在美洲殖民地，那里人口密度较低，可以采取适当措施预防瘟疫传播，因此，接种法相对有效。但英国的情况不同。除少数可以去专门隔离医院的富人外，大家一致认为这种方法不容易在民众中推行。可以肯定的是，一些医生，如约翰·考克利·莱特森（1744—1815）和约翰·海加斯（1774—1827），他们为了使穷人也可以接种疫苗，提出了各种方法。然而，1798 年，爱德华·詹纳发表了他关于疫苗接种的革命性发现，使得这些问题迎刃而解。

牛痘和一位乡村医生。 爱德华·詹纳（1749—1823）是一位乡村医生，曾师从著名的外科医生约翰·亨特，后来回到家乡伯克利。根据他自己的说法，他对牛痘和天花之间的关系一直很感兴趣。作为一名乡村医生，他从事过疫苗的接种工作。在接种过程中，他发现有些病人因为得了牛痘，接种便不起作用。以此为出发点，詹纳产生了这样的想法：也许可以从自然感染牛痘的人身上提取牛痘病菌为另一个人接种，然后再把这个人的牛痘病菌给其他个人接种，以此类推。1796 年，试验的机会出现了。詹纳为一个名叫詹姆斯·菲普斯的男孩接种了从自然感染牛痘的挤奶女工莎拉·内尔姆斯手上取出的病毒脓液。几周后，他再给男孩接种天花患者的痘液，却没有感染成功——詹姆斯·菲普斯对天花产生了免疫力。詹纳首先向皇家学会提交了他的观察结果，但被拒收。1798 年，他发表了自己的著作，书名朴实无华，《关于疫苗变种起因和影响的调查，一种被称为牛痘、在英格兰西部的部分郡（尤其是格洛斯特郡）发现的疾病》。

虽然最初大家并不看好这份调查，但没过多久，它就得到了重视。詹纳的朋友、伦敦外科医生亨利·克莱恩和圣托马斯医院医生乔治·皮尔森（1751—1828）很快就证实了他的观点，之后皮尔森医生还开设了第一家公共疫苗接种诊所。这种新方法被迅速采用，到 1801 年，仅英格兰就有至少十万人接种了疫苗。疫苗接种在全世界以惊人的速度传播，几年内，詹纳的《调查》就被翻译成了欧洲几种主要语言。1799 年，C. F. 斯特罗迈尔和 G. F. 巴尔霍恩在汉诺威开始疫苗接种，到 1801 年累计进行了两千次手术。1799 年，哈佛医学院第一任医学理论与实践教授本杰明·沃特豪斯（1754—1846）也读到了詹纳的著作。他对这种新的接种方法印象深刻，从英国弄到了一些牛痘脓液，为他的孩子以及几个家庭佣工（共七人）接种了疫苗。沃特豪斯随后将这种做法推广到其他人身上，并在 1800 年以《消灭天花的前景》为题发表了他的研究报告。

托马斯·杰斐逊是沃特豪斯的积极拥护者，在将疫苗接种确立为公共卫生的程序上，他贡献良多。在纽约，瓦伦丁·希曼是第一个倡导这种新接种法的人，并在 1802 年建立了一家"疫苗接种研究所"，目的是为穷人免费提供疫苗接种。

虽然疫苗接种已被普遍接受，但还是存在一些反对意见。这些意见来自既得利益者，如实施旧有接种法的人。其他的反对者则出于合理的科学原因。有些人声称，接种疫苗会传播其他疾病。还有一些人是出于宗教原因而反对。最后，当英格兰准备强制进行疫苗接种时，有人提出了这样的观点：这是国家对个人自由的侵犯。然而，面对所有这些情况，疫苗接种最终争取到了广泛的接受。

一个煤和铁的世界。詹纳的发现为控制天花这一重要的健康问题提供了有力的手段。但是，疫苗接种对防治传染病的意义被完全理解，还要等待 19 世纪后半叶巴斯德、科赫及其同代人的共同努力。然而，仍有许多其他的社区卫生问题亟待解决，但这些问题的处理要考虑到这一时期的工业发展所产生的情况和需要。

工业结构的转变，也就是我们现在所知的工业革命的到来，并不是一个在二三十年间发生的孤立事件，这一点现在看来是再普通不过的事实了。这种转变的实质是工业生产的变革，它与利用机器获得非人类和非动物的力量有关。虽然这种变革已经持续了很长一段时间，但毫无疑问，在英国，这一过程的关键阶段发生在我们正在讨论的时期。蒸汽机被引入工业并由此一路发展，创造出一个质的飞跃。到了 19 世纪 30 年代，英国已经处于铁和煤的统治之下，重工业达到了高度活跃的状态，一个新的社会阶层——产业工人——开始在政治和社会领域发声。因此，启蒙时代演变为经济人时代，一大堆有待解决的新问题争相涌入人们的视线。

在工业革命期间，人们发现，英国没有任何有效的地方政府制度。各个城镇没有为了任何重要的行政目的而组织起来，乡村地区也大致如此。因此，在工业蓬勃发展、红砖城市迅速增长的同时，工人的健康和福利却恶化了。正是由于这样的社会事实与盛行的经济自由主义哲学之间存在的差异，人们注意到了解决公共卫生问题的必要性。

19 世纪推动公共卫生发展的卫生改革运动是从英格兰起步的，因为英格兰最早接触到了工业革命，并目睹了它对健康造成的恶劣影响。然而，无论工业化在哪里发展，无论是在法国、德国还是美国，其带来的后果和需要采取的补救措施都是相似的。工业化让人们付出了疾病和过早死亡的巨大代价，为了遏制这一点，卫生改革者们通过组织社区来保护其成员的健康。不过，他们解决问题的途径很大程度上受 1750 年至 1830 年间的形势、思想和方法的指导及制约。

第六章 工业主义和卫生运动（1830—1875）

邪恶的车轮。"……在沉甸甸花环上的黑布笼罩着每一个国家：我看到许多轮子的残酷工程，轮子不是轮子，是齿轮在互相强迫下，残暴地移动着……"

诗人布莱克用凄凉而苦涩的言辞描绘了在其所处的那个时代，一架架运行的机器开始无情地改变他所熟悉的世界。他以悲悯的心态和诗意的眼光，预见了工业的发展以及与机械社会相伴而生的弊端。凭借这种眼光，他便深入了问题的核心。从历史上看，决定现代世界发展以及现代公共卫生组织和活动的主要因素，是工业经济的兴起，杰罗姆·布朗基在1837年将这一现象命名为"工业革命"。

尽管18世纪末的工业化意义重大，但与19世纪的后续发展相比，这仅仅是一个开端。工业化国家，如英国、法国和比利时，在旧工业中引进了革新的技术，并将其扩展到新工业。与此同时，工业化程度较低的国家，如德国和美国，也进入了这一领域，到世纪末时便开始与年岁更长的对手们争夺领头羊的位子了。

伴随工业化的发展，交通和通信手段得以扩建和更新。大多数国家的公路和运河系统都发展迅速。英国早在18世纪末就已经开始建设，到 1830 年，英国有大约两万英里的良好道路和近五千英里的运河河道。在拿破仑倒台后，法国也开展了同样的建设。而这一时期也正是美国进行国内改善的时期，是美国公路和运河建设的伟大时代。正当人们建设各种交通系统时，"铁马"，即铁路机车的出现，为交通运输带来了革命性的变化。正如其在工业化的其他领域一样，英国再次成为这一方面的世界第一，截至 1850 年，英国已拥有超过六千英里的运行轨道。在欧洲大陆和美国，铁路建设在 19 世纪 30 年代正式开始。到 19 世纪中叶，美国已建成九千英里的轨道，比英国多出约三千英里。

对精密工具的需求也推动了工业化的发展。随着更为复杂的机器被开发出来并投入使用，工程师需要高效的机床和越来越精确的工艺。因此，技术的进步、交通的发展和市场的扩大，共同催生了工厂制的工业组织，这个组织既有优点，也有缺点。在工业革命之前，工厂早就已经存在，在欧洲历史上，工厂组织至少可以追溯到 16 世纪。然而，到了 18 世纪末，工厂的数量开始增加，在整个 19 世纪，工厂逐渐成为生产组织特有的制度形式，也成为机器、工具和其他消费品的生产中心。生产要素源源不断地流向工厂，而成品从工厂生产出来。

随着新的工业体系的发展，需要越来越多的工人到工厂去工作。蒸汽动力和新机器并不是过去简单工业组织形式下的生产资料，可以被工人带回家。劳动者必须集中到工厂所在的地方，正是由于劳动力的这一问题，关于健康保护的社区组织的问题被提出来了，同时提出的还有解决问题的方法。现代公共卫生起源于英国，因为它是第一个现代工业国家。要了解这一切是如何发生的，我们必须先谈谈 19 世纪初困扰英国的最重要的社会问题，即济贫问题。

（页边）107

旧济贫法。《伊丽莎白济贫法》规定教区有义务为贫困者提供救济。每个教区都须负责扶养自己区域内的穷人，于是教区穷尽各种方法，试图减轻这种负担。人们认为，可以通过雇用穷人来实现这一目标。这种方法恰与当今时代想要利用在制造业失业的穷人来刺激国家繁荣的企图相符合。从皇朝复辟到 18 世纪末，出现了许多关于此问题的书籍和文章，提出了许多解决方案。这些方案宣称，其目标是以济贫院的形式创建制造业中心，让穷人在那里学会自食其力。1696 年，布里斯托尔建立了第一家济贫院；在 18 世纪早期，济贫院的数量稳步增长。虽然济贫院解决贫困的效力还未达到人们对其寄予的厚望，但在这方面制订的许多计划和方案使人们开始关注健康问题，特别是医疗保健的提供。与此同时，必须牢记的是，随着 1662 年《定居和迁徙法》的通过，贫苦劳动人民的流动受到了严格的限制。

尽管按照上述方针开展了各种活动，但劳动人民的贫困问题作为一个根本的社会和经济问题，仍未得到解决。到 19 世纪第二个十年，由于农业和工业变革的刺激，贫穷及社会困厄比以往任何时候都更加普遍。但是，这一情况的改善要一直等到 1834 年，具有重大变革意义的《济贫法修正案》通过了，它开创了一个社会福利和公共卫生思想及实践的新时期。

调动劳动力。《1834 年济贫法修正案》带来的政府结构和政策上的革命性变化，植根于具体的实践和理论考量。19 世纪前 25 年，英国面临的首要社会问题便是济贫的组织和资金问题。对赤贫者的援助由 15 000 个独立的教区负责，这些教区在规模、人口和财政资源方面有着巨大的差别。此外，实际上，每个教区都是自治的。在这种拼凑式的地方行政体系中，用于救济穷人的年支出不断增加。

从 1784 年的 200 万英镑，攀升到 1818 年的 800 万英镑，到 1832 年，这个数字仍达到 700 万英镑，尽管面包的价格自 1818 年以来已经下降了三分之一。同时，新兴的工业家们感到自己受到了前工业化时期遗留下来的制度的"不合理"限制。劳动人口的流动是新兴工业文明的基本要求。在最需要劳动力的地方，必须有足够数量的劳动力，因此，工业家们要求建立一个开放的劳动力市场，让供求双方自由竞争。这种开放市场已在英国北部发展到相当规模了。而在南方的农业地区，虽然圈地运动把农民逐离了土地，但种种障碍仍然阻碍着预期目标的实现。圈地的合法化使得农民不得不背井离乡，失去了他们原有的传统社会保障。同时，定居法又将农民与他的教区绑在一起，因此，就需要某种社会援助方法来缓解失业或低就业农民工的困境。为此目的而采取的各种形式的扶贫，有助于保持农村劳动力的储备，避免他们涌入城镇。

自然，这种劳动力的不流动及其背后的制度是新的工业中产阶级和那些宣扬其利益和理想的人所厌恶的。济贫制度被认为是工业劳动力供给完全富于弹性的主要障碍，故而所提出的解决方案是取消对健全穷人的援助，从而为经济利益释放劳动力。这种方法深深植根于特定的理论立场，即哲学必然性学说，包括亚当·斯密、马尔萨斯和李嘉图的政治经济学，以及边沁主义的法律和行政哲学。

哲学必然性学说。哲学上的必然性概念基于对社会自然秩序的信仰。人类世界被认为与牛顿的宇宙一样有序和规律，因此，任何篡改社会进程的努力都是违背自然的。关于这一学说与穷人之间的关系，约瑟夫·普里斯特利表述得最为清晰。他认为，"一般来说，一个任其自行发展的个人，会节省下来足够的钱，可以每天改善自己的境况"。贫穷和懒惰应该交由理性和必然性来管束，而不是交由针对穷人的任何法律规定，因为法律规定只会催生懒惰。如果政府置身事外，允许必然性自由运作，那么物质的进步将使贫困减少、教育增加，这反过来又会使道德提高。因此，任何试图通过《济贫法》进行的扶贫行为，实际上是对自助的阻挠，是对哲学必然性犯下的罪，也是对进步的阻碍。相反，应该迫使穷人自力更生，并激励他们通过节约进行自救。

政治经济学观点。第二种学说源于新秩序的经济理论家们。随着工业时代的到来，作为建立和阐述新经济体系运行规律的学科，政治经济学得以发展起来。亚当·斯密和其他政治经济学家认为，经济活动的动机是强大而普遍的自利主义。他们指出，这一动机是由竞争的力量和市场机制所引导的。在自由竞争的情况下，不同个体的利益会相互协调，从而形成一种自发合作的体系。这就意味着更高的生产力，而更高的生产力意味着更大的财富。简而言之，不受约束的私营企业被认为是社会进步的主要动力，此为一项基本原则。正是在这种背景下，《济贫法》被视为一种束缚、一种反社会的存在，应当予以消除，以便释放个人主动性所蕴含的巨大潜力。在改善穷人状况方面，个人最大限度的自助比任何法律援助都更为有效。

然而，这并不是一个存在于真空中的自由理想。人们认识到，如果没有坚实的法律和秩序框架，理想的经济目标和个人之间的和谐关系是不可能实现的。换句话说，如果任凭一切自由发展，就会造成混乱，而不是有序的经济活动。因此，必须有意识地营造出一种环境，使竞争和市场等因素能够恰当地运作。这意味着，立法者和管理者是指导人们进行经济和社会活动的无形之手。这一概念是杰里米·边沁的法律和行政哲学的核心。问题在于，如何设计出能使个人利益与公共利益相一致的方法。

110

边沁主义与哲学激进派。这些观点在被称为"哲学激进派"的群体中得到了最有力和最有效的表达，他们的伟大导师和先知是边沁。这一小群知识分子提出，要在科学理性的基础上解决公共问题。他们对具体的政治、经济或社会问题态度强硬，但奇怪的是，这种强硬中又掺杂着一定程度的天真。他们为当时的社会科学发展做出了巨大贡献，并在他们研究的基础上呼吁社会进行一系列改革。这群知识分子为此付出了艰苦卓绝的努力，这些努力包括国会改革、自由贸易、法律改革、生育控制以及教育改革。尽管这个小群体缺乏感召力（事实上，这个群体中的一些人遭到同时代的人的极度厌弃），但他们还是设法完成了大部分的改革。哲学激进派直接或间接地对他们的同代人产生了深远的影响；19世纪20年代至70年代，英国政府以及经济和社会立法中许多意义深远的变化，正是他们所为之辩论和奋斗的那类变革。

查德威克先生来了。他们的机会在1832年来临了。改革后的国会做出的第一个动作，应是为调查济贫法的运作和管理而组建了一个皇家委员会。国会任命埃德温·查德威克，热情的激进主义者、边沁最喜爱的弟子，担任委员会的助理，之后担任专员，边沁的思想就这样直接进入了济贫法的调查中。在查德威克的心中，边沁主义和古典政治经济学融合在一起，产生了一种动态的社会哲学，随时准备在有利的环境中采取行动。查德威克没有放走他的机会，这一点只消对19世纪的英国历史粗粗一看便可明了。正如《泰晤士报》在1854年讽刺地指出的：

111　　未来的历史学家如果想了解19世纪的一个委员会、一个委员会（无论是否运作）或者国会，一份报告、一位国务卿或是我们体系中的任何其他成员是什么样的，便会发现查德威克这个名字一定会出现在自己的调查报告中。如果你问：当时，是谁做了这个？是谁写了那个？是谁制定的这个指标或那份食谱？谁指派了这份任务，又是谁命令修建了那条下水道？答案都是相同的——埃德温·查德威克先生。

新济贫法。该皇家委员会的报告由查德威克和他的朋友、经济学家纳索·西尼尔撰写，于1834年初公布。1834年8月14日正式施行的《济贫法修正案》采纳了该报告的原则，并加以实施。该法案可分为两部分，一部分是有关实施救济的原则，另一部分是关于其所建立的新的行政机制。给予救济所依据的原则是进行公开的威慑。只有在管理良好的济贫院里，身体健全的穷人及其家庭才能得到帮助。而且，大多数身体健全的穷人被认为"不太符合条件"，或者换句话说，他们要比济贫院外面处境最糟糕的劳动者更加悲惨。在行政方面，法案的突出特点是确保集中、统一和有效地执行管理。法案规定设立三名带薪政府专员和一名带薪秘书，以取代教区办事处，由他们组成中央济贫法委员会。该组织将发布命令和法规，以指导地方扶贫官员执法。地方行政管理单位将由教区联合组成，在每个地方单位中，由一个选举出的济贫理事会负责执行法案。

新济贫法作为社会变革的焦点，其意义如何强调都不为过。该法的直接目标是降低贫困率，但更大的意图是解放劳动力市场，将其作为投资的先决条件。市场经济正在确立自己的地位，迫切要求把人类劳动转变成商品。这一目标已经实现，毫不夸张地说，19世纪的社会历史是由1834年济贫法改革所确立的市场体系逻辑决定的。在接下来的几十年里，人们探讨社区生活问题时有了新的担忧，这并不令人意外。因为事实上，劳动力市场的确立同时也提出了一个更大的问题，即如何在复杂的工业社会和城市社会中组织生活。

城市发展和城市生活问题。 关于这个问题，其中一项重要内容便是保护社区健康的组织。公共卫生问题是新工业文明所固有的。在创造市场经济、工厂和现代城市环境的进程中，也相应产生了一些健康问题，促使人们必须采取新的疾病预防和健康保护措施。值得一提的是，这些问题最初是在曼彻斯特——世界上第一座工业化城市——引起了公众的注意。在这里，一连串的流行性发热使得社会各界都迅速觉察到，工厂和拥挤的住宅为这种疾病的滋生和传播提供了条件。正如我们所知，在 1795 年的冬天，到处蔓延的斑疹伤寒促使人们成立了一个志愿性质的健康委员会。尽管该委员会开展了各种活动并提出了各种建议，但这些方案遭到了反对和忽视，致使委员会没有发挥任何作用。同时，随着 19 世纪的社会发展，不健康状况也在加剧，远远超过了试图改善这些状况所付出的努力。

这种情况遍及全国。越来越多的英国人在城镇居住，在工厂工作，随着这种新生活方式的普遍化，健康状况不断恶化，使得应对这一问题所做的任何自发、零碎的努力都只能望洋兴叹。如此一来，在 1801 年到 1841 年间，伦敦的人口从 958 000 人猛增至 1 948 000 人；利兹的人口在 1801 年到 1831 年间从 53 000 人增至 123 000 人，哈德斯菲尔德的人口则从 15 000 人增至 34 000 人。表 2 显示出这种情况对整个国家意味着什么，它展示了 1801 年至 1861 年英格兰和威尔士在不同规模城市社区生活的人口比例。不久，这种快速增长就反映在不断上升的死亡率上。1831 年至 1844 年，伯明翰的每千人死亡率从 14.6 上升至 27.2，布里斯托尔从 16.9 上升至 31，利物浦从 21 上升至 34.8，曼彻斯特从 30.2 上升至 33.8。

表2 英格兰和威尔士城市生活人口比例

年份	伦敦	其他超过 100 000 人口的市中心	20 000 至 100 000 人口的城镇
1801	9.73	0.00	7.21
1831	10.64	5.71	8.70
1861	13.97	11.02	13.22

在这些简单的数字背后，一个基本事实是，城市人口的增长速度远超可用住房的增长速度。随着城镇的迅猛发展，问题就演变成要尽可能快地以某种方式（甚至任何方式）把尽可能多的人塞进某个地方的房子里。特别是在一些老城区，每一点可利用的空间都被榨干，结果便是，过高的人口密度成为城市社区的共同特征。几个基本要素相互作用，促成（事实上是大大助推）了这种特征的形成。

资金方面的考量对迅速崛起的城镇有主导性的影响，这使得我们有可能看清它们为何发展至此。当时，几乎没有任何土地规划。制造商们按照他们自己的需求建造工厂，随着工人及其家庭的不断涌入，投机的建筑商们便在就业地点附近的任何可用土地上建造住房。因此，为工人建房完全是一种商业行为，它必须与其他可能有更高收益的项目争夺投资资本。建筑商提供住房是本着实用和营利的原则，而不关心他们建造的房屋的质量或居住在其中的人的需求。1840 年的特别委员会指出，尽管这给社会带来了沉重的财政负担，但在拥挤地区建造的劣质住房层出不穷，其原因很简单，就是有利

113

可图。

此外，对于大量的劳动者而言，他们在住所方面实际上没有什么真正的选择。19 世纪，一再有证据表明，劳动者们被迫生活在拥挤的市区，因为他们必须在那里工作，否则就失去了赚取生存所需的微薄收入的机会。

最后，伴随城市社区的发展而产生的社会变化，往往会加剧和延长贫困地区过度拥挤、堵塞的现象以及人们对其的忽视。而当新的人口涌入时，较高收入的人群则会倾向于离开此区域。他们一旦有机会，就会搬到其他地方，通常是郊区和农村。新的运输工具为这些流动人口提供了便利。敦提的一位部长在 1841 年写道："新开通的铁路带来了便利，使得人们可以在城里工作，在郊区生活，而敦提有可能在多年以后变成一座大型工场，在那里，工人家庭将不再受到任何上层阶级家庭的注意或同情。"今天，美国和英国等国家人口分布的一个最突出的趋势，便是人们定居在大城市的边缘和邻近的农村，形成了郊区和"外城"两个新概念。然而，很明显，这不过是一种约在一百年前就业已存在的发展进程的近代形式，而在我们所处的时代，由于内燃发动机的使用，这个进程加速了。从 19 世纪四五十年代开始，一个更广阔的城市出现了，一小部分通勤者开始在各处聚居。但这只是对少数能负担得起这种奢侈生活的人而言。没那么幸运的人则继续蜗居在城市里，他们中的大多数人都住在条件极其恶劣的贫民区中。这些地区由狭窄的小巷分割成块，而这些小巷中又涌现出一个个迷宫般的通风不良的小院。结果便是，工人们挤在密密麻麻的房舍中，拥挤得几乎没有地可以进出房门。

然而，由于人们普遍以为居民的各种物质和社会需要几乎会自动得到满足，情况进一步恶化。人们想当然地认为，个人会对自己的生活所需有所安排，要么会有其他人出于金钱上的原因或道德上的原则帮助解决。这些假设的真实性可以从商店和酒馆的情况来衡量，尤其是后者，作为最早提供公共设施的场所之一，酒馆填补了其他娱乐和休闲设施造成的空缺。在这方面，值得一提的是，直到1845年，曼彻斯特才有了第一家公园，其他城市也是如此。事实上，直到19世纪的最后三十余年，才开始大量购买和规划公园。就是在这种情况下，在几乎整个19世纪中，许多城镇以超标的酒馆数量为特色。例如，在1848年的伯明翰，每166个居民就有一间公共酒馆。

与此同时，人们对卫生设施的规划却不感兴趣，因为他们认为花钱建设这类设施是无利可图的。此外，由于污水和垃圾得不到经常的清理，而房子周围的那些院子和小巷又无人重视，以至于这些地方成了附近居民弃置东西的特定地点。结果，那里几乎没有一处不被公共粪坑或粪堆所占据。贫困地区的房子没有抽水马桶，甚至有许多是没有厕所的。这些情况虽不仅限于工人阶级的家庭，但他们所处的环境是最差的。在曼彻斯特的"小爱尔兰"，两间厕所需供250人使用。在附近的阿什顿，有一个区的50户人家只有两间厕所，而此类问题也很容易在其他社区重演。因此，社区中便出现了一种"必需品"，即一种必须每天早晨清空的装屎尿的桶，等同于抽水马桶或厕所。但即使有了这种桶，卫生情况也仍然非常严峻。在曼彻斯特的一个区，为约7 000人勉勉强强提供了33只"必需品"。在大多数情况下，只有穿过房子才能进入后院，因此，所有的泥土和污秽都必定会被带到房间、走廊、门口和人行道上，导致这些地方都被弄脏了。19世纪40年代，成千上万饥寒交迫的爱尔兰人涌入利物浦港口，他们蜷缩在伯明翰、布里斯托尔、利兹、曼奇等城镇的工厂地窖和茅屋中，如此迅速的人口迁移使得厕所短缺这一炼狱般的难题愈演愈烈。

　　可想而知，这些住所的拥挤程度是怎样的。在曼彻斯特，三个人睡一张床的地窖有 1 500 个，四个人睡一张床的地窖有 738 个，五个人睡一张床的地窖有 281 个。在布里斯托尔的 2 800 个家庭中，46% 的家庭能够一人一间房。在利物浦，有 40 000 人住在地窖中，60 000 人住在上述的小院子里。这些数字必须与 1841 年人口普查的 223 054 人的背景资料对照来看，其中有 160 000 人属于工人阶级。简而言之，70% 以上的人口是工人，他们中的 60% 生活在拥挤、肮脏和不卫生的环境里。伦敦在某种程度上比新兴的制造业社区要好些，但它也有大片的贫民窟，那里的人们生活在最恶劣的条件下。这种情况也不应该被认为仅发生在英国。从 19 世纪 30 年代开始，在法国、比利时、普鲁士和美国，也出现了同样令人沮丧的残酷景象，事实上，凡是新工业体系生根和发展的地方就会出现这些问题。所有这些国家的反应都是相似的——要求进行卫生改革。

　　预防疾病，减少税收！ 随着新的城市社区及其人口稠密区的发展，越来越多的人开始意识到这些社区新奇、强大和令人担忧的特质。19 世纪 30 年代，新城镇对健康的影响开始在英国显现出来，其中部分是以统计形式出现的，因为从 1801 年起开始的每十年一次的人口普查信息，得到了于 1837 年启动的对出生、婚姻和死亡进行强制登记的补充。由于多方面的发展，这些城镇的状况吸引了人们的注意。其实早在 18 世纪末，曼彻斯特的一系列流行病就使得工厂工人的健康成为一个值得关注的问题。国会着手处理此事，1802 年，罗伯特·皮尔这位棉纺厂厂主不顾反对，争取到了《学徒健康和道德法》的通过，以改善棉纺厂童工的生存条件。虽然该法案基本上没有产生效力，但它确实树立了国家对工厂工人健康和福利负有责任的原则。此外，问题并没有就此结束。混乱的情况仍在继续，直到 1830 年，由理查德·奥斯特勒和迈克尔·萨德勒发起、阿什利勋爵主持的工厂改革运动，才使得问题逐渐浮出水面。经过埃德温·查德威克所在委员会的研究，《1833 年工厂法》得以通过，标志着英国的工厂立法真正开始了。这场运动及其后果将在后文得到更深入的探讨，但值得一提的是，在这场运动中，人们不仅注意到工厂劳动的有害方面，也注意到了工人们恶劣的生存条件。1831 年，利兹的外科医生 C. 特纳·塔克拉在其开创性的著作《艺术、贸易和职业以及公民国家和生活习惯对健康和长寿的影响》中透露， 在利兹极为普遍的恶劣的工作和生存条件，使得这座城市的疾病发生率和死亡率都高于周围的乡村。

1831 年和 1832 年的霍乱疫情进一步提高了人们对城镇健康状况的关注。在这段时期，人们很快便发现，疾病找上了贫困地区，即那些卫生条件最受忽视、被排泄物和其他脏污污染最严重的地方。此外，同样明显的是，这种疾病并不仅仅在下层社会发生，由此得出的结论非常清晰。任何珍视生命的人，如果不是对一切全无所谓，那么都会认为最好不要让恶性疾病和滋生这些疾病的环境离自己太近。因此，在这方面，霍乱的流行可以被认为是祸福相倚，因为它在问题再度变得严峻之际，将人们的注意力引到了城镇健康上。不过，《新济贫法》完成了最后一击，使城市社区的健康问题成为焦点。污秽、疾病、贫困以及减轻扶贫负担的需求是卫生改革运动兴起的根源。

1834 年济贫法委员会成立，也在无意中为全面揭示民众的健康问题提供了工具，并为处理这一问题提供了方法。查德威克被任命为该委员会的秘书，虽然他的兴趣和活动起初只是针对减少济贫税这个有限的目标，但他对形成贫困的原因有更深层次的认识。在济贫法皇家调查委员会的成员中，他是唯一一个调查贫民健康状况的人。此外，他还提出一个预防性社会行动的概念，用以解决贫穷和疾病问题。大约在1824年，查德威克认识了索斯伍德·史密斯和尼尔·阿诺特，这两位医生也是边沁的朋友和信徒。"从阿诺特和史密斯那里，"查德威克在1844年写道，"我对疾病预防方法的研究（作为一门科学）所蕴含的非凡意义产生了强烈的信念，也更能领悟到在我的公共调查中，摆在我面前的这些人口统计数据所传递的事实之间的重要关联。"查德威克认识到，在许多情况下，是疾病导致贫困，个人不应为此负责，而疾病是加重济贫税负担的一个重要因素，因此，他得出的结论是，采取预防疾病的措施有益于经济。1848年前后他在给索斯伍德·史密斯的信中坦率地表明了自己的立场。

117"卫生措施，"他写道，"有严格及专门的官方起源……它们的出现是政府在1832年采取的一项间接的（也可能是偶然的）措施的结果，即对《济贫法》实施的调查；在一些调查过程中，为了辨别导致贫穷的原因，过度疾病及其可预防的原因，是由该调查过程中出现的情况予以说明，并且这些原因在我的报告中作为审查主题之一受到关注，与其他人的报告一起提交给了议会……之后，在1838年，由于当时瘟疫流行，出现了大量的索赔，身处行政委员会辖下，我认为自己有责任提请专员们注意，这些案件中很大一部分原因是可预防的，并建议对这些案件进行特别调查……"

这种方法因查德威克的"卫生理念"而巩固，他坚信物质和社会环境的好坏会影响健康。事实上，在对人口卫生状况进行重要研究之前，他分发给医务人员一封指导信，信中提出有必要"查明那些导致这类疾病流行的可见及可移动因素的生存情况和传播程度，这些因素通常被认为与劳动阶级所处的环境和结构或居住地的缺陷有关"。此外，查德威克还清楚地看到，准确的统计数据对预防疾病而言可能极为重要。他试图在济贫法办公室设立一个医学统计局，1836年《出生和死亡登记法》通过后，他立刻意识到该法案的用处，并将此列了出来。这张列表清楚地说明了金钱利益、疾病预防、环境原因和政府行为等问题是如何在一位领先的卫生改革者的思想中紧密交织的。查德威克认为，该法案可以使以下几项成为可能："（1）登记疾病原因，以便制定补救措施或预防手段；（2）从个人定居点和公共设施两个方面来确定地方在不同情况下的卫生状况；（3）确定职业本身与在不同环境下各地方职业之间健康程度的比较，使得自愿从事有害健康的职业的人们能够多多地获得保障，以弥补自己的健康损失；（4）通过收集数据来计算死亡率，并为大量投保的财产提供保障，以便每个人都能最大限度地利用自己的财产，保护自己或自己所爱的人的利益，并且不会给他人造成损失；（5）获得一种方法用来确定人口在不同时期及不同情况下的发展进程；（6）引导人民去思考灾难和伤亡的程度及带来的影响；防止过度安葬，防止隐匿谋杀，防止因有责疏忽或过失而导致的死亡。"

正是在这样的背景下，现代公共卫生的奠基性文件，《……关于调查大不列颠劳动人口卫生状况的报告》在1842年诞生了。

人民的卫生状况。1838年，济贫法委员会向内政大臣约翰·罗素勋爵报告说，已聘请了三名医疗检查员来调查伦敦可预防疾病的流行及成因，后者得出的意见是："采取及维持预防措施所需的开支最终将低于目前因疾病不断产生的费用。"

报告中提到的三位医生分别是詹姆斯·菲利浦·凯（1804—

1877）、尼尔·阿诺特（1788—1874）和托马斯·索斯伍德·史密斯（1788—1861）。他们与查德威克的此次合作并非单纯的巧合。这三位医生都关注城市社区的健康问题，并且是最早一批研究这些问题严重程度的人，也是他们向广大群众揭示了问题的本质。1832年第一次霍乱流行的时候，凯已经出版了一本简短的开创性著作《曼彻斯特工人阶级的精神及健康状况》，报告了在工厂工人中进行的一项调查的结果。1835年，凯成为济贫法委员会的助理委员。阿诺特、史密斯和查德威克一样，都是边沁主义的同道中人，也同样积极研究健康问题。两人都对热病感兴趣，史密斯从1824年起就担任伦敦发热医院的主治医师，在1833年他还成为工厂委员会的一名成员，并在卫生改革运动中发挥了极其重要的作用。

这几人对"发热"感兴趣也不是巧合。"发热"是一个多义词，包括伤寒、斑疹伤寒和复发热在内。这些尚未分类的疾病在18世纪末有明显的消退，但在19世纪二三十年代，疫情首先在爱尔兰大暴发，随后是苏格兰和英格兰。据观察，相较于社区其他成员，疾病对劳动人口造成了更严重的伤害，而疫情带来的经济损失使整个社区受到不利影响。例如，在七年间，有12 895人在格拉斯哥发热医院就诊。据估计，在这些病人中，平均每人损失了六周工作时间，按照每周七先令六便士的薪资计算，一共损失了29 004英镑。此外，还必须加上医疗和护理费用，每位病人约为一英镑。病人去世后，家属还需另外负担沉重的丧葬费用。不仅如此，寡妇和孤儿通常会沦为赤贫之人，必须得到救济。正是因为认识到可预防疾病的经济和社会代价，人们开始采取行动，改善公共卫生。

119　　从经济和人道的角度来考虑，为处理这一问题付出努力是有必要的，也是值得的。毕竟这是一个经济人的时代。1840年，城镇健康特别委员会在讨论疾病对工人的影响时宣布："国家在有用的劳动力中拥有的财产将大大减少，而维持和控制劳动力所需的非生产性支出将大大增加。"此外，委员会还说："……为了广大同胞的人道和正义，也为了使穷人享有福利的必要性与富人享有财产安全及保障的必要性同等重要，我们迫切需要采取一些措施。"总之，疾病和贫困可能是上帝所制定的神秘计划的一部分，但当它们伤害或杀死工人并干扰神圣工业机器时，人们就该引起注意并采取行动了。

19世纪著名的公共和个人卫生调查，就是为了研究这些问题，并为实施补救措施提供坚实的事实依据。众所周知，调查是获取信息的一种工具，在18世纪和19世纪早期，人们就已开始使用这种方法，尤其是在进行区域健康调查或医学地形测量时。它还被用于一些更具体的调查对象，如霍华德对医院和监狱的研究，珀西瓦尔对曼彻斯特工厂工人发热和旧《济贫法》的研究。此外，法国作为公共卫生领域的领头羊，在19世纪初开展了几项关于健康问题的研究，采用的便是英国人所熟悉的调查法。1828年，皮约特研究了特鲁瓦纺织工人的健康状况，同年，维勒梅发表的报告称，巴黎的发病率和死亡率与不同社会阶层的生活条件密切相关。在此之前的两年，维勒梅还发表了对巴黎各区死亡率的研究，指出贫穷与疾病之间存在明确的关联。查德威克和他的合作者参加了这项调查，并利用它将人们的注意力集中到卫生改革的必要性上，并强调，作为行政行为的基础，系统地研究健康问题是多么重要。

最初，济贫法委员会的调查仅限于伦敦。然而，在1839年，政府指示委员会检查整个英格兰和威尔士劳动人口的健康状况。之后，调查范围扩大至苏格兰。在接下来的三年里，委员会在英国各地收集了大量信息。他们从实施济贫法的地区获得了详细的报告，而这些又为1842年发表的关于劳动人口健康状况的总报告提供了基础。调查的最终版本分为三卷，其中总结调查结果并提出补救行动步骤的摘要卷由查德威克负责。他所写的这卷绝非纸上谈兵，其中充满了对现有状况的生动描述，并且极为认真仔细地把一个个地区的情况与死亡率和经济形势的变化联系起来。然而，最重要的是，《报告》清晰地表达了一种看似合理的流行病学理论，这种理论符合许多已知事实，在这一基础上，产生了今后五六年里英国和美国以及较小部分欧洲大陆开展卫生改革和社区健康行动时所依据的原则。对早期的公共卫生工作者而言，这些原则构成了社区卫生行动的法律和信条，而且在大多数情况下，它们在今天与它们第一次被宣布时一样有效。事实上，现在，欠发达国家的任何卫生计划在很大程度上都是基于一百多年前查德威克提出的这些原则。

该报告毫无疑问地证明，疾病，特别是传染病，与因缺乏排水、供水和清除房屋及街道垃圾的方法而导致的肮脏环境有关。受到查德威克的影响，人们更关注这些问题了，查德威克坚信是腐烂的动物和蔬菜产生的瘴气引发了流行性发热。"最大的问题，"他写道，"也是实际立法及行政控制中最迫切的问题，就是那些集中在居民住宅之外的，主要因忽视排水系统而造成的问题。"由此，公共卫生问题的定义得以调整。它被认为是一项工程，而不是医学问题。从那时起，污物不再只是让个人厌恶的东西；它上升为整个社区卫生的重要公敌。正如查德威克所预见的那样，社区需要一个行政机构，以有效和一致的方式应用工程知识和技术来实施预防计划。在《报告》中，他直截了当、毫无保留地表明了自己的立场。"伟大的预防措施，"他写道，"如排水以及通过供水和改善下水道来清洁街道和房屋，特别是采用更便宜、更有效的方式清除城镇的所有有害垃圾，这些行动必须从土木工程师的科学知识中寻求帮助，而不是从医生那里，因为当医生减轻了患者的痛苦，并指出疾病发生的根源在于当局忽视了适当的行政措施，他的工作就完成了。"然而，查德威克显然认识到，一个地区中必须有一名医生来指出传染病发生的地点、性质和过程，根据这一想法，他在《报告》中建议任命"一名独立于私人诊所的地区医疗官，他将具备特殊的资格和责任，可以开展卫生措施，恢复执法"。

城镇卫生委员会。《查德威克报告》带来的直接成果就是罗伯特·皮尔爵士在1843年任命了一个皇家调查委员会，负责调查大城镇和人口密集区的情况。该委员会的报告对公共卫生的影响，就像《1834年济贫法报告》对公共救助的影响一样，而这一次，查德威克再次在委员会的工作中发挥了主导作用。他起草了城镇卫生委员会发表的第一份报告的主要部分，而第二份报告中的行政和操作建议则完全出自他手。委员会向所有人揭露了当时的恶劣情况。他们发现，过度拥挤和堵塞、贫穷、犯罪、不健康和高死亡率，经常一起出现。

这些事实并不是全然新鲜的事情。1840年，城镇卫生特别委员会进行了第一次以公共机构为主导的普查，发表了一份颇具新意的报告。这份报告其实算是查德威克报告的前身，在城镇卫生委员会之前就向大众提出了建议。它提议在所有超过一定规模的城市社区常设一个卫生委员会，并在大型城镇任命一名检查员，负责执行卫生法规、排污一般法和规范所有未来建筑的一般法。此外，还建议在上述总框架内，对充足供水的需求、普通公寓的检查和管理、人口稠密区的墓地紧缺以及公共洗浴设施的提供这些问题予以特别关注。

经过一番详尽的调查，皇家委员会向议会共提交了两份报告，第一份于 1844 年 6 月 27 日提交，第二份于 1845 年 2 月 3 日提交，其中的一些建议将在新的立法中有所体现。最重要的一项提议是，授权国家政府调查和监督所有一般性措施的执行情况，以管理较大城市社区的卫生环境。当然，这个建议意味着中央政府对公共卫生负有基本的责任，并且还涉及建立一个新的政府部门。委员会进一步建议，每个地区的排水、铺路、清洁以及充足的水供应，这些必要的安排应由一个单一的行政部门来管理。它还建议政府制定新的法律，对建筑物和街道宽度进行规定。尽管委员会披露的事实足以让公众感到震惊，但政府并没有立即采取行动改善状况。执行委员会的立法建议被推迟了，部分是出于眼前的政治原因，部分是因为保护财产不受侵犯的需要限制了改革力度。

与此同时，在全国各地，城镇人口（特别是劳动人口）的健康日益成为人们关注的焦点。改革者们转而毅然决然地朝着最迫在眉睫的任务进发。19 世纪三四十年代的各种发现和启示，促使不同团体开展了各种活动。其中有一些团体甚至通过适用条件有限的法令获得了认可。在这些志愿团体中，有分别成立于 1841 年和 1844 年的工人阶级住房改善城市协会和劳动阶级生活环境改善协会，两者都致力于为穷人提供更好的住房条件。还有一个团体是穷人清洁促进会，该组织在伦敦东区设立了一批示范澡堂。此外，还有致力于卫生改革的组织，它们的目标是传播有关城市环境的知识，并组织公众舆论以支持为改进公共卫生而采取的立法行动。其中最重要的是由索斯伍德·史密斯于 1844 年创立的城镇卫生协会，查德威克身居幕后。这个团体因其成员的身份而特别具有影响力，其中包括伟大的社会改革家阿什利勋爵（后来成为沙夫茨伯里伯爵）、1840 年特别委员会的主要负责人罗伯特·A.斯兰尼、诺曼比侯爵和其他一些人。

这些团体采纳并进一步发展了18世纪的改革者所开创的方针和方法。他们创造了一种行动模式，包括启发和塑造舆论，以及努力引起政府的注意以实现补救性的立法。公共卫生工作者在整个19世纪都使用这种方法来处理卫生问题，今天它也仍然是社区卫生改善行动不可或缺的组成部分。从本质上讲，这些努力代表了早期社区卫生教育和组织的雏形。值得注意的是，当前公共卫生实践的方方面面都起源于卫生改革运动的伊始。

林肯勋爵于1846年在下议院提出了一项改善城市社区卫生条件的法案，但由于首相的辞职和城镇协会卫生部门的批评而遭到推迟。一年后，莫佩斯子爵提出了另一项基于城镇卫生委员会建议的法案。又一次，由于遭到那些唯恐自己经济利益蒙受损失的人的反对，以及法案中存在缺陷，这个提案也被束之高阁了。然而，与此同时，政府迫于形势的压力不得不做出让步，颁布了一些适用范围较小的立法措施。此时英格兰因宪章运动陷入一片混乱，无产阶级起义的幽灵在中产阶级心中投下了不祥的阴影，某种程度上成了改革的有力论据。接着，在1846年，大批逃荒的爱尔兰人突然涌入卫生条件异常恶劣的利物浦，他们饥寒交迫，疾病缠身。迫于这般紧急情况，市政当局为了寻求更大的权力，成功地让议会颁布了《利物浦卫生法》，这是英格兰通过的第一项综合性的卫生措施。它授权市议会委派一名卫生官员（这是最重要的一步，我们稍后再谈）、一名市镇工程师和一名防危害检查员。当时还颁布了其他与改善城市有关的立法，即《1846年公害去除和疾病预防法》、同年通过的《澡堂和洗濯场法》以及《1847年城镇改善条款法》。这些立法构成了《1848

年公共卫生法》的前身。

同一时期，索斯伍德·史密斯和他的城镇卫生协会正在开展一场艰苦卓绝的教育运动，试图掀起知情公众的舆论，向政府施压。史密斯怀着对社会改革的炽热感情和渴望完成任务的心，向英国人民直抒胸臆，要求他们采取行动。他在自己撰写的小册子《致英国工人阶级的演说，关于他们对卫生问题现状的责任》（1847）中称："在过去的一季度里，有 15 000 人因此而丧生，而这些人本来是可以被救的……那些为此负责的人，他们理应干预并努力阻止灾难的发生——他们有能力施以援手，却不懂如何操作。但他们的冷漠正是你们应当唤醒自己的另一个原因……让声音从你们的大街小巷传出……这样就会惊动公众的耳朵，并引起立法机关的注意。"这一呼吁是影响政府推动莫佩斯子爵法案的因素之一。而 1848 年的霍乱疫情，即使不是更有力的宣传材料，也起到了相同的宣传效果。随着时间的推移，人们对公共卫生的问题愈发担忧，因为夏天将至，霍乱正悄悄接近英国。6 月，霍乱还在莫斯科肆虐，到 9 月，已蔓延至巴黎和汉堡。在公共卫生史上，流行病在促使人们为社区健康而采取的行动中占有重要地位。1848 年的英国也不例外，在 8 月的最后一天，《公共卫生法》得到了王室同意。

卫生总署。中央机构（其作用是为地方当局提供指导和帮助）的缺席，限制了当局早先为改善卫生条件所做的种种努力。现在，这一困难通过设立卫生总署得到了克服。由于《公共卫生法》将持续生效五年，卫生局在这一时期都只是处于试验阶段。鉴于查德威克的边沁主义信仰和他在济贫法委员会的经历，卫生总署于 1848 年成立时沿用了委员会的模式，这不足为奇。遗憾的是，该组织在结构和人员方面都太像济贫法委员会了。而委员会早已名声扫地，去年就被取而代之，结果是卫生局自己主动承担了部分因《济贫法》而产生的不满。

《公共卫生法》最后获得通过，是由于运用了一些政治妥协的常用手段，最终它以被阉割的形式由议会颁布。在大多数情况下，这一法案是受到行政许可的，伦敦没有包括在内。卫生总署有权成立地方卫生局，只要有不少于十分之一的纳税人提交请愿；或当某一地区七年内的平均死亡率超过23‰时，则可强制成立。地方卫生局有权处理供水、污水收集、不良行业管制、墓地供应和管理，以及若干其他事务。为了履行这些职能，每个卫生局都获得授权，可任命一名卫生官员（该官员必须是合法执业的医生），或防危害检查员、土地勘测员、会计或书记员。此外，中央卫生局还拥有一些一般权利，可以对特定地区的卫生状况进行调查和研究。

查德威克先生的退场。卫生总署的成立是公共卫生史上的一个重要里程碑。尽管它存在的时间很短，而且在运作过程中也遇到了一些困难，但它还是取得了非常大的成就。查德威克、沙夫茨伯里和索斯伍德·史密斯被任命为卫生局的成员，他们以旺盛的精力和热情着手解决所面临的难题。1848年至1854年卫生局的活动报告充分证明了委员们及工作人员在工作中的活力、决心和智慧。卫生局几项的成就值得一提。1851年，在沙夫茨伯里的赞助下，议会通过了最早的两部住房法，即《劳工阶级公寓法》《普通公寓法》。因为卫生局的宣传工作，许多社区建立了污水处理系统和适当的水供应。最重要的也许还是设立了卫生医务官一职。以利物浦为例，它任命了W. H. 邓肯（1805—1863）担任此职，伦敦则在1848年将类似的工作交给了约翰·西蒙（1816—1904）。在接下来的三十年里，根据《1848年公共卫生法》的规定，许多大型城市都将此类职务委

125

派给了医生。利兹在 1866 年任命了一名卫生医务官，曼彻斯特则在 1868 年，伯明翰在 1872 年，纽卡斯尔在 1873 年。其中一些人成为 19 世纪后半期公共卫生领域的领袖人物，例如约翰·西蒙。

从一开始，卫生局的活动就遭到了既得利益者的反对。即便是最基本的改善排水和供水的建议，也被他们假以财产和人类自由的神圣名义予以排斥。为争取到人们对卫生局活动的支持，查德威克做出了努力，他指导外地工作人员如何在当地社区结交朋友、影响群众。然而，随着时间的推移，卫生局越发不受欢迎。它得罪了太多人，那些利益受到影响的个人和团体表达了更激烈的反对。而卫生局严重的集权倾向更是火上浇油，这在很大程度上是因查德威克的地位所致。在地方政府的众多权力机构仍然盘根错节的时代，任何试图削弱地方权力自由的企图都必然会招致敌意。

1854 年，由于批评的浪潮高涨，尽管委员们做出了努力，但议会还是拒绝延长《公共卫生法》的生效时间，第一届国家卫生局就这样戛然而止了。沙夫茨伯里清楚地描述了当时反对力量的本质和这次失败的原因。"议会代理人是我们不共戴天的敌人，"他写道，"因为我们减少了开支，导致他们的费用也相应减少到合理限度之内。土木工程师也是，因为我们选择了有能力的人，他们不仅实行了新原则，并且要求的薪水也较低。还有医师学会及其附属机构，因为我们的独立行动和在处理霍乱问题上取得的非凡成就都证明，参与济贫法的医务人员较之伦敦所有上流社会金光闪闪的医生们，其专业度有过之而无不及。还有所有的监护委员会，因为我们揭露了他们的自私、残忍，以及在疫情肆虐的日子里不愿接待和救济受苦穷人的事实。以及财政部（因为那里的下属憎恨查德威克；这种恨意由来已久，时机一到就会爆发出来）。接着是自来水公司，我们揭开了他们的真面目，并设计出一种完全可以取代他们的供水方法。下水道管理员们，因为我们的计划和原则与他们的恰恰相反，所以他们对我们也恨之入骨。"从《泰晤士报》的评论中，可以看出部分反对派的观点和倾向，该报原来是支持《公共卫生法》的，现在反而带头谴责卫生局。"医神埃斯科拉庇俄斯和天医星，"评论写道，"化身为查德威克先生和索斯伍德·史密斯医生，他们已被罢免，我们宁愿冒着得霍乱和其他疾病的风险，也不愿被逼迫着获得健康。"随着第一届卫生总署的消失，查德威克被排挤到了一边。在他54岁时，他被迫放弃了自己积极经营的公共管理事业，尽管在漫长的一生中，他目睹自己的许多想法最终得以实现，但他再未参与其中了。

"多么奇怪的种种悖论！"我们并不打算详细研究英国公共卫生进一步的发展，尽管稍后会就其中较重要的事件进行思考。最重要的是，19世纪三四十年代开始的变革在1848年之后得到了强化和进一步的发展。同时，新的思想和实践潮流也被推到了前台，其中一些至今都还是潜伏状态，而另一些则浮出水面，应对新的问题。边沁的思想中存在自由放任和社会管制这两种倾向，查德威克将其应用于公共救助和公共卫生，在整个世纪中，这两种思想在理论和实践中一直存在，但它们的相对重点和意义越来越向社会规制转变。

威廉·吉尔伯特爵士说："多么奇怪的种种悖论！"在与公共卫生有关的社会行动的发展方面，这句话最恰当不过了。悖论由两方面组成，一个是医学方面，另一个是社会和政治方面。前者涉及了医学在公共卫生发展中的作用。当我们对19世纪中期前后英国卫生改革运动的初始阶段进行客观分析，可以得出这样的结论：医学在这一进程中起了次要作用。尽管一些医生在呼吁人们关注社区健康不良问题上发挥了重要作用，但卫生改革的动力并不是来自医学界。

此外，在解决有关传染病传播这一主要问题时，医学界缺乏真知灼见。传染论者与反传染论者互不买账，但这种激烈的争论对建立公共卫生立法和管理没有什么影响。实际上，值得注意的是，卫生改革者的方案很大程度是建立在错误的理论结构上，并且，虽然他们找到了正确的解决之道，但大多是基于错误的原因。宽泛地说，事实就是，现代公共卫生的奠基人接受了某些经济和社会政策的假设，建立了制度形式，这些形式日后将有助于更准确和有效的医学知识的运用。这类形式的重要例子包括中央当局对地方卫生服务的监管，以及医疗卫生官员这一职位的设立。

然而，对这些制度的思考直接触及了政治和社会矛盾的核心。经济自由的引入非但没有消除政府干预、控制和规制的需要，反而最终导致国家行政职能大大增加，这的确是现代史上一个引人注目的现象。19世纪三四十年代，爆发了废除在工业革命前普遍存在的限制性法规和社会义务的立法活动；但即使某些形式的社会规则被抛弃，其他形式也同时在替代它们。当工业革命还处于初期阶段时，罗伯特·欧文就预见到国家需要采取行动，遏制经济自由带来的一些后果。他在1851年写道："制造业在全国范围内普遍扩张，使得身在其中的居民形成了一种新的性格；由于它建立在对个人或大众幸福相当不利的原则之上，除非立法干预和指导能够遏制这种倾向，否则它将产生极为可悲和永久性的罪恶。"欧文的警告很快就应验了，而当新《济贫法》为新工厂工人阶级创造了一套劳动激励制度时，卫生法和工厂法也正在为提高人类健康和福祉的中央集权奠定基础。

事实上，健康问题是一个焦点，围绕它可以看到经济自由和政治自由主义学说处于不同的修正阶段。这种转变的发生并不仅仅是因为人道主义情愫或社会良知的增长。关于健康和卫生的立法是社会和经济秩序中各种力量导致的结果。与其说是出于对穷人福祉的关注，不如说是由于 1850 年以后人们日益认识到，损坏的下水道或被感染的食物引起的地方性流行病是整个社区的问题。此外，人们愈发注意到，所涉的相关费用是一笔本可以避免的社会资源的浪费。"忽视卫生，"约翰·西蒙在 1858 年称，"是错误的节俭。肮脏的住宅和用沟渠输送的饮用水固然廉价，随之而来的发热和霍乱所需的治疗费用却要昂贵得多：寡妇和孤儿的存在使得关停那些通风不良的工作场地和不必要的致命职业代价极高……人民的身体强健是国家繁荣的主要因素之一。"关于这一点，没有人比威廉·法尔（1807—1883）更能给他的同胞留下深刻的教训，他于 1838 年被任命为注册总署的摘要汇编员，他的统计报告为 19 世纪中后期在家庭、工厂和整个社区开展的防治疾病运动提供了依据。人们最终吸取了教训，这在约瑟夫·张伯伦于 19 世纪 80 年代初写的一封信中得到了体现。在描述伯明翰的卫生状况时，他写道："……事实是什么？死亡率减少了千分之七——在这个镇上每年有 2 800 条生命逝去。由于每五个病人中就有一个会死亡，所以必须减少 14 000 例病例，以及由此所带来的所有经济上的损失，以及痛苦和悲伤。"

同时，虽然新《济贫法》保持了劳动力市场组织的相对完整，但保护性立法行动改善了矿山和工厂的作业条件，减轻了早期自由放任制度所造成的严酷后果。这种立法的适用范围还不够广，不足以使整个制度脱胎换骨。事实上，与《济贫法》和济贫院所背负的污名相比，工厂生活还不算太坏。然而，这些法律帮助瓦解了当时盛行的社会哲学。此外，产业工人新阶级认真考虑了自由主义在人权和尊严方面的民主含义，并认识到群体团结的力量，他们组织了工会和政党，拒绝相互竞争，还采取行动为自己争取各种社会服务，包括保健服务。

进两步，退一步。回头来看，这些历史趋势似乎清晰明了，但真正的过程并不是那么顺利。经过仔细观察，看似几十年稳步前进的过程，实际上是由迟疑零碎的变化、临时的权宜之计以及对特定罪恶进行艰苦斗争所达到的折中组成。社区承担了补救具体、明显的卫生缺陷的责任，却没有深入思考它们与其他缺陷之间的关系。然而，这种连续性和一贯性并不是一种错觉，或是历史学家的凭空捏造。它是现实，因为在整个19世纪的大部分时间里，卫生工作者都面临基本相同的问题。19世纪三四十年代的经典调查曝光了城市社区中存在的诸种弊病，三十年后，这些弊病仍在被不断揭露。虽然卫生工作者的经验和知识增加了，但他们依旧宣扬着过去的改革理由，敦促采取相似的补救措施。简而言之，卫生改革的基础理论没有发生任何实质性变化，因为它们所适用的现实状况基本上没有改变。

它仍然在动。在这一时期，卫生和流行病的问题在卫生工作者的心中胜过所有其他问题，但由于没有有效的行政手段，就连当时已有的知识也难以得到应用。《1835年市政委员会法》旨在弥补地方政府的弱点，然而，尽管改革后的行政区在组织上更加民主，但在改善和规制社区卫生方面并不比以前更有效。首先，这一时期颁布的卫生法基本上是宽松的。地方当局被授予权力，但几乎不承担任何执法义务，也不是所有的当局都对执行这些卫生法感兴趣。因此，地方上的改进工作仍然是零零碎碎的。当有新的需要出现时，他们往往会通过一系列临时的权宜之计来应付，而这些权宜之计所留下的空白远远超过它们所解决的问题。19世纪中后期，这些发展

129

的总的结果就是促成各种权力机构的产生，每个机构都有一套不同的地方边界，每个机构只承担非常有限的职能。

尽管市政当局在这个时候还没有找到解决社区卫生问题的办法，但确实发生了足够多的渐进的变化，产生了虽然不大但有用的效果。这有几个原因。其中一个是缓慢、迟疑，但仍不间断的中央卫生部门的演变。在这一演变过程中，有三个里程碑格外突出：1848 年卫生总署成立，1871 年地方政府管理委员会成立，以及 1875 年《公共卫生法》通过。

在查德威克和他的同事们于 1854 年谢幕后，卫生总署每年都会重新成立一次，它继续履行自己的使命，直到 1858 年，《公共卫生法》将其医疗职能移交给枢密院。在此期间，卫生总署取得了几项重要的进展。1855 年，约翰·西蒙被任命为总署的受薪医务官员；由此他成为先后在枢密院、地方政府委员会、卫生部工作过的那一大批医务人员中的第一人。同年，卫生局还确保了一项法案的通过，其中第一次承认了大型城市区域，即伦敦大都会区的共同需求。凭借这一法案，大都会工作委员会成立了，处理上述需求。1858 年，卫生总署最终被废除了，公共卫生的监督权被移交给了枢密院，直到 1871 年。

枢密院授权其医疗部门调查对社区卫生产生影响的问题，并就这些研究为议会编写报告。卫生官员一职再次得到肯定，约翰·西蒙继续留任。以这一身份，他编写了 1858 至 1871 年的系列年度报告，这些报告相当准确地反映出当时英国的公共卫生状况。西蒙处理的问题包括霍乱、腹泻、痢疾、白喉、肺结核、肺部职业病、工人阶级家庭的饮食、医院卫生和住房。西蒙从广泛的社会角度对社区卫生问题进行了观察，他将各种因素考虑在内，如拥挤的住房、工厂和矿山的工作条件、母亲的就业、营养不良等，实际上，这一切复杂的不利因素就是 19 世纪城市工业社区的特征。尽管西蒙因缺少人手而受到限制，但他还是在维多利亚时代英国社区卫生黯淡的现实中投下了一束探索之光。

最后，从 1869 年开始，政府采取的下一个主要步骤是处理公共卫生的行政问题。这一年，政府任命了一个皇家委员会，负责研究英国的卫生管理。1871 年，委员会在报告中建议设立一个政府部门，将《济贫法》和公共卫生的管理结合在一起，而政府各机构行使的所有卫生职能都应移交给该部门。这份报告的第一个成果是在同年成立的地方政府委员会，在该委员会的支持下，又成立了济贫法委员会和枢密院医疗部。委员会还提议对所有公共卫生的立法进行整合，并对地方卫生机构的性质加以统一。《1875 年公共卫生法》落实了这些措施，该法首次在全国范围内为英国的公共卫生管理建立了某种程度的秩序。这一法案将全国划分为城市卫生区和农村卫生区，并接受地方政府委员会的监督。在实际操作中，现有的地方当局已适应了新的模式。凡是有区议会的地方，它就成为地方卫生局，地方改善委员会亦是如此。与此同时，每个地区都必须配有一名卫生医务官。这是有史以来，第一次出现一个能够处理社区卫生问题的、相当一致且完备的地方行政体系。

这段时间的改善不单是因为建立了一个完备的行政机构。还有一个重要因素是有一群警觉而好战的专业人士和非专业人士，他们认识到城市生活中存在的各种问题的本质，并渴望看到这些问题得到纠正。例如，在 1848 年《公共卫生法》通过后，各个城镇卫生协会迅速衰落，但它们很快又在各地恢复，并努力争取公众对卫生改善的支持。于是，1852 年，曼彻斯特和索尔福德卫生协会成立了。

除了这些群体外，还可以加上第一批专业的卫生工作者，特别是卫生官员。就在一百多年前的 1856 年，伦敦第一批卫生官员采取措施，组建了一个专业协会。根据 1855 年通过的《大都市管理法》，伦敦各区都必须配有卫生医务官员，截至 1856 年，已有 48 名医生上任。1856 年 5 月，大都会卫生官员协会成立。随着伦敦以外此类官员人数的增加，他们也开始加入该协会，于是协会在 1873 年变更为卫生医疗官员协会。约翰·西蒙是大都会协会的第一任主席，一直任职至 1861 年。之后伴随《1875 年公共卫生法》的通过，医务人员的数量迅速增加。大都会协会最初的行动之一便是成立数个委员会，用来调查排水系统、不卫生肉类的销售、食品掺假以及气象与公共卫生状况之间的关联。该协会对发表自己的观点毫不踌躇，同时还向政府部门提供专业咨询。

随着时间的推移，这些影响产生的作用逐渐显现出来。例如，1879 年的一项研究表明，大多数较大型城市社区都已获得了稳定的供水，水量充足，但水质可能还较差。即便如此，仍有许多方面亟待完善。然而，到 19 世纪后半叶，基本的行政工作作业已完成，随着《1875 年公共卫生法》的颁布，卫生立法开始进入实际上的休止期。随后便是一段巩固期，公共卫生工作者集中精力在需要采取行动的领域进一步改善卫生条件。卫生改革运动已播下了它的种子，从 1875 年到 19 世纪末，果实已成熟，到了收获的时候了。

都市化与 19 世纪美国公共卫生的起源。 随着英国卫生改革运动的发展，以及 1848 年卫生总署的成立，公共卫生思想和实践的领导权转交到了英国人手中。这些发展带来的影响辐射至欧洲和美洲。法国、比利时、普鲁士和其他的大陆国家都受到不同程度的影响，但影响最深入的莫过于美国。

与其他国家一样，在促使美国为社区健康而尽早采取行动的各种情况中，流行病尤为突出。当这些情况发生时，政府当局应在征求医学意见的基础上采取适当的措施。病原学和疾病传播方面的困惑普遍存在，但对疾病的控制基于两个环节，即检疫和环境卫生。例如，1795年，纽约州州长就当时纽约市上城区盛行的一种流行病向州医学会发出呼吁。于是，他们成立了一个委员会，第二年该委员会发表了一份报告。报告中提出的建议主要涉及环境卫生的处理问题，更具体地说，涉及的是"街道上堆积的污物"、水渠堵塞和低洼地区排水障碍、改善码头及河岸以防止垃圾堆积，以及屠宰场和肥皂厂等企业对空气的污染。然而，只要市政府中没有常设的卫生组织，这些建议就不可能得到有效实施。事实上，与英国一样，在19世纪的纽约和其他美国城市，公共卫生的起源和发展所涉及的基本问题之一就是，需要建立一个有效的行政机制来监督和管理社区的卫生。

132

在19世纪头三十年，美国城市发展稳健，尽管这些发展不那么引人注目。在这一时期，社会条件普遍良好，贫困等问题并不严重。公共卫生管理的组织简单、范围有限也反映了这一点。1800年至1830年，只有五个大城市成立了卫生委员会。即使到了1875年，许多大型城市社区也还没有设立卫生部门。

纽约市很好地体现了当时公共卫生组织的特点。1798年，纽约遭遇黄热病侵袭，造成1 600人死亡。在此疫情前，市政府本无权发布卫生法规，但州议会认识到需要有应对此类紧急情况的行政权力，授权该市通过了自己的卫生法。而常设的公共卫生管理机构直到下一个十年才成立。可以说，是从1804年3月26日约翰·平塔德被任命为市卫生督察员开始。从1810年到1838年，卫生督察员是警察局的一个分支。市督察员与另外两名人员，即卫生官员和驻地医生，共同负责处理日常卫生事务，并确保各种法律和规章制度的有效实施。前者是由国家任命，负责对入港的船只执行检疫法。后者则属市政官员，其职能是密切关注和发现市内的传染病病例。卫生管理、环境卫生（特别是与流行病控制有关的环境卫生）和人口统计数据的收集，都是市督察员所要履行的职责范围。

其中有一些卫生官员完全具备处理社区卫生问题的资格。历任市督察员都发现了精确的人口统计蕴藏的价值，1845 年至 1846 年任市督察员的科尼利厄斯·B. 阿切尔还争取制定了一项规定出生登记的法律。1852 年至 1854 年任市督察员的托马斯·K. 唐宁则于 1853 年成功地完成了对《出生、婚姻和死亡登记法》的改良。然而，现有的行政机制效率低下，令人难以忍受。一方面，督察员的职位非常抢手，政治阴谋在这些职位的填补上发挥了相当大的作用。结果便是官员们经常受到政治的影响，在许多情况下，表现得极其无能。另一方面，权力的划分使这种情况更加恶化，因为除了三名卫生官员外，还有一个卫生咨询委员会，负责向市议会提供有关卫生问题处理措施的建议。显然，这种情形对促进有效的公共卫生管理的发展没有什么帮助。在社会条件有利的情况下，由此造成的效率低下还可以被容忍，但当极其令人不安的因素持续干扰这种不稳定的局势时，现有安排存在的根本性不足，必然会引起人们的密切关注。

就在这个时候，欧洲各个社区的政治、经济和社会生活发生了深刻的变化，掀起了一股移民潮，这股移民潮以其剧烈的冲击力打破了 20 世纪头 30 年的局势。纽约和波士顿等沿海城市首当其冲，感受到了大批贫困移民的意外涌入带来的可怕冲击。在这些城市，住房、供水、污水处理和排水等日益复杂的问题没有得到充分的解决，很快就产生了一系列恶果，这些恶果在城市贫民窟中体现得最为显著。

随着移民和人口的增加，住房问题迫在眉睫。人们需要便宜的住所，于是，就像在英国一样，初来乍到者在老城区的私人住宅、旧仓库、啤酒厂或任何四面有墙、头上有顶的建筑里寻找栖身之所。在收入较高者搬到周边新区之后，城市廉价交通的发展进一步助推了这一形势。在旧城区，一般都没有为低收入群体提供新的住房，直到19世纪50年代之后，出现了廉租房，取代了大城市的改建住宅和其他临时住房。廉租房最初是一种为工人提供廉价住房的多户型住宅，但很快就成了贫民窟的代名词。整个19世纪，那里一直都人满为患。像厕所这样的设施严重不足，而且除酒吧外，根本没有任何其他的娱乐设施。所以，难怪疾病、犯罪和伤风败俗会成为贫民区的问题。对很多人来说，城市生活是肮脏和不健康的，这样的环境对整个社区的重要性不容忽视。

与此同时，人们通过与欧洲的接触了解到世界其他地区的发展。英国和法国也有类似的贫民窟现象，美国人深受他们所采用的观点和方法的影响。1830年至1870年间，与巴黎的维勒梅的先锋研究以及英国的查德威克、史密斯和其他卫生改革家们引人注目的报告同时进行的，还有一系列同等重要的美国的调查。正如英国那样，早期的公共卫生运动也渗透着社会改革的精神，并且构想极为宏阔。1837年，内科医生本杰明·W.麦克里迪在其关于职业医学的开拓性文章中，就已经呼吁人们关注纽约出现的贫民窟。他不仅关心商店和工厂的工作条件，也关心工人们凄惨的生活状况。然而，这还只是美国工业革命和人口迅速膨胀的初期。1805年，纽约人口约为75 770人。1820年这个数字就变成了123 000，1850年则上升到 515 000。当时情况已很危急，约翰·C. 格里斯科姆在 1845 年发表了一篇报告，首次对社区卫生问题进行了深入研究，这并非偶然。格里斯科姆是一名医生，曾任纽约卫生委员会的市督察员，他在年底的正式报告中附加了一篇《对城市卫生状况的简要看法》。三年后，格里斯科姆将这一补充内容扩充为一本题为《纽约劳动人口的卫生状况》的小书。查德威克的影响在格里斯科姆调查报告的标题中体现得非常明显；事实上，后者做的工作为索斯伍德·史密斯和查德威克所熟知。格里斯科姆对 19 世纪 40 年代贫民窟经济及其与居民卫生状况关系的分析，显示了他在社区卫生问题研究上的广度。同样值得注意的是，今天在黑人或波多黎各人等贫困族裔群体居住的城市贫民窟地区，仍然可以找到格里斯科姆所描述的制度，只有些微不同。

格里斯科姆写道："大量穷人受制于租佃制度，我认为必须将其视为致使他们生活在无助和污秽中的主要原因之一。这些罪恶产生的基础是佃农们屈服于**地主**们无情的压迫和勒索。一幢房子，或一排房子，或一栋宅邸，被房主的什么人租用，租期为数年，租金为成本的合理的利息。这样一来，**房主**就不用再为更换房客和收取租金而烦恼……为了容纳更多的家庭，这些贫民窟的房产被分割成一间间小公寓，只要条件还说得过去，就尽可能地多……然后这些小隔间（它们不应冠以其他名称）被租给穷人，周租或月租，租金几乎无一例外地都要预先支付……"

这项研究在本质上已经包含了未来三十年美国卫生改革运动所特有的原则和目标。概括而言，第一，"在贫困阶层中，存在着大量的疾病、身体残疾和过早死亡"；第二，"在很大程度上，这些情况是不必要发生的，大部分都是由可消除的原因而造成"；第三，"这些身体的恶导致了大量道德的罪恶，仅从金钱的角度就应引起政府和个人的重视，促使他们思考减少和预防这些罪恶的最佳途径"；第四，"提出缓解这些罪恶，并在最大程度上防止它们重演的方法"。

研究的核心是可预防死亡的概念。正是通过探索生活条件与生存期望值高低之间的联系，项目在实现卫生改革方面取得了最为显著的成功。一般来说，瘴气或污染物的疾病理论被大众所接受，但即便不了解微生物就是致病物质这一知识，也还是有可能对社区的卫生问题进行有效打击，正如英国人在同一时期所做的那样。在这方面，统计方法也提供了宝贵的武器，生命统计被赋予了一种新的社会意义。

往往是在灾难发生后，才出现对社会变革的迫切关注。在19世纪的美国，特别是在我们正在讨论的这段时间，灾难即是指各种传染病——黄热病、霍乱、天花、伤寒和斑疹伤寒——的反复流行。虽然人们认识到，是极度的贫困、住房的不足和环境的不卫生让他们付出了健康乃至生命的代价，但每一次流行病的入侵或暴发都会使这一认识再度对舆论产生深刻的影响，公共卫生的有效管理成为一个极其紧迫的问题。

随着城市社区的扩大和卫生条件的恶化，卫生改革的必要性日益凸显。改变现状的努力被那些有意维持现状的人所阻挠。显然，如果想要取得一些具体的成果，就必须动员社区的力量来控制疾病和改善健康。出于这种需要，1845年后，许多志愿性的卫生协会成立了，它们在相当程度上效仿了英国的高效组织。它们将医生、政府官员和具有公民意识的非专业人士聚集在一起，为动员社区力量打下了广泛的基础。协会的成员们怀揣着崇高的道德目标，自认为"参与了一场讨伐庞大且不断增长的邪恶的战争"。这些志愿团体致力于向大众传播公共及个人卫生的优点，推动行政改革，并采取行动，解决拥挤、通风不良、廉租房脏乱差、供水不洁、排水系统不完善以及食物不卫生的问题。

从书商到斗士。从 19 世纪 40 年代开始，解决社区卫生问题和改善城市生活条件的呼声不断高涨。在英国，卫生调查被证明是最有效的工具。1845 年，格里斯科姆发表了他对纽约市的调查报告，这一年，美国其他地区也采取了措施，对城市社区进行了卫生调查。（注：136）1845 年，也就是格里斯科姆发表其对纽约市调查报告的那一年，美国其他地区也采取了措施，对城市社区进行卫生调查。在诸多努力中，最引人注意的一项调查是由华盛顿特区的著名科学机构国家研究所发起的。1845 年，研究所的医学部投入对全国卫生状况的调查中，但收效甚微。当美国医学会在 1847 年成立后，研究所敦促其组建一个专门的卫生委员会，负责卫生调查，以及尽力为生命数据资料的收集争取一个统一的系统。1848 年，这样一个委员会由美国医学会组建起来，并积极尝试各种方法，以确保卫生调查能在全国各地展开。该委员会根据其收集的资料，首次对美国城市中的贫民窟危害健康的性质进行了讨论。虽然所做的调查在许多方面都不够充分，但总的来说，它们表明了改善公共卫生组织是多么的必要。1849 年爆发的霍乱疫情进一步说明了这一点，这场疫情在美国不同地区持续了大约两年时间。

与此同时，马萨诸塞州也有类似的情况发生，美国早期公共卫生文件中最著名的沙特克《报告》在那里诞生了。该报告由马萨诸塞州卫生委员会于 1850 年发布，作者是波士顿的书商、出版商莱缪尔·沙特克（1793—1859）。他原本是底特律的一名教师，之后转而对社区事务产生了兴趣；后来，在他担任马萨诸塞州康科德市学校委员会的会员时，他重组了镇上的公立学校系统。他对家谱学的兴趣使他认识到精确的生命统计的必要性，他将自己的想法付诸实施，在 1839 年促成美国统计学会的组建，并在 1842 年促成马萨诸塞州一项法案的通过，法案内容是发动全州进行生命统计数据的登记。这一法案成为其他州的典范。1845 年，沙特克发表了《波士顿人口普查》，这不仅是其更著名的 1850 年的《报告》的前身，而且报告本身也发人深思，因为它为美国统计数据的准确记录奠定了坚实基础。

人口普查显示，总死亡率很高，其中婴儿和产妇的死亡率令人震惊。猩红热、斑疹伤寒和伤寒、白喉、肺结核等传染病广泛流行。低收入群体的生活条件极不理想。最后，《报告》自始至终都不认为社区应该在处理公共卫生问题上负任何责任。在这些发现以及英法当代卫生改革家的活动和思想的刺激下，沙特克精心安排，任命了一个委员会，对马萨诸塞州的卫生情况展开调查。沙特克任该委员会主席，并撰写委员会报告。

137 沙特克《报告》在我们这个时代一直备受好评，最近又被重印了。然而，该报告在 1850 年问世时几乎没有产生任何影响。事实上，正如亨利·I. 鲍迪奇后来所说的那样："它在州印刷厂手中流产了。"报告中的一项重要建议是成立一个州卫生委员会，来处理被揭露的那些紧急和令人担忧的卫生现状，这个建议直到 19 年后才得以实施。即便如此，该报告仍是社区卫生行动进程中的一个重要里程碑。它概述了一个良好公共卫生组织的基础，并提供了一些建议，这些建议在此后的一百年中基本都得到了落实。沙特克提议设立一个州卫生部门，并在每个城镇设立地方卫生委员会。此外，他还敦促对特定城市社区和其他地方开展卫生调查。考虑到沙特克对生命统计的兴趣，他能提出如此详细的建议也就不足为奇了。这些建议包括：每十年开展一次人口普查，统一疾病和死因的命名，以及按年龄、性别、种族、职业、经济情况和地区来收集数据；对环境卫生、食品和药物控制以及传染病控制进行深思；对天花疫苗的接种予以重视；对儿童保健、学龄儿童身体和心理健康皆有所涉及；对健康教育也极其关注。沙特克就控烟、酗酒、城市规划、医学院预防医学教学提出了自己的建议，显示出该报告的远见卓识。

莱缪尔·沙特克的建议和报告在现代公共卫生工作者眼里为何具有吸引力，这一点很好理解。很大程度上，他预示了美国在过去一百年来发展并沿用至今的公共卫生的组织和实践模式。因此，人们很容易把他从其所处的时代背景中抽离出来，塑造成一个神话。莱缪尔·沙特克是属于他那个时代的人，他的实践受制于当代政治和社会的趋势。正如约翰·布莱克最近所说的那样，沙特克在为波士顿提供新的供水这件事上扮演了模棱两可的角色。他的计划落到现实中会是什么样子，我们不得而知，因为计划从未被实施。沙特克试图将报告中的重要建议变成法律，但没有成功。他于1859年去世，采取有效行动的任务落到了其他人的肩上。沙特克的伟大成就在于，他借鉴了前辈和同时代人的思想和做法，把它们放在一个广泛而一致的组织模式中加以改造，使其符合美国现状，并大体上勾画出了一套完整的卫生政策。

1864年纽约卫生调查。与此同时，其他团体和个人继续研究城市社区的卫生问题，以揭露城市高发病率的严重程度，并敦促有关机构采取补救措施。1857年至1860年间，在费城、巴尔的摩、纽约和波士顿先后召开了四次全国检疫和卫生大会。第五次会议原定于1861年在辛辛那提举行，但由于美国内战爆发而未能召开。这些会议是由费城卫生委员会的医学委员威尔逊·朱厄尔推动，1851年和1852年在巴黎举行的国际卫生会议使他看到了这种会议的价值。全国大会一方面关注检疫问题，另一方面则关注卫生组织和社区卫生法规，大会吸引了很多人参加，他们后来都跻身于美国公共卫生领域的前列，其中包括斯蒂芬·史密斯博士、埃利沙·哈里斯、A. N. 贝尔和 E. M. 斯诺。此外，大会还为 1872 年成立的美国公共卫生协会铺平了道路。

然而，就结果而言，在纽约进行的研究最为有效。纽约州参议院于 1858 年成立了一个从属于它的委员会，该委员会在收集证据后称有必要对市级卫生管理部门进行重组。委员会将纽约市普遍存在的高死亡率归咎于"廉租房的过度拥挤，正确建设此类房屋的实践知识的匮乏，昏暗的光线，不良的通风，国内经济中的有害部分，不卫生的食物和饮料，污水的不足［原文如此］，街道、码头的脏乱，对卫生预防措施的普遍忽视，以及最后，现有法规的执行不力和彻底缺席的有规律、有组织的卫生监督"。然而，直到 1865 年卫生与公共卫生委员会发表了一份关于城市中普遍存在的不卫生状况的详细报告后，基本改革才开始。该委员会由公民协会于 1864 年成立，公民协会是 19 世纪 60 年代初为整顿市政府而组建的一个团体，由一群著名的医生组成，其中有我们可能提到的威拉德·帕克、瓦伦丁·莫特、爱德华·德拉菲尔德、阿隆佐·克拉克、古尔登·巴克、斯蒂芬·史密斯、埃利沙·哈里斯以及亨利·D. 巴克利。这个团体承诺对城市进行卫生调查，并招募到一些年轻医生助力此事。为了调查的目的，纽约被划分为 29 个区，每个区派遣了一名医生担任卫生督查员。调查计划表被拟定后，调查工作于 1864 年的夏天展开。埃利沙·哈里斯对得出的结果进行了编辑，报告于 1865 年发布，标题为《纽约公民协会附属卫生和公共卫生委员会关于纽约市卫生状况的报告》。这项工作的总成本为 22 000 美元，但钱花得很值。调查发现的情况比之前所猜测的更令人震惊。这便引起了公众的广泛关注，并得到了社区领袖们（如牧师）的帮助，最终此事变成一个重要的政治问题。

在卫生委员会进行调查的同时，公民协会的另一个部门，即法律委员会起草了一部公共卫生法。此法的起草是在纽约律师多尔曼·B. 伊顿的明智指导下进行的，他于 1859 年开始关注社区卫生问题，并于 1864 年力促州立法机构通过一项重组城市卫生管理的法案，但未获成功。伊顿后来积极参与国家卫生委员会的创建。1865年，他所提议的法案被递交给州议会。在经历了最初的挫折后，于1866 年初终获通过，1866 年 3 月 5 日，大都会卫生委员会应运而生。值得一提的是，卫生与公共卫生委员会是以法国的卫生委员会为蓝本，而大都会卫生委员会则是以英国的卫生制度为基础。

根据新的法律规定，纽约市的卫生管理权被移交给卫生委员会，该委员会有权在纽约州大都市卫生区范围内采取行动。卫生区包括纽约、金斯、里士满和威彻斯特等县，以及皇后县的法拉盛、牙买加和纽顿等镇。委员会被赋予了广泛的权力，有权制定及执行法规，并可对自己的行为进行裁决。委员会由市长指定的一名主席、四名担任卫生委员及港口卫生官的医生，以及四名警察专员组成。1870年，行政的组织架构发生了改变，今天纽约市卫生署的核心部分成立了。它的管辖范围仅包括当时的纽约市，即现在的曼哈顿区和布朗克斯区。该卫生署由四个部门组成，分别为卫生局、卫生许可局、街道清洁局和生命统计局。

纽约市卫生署在随后二十年的活动反映了现代公共卫生计划

的演变。必须牢记的是，直到 19 世纪 80 年代甚至更晚的时候，人们还都认为灰尘是导致疾病的原因，这一观念在非专业人士乃至专业医学界心中根深蒂固。这种观点付诸实践后，采取的具体措施实质上是为了消除脏乱、改善环境，特别是改善贫困阶层的环境。这类行动反映在卫生督察员所履行的各种职责上，他们中的大多数都是医生。督察员们调查天花、斑疹伤寒、伤寒和猩红热等传染病疫情，检查廉租房，报告不良的管道或通风设备，为民众接种天花疫苗，以及开展卫生调查。1874 年，为遏制婴儿（特别是在贫民窟出生的婴儿）的死亡率，督察员们做出了一项努力。他们编写了一份关于婴儿护理的简要宣传单，四处分发。同年，卫生署也印制了一些宣传页，介绍白喉的传播途径、症状和应采取的预防措施。这些努力可以说是纽约官方机构开展公共卫生教育的开始。1874 年，政府还组织了一支疫苗接种员队伍，并建立了一个制备疫苗病毒的实验室。随着医学细菌学的发展，社区卫生行动计划的重点发生了巨大转变。人们的注意力从对环境的控制，转向了对特定传染病的控制。然而，这已是公共卫生发展最新近时期的故事，我们将在下一章进行讨论。

《1866 年纽约大都会卫生法》的颁布是一个重大的胜利，标志着纽约市乃至整个美国公共卫生史上的一个转折点。公共卫生的开拓者们关注的基本问题之一是缺少足够的行政机构。19 世纪初的公务员人数不多，职责有限，几乎完全靠任免权来招聘。对复杂的城市工业社会发展而言，从无序管理到高效管理的转变，与提供新的科学知识一样至关重要。事实上，有了稳定的管理基础，才更容易将新的科学知识应用到公共卫生的实践中。就在纽约市，美国首次建立起这样的基础，为其他国家树立了榜样。根据斯蒂芬·史密斯的说法，这部卫生法是"由官方和司法机构宣布的有史以来最完整的一部卫生法"，它使各市和各州开始创建新的、有效的卫生部门。路易斯安那州于1855年成立了第一个州卫生局，但效果不佳。1869年，马萨诸塞州终于采纳了莱缪尔·沙特克的想法，组建了一个恰当的州卫生部门。其他州也迅速跟进，相继建成：加利福尼亚州，于1870年；哥伦比亚特区，于1871年；明尼苏达州，于1872年；弗吉尼亚州，于1872年；密歇根州，于1873年；马里兰州，于1874年；亚拉巴马州，于1875年；威斯康星州，于1876年；伊利诺伊州，于1877年。

超前的国家卫生局。随着州和市级卫生部门的出现，建立一个全国性卫生组织的想法似乎是顺理成章的下一步。1857年至1860年举办的卫生大会曾提出在全国范围进行检疫这一议题。在1872年美国公共卫生协会的第一次会议上，与会者再次讨论了提供统一、协调的卫生服务的想法。三年后，在华盛顿特区举行的一场会议上，与会者考虑建立联邦卫生部门，但由于陆军、海军医务部门和海军医院服务部之间的冲突，这一计划不了了之。此时，纽约的多尔曼·B.伊顿接到要求，起草一项关于建立国家卫生委员会的法案，但他提出的将三个行政机构的医疗部门置于平等地位的建议被否决了。然而，一场流行病把这个问题再度推到了风口浪尖。1878年，密西西比河谷暴发了一场严重的黄热病疫情，造成了巨大的生命和经济损失。此时，公众要求采取行动。

必须牢记的是，在1872年海军医院服务部重组之前，联邦政府对公共卫生事务并不关心。保护社区卫生的组织和行动被认为是地方的责任，由州或当地执行。检疫一般是州政府的职责。国家主权理论在卫生领域继续占据主导，多年来一直阻碍国家公共卫生行动。

在这种情况下，几乎不可能有国家卫生政策的概念，也不可能有执行该政策的组织。这些想法确实是超前的，直到 20 世纪，它们才得以实现。然而，在 1878 年，随着《国家检疫法》的通过，朝这个方向迈出了小小的、犹豫不决的第一步，该法授权海军医院服务部的外科医生在不干涉各州法律和程序的前提下实施港口检疫。没有任何拨款用来实现这一目标。

显然，这种象征性的表态并不能满足那些要求采取有效行动以防止流行病在未来暴发的人。1879 年，在国会的下一次会议上，终于通过了由多尔曼·伊顿起草、美国公共卫生协会发起的法案，国家卫生委员会成立了。该委员会由七名医生及陆军、海军、海军医院服务部和司法部各一名代表组成。其职责是收集公共卫生事务的信息，向联邦政府部门和各州政府提供建议，并向国会提交国家卫生组织之检疫特别计划的报告。国家卫生委员会的工作一直持续到1883 年，但由于拨款的终止，它很快消失了。失败的原因可归于其行政结构的臃肿不堪，以及来自各州的反对，后者认为自己的权利受到了侵犯。然而，在其短暂的生涯中，国家卫生委员会展现了一个联邦机构如何在全国范围内推进社区卫生行动。此外，它还指出，如果要在全国范围内有效地开展公共卫生行动，就必须解决联邦与州的关系问题。

显然，到 19 世纪最后 25 年，美国公共卫生已有了一个坚实的基础，可进行进一步的发展。尽管仍有许多事情尚未完成，但基本的组织问题已经解决，因此才有可能在 20 世纪更为广泛地发展社区卫生计划并获得丰厚的回报。在美国的政治框架内，只有当人们意识到许多卫生和福祉问题无法在地方层面解决时，才能采取涉及全国范围的行动。与此同时，在美国之外，德国和法国正在确定社区卫生行动未来发展的方向。因此，现在将我们的目光转向这些国家，看看它们的公共卫生状况及问题，这些问题带来了划时代的发现，开创了公共卫生的新纪元。

法国的社会革命、工业化和公共卫生问题。大革命和拿破仑政权的需要使法国逐渐从一个农业国转变成一个工业国。但直到复辟后，特别是在路易·菲利普一世（1830—1848 年在位）统治期间，法国经济才有了自己的第一批重工业和铁路。这一经济进程带来的紧张和压力一直持续到 19 世纪 70 年代，并反映在法国公共卫生的演变中。在这一时期，法国面临着许多英国曾遭遇过的卫生问题，而美国、德国和比利时也正经历着相同的命运。与英格兰一样，蒸汽动力和机械的引入致使手工业者失业，并以工作机会和工资为饵吸引手工业者迁移到城市的工业中心。法国城市人口从 1830 年占总人口的 15% 增加到 1846 年的 25%。但由于缺乏合适住房、人口过密和周期性失业的影响，工人及其家庭过着地狱般的生活。曼彻斯特和利物浦拥挤的地窖和阁楼在里尔和鲁昂得到了复制，工业贫民窟的恶劣后果引起了医生、作家、经济学家和政府官员的关注。"怎么可以有人不被触动呢？"波德莱尔问道，"无论一个人属于哪个党派，无论一个人是在什么样的偏见中长大，看到这些体弱多病的人呼吸着工厂的尘土，吞食着棉絮，身体被白铅、水银和所有那些创造艺术作品所必需的毒药浸透，睡在虱蚤之中，人类最伟大和最基本的美德在那儿与最刚强难化的罪恶、出自教养院的污秽相互依偎，怎么可能不被触动呢？"

这些可怕的状况贯穿七月王朝的始末，直至 19 世纪 40 年代，法国政府才在全国范围内采取了补救措施。法国历史上的第一部劳动法于 1841 年通过，这是一部规范工厂使用童工的法律。同时出现的是一批朝气蓬勃的公共卫生工作者，他们对城市社区工人的实际生活状况进行了大量的调查和统计研究。这个法国公共卫生群体的主要动力源自国内发生的种种问题以及本土思想家的理论。在大革命和拿破仑战争期间获得的国内外的实践经验，使许多法国医生对公共卫生问题特别是社区卫生问题产生了警觉。19世纪上半叶，法国是政治和社会理论最为先进的国家，这一事实使得这种趋势进一步强化。毕竟，这是傅里叶、圣西门、孔特、卡贝、布歇、康德兰、勃朗和蒲鲁东的时代；社会科学和公共卫生之间有那么多跨学科的融合。因此，法国的公共卫生运动自始至终都渗透着社会改革乃至革命的精神。乌托邦社会主义者，如卡贝和圣西门的追随者，在他们的著作中对社区卫生问题进行了讨论，少数人还大胆地按自己推崇的理论行事。1831年，巴黎出现了霍乱，圣西门学派建立了一个免费的医疗服务机构，工作人员都是该学派的医生。接着，在1832年，宣扬圣西门学派的《环球报》提出建议，应该为巴黎提供充足且优质的水源、合格的排水系统以及其他旨在改善卫生条件和人民健康的设施。

这一时期法国公共卫生运动的杰出人物是路易·勒内·维勒梅（1782—1863），前文已多次提及。维勒梅以研究纺织工人的健康状况而闻名。他所写的一份报告于1840年发表，题为《棉花、羊毛和丝绸工厂工人身心状况调查》，引起了舆论的关注，并促成了1841年限制雇用童工的法律的出台。尽管与维勒梅同时代的人还做了其他的调查和报告，但直到1848年，政府才有了进一步的动作。

同年8月，第二共和国成立了隶属于农业部和商业部的公共卫生咨询委员会。该委员会由七名成员组成，其职能是就所有涉及公共卫生的问题向部长提供咨询意见。1848年12月，另一部法律设立了地方公共卫生委员会联络网。1836 年，路易·菲利普政府要求医学科学院为全国的卫生委员会的组织架构制订计划，该计划基本上就是人们在 1848 年所遵循的。每个省和每个区都有一个委员会，这些机构的成员由各省的行政首长任命，其中有医生、药剂师和兽医，任期为四年。委员会每三个月或是在有需要时召开一次会议，其职责主要是提供咨询服务；必要时，省长会征求委员会的意见，但委员会自己不能采取任何行动。这一制度在拿破仑三世统治期间得以延续，并为第三共和国所保留。人们普遍认识到，这个制度的效率较低，到 19 世纪末，为了使法国的公共卫生组织在这方面与其他西欧国家保持同等水平，涌现了许多建议。不过，这一时期，法国在公共卫生上的最大贡献发生在另一个领域，即将科学应用于传染病的诊断、治疗和控制。

德国的统一和卫生改革。德国公共卫生活动和组织的发展在许多方面与英国和法国所经历的基本相同。工业化和城市扩张在德国出现得较晚，但当它们出现时，也发生了类似的问题。不过，有一个明显的区别。此时的德国并不是一个统一的国家，只是由德意志各邦联合而成，其中普鲁士是最重要且最大的一个邦。德意志各邦的统一是 19 世纪德国爱国人士和自由主义者的重要目标，而与此目标相关的是卫生组织问题。

从先进思想的发源地巴黎，自由主义思想传播到德国。正如我们所看到的，工业化及其伴随而来的社会问题促使英法两国不同领域的调查人员就贫困、职业、住房及其他因素对健康的影响展开研究。这些思想和行动的潮流影响了德国的医学界人士，在革命之年 1848 年，他们联合起来，争取到了迟来的卫生改革。在这个群体中，有著名的鲁道夫·魏尔啸、所罗门·诺伊曼和鲁道夫·洛伊布舍。他们信奉一些原则，在这些原则的基础上，制订了有利于公众健康的行动方案。其中第一条原则是，人民的健康与社会有直接关系。社会有义务保护和保障其成员的健康。第二条原则是，社会和经济条件对健康和疾病有着重要影响，必须对它们之间的关系进行科学调查。例如，魏尔啸设想尽可能地扩大公共卫生的范围，他指出公共卫生的主要职责之一是研究各种社会群体的生存条件，并明确这些条件会对健康造成何种影响。在此基础上，才有可能采取适当的措施。最后，由此产生的原则是，为促进健康和防治疾病，必须采取社会性及医疗性的措施。

基于这些原则所提出的行动纲要中，最具代表性的可能就是由诺伊曼起草的《公共卫生法》，这份草案于 1849 年 3 月 30 日提交给了柏林医学会。根据这份文件，公共卫生的目标为：（1）公民的身心健康发展；（2）预防所有的健康危险；（3）控制疾病。公共卫生必须关注整个社会的方方面面，考虑那些可能对健康产生不利影响的一般物质和社会条件，如土壤、工业、食品和住房；它也必须保护社会中的每一个人，考虑阻碍人们关爱自己健康的条件。这些条件可分为两大类：在第一类条件（如贫困和体弱）下，个人有权要求国家的援助；在第二类条件下，国家有权利和义务干预个人的人身自由，例如在传染病和精神疾病的情况中。公共卫生可通过提供数量充足、训练有素的医务人员及其组织，建立适当的公共卫生机构，来履行这些职责。

在 1848 年革命期间，人们呼吁政府采取行动，并提出了许多具体措施，它们都包含在诺伊曼涵盖甚广的草案中。一大问题便是为穷人提供医疗服务，就此，魏尔啸等人提出了一些建议，包括选择医生的自由。不过，人们意识到，仅仅提供医疗服务是不够的，还必须与社会疾病预防紧密结合。因此，魏尔啸宣称，公民的工作权是民主国家宪法中应包括的一项基本原则。（在这里，魏尔啸无疑是受到了1848年法国临时政府承认工作权运动的影响，也就是路易·勃朗自1839年以来一直在宣扬的劳动法学说。）

产业工人的问题也值得关注。尽管德国的工业化开始得比英法两国要晚，而且在19世纪上半叶的进展也较缓慢，但到1848年，工薪阶层也即工业无产阶级的存在已无法再被忽视。就像在英国、法国一样，工业化是以对无辜者的屠杀开始的。那些在摇篮里幸存下来的婴孩，受到了工厂和矿山的粗暴对待。为了解决这个问题，洛伊布舍提出一个工业卫生计划，重点是对工作条件进行立法规范。其中尤为重要的是工作日的限制问题。洛伊布舍主张禁止使用未满14岁的童工，减少危险职业的工作日，保护孕妇，制定工作场所的通风标准，并通过使用无毒材料防止工业中毒。

该计划还要求向医生们颁发统一执照，使他们有权在德国各州行医；在竞争性考试的基础上任命医生的公职；建立国家卫生部。非常重要的一点是，他认识到，要调查社会条件和健康问题之间的因果关系，就必须有可靠的统计数据。诺伊曼在促成精确的统计数据的收集这件事上表现得最为积极。

1848年革命失败了，但自由派未能实现的目标，俾斯麦做到了。后来卫生组织的发展就是在由俾斯麦所执行的统一进程的框架内发生的。魏尔啸和其他改革者的观点直到19世纪后期才趋于成熟。魏尔啸和诺伊曼这两位1848年革命的领导者仍然积极参政，并忠于自己的原则。在1848年之后的几十年间，原本宏观的卫生改革计划变成了一个涉及范围有限、更加实际可行的计划。改善工作条件（特别是妇女和儿童的工作条件）的行动得以实施，并且，卫生管理方面也做出了改进。例如，在 1867 年，法学家和行政官洛伦兹·冯·斯泰因在一篇关于公共行政的论文中讨论了公共卫生的行政方面。斯泰因指出，当个人处于他们无从控制的有害环境，或是这些个人成为社会的负担时，个人健康问题就会上升为公众所关注的问题。他强调，在这些情况下，政府有责任建立和维持能够保护个人的环境条件，并以积极的方式重建和促进个人的健康。斯泰因深受英国卫生立法的影响，他援引了英国的经验来支持他的论点。

在 19 世纪六七十年代，对公共卫生改革的呼吁再次引人注目。医生和非专业人员为此组织了一些协会，各城市改善了供水和排水系统，北德意志联邦和后来的德意志帝国国会也致力于解决卫生问题。随着普法战争后第二帝国的建立，人们开始从现实角度考虑如何建立一个中央公共卫生单位。最终，1873 年，帝国卫生局成立了，并于 1876 年开始运作。这就是整个德国建立统一的公共卫生组织的开始。

大约在这一时期，魏尔啸一心一意地致力于解决污水排放的处理问题，尤其是柏林的排污问题。粪池和室外厕所仍然随处可见。此外，很多柏林人没有中央供水可用，他们只能从井里取水。通过魏尔啸的努力，柏林引入了良好的供水和排水系统，于是这座德国最大的城市得以焕然一新。同时，在慕尼黑，德国伟大的卫生学家马克斯·冯·佩滕科夫（1818—1901）也正努力做着类似的事情。1873 年，他在大众教育协会发表了关于卫生对城市的价值的演讲。

147 这些演讲的目的是敦促政府进行彻底的卫生改革，以改善卫生条件。正是佩滕科夫一手把卫生学变成了一门实验性科学，但他也充分认识到，人的健康不仅受其物质环境的影响，而且受其所处的社会环境的影响。健康是多种因素共同作用的结果，因此，所有这些因素都得考虑到。佩滕科夫指出，公共卫生是一个引发社会关注的问题，任何为帮助有需要之人而采取的行动都会使所有人受益。

佩滕科夫使慕尼黑成为一座卫生之城，就像魏尔啸之于柏林一样。然而，他所做的工作的意义并不限于这个值得称道的成就。作为一名训练有素的生理学家和化学家，佩滕科夫是第一个对卫生的各个方面都展开了实验室分析的人。他开创了有关营养、穿衣、通风、饮水和排污的卫生研究的先河。1865 年，在慕尼黑，他获得了第一个实验卫生学的教席。在佩滕科夫的带领下，科学走进了卫生和公共卫生领域，同一时间，科学也走进了临床医学领域，社区卫生问题研究由此增加了一个新维度。

一个对统计充满热情的时代。在此期间，用来研究社区卫生问题的方法主要限于理性经验主义、批判性观察、调研，以及从 19 世纪 20 年代末开始出现的统计分析。在公共卫生领域，工作者们基本上还没有什么技术和工具，可以与那些在临床医学已然产生重要发现的相媲美。公共卫生工作者们既没有尸检，也没有显微镜或实验室，除了在自然界可能偶然发生的实验外，再无其他。因此，统计方法受到了许多人的狂热追捧，并得到了相当有力的应用。

从政治、经济和社会的角度来看，1830 年至 1850 年是一个时代的开端，在其中我们仍可看到自己的影子。它与所有具有重大意义的时期一样，洋溢着欢欣与热情，因而，在对健康问题的统计研究中，这些特征也显而易见就不足为奇了。韦斯特加德恰如其分地将这一时期描述为一个激情的时代。

1830 年前后，以数字数据为基础的健康研究开始越来越多。这些调查涉及社区卫生和临床医学问题，很快引起了专业人士和公众的广泛关注。事实上，从 1830 年到 1870 年的几十年，是欧洲大陆、英国和美国进行此类研究的高峰期。众多的调查者怀着极大的热情，在各种不同的情况下研究卫生问题。一些研究是在官方调查的过程中进行的，另一些则是公民个人进行的，他们对某一特定的社会或健康问题感兴趣。许多研究关注了死亡率差异的问题，以及诸如经济和社会阶层、职业、种族、监禁、纵欲或缺乏适当卫生设施等因素对健康的影响。在此显然不可能列举和讨论所有这些研究内容。就我们的目的而言，有几个具有代表性的示例就足够了。

在法国，帕朗-杜沙特雷和达塞研究了烟草对烟草工人健康的影响。伯努瓦东·德·夏都研究了富人和穷人的死亡率差异。还有前面提到的维勒梅对巴黎各区不同死亡率的研究，以及对纺织工人健康的调查。他还研究了不同年龄段的平均疾病持续时间，以便将这一知识应用于互助团体的组织规划中。

而在做出贡献的英国人当中，可能会提到这两位的名字：威廉·法尔和威廉·A. 盖伊。前者已经介绍过了。在他漫长而硕果累累的职业生涯中，法尔对健康问题的统计研究做出了诸多贡献。他对职业死亡率的大量研究可能值得我们特别关注。虽然盖伊不能与法尔相提并论，但他理应被更多人所熟知。作为伦敦大学的法医学教授，他也是一位孜孜不倦研究统计问题的学者，经常为《伦敦统计学会期刊》（1838 年开始出版）撰稿，是英国公共卫生运动的积极参与者。职业对健康的影响是盖伊特别感兴趣的方面，在他向城镇卫生委员会提供的证词中，引用了职业风险致残的证据。他研究了面包师、清扫工、印刷工、裁缝和许多其他工人群体。此外，他还研究了职业选择的原因、季节和天气对死亡率的影响，以及绅士、贵族、神职人员和其他行业人员的寿命。

这一时期的许多研究虽然对推进卫生改革事业卓有成效，但存在一些共同的缺陷。许多研究都是针对公共机构中的人群进行的，例如，医院的病人、监狱的囚犯和收容所收容的人。因此，收集的样本基本都太小或没有代表性。尽管存在这些缺陷，但仍有证据表明，统计结果的精确性问题正日益引起人们的关注。然而，在大多数情况下，这个问题是凭经验来解决的。其中一点是，何时可以判定观察数量已达到可以避免误差的规模。不同的研究者采用了不同的操作规则。在对纺织工人的研究中，维勒梅只有在观察的死亡人数超过一百人时，才会计算工人大致的寿命。

当医学界的统计学家还在摸索解决精确性问题的方式时，数学家已经研究出处理这一问题的工具。拉普拉斯的伟大著作《概率论分析》于1812年问世。在这部著作中，他呼吁人们注意概率论对医学调查的重要性，但他并没有对此开展进一步研究。然后，在1837年，普瓦松发表了其重要的研究成果《关于判决的概率研究》，其中他展示了如何计算两组观测频数之间差异的平均误差，这一操作方法可直接应用于公共卫生的统计问题。三年后，普瓦松的学生朱尔斯·加瓦雷发表了《医学统计原理》，他在书中也应用了普瓦松的研究成果。不过，尽管加瓦雷的论著颇具价值，但并未获得应有的重视。例如，在此书问世十年之后，盖伊仍然认为："应用数学家的公式对观测结果而言作用非常有限；如果应用不慎，可能导致非常大的错误。"

这种不平衡的、蹒跚的和不确定的发展模式，并不是卫生领域所特有的。这是一般发展过程中都会经历的一个方面，反映了19世纪中叶之前各种生物和社会科学的进步历程。约瑟夫·A. 熊彼特在其所著的《经济分析史》中，对这一时期的经济学与统计分析的关系给出了类似的描述。然而，恰巧是在这个时候，人们成功地在以

149

观察和枚举法汇编出的社区卫生数据中加入了数学分析，迈出了极为重要的第一步。这归功于比利时天文学家和数学家阿道夫·凯特勒（1796—1874）。

那么凯特勒做了什么？他收集了他那个时代的统计趋势和发展，把它们构建到一个指导性理论概念的体系中，并试图阐明把它们运用到实践中的方式。凯特勒发现，变化是所有生物和社会现象的特征，并且这种变化发生在一些观察值的平均数附近。基于这一发现，他设计出一种方法论，包括确定统计平均值，确定平均值附近的变化极限，以及弄明白发生变化的条件。此外，他还证明了平均值附近的观察值的分布与概率曲线上的概率分布是一致的。这一方法论的理论表达形式是凯特勒的"平均人"概念。他所做的贡献在其1835年出版的《论人类》一书中初见端倪，而全面的成熟则是在他那本于1848年出版的《社会制度》中。

没有人比凯特勒更合适做出这些重要的贡献。在1823年和1824年访问巴黎期间，他与对概率论感兴趣的法国数学家们有了密切的接触，其中包括拉普拉斯、傅里叶和普瓦松。后来，他还与从事健康问题统计研究的法国医生们建立了友谊，其中最重要的两位是维勒梅和伯努瓦东·德·夏都。通过这些接触和所受的影响，以及由于他自身与官方统计数据处理的关系，凯特勒掌握了大量资料。此外，作为许多统计会议的积极组织者和参与者，他得以大范围地宣传自己的思想和工作。最后，正因为凯特勒将其数学分析的结果清晰明了地呈现出来，他的著作才能够接触到大量受众，使他的思想被人所赞赏和接受。

以统计学处理公共卫生问题一直持续到19世纪下半叶，此时弗朗西斯·高尔顿和卡尔·皮尔逊开始攻克相关差异和频率分布不对称的问题，从而开启了卫生问题统计分析的最新时代。

妇孺优先。改善城市卫生运动与改善工作条件的需求密切相关。早期工厂中存在的一些弊端包括在恶劣和不卫生的条件下长时间工作，大量雇用妇女、儿童作为廉价劳动力，在无保护的情况下使用机器以致事故频发，以及通风设备和用餐时间不足。工厂的改革可以说始于 1802 年英国颁布的《学徒健康与道德法》。这项法案禁止棉纺厂和毛纺厂的贫民学徒上夜班，从严格意义上说，这并不是一部真正的《工厂法》，而只是对《伊丽莎白济贫法》的一种延伸，使其涵括教区学徒。政府要对这些孩子负责，所以在必要时不得不对学徒的工作条件加以调整。接下来的几十年里又通过了其他几项措施。到 1831 年，21 岁以下的工人被禁止上夜班，而每周工作 69 小时的规定也扩大到适用于所有 18 岁以下的工人。不过须记住，这些措施只适用于棉纺厂。

直到 1833 年，第一部有效的《工厂法》才得以通过，而这不过是工农业利益集团与工人自身持续骚动之间激烈冲突的副产品。在 19 世纪三四十年代，英国统治集团的两大阵营，土地所有者和制造商，展开了一场范围更广的斗争，工厂改革运动成为其中的一部分。同时，工厂工人们把鼓动议会改革与要求缩短工时、改善工作条件和禁止雇用童工关联在一起。争取每天工作十小时的战役开始了，经过残酷的政治斗争，《1833 年工厂法》颁布了。然而，令工人们深感失望的是，只有童工的权益得到了保护。事实上，制定该法的委员们对那些伸张十小时工作制的委员会进行了谴责，理由是后者"似乎从未考虑过适用于工人阶级的供求法则"。他们支持保护儿童的相关立法，但认为将其适用于成年男女是错误的。

151

该法适用于除花边厂以外的所有纺织厂。法案全面禁止工厂雇用 9 岁以下儿童，并规定 9～13 岁的儿童每天工作时间不得超过 9 小时，或每周不得超过 48 小时。对于 13～16 岁的儿童，每天工作时限为 12 小时，每周为 69 小时。法案还禁止儿童清洗运行中的机器，并要求每个工厂主每天为其工厂工作的所有儿童提供两小时的学校教育。最后也是最重要的一点，该法任命了四名督察员来确保执法。他们有权在任何时候进入任何工厂，传唤证人提供信息，甚至在必要时通过一些次要的细则。他们收集到的信息被用来草拟有关工厂状况的年度报告。在这些报告中，督察员不局限于其法定的职责，而是最大限度地考虑工人的社会生活和福祉。

由于这些运动，以及许多矿难的发生，公众开始注意矿井的工作条件。人们认为有必要研究矿井的条件，似乎也是因为他们怀疑那些被禁止在工厂工作的儿童正被送进煤矿业中。1840 年，在艾希利勋爵的提议下，政府成立了一个调查矿井和工厂童工问题的委员会。该委员会由四名成员组成，其中两名是积极参与卫生改革的内科医生索斯伍德·史密斯以及曾在 1833 年参加过工厂委员会的经济学家托马斯·图克。约有二十名副专员被委派到他们手下工作。1842 年，委员会发表了第一份关于矿井的报告。该报告加入许多生动的图画，描绘并证明妇女儿童在矿井工作的情景。这些特写是由索思伍德·史密斯编进报告的，其目的是"让那些可能认为自己太忙而无暇阅读报告内容的国会议员能在翻开报告时瞥见这些插图"。

该报告披露了煤田的社会弊端，给公众舆论留下了极为深刻的印象。除了北斯塔福德郡（那里的陶器厂对青少年劳动力的需求最大），所有煤田都普遍雇用年幼的童工。妇女劳动力的雇用只在某些地区盛行。她们主要是被安排在狭窄的通道上拖或推煤车，煤车通常不超过 18 英寸高；她们还要用背篓把煤运到地面上。从报告中可以清楚地看出，矿井的工作不利于长寿或健康。导致伤残或死亡的事故发生率很高，并且，把矿区的婴儿和青少年死亡率的数字与英格兰和威尔士其他地区的数字进行比较后发现，矿区的死亡率是农作区的4～5倍。然而，妇女和儿童的劳动力廉价又充足，这几乎是一个让雇主无法抗拒的理由，压倒了所有关于安全或健康的考虑。

委员会披露的内容震惊了英国公众。矿井工作给妇孺健康带来的有害影响让维多利亚时代的英国人深感愤怒，但更让他们感到震惊的是宗教教育在矿区儿童中的彻底缺席，以及在易导致伤风败俗的环境下，女人几乎是全裸着与男人并肩在矿井中作业。报告发布一个月后，艾希利向议会提交了一项矿业法案。经过激烈的抵抗和些许的让步，《1842年矿业法》获得通过。该法案禁止雇用妇女和10岁以下的男孩从事地表下工作，规定15岁以下的青少年不得驾驶蒸汽机，但对工作时间没有加以其他的限制。法案还设立了矿井监察局，这对未来而言意义重大。虽然法案远未达到令人满意的程度，而且在一开始并没有为确保条款生效而做出实质性的努力，但是，规范矿井作业条件的第一步已经迈出了，也为今后的行动开创了宝贵的先例。《1842年矿业法》是一系列立法行动中的第一枪，虽然这些行动起初只是间接地起作用，但后来便是直接地对英国矿业工人的健康产生积极的影响。

早期的工厂法和矿业法不仅具有其内在价值，还或多或少体现了19世纪英国为保护工人而构建的立法体系的整体面貌。所有重要的法案都是以公众鼓动和公开调查为先导，历经坚决抵制后才得以制定成文。总的来说，从1830年至19世纪末，工厂法和矿业法的发展中几乎没有煤老板、制造商和其代言人的贡献可言。

1846 年初，孜孜不倦的艾希利勋爵又向议会提出了《十小时工作时间议案》。经过一场激烈的辩论，该议案在 1847 年正式成为法律；在这场辩论中，历史学家麦考利宣称立法者有责任保护人类免受工业需求的影响。1848 年 5 月该法案生效，它规定所有妇女和 13～18 岁的年轻人每周的工作时间为 58 小时。接着，在 1850 年，紧随其后的《工厂法》又规定妇女和年轻人的法定工作日为一天当中的上午 6 时至下午 6 时，其中包括一个半小时的用餐时间。

因此，到 19 世纪中叶，已经有了一些虽有限但重要的措施，用来规范工厂和矿井的工作条件。其中主要的成就包括任命督察员，限制少数行业（主要是纺织业）的妇女儿童的工作时间，制定安全法规（特别是针对机器围栏的设置）。但上述法案并没有涵盖大部分的工业人口，在多年后，其他行业才被纳入工厂立法的范围内。

19 世纪 60 年代，法律的保护范围开始扩大到非纺织业的工人。约翰·西蒙在 1860 年至 1862 年的报告中披露了工业工人和家庭雇工健康不佳的状况，这些报告与 1861 年童工委员会的调查结果一同促成了《1864 年工厂法》的通过。它将制陶、火柴、织物和花边、纸张染色以及许多其他已经实施《工厂法》的行业置于其监管之下。而《1867 年工厂法》则将其他一些行业纳入监管范围，包括铸铁厂、铜和黄铜铸造厂、高炉厂，以及在一般情况下会雇用五十或五十人以上的制造企业。同年颁布的《工场管理法规法》，则适用于雇五十人以下的制造企业。1860 年，整合之后的《煤矿法》颁布，使矿井督查员组织成为一个常设机构，并将督查范围扩大至与煤坑相关的铁矿，增加了新的安全规定，同时将下井男童工的年龄提高至 12 岁，将机床工的就业年龄提高至 18 岁。到那时为止，还没有任何立法行动来补救或改善职业病的社会和经济后果。

19世纪30年代，随着德国现代工业的兴起，特别是在莱茵河畔的新兴工业区，纠正工厂和矿井中存在的一些问题的必要性凸显出来。1839年，普鲁士王室颁布法令，限制工业领域对童工的使用。法令还禁止雇用9岁以下的儿童，禁止9～16岁的童工上夜班，规定童工每天最长工作时间为10小时。颇具特色的是，这项法律是根据军事外科医生的报告而制定的，报告称，雷尼什工业区居民的军事素质下降了。地方官员、教师和牧师负责这项法律的执行工作。1840年，巴伐利亚和巴登也颁布了类似的措施。1853年，普鲁士颁布了另一项法律，禁止雇用12岁以下的儿童，并规定须检查该法的遵守情况。1865年6月24日，普鲁士通过了《普通采矿法》，要求督查员调查矿井的安全程度，并上报任何会危及矿工生命和健康的情况。这部法律后来（1869）被纳入北德意志联邦的《工业法典》中。该法规禁止雇主雇用12岁以下的儿童，规定14岁以下儿童每日的工作时间不超过6小时，禁止所有年轻人上夜班。符腾堡州和巴登州（1872），以及巴伐利亚州（1873）都陆续采用了该法。而工厂的检查要等到1878年，德意志帝国才对此进行强制规定。

法国和比利时工业监管的立法可追溯至1813年，当时有一项敕令，其内容为禁止雇用10岁以下儿童在矿井作业，规定一系列保护措施，并把督查工作分派给矿井工程师。随着拿破仑帝国的解体和比利时王国的建立，这项敕令似乎被废除了，因为在19世纪，比利时矿场的童工现象相当普遍。各种尝试都无法阻止这种罪恶的发生，直到1884年，为了根除它，政府采取了立法措施，并对妇女儿童的劳动加以规范。除前文提及的1813年法案外，法国1841年法案是法国关于童工规范的第一部劳动法。该法禁止工厂雇用8岁以下的儿童。8～12 岁的儿童，每天允许工作 8 小时；12～16 岁的儿童，每天工作时间不超过 12 小时。但人们并没有遵守法律。在整个七月王朝期间，工厂及矿井中男女老少的工作条件仍然十分恶劣。1848 年革命提出了社会立法的重要原则，并在社会医学的概念下提出了卫生计划。事实上，民众的健康状况极差，以至于路易·拿破仑在争权夺利的同时，还试图通过一项社会立法计划来讨好工人，这项计划中包括养老金、为穷人提供免费医疗以及为受伤工人提供赔偿方案。然而，这些期望和计划的实际效果是微乎其微的，直到 1874 年通过卢塞尔法，在工厂和矿井中工作的妇女和 12 岁以下的儿童才获得全方位的保护。立法本身并不关心成年男子的工作条件，也并未在维护他们的健康方面给予任何关注。

对美国工厂和矿场工人健康的担忧，与英格兰和欧洲大陆的情况密切相关。19 世纪初，与工业主义相伴而来的，是妇女、儿童在阴暗、不卫生的工厂中遭受剥削。在 1830 年至 1880 年的五十年间，**155** 人们为改善工厂劳动者的境况所做出的努力主要是最基本的规章制度的实施——工作时间的缩短，就业年龄的限制，安全法规的引入。其中重点关注对象是妇女和儿童。1848 年，宾夕法尼亚州启动了童工立法。第二年，纽约颁布了一项禁止雇用十岁以下儿童的法律。到 1860 年，北方的一些工业州也都颁布了类似的童工法。然而，这些法律产生的效果是有限的，因为当时还不存在工厂检查这一环节。此外，也没有法律可以解决工作条件不良的问题。对后一问题，马萨诸塞州是最早进行建设性处理的州之一。从 1852 年起的三十年间，马萨诸塞州颁布了一系列法律，涉及蒸汽锅炉的安全装置、纺织厂的除尘、工业机械的防护措施，以及工厂的适当照明、供暖和通风条件。1888 年，全面的工厂检查终于实施了。

在 19 世纪的大部分时间里，为改善工厂及矿井工人的状况，人们付出了诸多努力，其中妇女和儿童是他们关注的重点。面对儿童的恶劣工作环境以及雇用妇女儿童进行井下作业的事实，人们做出了反应，发起了改善行动，但直到 19 世纪末及 20 世纪，人们才开始采取措施来处理成年男性工人的状况。此外，改善行动中的许多内容与职业病的当代医学研究没有产生什么直接关联。工业工人健康状况不佳的医学证明被用来支持改革事业，但对职业健康的研究很大程度上是在有关工业环境规制的机构和团体之外进行的。

不过，在这段时间，一些研究在 18 世纪拉马齐尼等人打下的基础上获得了长足的进步。法国在 19 世纪早期乃至晚期都是职业健康科学研究领域的领头羊。早在 1822 年，帕蒂西耶就向医生们提供了拉马齐尼著作的法文译本，尽管他在其中加入了自己的观察所得。然而，就在这个时候，其他医生也在这个领域进行着原创性的研究。显然，我们无法讨论他们所有人，而且有几位医生已经在前文提到过了。其中，最重要的一位便是维勒梅，他已多次出现在我们之前的讨论中。这一时期法国另一位伟大的卫生学家是 A. 帕宏·杜夏特雷（1790—1836），他以一篇关于巴黎娼妓的论文而闻名，杜夏特雷主要关心的是下水道问题以及下水道工人的健康问题。1838 年，L. 坦克雷尔·德·普朗切斯（1809—1862）发表了他关于铅中毒的经典论文。L. F. 伯努瓦东·德·夏都（1776—1862）和 H. C. 朗伯德（1803—1895）则讨论了不同职业对肺结核的影响。不仅是医生在关注这些职业健康问题。化学家 J. B. A. 柴福利亚（1793—1879）展开了对工业有毒物质的研究。1846 年，内科医生 Th. V. J. 卢塞尔（1816—1903）发表了关于火柴厂工人疾病的论文，这是研究职业性磷坏死的先锋之作。安布罗斯·塔尔迪厄研究

156

了职业性坏疽，并于 1849 年出版了专著，他对 19 世纪中期的职业医学做出了巨大贡献。

这时，职业健康问题在英国开始受到越来越多的关注。英国第一部关于职业影响健康的原创作品出版于 1831 年，由利兹的外科医生萨克雷所著。人们对职业与医学相关的方面慢慢感兴趣起来，更多的文章开始出现在这一时期的专业期刊上。英国当时最优秀的调查研究是威廉·法尔的统计分析和由约翰·西蒙指导编撰的报告。其中尤为重要的是 E. H. 格林豪在 19 世纪 60 年代对英国制造业地区工业病流行情况的研究。他特别关注肺部的粉尘疾病。另外，还有其他研究火柴厂工人的下巴坏死病（磷毒性颌骨坏死）的报告。然而，直到 20 世纪，这些研究产生的影响才全部显现出来。

在美国，19 世纪以前还没有关于职业健康的医学研究。当然，像科顿·马瑟和本杰明·富兰克林这样的学者兼科学家都意识到了职业会引发的某些危害。例如，富兰克林发现排字工人和其他从事铅作业的工人有铅中毒的情况。在 19 世纪早期的出版物中仍然可以感受到拉马齐尼和其他欧洲作家的影响，如匿名作者的《关于文学家的精神错乱……》（1825）以及 G. 海沃德的《关于文学生活中的疾病的演讲》（1833）。然而，美国在这个领域的先驱作品一般被认为是本杰明·W. 麦克里迪于 1837 年为纽约州医学会撰写的获奖论文。这篇题为《论美国各行各业对疾病产生的影响》的文章不仅深受萨克雷的影响，还受到了第一波日益增长的城市化和工业化所带来的冲击。引起医生和其他人注意的许多问题都出现在 1837 年至 19 世纪 70 年代的出版物上。其中包括：约翰逊，《铅绞痛》，《圣路易斯医学外科杂志》，1847—1848 年；斯基尔，《铅绞痛，或矿井病》，《圣路易斯医学外科期刊》，1848—1849 年；加德纳，《缝纫机的卫生》，《美国医学时报》，1860 年；威曼，《对灰尘的观察》，《波士顿医学杂志》，1862 年；卡彭特，《采矿业对健康和生活的影响》，《宾夕法尼亚州医学会议事录》，1869 年；沃克，《人民的职业》，《大西洋月刊》，1869 年。此外，还有西部（加利福尼亚和内华达）采矿业的发展所催生的大量由医生、工程师和非专业人士撰写的有关矿山卫生的文献。到 19 世纪 80 年代，特别是 19 世纪 90 年代，围绕这一主题以及工业健康其他方面的文献大幅增加。**157**

在这一时期，关于工业健康方面的知识正在慢慢累积，待到人们为了共同的目标——改善工人健康——而将医学研究、行政管理和社会改革结合起来的时候，则是 20 世纪结束之时了。

大流行病时期。虽然工厂和矿井工人的环境正逐渐得到控制，但传染病的暴发和一般卫生问题仍然是从事社区健康工作的人所关切的重点，因为这是一个大流行病的时期。19 世纪，欧洲和美洲曾四次遭受全球性流行病亚细亚霍乱的严重侵袭。而在美国，黄热病比霍乱更可怕。从 1793 年可怕的费城黄热病开始，一系列的大瘟疫周期性卷土重来，差不多一直持续到 19 世纪末。霍乱和黄热病的出现使人们惊慌失措，但与此同时，在整个 19 世纪，其他传染病也不断出现在城市社区，有时极为严重，造成大量人员伤亡。其中最严重的要数天花、斑疹伤寒、伤寒、痢疾、白喉和猩红热。

虽然不能忽视引发这些流行病的生物因素，但流行病很大程度上是由经济和社会因素造成的。在这一时期，铁路和轮船彻底改变了运输业。有了蒸汽，航运不必再依赖变幻莫测的天气。船只和火车按时到达，易腐烂的货物可以被运输，更多的人开始旅行。世界变得越来越小。去遥远的地方相对容易了，时间也相对短了。结果，那些与卫生和健康状况比自己差得多的国家有着广泛接触的贸易社区，它们不断地被输入传染病病例。当一个环境条件不佳（如水源被污染、排污系统严重不足、住房拥挤等）的社区遭到疾病侵袭时，流行病的发展就不足为奇了。起于肠道的传染病，如霍乱、伤寒、痢疾等，都是通过被污染的水、食物、器皿或直接通过患者传播的。其他疾病，如白喉、猩红热、天花等，一般是通过口腔飞沫在人和人之间传播。无论哪种情况，在 19 世纪的大部分时间里，城市社区普遍存在的环境条件为传染病的传播和暴发提供了便利。

158

1831 年和 1832 年、1848 年和 1849 年，以及 1853 年和 1854 年的霍乱大流行都起源于印度，这种疾病自 1816 年以来一直在那里流行，并从亚洲蔓延至欧洲。霍乱的潜伏期之快，病程之急，帮助解释了为什么在早期交通缓慢和困难的年代，这种疾病没有传播到亚洲以外的地方。再者，这种疾病的传播需要大量人口的快速流动，而这个条件在 19 世纪已具备了，当时正是一个大迁徙的时代。战争、政治动荡、饥荒，以及最为重要的经济条件，使大量人口流动起来，其中许多人向西迁移到美国，形成了马库斯·汉森所称的大西洋移民。

因此，亚细亚霍乱直到 1832 年才侵入美国。爱尔兰移民把它带到了加拿大的魁北克省，然后沿着新开发的伊利运河迅速传播，穿过纽约州，向西进入密西西比河流域。霍乱也登陆了纽约和新奥尔良，又从那里沿着大西洋海岸蔓延至内陆。1849 年暴发的疫情也遵循了类似的路线。像之前一样，它来自亚洲，于 1847 年侵入欧洲。俄国、德国、法国和英国都无一幸免。瘟疫再度——这次是经由德国移民——输送至美国。从新奥尔良开始，它沿着密西西比河流域向上传播，正好与"淘金人"一起到达加利福尼亚。1866 年，霍乱又一次暴发，最后一次则发生在 1873 年。此后，随着人们对霍乱的病因和传播方式有了更深入的了解，对防治霍乱有了更有效的方法，这种流行病逐渐消失，此后再也没有入侵美国。

大流行病入侵欧洲时，许多人认为这种疾病的暴发已成为过去。英格兰自 1665 年起就再没有出现过鼠疫的身影。的确，人们仍然记得 1720 年在马赛发生的那场瘟疫，但那里也一样再未遭遇过这种疾病了。小规模的地方性鼠疫或黄热病的流行倒是曾在欧洲南部发生过。由于屡次遭受黄热病之苦，美国人在某种程度上对流行病问题有着更深的认识。然而，无论霍乱在哪里肆虐，人们很快就意识到，必须采取有力的控制措施来阻止这种新的祸害。但采取什么措施呢？对于那些相信特定传染病理论的人来说，正确的做法是进行严格的隔离。然而，当时更被广泛接受的观点是瘴气理论。根据这一理论，传染病是由有机物腐烂产生的臭气所致。当这些臭气在一定的气象条件下被带出时，就形成了流行病。从这一理论立场出发，不可避免地会认为，我们需要对社区进行清理整顿，而不是隔离人和物。此外，这种观点更受商业国家和社区的欢迎，因为对他们而言，任何阻碍货物和人员自由运输的行为都是极为不利的。但也不应忘记，相比我们对疾病传播条件有了更好的认识的今天，当时的隔离做法要严格和死板得多。因此，传染病的起源、传播和控制成为 19 世纪迫在眉睫的政治和公共卫生问题。同时，大流行病促使人们开始采取实际行动。控制流行病传播之必要，将以此为目的的国际合作问题摆上了议程，并最终促成了国际公共卫生组织的建立。在英格兰，1848 年霍乱疫情的宣传价值是无法被忽视的，因为它，卫生总署才得以成立。同样，在美国，由于 1873 年疫情的直接影响，全国性港口检疫于 1878 年组建起来。执行这一行动的权力交给了海军医院服务部军医总监，由此形成了一个核心部门，也即后

159

来的美国公共卫生署。最后，约翰·斯诺对霍乱所做的研究，为现代传染病理论的发展提供了良好的流行病学基础。

——还有一些小流行病。虽然霍乱和黄热病的流行引发了一场场可怕的灾难，但其他的地方病同样夺走了许多人的生命，甚至有过之而无不及。19世纪，天花出现在美国和欧洲的城市社区，不时兴风作浪一番。为控制这种危险的、会损人容貌的疾病而进行的斗争持续了很多年，直到20世纪，它才在美国被实际控制住。虽然有疫苗接种，且疫苗已被证明有效，但仍有一定比例的人口没有接种。大众抱有疑虑，许多人不敢接种疫苗，在某种程度上，这种心态是合理的。接种疫苗所使用的方法确实有其危险性。红斑狼疮、梅毒和其他传染病有时就是通过这种方式传播的。但在19世纪中叶以后，这种危险被消除了。1845年，那不勒斯的内格里开始在牛身上繁殖病毒，从而避免了使用人源病毒所潜藏的危险。1866年，这种做法从意大利传到法国，然后再到德国和欧洲其他地区。1870年，从法国获得的病毒被植入波士顿附近的一群奶牛中，这是美国使用牛痘苗的开始。而使用灭菌甘油来保存牛淋巴是由罗伯特·科赫首先提出的。

导致儿童死亡的重要原因是猩红热和白喉。到18世纪末，猩红热的临床概念已被医生们普遍认可。临床医生对单纯性的猩红热，即无并发症的轻度猩红热，了解得很清楚。人们曾一度对它与白喉有些混淆，但在世纪之交后不久，猩红热的毒力下降了，于是，在19世纪前25年间，人们没怎么想要更准确地认识这种疾病。然而，在19世纪30年代，情况发生了改变。猩红热的毒性开始增强，在大约40年的时间里（1840—1880）达到了高峰，严重的疫情在欧洲和美洲频繁发生。

1831 年，都柏林暴发了一场极为恶性的猩红热疫情；1834 年，爱尔兰遭遇这种疾病的肆虐，它造成的死亡人数相当于 1832 年霍乱的死亡人数。第一次席卷全英国的猩红热流行发生在 1840 年，第二次发生在 1844 年，第三次发生在 1848 年。最严重的一次发生在 1850 年至 1890 年期间。美国也有类似的经历。例如，在 1805 年至 1822 年期间，纽约市很少发生猩红热。这 18 年间，仅报告了 43 例猩红热死亡病例。1822 年后，这种疾病逐渐成为一种流行病，到 1847 年底，死亡人数达到 4 874 人。此后，病例逐渐减少，直到 1845 年，第二波疫情开始萌发，并在 1857 年达到顶峰，造成 1 325 人死亡。1865 年，卫生委员会对纽约的卫生状况进行了报告，指出猩红热正在流行，并且致死率颇高。在芝加哥和其他地方，也可以观察到类似的趋势。

毫无疑问，1830 年后发生了变化，正如查尔斯·克雷顿所指出的，猩红热成为"儿童传染病中死亡的主要原因"。这种情况在欧洲、英国和美国也一直持续到 19 世纪最后几十年。1880 年后，猩红热的严重程度有所下降，目前的态势可能比历史上任何时期都要温和。

在 19 世纪，人们对猩红热具有传染性这一事实已基本接受。然而，那至关重要的一步是在研究白喉的特殊性质及传染性的过程中向前迈出的。这种方法为白喉等传染病的进一步研究奠定了良好的临床基础，它是从两个方向发展起来的。17 世纪，托马斯·西德纳姆提出一个概念，认为疾病本身是一种实体、一个客观的物体，可以在床边观察它们，然后再进行描述和分类。这种临床趋势与疾病的解剖学研究方法相吻合。解剖研究经过几个世纪的精心培育，在无数次的解剖和尸检过程中收集了大量的病理观察资料。渐渐地，有一种观点获得了人们的认可，即在病中的患者身上所能观察到的反应与他们死后发现的解剖病变有关。这一观点最早由 G. B. 莫尔加尼（1682—1771）在 1761 年发表的著作《论疾病的部位和病因》中进行了充分表达。将临床和解剖趋势融合起来并系统地加以应用，则是 1800 年至 1850 年巴黎临床病理学家学派的重大贡献。他们所做的是在 18 世纪的一片混乱中，绘制出了一幅相对清晰和关键的疾病图景，这幅图景所基于的观点是，在病人床边观察到的临床表现与尸检时观察到的解剖病变之间存在着明确的关联。

应用这一方法来解决白喉（当时被称为"恶性咽峡炎"）的问题，为理解这种疾病起到了奠基性的作用，并赋予了它现在的名字。直到 1860 年前后，恶性咽峡炎在法国一直极为流行，正是在那里，图尔总医院的首席医生皮埃尔·菲德尔·布雷托诺（1778—1862）应用了上述方法并取得了进展。1818 年，在图尔驻军的士兵中出现了一种被称为"口腔及喉咙坏疽"的流行病。此后不久，兵营附近的平民遭到恶性咽峡炎的侵袭。布雷托诺对这场在 1818 年至 1820 年盛行的流行病进行了严谨细致的研究，准确记录了自己的临床观察和尸检报告。这些观察所得又附上了大量其他材料，于 1826 年发表，题为《论黏膜组织的特殊炎症，特别是白喉或膜性炎症》。这部经典之作一扫早先恶性咽峡炎、喉瘟和哮吼等不明确的概念，转而确立了白喉作为一种特殊疾病的学说。布雷托诺从希腊语"diphthera"（意为一块皮革，一种处理过的兽皮）创造出"diphthérite"一词；1855 年，在他关于白喉的最后一本研究报告中，他把这个词换成了我们今天所使用的"diphthérie"（白喉）。

布雷托诺秉持一个明确的概念，即传染病具有特殊性，这种特殊性在很大程度上是由病因的性质决定的。根据调查，他认为白喉是一种疾病，其独有的解剖特征——假膜，是由某种未知的特殊病原体作用于人体而造成。他知道白喉可以在人与人之间传播，在几次致命的瘟疫中，他都曾以家庭为单位追踪过这种疾病。虽然布雷托诺的概念非常清晰和准确，但白喉问题仍然没有得到彻底的解决，直到人们发现了假定的病原体，并证明了它与病因的关系。布雷托诺没有尝试将白喉的传播原理与当时已为人所知并正在被讨论的微生物联系在一起。直到 19 世纪末，白喉研究中的这个重要目标才最终得以实现。

　　布雷托诺关于白喉的概念没能解决这种疾病的传播问题。如果这种疾病是可以传染的，那么是否由某种特定的微生物造成？一些研究者开始对这个问题及其相关问题进行实验研究。推进这些研究的一个重要因素是 1856 年至 1858 年在欧洲和北美不同地区暴发的白喉瘟疫，这场瘟疫很快就蔓延到几乎全球各地。在 19 世纪早期，法国、丹麦和挪威是仅有的几个饱受白喉流行病摧残的国家，但在 19 世纪后半叶，所有地处温带的文明社区都出现了这种疾病。虽然这一时期的白喉发病率和严重程度存在着巨大的差别，但它主要是一种儿童疾病，而不是成人病。1890 年前后，欧洲暴发了第二波瘟疫，在随后的三十年里，疫情稳步下降。虽然白喉的流行极大地推动了研究，但研究结果普遍令人困惑。除了弗里德里希·特伦德伯格和马克斯·约瑟夫·奥尔特尔的工作之外，病理解剖学家和实验研究者们对夯实布雷托诺的概念贡献甚微。1869 年，特伦德伯格发表报告称，已成功在动物身上接种白喉，其研究成果在 1871 年被厄特尔证实并加以推广。然而，解决问题的方法来自另一个方向的研究，即从特定微生物角度来阐明疾病的原因。

　　与此同时，其他研究流行病的学者也在收集这个方向的证据。我们对麻疹流行病学的了解大多来自彼得·路德维希·帕努姆（1820—1885）在1846年法罗群岛瘟疫期间所做的经典研究。在1781年的一场疫情过后，麻疹从岛上消失了65年。它于1846年又再度出现，并很快蔓延成灾，感染了大部分人口。当时年仅26岁、刚从医学院毕业的帕努姆被丹麦政府派往群岛，作为医疗委员会的成员，为居民提供必要的援助，并对疫情展开细致研究。他在1847年发表的报告中确立了麻疹的基本流行病学特征。（顺便说一句，他的报告以医学地形学的方式，清晰地描绘了社区卫生问题的处理方式从早期的一把抓，转向更具体的、正处于发展和应用中的流行病学观点的过程。）帕努姆表示，麻疹的潜伏期一般为13～14天，在接触感染源后会出现疹子。他还发现所有年龄段的人都对该病易感，而且一次发作就能获得免疫。此外，帕努姆指出，该病在皮疹的暴发和兴盛期最容易传播，前驱期也存在可能，但他没有发现在脱皮期传播的证据。最后，他得出结论，麻疹是一种纯粹的传染病，因此，隔离是阻止其发展最可靠的方法。帕努姆在报告中还讨论了许多其他有趣的话题。鉴于人们现在对复杂社会是否比简单社会更容易诱发精神疾病这一问题的关注，读一读帕努姆在一个多世纪前对此展开的讨论会很有意思，他下了这样的结论："几乎没有任何一个国家——实际上也没有任何一个大型城市——像法罗群岛那样，精神疾病的发病率如此之高。"另一件与法罗群岛有关的事也值得注意。1875年，麻疹流行又在岛上卷土重来，当时的情况表明，只有30岁以下的人，即没有受上一次疫情影响的人，才容易感染。到19世纪后半叶，人们普遍认为麻疹是由某种微观物质引起的，"这种毒素在病变机体内自行繁殖，疾病唯有通过毒素的传递，才可在人与人、地方与地方之间进行传播"。

还有两个人的名字脱颖而出，他们对以下原理做出了重大贡献：通过某种类似生物体的中介引起的特定感染，是传染病的唯一来源。他们是流行病学泰斗约翰·斯诺（1813—1858）和威廉·巴德（1811—1880）。约翰·斯诺是伦敦的一名医生，彼时他以麻醉师身份闻名遐迩，而非作为历史上最杰出的流行病学家之一。事实上，他的名气很大，他分别于1853年和1857年在维多利亚女王分娩时为她注射氯仿。1831年和1832年，斯诺在泰恩河畔的纽卡斯尔见过霍乱病例，当这种疾病在1848年再度袭来时，他开始积极地对其展开研究。当时斯诺在伦敦，他的第一篇通讯在1849年出版，是一本题为《论霍乱传播方式》的小册子。在1854年疫情期间，斯诺进行了更系统的调查，包括调查从宽街水泵中取水的消费者。在研究过程中，他考察了伦敦南部地区霍乱死亡人数的分布情况，这些地区的饮用水是由几家私营自来水公司提供的。斯诺指出，每个地区的死亡人数与每家公司在泰晤士河上取水位置的污染程度都是相对应的。1855年，斯诺在1849年小册子的基础上出版了第二版，即增补版，阐述了自己对霍乱病因和传播的明确观点。根据该病的临床特征，他推断霍乱毒素是直接从口腔进入消化道的，这种毒素很可能是从霍乱病人的排泄物中产生的一种特殊有机体。此外，他还指出，霍乱可以通过沾有污垢的手或被污染的食物及水在人与人之间传播。最后，斯诺说，由于下水道的缺陷，霍乱病人危险的排泄物有可能渗入地下，污染水井或社区使用的其他水源。他得出的结论是，水中可以携带霍乱的病原体，但他也没能确定感染的病原体是什么。这些观点没有立即被接受，尽管约翰·西蒙、威廉·法尔和其他卫生工作者对其都已有所了解。直到1883年科赫分离并培养出霍乱弧菌，才证明了斯诺学说的根本正确性。

同时发现在科学领域绝非罕见；因此，斯诺提出的观点，也是他的同胞及同代人威廉·巴德独立的发现，这便不足为奇了。1849年，即斯诺第一篇通讯发表的那一年，巴德也出版了一本小册子《恶性霍乱：其传播方式及预防》，提出了类似的结论。在他看来，霍乱是由一种特殊的活体生物引起的，在人的肠道内繁殖，并通过被污染的饮用水传播。巴德认识到，这些观点也适用于他研究了三十多年的伤寒病。他对伤寒流行病学的研究发表在《柳叶刀》《英国医学杂志》上，直到 1873 年，他才将这些研究汇总成一卷，题为《伤寒，其性质、传播和预防方式》。根据自己的观察和推论，巴德建议对伤寒病人的排泄物进行消毒，以减少该病的发生率。然而，作为一名外省医生，他的观点并没有引起人们多大的兴趣，对官方的公共卫生实践也没有产生多大影响。

尽管如此，不能否认布雷托诺、帕努姆、斯诺和巴德等人的调查和研究所累积的效应。从流行病学的角度来看，他们标志着在理解传染性疾病的本质方面取得的重要进步，而且他们都指向了同一个方向——一种充满活力的传染病理论，一种能够自我繁殖的有机体。那么，是什么阻碍了人们接受这一观点呢？

瘴气还是传染病？——一个流行病学难题。事实上，到 19 世纪早期，接触传染论和非接触传染论对传染病起源和传播的解释都相当老旧。两种理论都来自古老概念和经验观察的融合，并在几个世纪的历史中经历了一系列的兴衰起伏，此消彼长。从这样的一个过程可以推测出，随着时间的推移，这两种观点会在某种程度上融合，产生一个介乎两者之间的理论。

因此，在 19 世纪的大部分时间里，存在着三种不同的理论立场。首先是瘴气理论，即传染病的流行是由空气状态引起的。在 19

世纪，人们普遍认为，是恶劣的卫生条件产生的地方性的大气导致了这些疾病。卫生改革者中有许多人持这种观点，包括埃德温·查德威克和索斯伍德·史密斯，这充分证明了改革者们为改善卫生条件付出的努力。而另一种观点认为，特定的接触传染源是导致感染和流行病的唯一原因。这是严谨的传染病学家巴德和斯诺所持有的立场，也是今天的卫生工作者最为熟悉的立场，因为后者深受 19 世纪末细菌学发现的巨大影响。第三种立场是那些努力调和或折中瘴气论与传染论的人所持有的，可称为有限或偶发传染论。这一观点的支持者虽然承认传染病是由特定或非特定的接触传染源引起的，但他们认为，除非与其他因素，如空气状态、土壤条件或社会因素相结合，否则传染源不可能发挥作用。这是最为人所接受的场域理论观点，它的支持者有约翰·西蒙和马克斯·冯·佩滕科夫。这种观点之所以流行，主要是因为它的综合性，它能够容纳各种要素，甚至包括一些相互矛盾的要素，因而这种理论直到 19 世纪最后几十年仍然存在。例如，迟至 1888 年，当时纽约贝尔维尤医院医学院的儿童疾病临床教授 J. 路易斯·史密斯博士仍认为，白喉病毒在肮脏、潮湿的地方生长，大城市的排污系统受到了污染。他相信，大多数儿童是通过吸入受污染的下水道气体而患上白喉的。实际上，有限传染论者往往反对传染论者得出的结论，比如隔离和检疫。

在瘴气论和传染论的较量中，前者占据主导地位，直至 19 世纪后半叶。欧文·H. 阿克尔克内希特在一篇关于反传染主义的精彩研究中指出，说来奇怪，"就在传染论和接触活体传染源论取得最后的压倒性的胜利前不久，它们刚经历了它们漫长动荡的生涯中最深的低谷和最严重的蔑视，而'反传染论'在消失前不久达到了精细程度、认可度和科学声望上的顶峰"。从科学角度看，瘴气论者和传染论者的学说过于势均力敌，无法根据现有的证据做出任何明确的判断。双方的立场都存在一些弱点。他们都利用不可靠的信息和有偏见的观察作为推理的基础，常常使用类比推理这一危险的脑力过程，而忽略对实验方法的认识和应用。最后，两方都不清楚感染链中的某些重要环节，如人类携带者和昆虫宿主。两方采取的科学立场也都与非科学因素有关，即政治、经济和社会因素。

我们观察到一点，可以作为理解为何反传染主义在这一时期占有优势的线索，那就是它与自由主义的兴起是同步的。在多数情况下，反传染主义者也是自由主义改革派人士，他们为个人自由而斗争，反对专制和保守思想。这个团体的领袖中有魏尔啸、索斯伍德·史密斯、马让迪、谢尔文——他们都被称为自由主义者或激进主义者。传染论在检疫制度及官僚制度中得到了具体表现。检疫的经济影响已被点明，但必须强调的是，对商人和实业家而言，检疫意味着经济损失和对商业扩张的无情桎梏。因此，攻击传染论就是为了打倒官僚主义、争取自由，打倒保守思想、争取进步。这并不是说反传染主义的领导人有意识地倒向了当时盛行的商业利益。不过，由于许多医生都是中产阶级的自由主义者，这种观点上的巧合也就不足为奇了。

迈向国际卫生组织的第一步。关于传染病起源和传播的争论不仅发生在各国内，而且在国际上也存在。随着 19 世纪商业和交通的发展以及距离的缩短，世界不同地区的健康状况已不再是一件无关紧要的事。预防传染病的国际合作成为最重要的问题，1851 年，随着第一次国际卫生会议在巴黎开幕，人们向建立国际卫生组织迈出了第一步。

虽然本次会议被公认为国际公共卫生的开端，但也必须注意到此前为这个目标所付出的诸多努力。约翰·彼得·弗兰克似乎是第一个从国际角度来看待卫生组织问题的人。1776年，当他开始为一部著作（这就是日后的伟大的《体系》一书）的撰写工作收集材料时，他写下一本册子，解释了自己的意图，并邀请同事们帮助他，给他邮寄材料。这封《致学者的邀请函……》是写给德国和其他国家的有识之士的。信中，弗兰克就在国际上规范医疗执照的必要性进行了讨论，并强调交流卫生信息也非常有必要。但他呼吁的结果令人失望，他仍然没有得到同时代人的重视。

19世纪初，国际上为控制流行病的蔓延采取了第一个具有实际意义的重大步骤。1833年，埃及统治者迈海迈特·阿里成立了一个卫生局，由代表欧洲各国的领事所组成的卫生委员会领导。该委员会强调保护欧洲国家的重要性，并承诺解决检疫和国际卫生问题。这个机构很快就壮大起来，超过了埃及统治者的接受范围，1839年，它被解散。1840年1月埃及又成立了另一个新的卫生委员会，其中没有外国势力的代表。但在1843年，阿里再度同意让一些欧洲国家代表参加，但不授予投票权。这就是巴黎会议召开时的情况。

还可以从另外一个例子中看出国际合作的端倪。1839年，在君士坦丁堡举行了一次会议，由高门*卫生委员会和驻土耳其帝国的外国代表参加。在这次会议上，大家试图就检疫制度达成一个协议。特别是要针对干预贸易这个微妙的难题做出调整，并制定若干法规。其目的是在没有瘟疫的情况下促进土耳其和欧洲其他国家之间的自由往来。虽然检疫制度覆盖范围很广，但效率不高。

1834年，法国卫生部门督查员塞居尔·德·佩龙首次提出召开

---

* 高门，即奥斯曼帝国的政府。

国际卫生会议的建议。英国政府在 1843 年也有类似提议，但奥地利以时机尚未成熟表示反对，其理由是还不具备可以制定一套各大国均可接受的法规的基础。1845 年，法国人梅利埃接受了这个提议，在他的推动下，法国政府终于采取主动，于 1851 年 8 月 5 日在巴黎召开了第一届国际卫生会议。与会的国家有奥匈帝国、两西西里王国、西班牙、教皇国、英国、希腊、葡萄牙、法国、俄罗斯、撒丁岛、托斯卡纳和土耳其。每个国家都有两名代表，一名是外交官，另一名是医生，这是因为人们认识到会议必须兼具处理技术、医疗以及行政、外交问题的能力。会议的目的是消除国际贸易中一切不必要的延误因素，同时保障公众的健康。

168 　　显然，1851 年 8 月初齐聚巴黎的代表们面临着一项艰巨的任务。从前文的讨论中可以清楚看出，一群来自欧洲各地的医务人员不太可能轻易地达成一致意见。虽然代表们的意图是好的，但医务人员之间长时间的探讨和争论毫无结果。事实上，他们的会议记录有几分像当时的流行病学理论的文本。然而，为了世界卫生事业，所有人都清楚第一次开展国际合作的重要性，大家本着极大的耐心，制定了一部公约和一系列法规。这些法规代表了对国际卫生法典的首次尝试，涉及了对检疫问题以及霍乱、鼠疫、黄热病报告方法的处理。同时，大家一致认同，任何可能被视为干涉各国主权的方式，都完全不应考虑。

　　事实上，这次会议的直接结果微不足道。只有法国、葡萄牙和撒丁岛批准了该公约，但随后葡萄牙和撒丁岛在 1865 年又都退出了。尽管如此，国际卫生合作的种子已经播下，并最终会产生一个有效的组织。在此期间，始于 1863 年的霍乱大流行以及 1869 年 11 月 17 日苏伊士运河的开通，都凸显了国际卫生问题的重要性。更进

一步的会议分别于 1859 年（巴黎）、1866 年（君士坦丁堡）、1874
年（维也纳）举行。这些会议都没有产生任何实际成果。然而，它
们使国际合作的思想得以延续，后来的许多工作都源于这些会议上
的讨论。不过，直到 19 世纪末，才最终就国际卫生事业的实际行动
达成了一致。但在这之前，必须先对传染病的起源和传播达成更大
程度的理解和认同。这一成就是通过细菌学和免疫学的发展而得以
实现的，从 19 世纪末至今，这两门科学对社区卫生行动产生了最为
深远的影响。

第七章 细菌学时代及其影响

疾病中的特殊因素。地铁里，一个边擤鼻涕边咳嗽的纽约人转
过身对他的朋友说，"天，我是不是感染了病毒！"这是感染论的一
种口头表达，在过去的半个世纪里，这种理论的应用产生了重大的，
乃至颠覆性的，更是始料未及的结果。在这些结果中，最引人注目
的是，通过水、牛奶、食物，或通过昆虫、啮齿类动物和人类自身
传播的传染病几乎被消灭殆尽或得到有效控制，因此，在美国等国
家，曾经令人闻风丧胆的疾病，如黄热病、伤寒、白喉、疟疾等，
都已成为过去。这一发展直接导致人们的平均寿命增加了几十年，
但同时又使得人口年龄结构急剧变化，比以往任何时候都要多的人
口可以存活至中老年期。

　　这些影响直接源于 19 世纪末一个不容置疑的论证，即传染病的
产生是因为特定的微观生物，而不是含糊不清的化学瘴气。传染病
可以由一个活微粒引起，这在 19 世纪中叶并不是什么新的发现。从
遥远的古代开始，深思而敏锐的观察家们就提出了这样的观点：传
染病是通过传染源进行传播的，是由"种子"、"微生物"或"蠕虫"
引起的。这个想法诞生于细菌学知识还不存在的时候，甚至在其取

得重要进展时，细菌还未被发现。但是，直到 19 世纪后半叶，医学观点才慢慢地往这个方向转变。某种程度上，这种转变之所以发生，是因为瘴气论无效，但更重要的是，它代表着支持特定微生物引发传染性流行病这个观点的证据正迅速积累起来。

"对瘙痒的更理性的解释。" 早在 17 世纪，疥疮就已被证明是由痒螨引起的。奥古斯特·豪普特曼（1657）、米歇尔·爱缪勒（1682）观察到了这种螨虫，G. C. 博诺莫则在 1687 年写给弗朗切斯科·雷迪的信中对它做了详细描述。博诺莫提到自己看到贫穷的妇女用针尖戳破儿童身上发痒的"结痂皮肤"，取出一个个"水疱"，并"像捏死指甲上的跳蚤一样捏碎它们"，以及在"里窝那的巴尼奥地区，患有疥疮的奴隶"也常常这样互相除痂。随即，他"迅速找到一个疥疮病人，询问他哪里最痒，病人指着许多还没有结痂的小脓包"，从其中一个脓包中，他挤出一个极小的白色球状物。然后，博诺莫继续道："当用显微镜观察时，我发现它是一个非常微小的生物，形状像一只乌龟……"接着，他提出了一个非常重要的意见。他说："从这一发现看，我们不难做出比迄今为止所有对瘙痒症的解释都要更加合理的说明。这种传染病的原因很有可能既不是盖伦提出的黑胆汁论，或西尔维斯提出的腐蚀酸、范·海尔蒙特提出的特殊的发酵，也不是现代人淋巴血清中的刺激性盐，而是皮肤中那些不断撕咬的微小动物。"

博诺莫的描述以及他充满智慧的观察所得还是没能产生什么影响。而列文虎克的发现和报告虽然引起了人们对生物传染理论的些许兴趣，但没有任何切实的结果来支持他的学说。关于这个问题，可以在 18 世纪找到一点零星的评论。例如，1757 年，林奈的学生尼安德曾断言，痒螨和干酪螨是一样的，它们会引起鼠疫、天花、梅毒和痢疾。然而，直到 19 世纪才第一次出现了具有影响力的证明，证明特定疾病是由特定有机体所导致。

一种蚕的疾病。博诺莫曾假定一种特殊的疾病（如白喉），是"在一种传染源，一种可繁殖的介质的影响下"产生的，但他并未试图将这种繁殖介质与微生物联系起来。他的这一假说实际上是由洛迪的公务员阿戈斯蒂诺·鲍希（1773—1856）证实的。在鲍希的时代，有一种可怕的蚕病，法国人称这种蚕病为"白僵病"，意大利人称之为"钙化病"，该病对伦巴第的丝绸业造成了毁灭性的打击。在多年研究的基础上，鲍希得出结论，这种蚕病具有传染性，而且在蚕死亡之前很长一段时间就开始传播病菌了。他用显微镜观察，发现引起疾病的病原体是一种隐孢子寄生真菌。于是，他意识到该病是通过接触和受感染的食物传播的，并开发出在蚕圃中预防该疾病的方法。

在做了近二十年的研究后，鲍希终于在 1834 年向帕维亚的医学与哲学系提呈了他的传染病理论，并在接下来的两年中出版了他的大作《家蚕钙化病或白僵病》。整部作品的第二版于 1837 年出版。与此同时，鲍希的工作得到了巴尔萨莫-克里维利（1835）和奥杜安（1836）的认可。前者表示，鲍希观察到的是葡萄孢杆菌（Botrytis paradoxa），遂将其改名为 B. bassiana（球孢白僵菌），以纪念其发现者。鲍希根据自己的发现，对传染病的性质做出了影响深远的总结，他将天花、斑疹伤寒、鼠疫、梅毒、霍乱和白喉的病因归为活体寄生虫。此外，对于霍乱，他主张严格隔离病人，并对病人的排泄物和衣物进行消毒处理。

当时在法国和德国也有类似的观察报告。法国显微镜学家阿尔弗雷德·多恩于 1837 年发表了他对病理分泌物，特别是对人类生殖器官的显微调查。在这部作品中，他首先提请人们注意鞭毛原虫阴道毛滴虫，并对此做了描述。接着，在 1839 年，J. L. 许兰发现了一种名为"毛囊癣"的真菌；1840 年，罗伯特·雷马克将其命名为许兰氏毛癣，并对它的传染性进行了论证。

一位具有革命精神的解剖学家的最后一搏。1840 年，柏林出版了一本薄薄的书，即《病理学研究》，作者是雅各布·亨勒（1809—1885），当时他 31 岁，刚刚担任苏黎世大学的解剖学教授。这本书在今天被认为是细菌学和传染病史上的一个里程碑，因为它的第一部分就论述了"瘴气和传染病以及瘴气性传染病"。然而，与其他重要的医学著作不同的是，这部作品并没有提到什么新的发现，而是做出了另一种贡献：亨勒从他人的观察以及富有逻辑和令人信服的论证中，推出一个理论，即活性微生物是导致传染病和感染性疾病的原因。

雅各布·亨勒认为，思想的自由与精确的观察和调查方法对生物和医学知识的进步至关重要。他的政治自由主义立场——1835 年他曾因政治原因入狱——加强了其科学思想中的理性特征。事实上，出现瘴气和传染病篇目的那本书是亨勒未来研究工作的雏形，他后来的著作有一个重要的题目《理性病理学教程》。

172　　　　亨勒写这个篇目的主要目的是梳理 19 世纪中叶前后那些乱成一团的传染病起源论。他以其前辈和同代人所收集的事实为依据进行推理，值得注意的是，亨勒筛选的数据从兽医学到胎儿病理学，涉及范围十分广泛。他的论点和结论大致可归纳为以下几点：以传染病为例，致病物质从进入身体的那一刻起就开始繁殖，因此，它一定是有机的，因为只有生物体才具有这种能力。此外，致病物质的数量与其产生的效果并不对应。在疾病暴发之前通常会有一段潜伏期的事实也支持着这一结论。当传染病的病因是一种活性生物体的观点在逻辑上成立后，亨勒开始思考未知寄生虫的性质，并根据鲍希和奥杜安的观察，得出这样的结论：寄生虫很可能是植物界的一员。这一结论得到了卡尼亚拉都尔和施旺研究的支持，他们在1827年提出，发酵是由小型生物酵母菌的作用导致的。

亨勒清楚地意识到，唯有通过准确的观察和实验才能解决传染病问题。作为这一领域研究者们的引路人，他提出了几项证明条件，只有满足了这些假设，才能最终证明某一特定生物体是某一特定疾病的原因。亨勒所假设的条件——寄生虫恒定、隔绝外来混杂物、通过隔离的寄生虫繁殖疾病——带来了难以解决的问题，直到三十多年后，他的一位学生罗伯特·科赫才在研究中满足了上述这些条件，以确凿的证据证明了亨勒理论的正确性。

鲍希、卡尼亚拉都尔、施旺和许兰的研究工作，再加上亨勒的理论分析，激发出许多有关疾病的研究成果，接下来的几十年里，在人和动物疾病的记录中出现了众多微生物的身影。1843年，在巴黎工作多年的匈牙利犹太人戴维·格鲁比（1810—1898）向人们描绘了引发癣病的奥杜安小孢子菌。1843年至1846年，他还对体癣的病因做了一系列卓越的研究，并且通过使用一种相当粗糙的显微镜，为毛癣菌的现代研究奠定了基础。他证实了胡须癣毛干周围的真菌集合以及扁桃体癣毛干中真菌的存在。接着，在1850年，细菌被列进了可能致病的微生物名单。卡西米尔·达韦纳和皮埃尔·韦尼耶在给巴黎生物协会的信中，报告了炭疽病的传播方式及相关发现，他们把死于炭疽病动物的血液注射到健康羊的体内，在这只感染羊死亡之后，他们在羊的血液里发现了微小的杆菌。五年后，西法尼亚的医生F. A. A. 波伦德发表了一份关于用显微镜检查感染炭疽的动物血液的报告。早在 1849 年，他就观察到了达韦纳和韦尼耶所描述的那种杆菌，并对它们做了更精确和详细的记录。波伦德倾向于认为它们是植物属性，但说不出它们和疾病之间有着什么联系。这些发现在 1857 年得到了多帕特的一名兽医学教授 F. A. 布劳尔的证实，此外这位教授还进行了一系列有关炭疽病在动物中传播的实验。到 19 世纪 60 年代，又有更多的事实被补充进来，但主要归功于达韦纳的工作，人们的注意力仍然集中在炭疽及其杆菌上。

与此同时，许多出色的医生和其他科学界人士仍然不能接受传染病是由人体细菌生长引起的这种理论。诚然，1834 年至 1850 年间，真菌是某些疾病病因的观点已确立，但对许多已知的传染病来说，这种起源无法得到证实，人们认为细菌病源论是一种无效的假说，因而拒绝接受它。这一时期的学术氛围与此种说法及亨勒的思想有关，希波利特·伯恩海姆对此做了详细的描述，伯恩海姆以其对心理疗法发展的贡献而闻名。他在 1877 年写道："严谨的观察家们发现这些奇异概念是空洞的。到了本世纪中叶，这种［生物传染病］学说被普遍抛弃，人们认为这是一种生造的观念，没有任何科学依据。在医学界的领袖中，亨勒也许是最后一个在 1853 年仍以同样坚定的信念捍卫传染病学说的人，他曾在 1840 年以极强的逻辑力量做过同样的事情。尽管如此，在过去的十年里，由于展开了新的调查以及出现了更积极的成果，寄生学说在公共舆论中重获信任。"显然，19 世纪中叶前后，在亨勒的同时代人看来，他是在为一种过时的观点英勇奋战。然而，正如伯恩海姆所明确指出的，就是在这个时候，微生物理论开始从相对死寂的状态中恢复过来。这种复苏的动力来自许多不同的领域，其中一些与传染病问题没有直接的关联。

发酵和微生物。在这些动力中，也许没有什么能比发酵和自然发生问题更重要的了。从历史上来看，这些问题相互交织，人们正是在努力解决这些问题的过程中获得了知识，才最终理解什么是传染病的本质，并从中获益良多。几千年来，发酵和腐烂已广为人知，人们利用这些程序来制作面包和葡萄酒、酿造啤酒、成熟奶酪，或鞣制皮毛。这些工作所使用的技术一直基于经验观察和传统做法，直到19世纪初的几十年，新的城市人口创造出巨大的、膨胀的需求，此时就产生了对更为理性的认识的需要，以发展大规模生产。在这时，正如常常发生的那样，几乎同样古老但过去始终各自独立发展的科学和哲学事业，在技术问题上碰撞到了一起。

人类对生命的起源问题一直怀有浓厚的兴趣，古代人对此也有各种猜测。亚里士多德对古代科学思想做过最完整的总结，他提出一种理论，即生物不仅来自其他生命体，也来自无生命的物质。由于他的观点有着绝对的权威性，故而其理论一直支配着人们的思想，直到17世纪的三位意大利物理学家，弗朗西科·雷迪、安东尼奥·瓦里涅里和马塞洛·马尔皮基，对自然发生论发起了第一轮有重要意义的攻击。雷迪通过实验表明，蛆虫不是在腐烂的肉中自我繁殖的，而是由苍蝇沉积的卵发育而成。同样，瓦里涅里和马尔皮基也解释了，蠕虫来自其他蠕虫产的卵，以及昆虫卵是如何进入水果和植物体内，蛆虫又是如何进入羊的额窦。如此，自然发生的问题似乎已经得到了解决，但正如科学史上常发生的那样，新的发现使一个显然已被推翻的理论重新焕发了生机。

列文虎克对细菌的发现再次激活了这个问题。这些微小的生物是自发产生的，还是从先前存在的卵中产生？研究人员很快发现，它们与我们熟悉的发酵和腐烂过程密切相关。这些生物存在于酸牛奶、腐肉或变质的肉汤中，凡是发生腐烂或发酵的地方，都有它们的身影。此外，只要把容易变质的有机物放在温暖的地方，短时间内便会出现成群的之前不存在的生物。据此观察，人们很容易就建立起了这样的观点：微生物实际上是由无生命的物质产生。对此，18 世纪意大利伟大的科学家拉扎罗·斯巴兰让尼（1729—1799）做了一些实验进行反驳。他从研究中得出结论，这些新出现的生物体是由空气带入的，当装有有机物的烧瓶被密封起来隔绝空气后，再加热时并不会有新生物产生。斯巴兰让尼的研究结果被巴黎一位退休的酿酒师及糖果制造商尼古拉·阿佩尔应用到实践中。他设计了一种保存食品和葡萄酒的方法，即将它们密封在烧瓶中，然后加热至沸腾一段时间。然而，这一经验仍然局限在食品行业中，而没有在科学界发生作用。

尽管有斯巴兰让尼做的实验，但生物在有机液中可自发产生的理论直到 19 世纪仍占据主导，并不断引发争论。在这一时期，自然发生论逐渐牵涉到发酵和腐烂问题。这些现象一般被认为是有机物产生化学变化的结果。多年来，这些变化被认为是受到空气的某种影响，一些研究者对此观点进行了反驳。弗朗兹·舒尔策（1836）、西奥多·施旺（1836—1839）、H. 施勒德及 T. 冯·杜施（1854）展开了一系列具有重要价值的实验。不过，其中最重要的是施旺的研究。他从自己所做的研究中得出结论，肉汤中的腐烂物质并不是由空气自身，而是由被热量破坏的空气中的某些元素所导致。施旺推断，当空气中的霉菌和滴虫类的病菌或种子接触到有机物，并从有机物中获得养分而生长起来时，就会发生腐烂。最后，他认为，由于生物的作用，腐烂和发酵的过程在本质上可能是类似的。正是在这一研究过程中，施旺描述了酵母菌及其发芽繁殖的方式。但由于技术上的不足，他和其他研究者有时会遇到无法解释的、不一致的现象，这使得关于自然发生和发酵的争论一直没有停歇，许多科学家仍然有所怀疑。

蚕病与微生物理论。1854 年 12 月 7 日，当时刚被任命为里尔理学院院长及化学教授的路易·巴斯德（1822—1895）在对学生的开课演讲中说，在观察研究领域，"机会只青睐有准备的头脑"。确实，这一富有启发性的发言是如此贴切地形容了巴斯德自己践行的研究原则，正是这一原则使他能够对发酵、自然发生以及最终对传染病的奥秘做出了解释。

为了了解巴斯德取得了怎样的成就以及他是如何做到的，就有必要对他辉煌的科学生涯做一些了解。1848 年，他证明了酒石酸的真实性质，以及分子不对称性的存在，这是他作为化学家的第一个重要发现。而正是这种分子不对称现象，为巴斯德之后的所有工作提供了关键信息。他发现构成酒石酸的是两种化学性质相似的结晶形态，但晶体之间并不相同，它们对称犹如镜像，或者说如右手手套与左手手套一般。此外，他还证明了这种不同可以通过晶体在溶液中的旋光性来检测，一种溶液使偏振光的平面向右旋转，另一种则向左旋转。

巴斯德将这些研究扩展到其他有机化合物中，结果表明许多物质都具有旋光性。由于这项发现，巴斯德在 1856 年获得了英国皇家学会颁发的拉姆福德奖章。

这些研究介于化学和晶体学之间，似乎离传染病问题很遥远，但多亏了它们，巴斯德终于在微生物学领域有了重要的发现。1854年，巴斯德开始研究发酵，这是一个困扰了他二十多年的课题。最初，他研究了乳酸发酵，因为它能生成具旋光性的戊醇。不久，在

1856 年，另一件事使得他对发酵的兴趣愈发浓厚，他的一位学生的父亲 M. 比戈向他求助，希望他能帮助解决一个实际问题。这一时期的里尔是"法国北部最富有的工业活动中心"，也是法国酿酒和蒸馏业的中心。有时，啤酒会出现变质问题，葡萄酒也会无缘无故地酸腐。比戈先生是一家生产甜菜根酒精的厂家，他想知道如何防止自己的产品在发酵过程中变质。巴斯德用显微镜观察，发现当发酵正常进行时，产生了圆形球状物，而当发酵出乳酸时，这些球状物就被长弧菌所取代了。这是一个非常简单实用的测试，任何酿酒师都可以用来避免发酵失败。当巴斯德继续他的发酵研究时，还发现酒石酸的发酵过程中出现了一种小霉菌，可能是灰绿青霉，它攻击了酸的右旋结构，而丝毫没有影响到左旋结构。根据这一点，他得出结论，生命过程的运转是不对称的，发酵既然在不对称的糖分子上进行，它一定是由活的生物所产生。

就这样，一直到 19 世纪 60 年代，巴斯德研究了各种类型的发酵：丁酸发酵、乙酸发酵、酒精发酵和其他。在每一种情况下，他都能证明，发酵过程取决于某种生物的存在和活动。在对啤酒和葡萄酒的研究中，巴斯德证实了发酵出现问题是由于受外来生物的污染，从而产生了酒精以外的物质。然后，他又对此做了进一步研究，不仅揭示了发酵过程变得"异常"的原因，而且找出了避免发生这种情况的方法，即仅通过加热葡萄酒至一定温度并保持一小段时间，来抑制所需特定生物以外的所有其他生物的活动。这样，不需要的发酵物就会被杀死。这个过程自然就是我们所熟悉的巴氏杀菌法，现在普遍应用于牛奶和其他食品的保存上。在研究发酵的同时，巴斯德还发现了厌氧生命的存在，也就是说，某些生物不是在有空气的环境中生长的，而只生长在没有空气的环境中；正是他在 1863 年首次使用了"好氧"和"厌氧"这两个术语。这一观察具有巨大的意义，因为它使巴斯德开启了对腐烂问题的研究，并使他得出了这样的观点，即腐烂的过程是微生物活动引起的一种发酵，这个观点给约瑟夫·李斯特留下了深刻的印象，后者立即发掘出这一概念对于外科的意义所在。

与这些问题密切相关的是自然发生问题。如果巴斯德关于特定的生物对特定的发酵变化负有责任这个说法是正确的，并且他能证明在排除这些生物之后就可有效阻止发酵，那么自然发生论就站不住脚。在与鲁昂自然历史博物馆馆长 F. A. 普歇的一场现在看来充满历史意义的争论中，巴斯德证明了微生物是普遍存在于空气中的。此外，它们是微粒，受到重力的影响，因而会附着于液体或固体上，引发发酵或腐烂。但是，如果用棉絮等物过滤空气，微生物们便无法使这些变化发生。简而言之，巴斯德用实验证明了自然发生论的虚妄。

1856 年 5 月，来自巴斯德的老师、朋友、著名化学家 J. B. 杜马的紧急求助打断了他对发酵的研究。当时，一场神秘而持久的流行病肆虐法国的蚕圃，对受灾地区的工业造成了灾难性后果。虽然巴斯德人生中还没有见过蚕，但他被要求研究这个难题，因为他有一个不可估量的优势——一个有准备的头脑。巴斯德的整个科学生涯中，包含了一个又一个技术需求和科学发现相互作用的例子。虽然他所研究的问题与当前经济利益相关，但他所关心的不仅仅是问题本身，而是涉及更广泛的领域。因此，在研究发酵的同时，他已经考虑到细菌与疾病之间存在因果关系的可能。如果发酵是由微小生物造成的，那么发生在腐败、化脓性疾病中的变化为什么不会是它所导致的呢？ 1862 年，巴斯德在给公共教育部部长的一封信中，对空气中存在的细菌进行了讨论，之后他说："这些研究的领域是多么广泛和有用啊！它们与各种动植物疾病有着如此密切的关系，这无疑是认真研究腐烂病和传染病的理想之路的第一步。"之后的1863年，巴斯德在一次与拿破仑三世的谈话中告诉皇帝，他的"理想是掌握腐烂病和传染病的发病原因"。

于是，1865年，巴斯德放弃了对发酵的研究，在阿莱建立了一个实验室，接下来的五年中，他将在那里研究蚕的问题。经过两年的努力，他确信蚕受两种不同的传染病的影响，即微粒子病和淡色病，分别由不同的寄生微生物引起。到1868年，他已经能够指出造成这些病症的原因以及如何控制它们，从而挽救了法国的又一大产业。同时，这些研究也极大地推动了细菌病源论的发展。

一位植物学家款待了一位不知名的医生。巴斯德于1868年中风，他的健康状况以及普法战争及其余波一度限制了他的活动。直到1877年，他才重新开始研究动物和人类的传染病。与此同时，亨勒于1840年提出的问题终于从其他方向传来的研究成果中得到了解答。1865年，约瑟夫·李斯特首次出色地将巴斯德的研究应用于人类疾病的控制上。（稍后将对此进行详细讨论。）同年，法国陆军外科医生让-安托万·维尔曼向医学院报告了一系列实验，表明结核病可以通过接种传播，从一只受感染的动物传染给另外一只。他的工作在其1868年出版的重要著作《结核病研究》中得到了进一步的发展。维尔曼从这些越发深入的研究中得出结论，结核病不会因为空气条件的改变、遗传因素或恶劣的环境而自发地在人或动物体内生长，而是由某种系统的毒性原理所引起，可能是一种微观的细菌，它能够在受影响的机体内繁殖，并通过直接接触或空气传播。然而，他没能证明这种细菌的存在，他的工作也没有产生应有的影响。也正是在这一时期，卡西米尔·达韦纳展开了对炭疽病的研究，引起了科学界和医学界的兴趣，并帮助巩固了疾病的病菌理论。

到了19世纪70年代，巴斯德等人所做的调查使得微生物与疾病之间的关联问题得到了部分解决，但还没有找到最终的确凿证据。不过，这必须要等到有了能够严格控制实验的技术，特别是分离和处理微生物的技术才行。由于人们对微生物的生物学认识还很混乱，所以对微生物和疾病的思考也是如此。许多研究者都声称观察到甚至证明了一种生物可以转化为另一种生物。奥地利著名的外科医生西奥多·比罗斯则坚信，只有一种生物能够进行无限的变异。显然，这样的想法很难产生清晰的认识。与这种多形性理论相对立的是另一种观点，认为存在特定的生物，它们形态恒定，可加以辨识，这种观点主要是由于巴斯德在发酵上做出的努力。巴斯德试图获得这种纯态的生物，但由于他所使用的方法，尤其是液体培养法，他的成功没能更上一层楼。其他研究者也曾试图用液体培养基获得纯培养物，但困难重重。

19世纪70年代开启了一个以技术和知识的坚实进步为特点的时期。这在很大程度上要归功于费迪南德·科恩（1828—1898），他是当时最重要的细菌研究者，为细菌学的建立做出了巨大贡献。科恩对细菌的研究是从认识到细菌的植物性开始的。1849年，约瑟夫·莱迪将细菌列为植物界的一员，但坚定地把细菌确立为植物的是科恩。从1851年开始，他进行了二十多年的系统研究，主要是为了让人们能够对细菌及其在自然界中的位置有较清晰的认识。科恩发现，有必要根据细菌的属和种进行精确分类，但他也清楚地看到，仅靠形态学是不够的。他充分了解到，形态上相似的生物在生理特征上可能有很大的差异，而生理特征可以作为分类的标准。在

179

这方面，极其重要的进展是由科恩的学生兼同事约瑟夫·施罗特（1835—1894）在关于产色细菌的色素生产的研究中所实现的。施罗特在固体培养基（如马铃薯、面团、肉或蛋清白）中培养有机物，并发现了特殊的有色菌落。不同的菌落的细菌存在差异，但同一个菌落中的细菌是恒定的。毫无疑问，施罗特获得了他所研究对象的纯培养物，或者从本质上说，他已经开发出了一种获得纯培养物的技术。然而，这项技术的深远应用有待其他人的开发。

　　1876年4月底，科恩在他的实验室里接待了一位不知名的乡村医生，他声称发现了导致炭疽的芽孢杆菌的生命史。达韦纳的实验表明，炭疽热极有可能是由血液中的杆状生物引起的，他称之为拟杆菌。虽然这一观点得到了其他研究者的认同，但该病的自然史仍留有空白。这时，乡村医生罗伯特·科赫（1843—1910）为炭疽的谜团带来一片光明，揭开了它的神秘面纱。科赫住在沃尔斯坦，这是波森的一个小镇，靠近布雷斯劳，他在那里行医并担任地区医务官。出于想要用实验研究疾病的愿望，他在家中建立了一个实验室，并在看诊间隙抽出时间研究炭疽热。他用老鼠作为实验动物，用病牛的血液给它们接种，很快就发现了达韦纳所描述的杆菌。科赫证明，这种疾病可以在一系列老鼠身上传播和繁殖超过二十代。接着，他又继续研究杆菌的生命周期，并为此设计了一种悬滴标本，可以让有机体在其中生长和接受观察。在研究过程中，科赫发现了炭疽杆菌的芽孢期，从而证实了科恩关于该菌生命周期中存在耐药阶段的预测，并证明了孢子会再次发育成典型的杆菌。这些现象的流行病学意义并没有被他忽视。最后，科赫表示，分离出的炭疽杆菌和其他微生物都不会在易感动物身上发作。他清晰无碍地向人们证明，其在哥廷根的老师——亨勒——所假定的条件是正确的，医学细菌学即将诞生。

由于费迪南德·科恩被认为是当时最重要的细菌研究者之一，科赫自然而然地找到了这位在布雷斯劳附近生活的著名教授，向其展示自己的研究成果。1876 年 4 月 30 日，一场具有历史意义的演示在科恩的研究所启动，持续了整整三天。在场的有病理学家朱利叶斯·科恩海姆和卡尔·维格特、解剖学家 L. 奥尔巴赫以及化学家莫里茨·特劳伯。科赫以自己的发现彻底征服了他们，他的经典论文在科恩的支持下于 1876 年发表，立即就被视为一项重大贡献。疾病的微生物起源第一次无可争议地得到了证明，其自然史也得以阐明。

到 19 世纪 70 年代中期，进一步研究细菌及其导致的疾病所需的由知识和技术构成的决定性基础已奠定了。在接下来的二十年里，发展几乎呈迅猛之势大步向前，但大致而言遵循的是两条不同的路线。一条路线以科赫的研究为代表，发展了培养和研究细菌的技术方法。而巴斯德和他的同事们则选择了另一条路线，他们将注意力转向感染机制，并将这种知识用于传染病的预防和治疗。

科赫致力于研发细菌处理技术，以获得纯培养物。最重要的是，他使用固体营养培养基来培养生物，并采用固定和染色的方法。起初，他尝试使用明胶，但不久后，在同事的妻子海斯夫人的建议下，他用琼脂取代了明胶。这种物质相对明胶更有优势，最终成为全球细菌培养技术的标准培养基。染料在细菌研究中的应用是从组织学的染色方法发展而来。1869 年，吉森大学植物学教授赫尔曼·霍夫曼曾尝试在水溶液中用洋红和品红对细菌进行染色。然而，作为一种实用技术的细菌染色始自 1875 年卡尔·维格特（1845—1904）的实验，他发现可以通过甲基紫染色来显示组织中的球菌。从 1877 年

181

起，科赫一直在大力改善染色法，在接下来的几十年里，该领域进展迅猛。这很大程度上要归功于保罗·埃利希（1854—1915），他用苯胺染料成功染色了白细胞。

有了科赫发明的方法，多少能够系统地解决各种传染病问题才成为可能。在数年里，主要是 1877 年到 1897 年间，微生物作为许多人类和动物疾病的病因首次被揭示出来，德国的研究者们获得了巨大成功。在 19 世纪 80 年代以前，微生物只被证明是少数疾病可能或确定的病因。奥博梅尔（1868—1873）就发现了在回归热的病例中始终存在一种螺旋体生物，并且证明了这种疾病的传染性；科赫在 1876 年证明了炭疽杆菌的致病作用；奈瑟在 1879 年发现了淋球菌。然后，在 19 世纪 80 年代，迎来了细菌学发现的黄金时代。现在回过头去看，显然当时的形势已成熟。犹如大坝决堤一般势不可当，各种疾病的病原体被接连证明，常常一年内就有好几种。从表 3 中可以清楚地看到这一进程发展迅速的特点。

182

随着研究者们不断揭示这些生物的存在以及对它们致病作用的确认，人们对微生物作用机制产生了疑惑。细菌感染是如何产生的？要如何预防这种感染或治疗它所引发的疾病？1877 年以后，法国细菌学界在巴斯德及其同事的领导下，开始着手解决这些问题。由于认识到感染的抗药性的重要性，巴斯德将注意力集中到与之相关的实践和理论中。炭疽热室内实验的一些迹象表明，感染的易感性是可以改变的。例如，巴斯德发现，如果降低母鸡的体温，它们对炭疽的抵抗力也会随之降低。他还观察到，致病微生物的毒性可以在不同的条件下被改变。因此，1880 年至 1888 年间，巴斯德开始研究如何改变致病细菌的毒性。根据詹纳疫苗接种提供的线索，他设想通过这种减毒株制备的疫苗来预防传染病。巴斯德最重要的

表3　病原体的发现

年份	致病生物	研究者
1880	伤寒（组织中有芽孢杆菌）	埃贝特
	麻风	汉森
	疟疾	拉维兰
1882	肺结核	科赫
	鼻疽	莱夫勒、舒茨
1883	霍乱	科赫
	葡萄球菌（丹毒）	费莱森
1884	白喉	克雷白、莱夫勒
	伤寒（芽孢杆菌分离）	加夫基
	链球菌 葡萄球菌	罗森巴赫
	破伤风	尼科莱尔
1885	大肠杆菌	埃舍里希
1886	肺炎球菌	A.弗兰克尔
1887	马耳他热	布鲁斯
	软下疳	杜克雷
1892	气性坏疽	韦尔奇、纳托尔
1894	鼠疫	耶尔森、北里柴三郎
	肉毒中毒	冯·埃尔门坚
1898	痢疾杆菌	志贺

成就是他在鸡霍乱、猪丹毒和狂犬病方面所做的研究，这些研究推动了免疫学的发展，并对 20 世纪初建立一个科学的公共卫生计划产生了深远而又实际的影响。

外科手术中的消毒和无菌操作。当巴斯德、科恩、科赫及其他研究人员通过证明致病微生物，为传染病的研究打下坚实基础的同时，在英吉利海峡的另一边，一位年轻的外科医生为细菌病源论提供了进一步的支持，他将该理论应用于预防伤口感染。直到 19 世纪中叶，外科手术一直在两个方面备受限制。其中最重要的一个方面是几乎无法避免的伤口感染，这种感染常常以致命的败血症收场。此并发症在医院里特别常见，病人们神秘地死于"医院气疽"，或死于更含糊其词的"医院病"。另一方面的限制来自止痛手段的不足。它缩小了手术干预的范围，因为手术速度对减少病人的休克至关重要。1846 年乙醚麻醉的引入使手术无痛化，但可怕的败血症仍贻害无穷。如果说有什么变化发生，那就是所谓的医院病越来越猖獗，在许多地方大肆流行。以至于，纽伦堡当局甚至考虑拆除综合医院，英国林肯郡医院的院长和工作人员也接受了类似的极端做法。詹姆斯·辛普森爵士对当时的情况做了这样的总结："在我们的一家外科医院里，躺在手术台上的人比滑铁卢战场上的英国士兵面临着更多的死亡威胁。"外科医生约瑟夫·李斯特（1827—1912）就是在这种背景下，开始推行杀菌防腐手术。

183 在职业生涯的早期，李斯特就开始研究炎症，他怀疑伤口的感染和化脓是由于组织的腐烂。此外，他觉得这个过程是由空气中携带的某种物质造成的，单纯性骨折病人和复合性骨折病人死亡率的显著差异更加坚定了他的信念。这两种情况的主要区别是，后者的皮肤被撕裂了，皮下组织接触到了空气。1865 年，李斯特的同事、爱丁堡的化学教授托马斯·安德森提请他关注巴斯德的研究，当时巴斯德刚刚证明了细菌在空气中无处不在，发酵（腐烂是其中的一个变种）是因为受到这些微生物的污染。李斯特立即意识到，巴斯德的发现与伤口感染问题之间可能存在联系。这里无疑是"有准备的头脑"在起作用的一个典范。此外，李斯特认为，"通过使用一些能够破坏悬浮颗粒的生命的材料作为敷料，可以在不隔绝空气的情况下避免受伤部位的腐烂"，这是一个合乎逻辑的发现。李斯特想到有一种化学物质似乎最为合适，那就是卡莱尔用于污水消毒的石碳酸。（尽管他并不知道，法国医药化学家朱尔斯·勒麦尔早在1860年就建议使用石碳酸作为消毒剂。）李斯特所称的"杀菌原理"于1865年8月12日得到首次应用，他的研究报告则发表在1867年3月至7月的《柳叶刀》上。

这种消毒处理伤口的方法产生了惊人的效果，但一开始李斯特的事业发展得并不顺利。虽然他最早发表的文章在某些领域受到了热烈欢迎，但文章中提到的技术和原理既没有迅速被人们所接受，也没有得到广泛的传播。大多数时候，他的同事们的回应是轻蔑，是尖锐的批评，是公开的谴责。在这方面，李斯特的经历与他的前辈霍姆斯和塞麦尔维斯在解决伤口感染之谜时的经历没有什么不同。奥利弗·温德尔·霍姆斯（1809—1865）于1847年独立发现了引发产褥热的线索。正如塞麦尔维斯说的那样："产褥热是因为检查时医生的手指将生物的腐败微粒带入孕妇体内而造成的。"他们两位都遭到了反对、谩骂，塞麦尔维斯甚至还遭到了恶意的迫害。结果，霍姆斯不得不回归教授身份，在文学的怀抱中寻求慰藉；而塞麦尔维斯则在经历多年不公后发疯，被送进了疯人院，几天后，他就因手指受伤化脓而去世了，讽刺的是，他正是被自己所极力想要预防的疾病所害。

不过，李斯特在克服外界阻力方面处于更有利的位置。事实上，他可能会以十年后霍姆斯所做的描述来形容眼下的情况。霍姆斯说："一小支微生物军队向我挺进，来支持我的立场。"当时，细菌学正在研究这个问题。达韦纳的兔子败血病实验（1872）、克雷白对枪伤病理的研究（1871、1872），以及最后科赫（1878）和奥斯通（1880—1883）关于创伤传染性疾病病因的决定性研究都无可争辩地证明，创面脓血症是由特定的致病细菌引起的。

此外，李斯特很快在欧洲大陆收获了一批追随者。其中大部分是德国人（蒂尔施、冯·沃克曼、特施罗迈尔、萨克斯托夫、冯·贝格曼），但也有一些法国外科医生（卢卡斯·尚皮奥涅最为活跃）。通过他们的影响以及李斯特本人的努力，杀菌原理最终也被英国接纳了。但李斯特的方法一直比较粗糙，在19世纪80年代，他的方法逐渐被以无菌原则为基础开发出的技术所取代。这些技术主要是由柏林的冯·贝格曼发明，通过加热、化学和物理手段，尽可能地消毒任何进入手术区域的东西——手、器械、亚麻布，以确保操作现场不受细菌的感染。基本上，这些方法是从细菌处理技术中的灭菌衍生出来的。这些方法（特别是从细菌学研究中发展而来的方法）在公共卫生实践中也有重要的应用，尤其是在传染病的检测和控制方面。

细菌学和公共卫生。到19世纪的最后十年，通过大量实例来证明病原体的存在以及向公众展示预防感染的方法，与传染病相关的一些问题得到了解答。不过，部分实验结果仍然是未解之谜。对一些疾病而言，如伤寒和霍乱，的确出现了未直接接触病人而受感染的新病例。然而，对另一些疾病而言，则出现了与病人接触而未被感染的情况。要充分了解微生物感染的来源和模式，很显然，必须补充更多的知识。在 19 世纪最后十年和 20 世纪头十年里，大量出色的研究揭示了病媒或中间宿主在传染病传播中起到的作用，细菌病源论中那些晦涩难解的问题终于有了答案。

人们发现，看上去健康的人也有可能是病原微生物携带者。早在 1855 年，佩滕科弗就提出无症状的病原携带者会传播霍乱，但这一假设直到 19 世纪末才得到证实。弗里德里希·洛弗勒（1884）、埃米尔·鲁和亚历山大·耶尔森（1889）在健康人的咽喉中发现了毒性白喉杆菌，他们还发现康复期的病人身上仍然存在着感染性微生物。不过，这些都是孤立的观察，还不能就此得出结论。直到 1892 年和 1893 年的霍乱大流行，人们才第一次意识到病原携带者的重要性。1893 年，科赫虽然强调了康复期带菌者在研究中的重要意义，但当他了解到无症状病原携带者的作用后，他却不认为这件事有多重要。然而，在同一年，威廉·哈洛克·帕克（1863—1939）和他的助手阿尔弗雷德·L. 毕比在纽约市卫生局细菌学实验室进行了一系列研究，在研究过程中他们确立了白喉带菌者的概念，并证明了常规细菌学检查在疾病诊断中的价值。帕克和毕比共检查了 48 组无症状的家庭接触者，并在 24 组中发现了白喉杆菌。他们得出结论，"出现白喉病例的家庭应被视为危险的源头，除非从他们的喉部采集的培养细胞显示没有白喉杆菌"。最后一个重要的知识点有助于理解传染病在社区内的传播过程。伤寒是第三种能证明带菌者重要性的疾病。这一点首先由里德、沃恩和莎士比亚指出，他们在 1900 年对美西战争期间军营中流行的伤寒病展开了研究，两年后罗伯特·科赫也提出了相同的观点，后者的影响力使人们开始接受这一概念。在 20 世纪头十年，以流行性脑脊髓膜炎和小儿麻痹症为例，带菌者的重要性也得到了证明，到 1910 年，C.V. 查宾出版了他的经典著作《感染的来源和模式》，病原携带者的作用完全明确了。

与这些贡献并驾齐驱的是同样重要的关于病媒动物作用的证明，它填补了细菌病源论最后一个重要的空白。实际上，中间宿主问题的解决方法并非横空出世，与其他科学领域一样，它也经过了一系列漫长的观察、理论和实验。早在 1790 年，丹麦医生兼兽医彼得·克里斯蒂安·阿比尔高（1740—1801）似乎就观察到，动物寄生虫可能在不同的动物宿主身上度过生命周期的各个阶段。然而，这种被称为"转换寄生"的现象直到 19 世纪后半叶才与疾病传播联系在一起。1851 年，F. 库克斯梅斯特通过实验在绦虫身上证明了这一现象。然而，要想取得进一步的发展，还需要更多的寄生生物学知识，这时一些动物学家提供了帮助，其中鲁道夫·刘卡特（1822—1898）表现最为突出。事实上，他对人类寄生虫的研究是这一领域所有后续研究的基础。在刘卡特的启发下，俄国自然学家费得申科于 1858 年发现了麦地那丝虫的生命周期，并证明这种寄生虫是由小型节肢动物水蚤传播的。接着，1868 年，刘卡特和梅尔尼科夫证明了狗绦虫是通过狗虱传播的，并证明以动物为食的寄生虫可以作为中间宿主传播疾病。1877 年，时任大清帝国厦门海关医官的万巴德（1844—1922）对引起丝虫病的寄生虫班氏丝虫的生命周期进行了说明。他表示，这种寄生虫的幼虫被携带着血液的蚊子吸食后，以血液为养分，在蚊子体内生长发育，于是，他得出结论，蚊子会将寄生虫传染给新的受害者，不过他推断出的传染机制最后被证明是错误的。万巴德的工作对整体上的流行病学思想没产生什么影响，但依然非常重要，因为它直接推动了罗斯有关疟疾的研究，最终使病媒动物成为全世界关注的焦点。

尽管有了这些研究，但直到19世纪最后十年，人们才充分认识到病媒动物的真正意义。1893年，西奥博尔德·史密斯（1859—1934）和F. L. 基尔伯恩关于得克萨斯牛瘟的报告终于引起了人们对这个问题的广泛关注。在一系列精彩而具说服力的实验中，他们证明了这种疾病是由一种攻击红细胞的原生动物寄生虫二联巴贝虫所导致的，它以感染的牛为食，从而将病原微生物传给了它们的后代，从第二代起，它们就能使易感牛感染牛瘟。

动物带菌者已无法再被忽视，接下来的几年里，这种传播类型在其他重要传染病中也得到了证实。戴维·布鲁斯（1855—1931）在1894年至1895年研究出了那加那病的病因，这是一种祖鲁兰地区的牛和马感染的疾病，他指出该病是因一种由采采蝇传播的锥虫所引起。接着在1897年，印度军医所的军医罗纳德·罗斯（1857—1932）揭开了疟疾的秘密。1880年，法国军医阿方斯·拉韦朗（1845—1922）发现了疟疾寄生虫，即现在所说的疟原虫，但关于其感染方式仍然没有一丝线索。1894年，万巴德提出疟疾是由蚊子传播的理论。这个假说并不新鲜。像朗契西这样的老一辈的学者曾将蚊子与疟疾联系在一起，并且在19世纪，有一些研究疟疾之谜的学者也提出过蚊子可能传播疟疾热。1853年委内瑞拉的路易斯·博珀提（1803—1871）以及1882年美国的A. F. A. 金（1841—1914）对这一观点做过最清晰的解释。拉韦朗（1884）、弗吕格（1889）和科赫（1892）也赞同疟疾寄生虫是由蚊子传播这一观点。

罗斯对印度的疟疾产生了兴趣，1894年，在休假期间，他去伦**187**敦找到了万巴德，从他那里了解了蚊子理论。罗斯被深深地吸引了，他决心在回到印度后对这一假说进行验证。经过两年的不懈努力，

1897 年 8 月 20 日（"蚊子日"），他在一只"斑翅蚊"（按蚊）的胃壁上发现了人类疟疾寄生虫。关于这一重大发现的种种影响，也许没有比罗斯本人的展望描述得更恰切的了——在他于几日后创作的那首壮丽诗篇的最后一节中，他写道：

> 我发现了这个小东西
> 众人将得到拯救
> 死神啊，你的毒刺在哪里？
> 坟墓啊，你的胜利在那里？

不幸的是，官僚机构的阴谋诡计阻挠了罗斯继续推进他的发现，直到第二年他才得以恢复研究。由于无法获得人体实验对象，他不得不开始研究禽类疟疾；最终，1898 年夏天，在追踪了蚊子体内疟原虫的生长后，罗斯用吃了疟原虫的蚊子叮咬并感染了健康的小鸟，通过这种方法，他获得了决定性的证据。疟疾之秘被解开了！行政机关的麻木不仁再次干扰了罗斯，使他无法取得证明人类疟疾传播的最后胜利。同年，意大利动物学家 G. B. 格拉西（1854—1925）及其合作者、罗马圣灵医院的 G. 巴斯蒂亚内利（1865— ）和 A. 贝格美（1862—1929）做出了这一证明。当然，并非所有与疟疾有关的问题都得到了解决，还有很多东西需要了解，但基本的工作已经完成。

在疟疾之谜被解开的同时，人们也发现了最严重的瘟疫之一——淋巴腺鼠疫（黑死病）的秘密。1894 年，A. 耶尔森和 S. 北里柴三郎在香港发生淋巴腺鼠疫期间各自分离出了鼠疫杆菌。随后，1897 年，东京卫生研究所的绪方正规发现了鼠蚤中的鼠疫杆菌，并首次提出疫病老鼠身上的跳蚤不仅可能含有病原体，而且有可能将其传染给人类。到 1897 年底，研究鼠疫的学者们确信，是老鼠将鼠疫传染给了人类。但这是如何实现的？老鼠是如何被感染的？法国流行病学先驱 P. L. 西蒙德（1858—1947）在 1898 年给出了这两个问题以及其他问题的答案。根据观察和实验数据，他认为鼠疫是一种主要由鼠蚤传播的疾病。这一观点经受住了时间的考验，是之后所有关于鼠疫的流行病学研究的基础。

从 18 世纪末到 19 世纪，黄热病及其病因的问题是反流行病学大军为瘴气或传染病理论的更高荣耀进行战斗的主要阵地之一。传染因素的支持者们大力敦促政府采取检疫预防措施，他们反对那些和他们旗鼓相当却坚持认为不卫生的地方环境非常重要的人。但这一切都是徒劳的，因为两方都只是部分正确，而能够把这些对立的真理连接起来的纽带仍然不得而知。接着，在 19 世纪的最后一年里，一系列戏剧性的事件将蚊子的关键作用揭示了出来，尽管还无法消灭黄热病，但已使其控制成为可能。

1853 年，博珀提曾提出蚊子可能是黄热病的传播媒介，不过对这一假设的经典阐述是由古巴医生胡安・卡洛斯・芬莱（1833—1915）在 1881 年做出的。他坚信，黄热病是由一种名叫 Stegomyia fasciata 的蚊子（现在我们称之为埃及伊蚊）传播的，但支持这一理论的实验证据并不充分。这便是美西战争后美国占领古巴之时的情况。1900 年，由于不得不面对黄热病问题，美国派遣了一支军委会负责研究这种疾病。沃尔特・里德（1851—1902）担任委员会主席，詹姆斯・卡罗尔（1854—1907）、杰西・W. 拉扎尔（1866—1900）和阿里斯蒂德・阿格拉蒙特（1869—1931）担任助手。由于当时还不清楚低等动物对黄热病的易感性，根据芬莱的理论，只能在人类身上进行一系列实验。委员会成员、军队士兵和文职人员的志愿者们都参加了实验。（研究过程中，军委会成员拉扎尔在一次意外叮咬后感染了黄热病，不治身亡。）1900 年 10 月，委员会向美国公共卫生协会报告，确认"蚊子是黄热病寄生虫的中间宿主"；到第二年，在拉泽尔营地进行的实验确凿无疑地证实了这一点。此外，委员会还证明，虽然黄热病的致病物质存在于病人的血液中，但这种物质可以穿过能够拦住已知的最小细菌的陶瓷过滤器。洛弗勒和弗罗施在 1898 年曾指出，牛的口蹄疫是由一种滤过性病毒所引起；里德和卡罗尔在 1901 年证明了这一点，他们通过给无免疫力的人注射来自黄热病患者的过滤稀释后的血清，使他们感染了该病。这是第一次，某种人类疾病被证明是由滤过性病毒导致。最后，里德和他的同事们指出，虽然黄热病肯定是可传播的，但它并不具有传染性；简而言之，这种疾病不会通过接触感染。从这些研究中，得出了一个清晰明确的行动方针：消灭蚊子以及保护病人免受蚊子的叮咬，可以**189**最有效地控制黄热病。黄热病委员会的这一结论很快为人们所接受，1901 年 2 月在哈瓦那实行了以委员会提议为蓝本的各种措施。结果的确很惊人。截至当年 9 月，黄热病在该市被消灭了，而且再也没有出现过。

自此以后，节肢动物被证明是导致其他人类疾病传播的原因。表 4 列举了其中的一些情况。

现代公共卫生和预防医学取得的深远成就，要归功于医学昆虫学的先驱们以及细菌学家。只不过，细菌学是通过免疫学的发展和应用，从另一个重要方面对公共卫生产生了深刻的影响。一百多年来，人们已经知道如何建立人工免疫力以预防天花，最初是人痘接种的采用，后来则是詹纳疫苗的发现。轻度的天花可以保护个体不

表 4　传播人类疾病的节肢动物

疾病	病媒	研究者	年份
登革热	蚊子	班克罗夫特	1906
落基山斑疹热	美国森林蜱	立克次、金	1906
流行性斑疹伤寒	体虱	尼科尔	1909
白蛉热	白蛉	杜尔、弗朗兹、陶西	1909
鼠类的斑疹伤寒	鼠虱	穆塞尔	1931
	鼠蚤	戴尔	1931
科罗拉多蜱传热	美国森林蜱	托平、卡利福德、戴维	1940
立克次氏体痘	老鼠	许布纳、杰里森、波梅兰茨	1946

受病毒的进一步攻击（即使是在感染非常严重的情况下），人们凭着经验将这一基本原则运用于实践，尽管对其内在机制还浑然不知。有人试图通过直接接种其他疾病来达到类似的效果。1758 年，弗朗西斯·贺姆效仿人痘接种，为 12 名年龄在 7 个月到 13 岁之间的儿童注射了麻疹急性期患者的新鲜血液。这种方式的目的在于让接种者产生较轻的病势，从而获得永久的免疫力，它引起了贺姆同代人的极大关注，给了他们希望。威廉·巴肯在 1761 年写道："没有什么比发现天花疫苗对婴儿的健康更有益了；我们非常希望，麻疹这种与之类似的疾病也可以用相同的方法进行治疗。"1793 年，查尔斯·巴克斯顿在他的一篇医学论文中提到，这种做法是"减轻麻疹常见症状的最有力手段"。1841 年，在匈牙利进行的这类实验获得了成功。法国也进行了一系列关于梅毒的实验，几乎同一时间，有人严肃提议，给全国的年轻人接种这种疾病。幸运的是，这个建议

并没有付诸行动，但从逻辑上看，它似乎是合理的，它的确为大众提供了一个如维纳斯堡一般诱人的前景。如此一来，免疫接种的想法就被保留了下来，但直到19世纪80年代初，通过巴斯德对鸡霍乱和炭疽热的研究，真正了解免疫过程才有了理性的基础。

巴斯德对一些疾病印象深刻，例如天花，感染一次就足以让人产生永久的免疫力。显然，他怀疑可以通过像疫苗接种这样的方法来预防某些传染病，在研究鸡霍乱时，他发现这是真的。在实验过程中，巴斯德观察到，鸡霍乱的病原体往往在毒性上有所差异，且毒性可能会减弱。在给母鸡接种了减毒培养物后，他灵机一动，又给它注射了剧毒病菌，结果发现母鸡体内产生了免疫力。因此，在1881年，巴斯德确立了预防接种原理，很快这一原理就在其对猪丹毒（1883）及狂犬病（1884、1885）的实验中得到了证实。

预防疫苗的开发激发了人们对免疫现象的兴趣，并促使研究人员探寻接种得以启动的机制。然而，不久之后人们就发现，免疫问题的答案并不简单。梅契尼柯夫在1883年对吞噬作用进行了说明，即血液中的细胞包围并消灭细菌的过程，但其他研究者很快发现，仅凭血液中的血清也能消灭细菌。这些观察结果促使人们开展了一段长时间的探索，血液的杀菌和免疫特性得到了深入研究，并有许多预防和治疗传染病的有效物质被研发出来。

关于这些免疫问题，第一条重要的研究路线是从两位法国细菌学家——埃米尔·鲁（1853—1933）和亚历山大·耶尔森（1863—1943）——在1888年至1890年之间发表的一系列论文开始的，他们是巴斯德的同事，前文已有所提及。根据洛弗勒的发现，白喉杆菌只存在于黏膜上，无法在内部器官中复原，他曾称，这种疾病是由一种微生物制造的毒素引起。鲁和耶尔森证实了他的这种说法，是杆菌产生了毒素，它可以从细菌细胞本身分离出来，当它被接种到动物体内时，便能够产生感染白喉杆菌后所特有的症状和死亡类型。最后，他们强调了在疾病诊断中证明白喉菌的重要性，并研发了一种技术，为后来的几乎所有研究者所采用。

鲁和耶尔森的工作不仅在澄清白喉机理和发展适当诊断技术方面具有根本意义，而且还为之后的研究提供了起点，最终治疗和控制白喉的有效方法诞生了，这种方法也适用于其他一些传染病。他们的研究引起了其他人的极大兴趣，人们努力想要制造出一种对白喉的人工免疫力。1890 年 12 月 3 日，卡尔·弗劳恩克尔（1861—1915）在《柏林临床周刊》上发表了他的研究结果，表明向豚鼠注射减毒白喉杆菌培养物，可以在它们体内建立起人工免疫力。第二天，埃米尔·冯·贝林（1854—1917）和他的日本同事北里柴三郎（1852—1931）在《德国医学周刊》上发表了一篇关于破伤风免疫力的文章。在这篇简短而重要的论文中，他们指出，用破伤风培养物处理过的兔子和小鼠，它们的免疫力取决于无细胞血清是否能使破伤风杆菌产生的有毒物质变得失效。一周后（1890 年 12 月 11 日），贝林自己发表了一篇关于白喉免疫的论文，在这篇论文中，关于破伤风早期传播的基本事实再次得到了确认，从而为白喉和其他传染病的特殊血清治疗和预防奠定了基础。一年后，在 1891 年的圣诞夜，位于柏林的冯·贝格曼诊所里的一个孩子成为第一个接受白喉抗毒素治疗的人。但是，直到 1894 年 9 月 4 日，鲁在布达佩斯举行的第八届国际卫生与人口学大会上宣读了他的经典论文后，白喉抗毒素才开始被普遍使用。

到 19 世纪末，人们发现，通过注射减毒的活体或死体的病菌，或接种这些病菌的提取物，可以对某些传染病的病原体产生高度的抵抗力。这就是所谓的主动免疫原则。同时，人们还发现，在免疫动物的血液中含有一些物质（被称为抗体），这些物质不仅能消灭入侵的病菌，而且在被注射到病人体内时，还具有不同寻常的治疗和预防功能。因此，免疫力也可以被动传播。保罗·埃尔利希（1854—1915）是第一个区分主动免疫和被动免疫的人（1892）。继巴斯德发现预防性疫苗后，很快又研发出霍乱和鼠疫（哈夫金）以及伤寒（斐佛和科列；赖特）的疫苗。更近期的还有结核病（卡尔默特）、黄热病（泰勒与史密斯）和脊髓灰质炎（索尔克）的疫苗。以及，为白喉（如上所述）、破伤风、蛇咬中毒和肉毒杆菌病研制的免疫血清。

血液中抗体的产生是受病原微生物的刺激这一事实，还引发了其他重要结果。德国细菌学家理查德·斐佛指出，当把霍乱和伤寒菌放入含有适当抗体的血清中时，它们会凝集成块，甚至分解。1896 年，法国临床医生、细菌学家费尔南德·肥达尔首次将这种凝集现象用于对伤寒的诊断。这便是血清诊断的开端，此后，这种方法也被用来诊断一些其他的传染病。该方法的价值在于一般情况下的免疫反应具有特异性。1900 年，肖特苗勒正是通过这种方法将副伤寒分离出来，作为肠热病组中的一个独立个体。在这个领域取得的另一个重要进展是补体结合试验，其原理由博尔代和让古在 1901 年发现，1906 年瓦塞尔曼对其做了调整，使之成为梅毒试验。尽管此后还出现了一些改动，但补体结合试验仍是基础。从 1917 年起，虽然有一批絮凝试验（由迈尼克、康恩及其他科学家所做）可与瓦塞尔曼的相媲美，但并未取而代之。此外，人们还发展出一种用于诊断鼻疽病的补体结合试验。

微生物学和免疫学的发展对社区健康的影响非常重要，以至于怎样强调都不过分。今天，为了社区健康而采取的行动包括一系列错综复杂的活动，其中饱含各种专业人士和非专业人士的服务和心血。这些工作主要是利用细菌学和免疫学知识来解决疾病控制的实际问题。19世纪时，刚刚成立的卫生部门主要是通过保护环境卫生来控制传染病。根据传染病的瘴气理论，清除垃圾和污水必然能对传染病产生预防作用。公共卫生管理部门消除卫生问题的真正目的就是防止传染病的暴发。无论如何，细菌学家发现了导致特定疾病的微生物，并对它们的作用方式进行了揭示，从而为更合理、准确、具体地控制传染病开辟了道路。公共卫生部门的这类活动有望达到一种空前的规模。

19世纪80年代，一小部分先驱研究者将细菌学这门新科学带到了美国，其中有来自纽约的T. 米切尔·普鲁登、美国陆军的乔治·米勒·斯滕伯格、约翰斯·霍普金斯大学的威廉·亨利·韦尔奇以及畜牧局的D. E. 萨蒙。虽然美国人对微生物学知识的增长贡献有限，但他们比欧洲同行们更敏锐地感知到微生物学的实际意义。在这种认识的基础上，美国建立起一个新的公共卫生机构，即细菌学应用诊断实验室。

美国最早的细菌学实验室之一，是由海军医院服务部的约瑟夫·J. 金尤恩于1887年在纽约史坦顿岛海军医院的一间病房里建立的，其目的是进行研究。1892年，实验室搬迁至华盛顿，十年后成为卫生实验所。当时，美国还成立了一个生物控制部门，以测试和确认正在开发的各种血清、疫苗和相关生物制品的安全性及有效性。1888年，查尔斯·V. 查宾在罗德岛的普罗维登斯，维克多·C. 沃恩为密歇根州的卫生部门，也都分别建立了各自的公共卫生实验室。它们的主要任务是对水和食品进行科学分析。

然而，正是在纽约市，细菌学领域的新知识第一次被真正应用于公共卫生实践。1892年，由于汉堡霍乱的流行，市卫生局成立了一个专门研究细菌学和消毒的部门，以防止疾病的入侵。在赫尔曼·M.比格斯（1859—1923，他后来成为美国公共卫生的伟大领袖之一）的倡议下，该部门还建立了一个小型诊断实验室。霍乱恐慌结束后，实验室非但没有停止运作，反而开始采用细菌学方法来控制白喉。1893年，年轻的医生威廉·H.帕克受命负责白喉细菌学诊断和检查的工作。

在这个实验室里，巴斯德、科赫等人的发现被系统地加以应用，旨在保护和改善社区的健康。帕克的白喉研究是他一生中最杰出的成就，生活在今天的千万儿童都要感谢他的贡献。1894年夏末，帕克开始生产欧洲以外的第一支白喉抗毒素。然而，当时几乎所有公共卫生领域都受到细菌学实验室的影响。不久，这个实验室就近乎一个研究机构，不仅研究白喉，还研究结核病、痢疾、肺炎、伤寒、猩红热，研究牛奶在疾病中的作用。

继纽约市之后，其他地方和州卫生部门纷纷效仿，迅速建立了各自的公共卫生实验室。很明显，微生物学的应用在控制传染病方面有着充满希望的前景。1894年，马萨诸塞州卫生专员亨利·P.威尔科特组建了一个实验室，为该州公民生产白喉抗毒素。1895年初，费城也建立了一个诊断和控制白喉的实验室。几年内，美国几乎每个州和每个大城市都配备了细菌学诊断实验室。通过这些实验室，卫生部门承担了大部分传染病的诊断任务，为了控制这些疾病，他们还向执业医生和公共卫生官员免费提供生物制品。

其他国家在接受和发展公共卫生实验室方面落后于美国。以英国为例，在19世纪前25年，建立这样的实验室步履缓慢。直到19世

194

纪末，与公共卫生有关的实验室工作都是在医院或大学实验室进行的。虽然人们认识到细菌学调查在现代公共卫生工作中必不可少，但在英国的许多地方，对提供这种服务所做的安排还很粗疏。一些地区没有任何实验设备，其他地区则存在设备不足的问题，为了满足需求，许多地方不得不开发商业实验室。由此，一种分布相当广泛的"邮政病理学"系统发展了起来，在这个系统中，实验室同意对从遥远地方邮寄过来的标本进行检验。1897年，鲁珀特·博伊斯被任命为利物浦第一位市级细菌学家，在之后的几年间，一些较富裕的地方当局也建立了自己的实验室。然而，这些实验室的数量很少。在许多地方，民办医院发现公共卫生化验工作是一个额外的收入来源，所以也开始提供常规服务。这种情况一直持续到第二次世界大战前夕。

尽管公共卫生化验服务的发展速度各不相同，但其对社会的巨大价值不言而喻。政府保护人民健康的这一责任在公共卫生实验室中体现得淋漓尽致。而且，实验室还代表了微生物时代的实践成果，就像卫生部门的有关组织是早期卫生改革运动的产物一样。此外，卫生部门为处理社区卫生问题提供了适当的行政机制，而公共卫生实验室则为实施公共卫生计划提供了适当的科学工具。

现在，公共卫生管理的发展路线比以往任何时候都更合理、更清晰。对传染病传播因素的科学认识促使卫生当局在检疫和环境卫生方面采取了更具针对性的行动。早期凭经验的鸟枪法现在变得更加精准无误。因此，基于细菌学的发现，检疫法规进行了修改。通过确定某种疾病的潜伏期，可以更准确地设定所需的隔离天数。同样，通过说明水或食物在特定条件下传播疾病的方式，有助于人们更有效地对这些条件加以控制。

消失的疾病。20世纪的第一个十年为若干传染病的防治工作打下了坚实的基础，在此后的几十年，直到现在，这方面的进展一直在不断加快。这种趋势所包含的意义在白喉这个案例中体现得尤为明显。到了 1900 年，白喉可以通过精确的细菌学方法进行诊断，白喉抗毒素可以用来治疗病人，可以检测出无症状带菌者，如此一来，真正有效地控制白喉成为可能。下一个重要的步骤是如何直接预防该病的发生。

最终这是通过大规模的主动免疫实现的，这种方法由早先对白喉抗毒素作为被动免疫剂和治疗剂的认识中发展而来。1902 年，捷尔任斯基发现，通过增加稀释毒素的剂量，可以实现人的免疫。1909 年，西奥博尔德·史密斯又提出用抗毒素中和毒素。冯·贝林在 1913 年用这种混合物代替稀释过的毒素，并证明它能安全地诱导出动物和人的免疫力。同时，有必要了解社区内白喉的自然史。有多少不同年龄段的儿童已经获得免疫力，有多少儿童是无症状的携带者，有哪些儿童是高度易感白喉的？ 1913 年，贝拉·希克（生于1877 年）发明了一种简单的免疫测试法，即向皮肤注射微量毒素。这项测试使人们能够更加准确地确定主动免疫的必要性，以及由此得出的结果。最后，在 1923 年，G. 拉蒙证明，用福尔马林处理过的毒素（变性毒素）作为免疫剂，比早期的毒素-抗毒素混合物更有优势。（变性毒素现在被称为类毒素。）之后，铝沉淀类毒素被发现具有更大的抗原效力。

如此一来，人们便具备了对白喉进行全面大规模反击的知识和工具。首次将这些付诸实践的是 W. H. 帕克和亚伯拉罕·津格尔（1885—1927），他们为了保护纽约市的儿童而做出尝试。1920 年，他们开始对在校儿童进行主动免疫接种，到 1928 年，约有 50 万名儿童接种了疫苗。随后，人们的注意力集中到学龄前儿童身上，据估计，1940 年，这一群体中至少有 60% 的儿童获得了疫苗保护。到此时，白喉作为一种死亡原因的情况已基本消除，其死亡率为每十万人 1.1 人。这与 1894 年每十万人 785 人形成鲜明对比。随着纽约和多伦多等其他大城市开始采用免疫接种，其他国家也紧跟步伐，接种的效果越来越明显。第二次世界大战期间，白喉的发病率和严重程度在德国以及德国占领的一些国家急剧上升，特别是挪威和荷兰。但自 1945 年以来，白喉免疫接种在欧洲公共卫生实践中已普及，白喉发病率大幅下降。

白喉发病率和死亡率的下降并不完全是预防性免疫的结果，这一点似乎可以从以下事实中看出：这种下降实际上从 19 世纪开始普遍使用白喉抗毒素之前便开始了，甚至在预防性免疫普及之前，这种下降还在持续。1894 年纽约市 10 岁以下儿童的死亡率为每 10 万人 785 人，1900 年下降到不足 300 人；1920 年对在校儿童进行主动免疫接种时，数字下降到不足 100 人。这种下降与一个事实有关，即某些传染病（其中包括白喉）是一阵一阵地暴发，间隔期内要么不发生，要么至少是极为罕见的。因此，如果治疗或预防措施是在疫情较轻阶段采取的，那么就较难评价其效果。不过，无论这些因素是否会对白喉的消失起到作用，可以肯定的是，在纽约、多伦多或伦敦等大型社区中，白喉在免疫后的发病率或死亡率要比免疫前所预计的降低很多。无疑，预防免疫至少加快了白喉发病率和死亡率的下降趋势。

白喉的减少并不是个例。在细菌学的发现产生全面影响之前，无独有偶，许多其他重要的传染病也已开始消退。大约从 1870 年起，某些疾病，主要是黄热病、天花、伤寒和斑疹伤寒、疟疾和肺结核，它们发病率的下降导致死亡率也呈持续下降趋势。例如，在美国，那些可怕的瘟疫——霍乱和黄热病——在它们的具体病因被发现之前就消失了，并且再也没有卷土重来。在西欧和美洲最进步的地区，特别是市镇，情况大致相同。1841年至1910年，英格兰和威尔士以及法国的总死亡率就证明了这一点（表5）。

表5 英格兰和威尔士以及法国每千名居民的死亡率

年份	英格兰和威尔士	法国
1841—1850	22.4	23.3
1861—1870	21.3	23.6
1881—1885	19.4	22.2
1891—1895	18.7	22.3
1896—1900	17.7	20.7
1901—1905	16.0	19.6
1906—1910	14.7	19.2

这些趋势无疑部分反映出了早期卫生改革运动产生的影响。按照"干净的城市就是健康的城市"理论，住房条件得到改善，物理环境得到清理，为供应无污染的食物和水做出了努力；简而言之，为了体面的生活条件，人们已采取行动。英国在斑疹伤寒方面的经验就是一个很好的例子。在1870年前，伦敦的"热病"死亡率变化不大。1861年至1870年的十年间，死亡率为每百万人904人，但在随后的十年里（1871—1880），这一比率下降至每百万人374人。在这一时期，斑疹伤寒正式从其他"热病"中分离出来，在接下来的二十年里，斑疹伤寒的减少速度足以令人瞠目。1906年，也就是尼科耳发现体虱传播斑疹伤寒的三年前，伦敦郡议会的年度报告称，

那一年无一人死于该病。贫民窟的清理、住房的规范管理、棉质衣服（特别是内衣）使用的增加，以及随之而来的个人卫生状况的改善，都为减少斑疹伤寒的流行起到了一定的作用。

在此期间，伤寒的历程几乎与斑疹伤寒一样具有戏剧性。表6清楚地显示了1871年至1925年伤寒在英格兰和威尔士的下降情况。

表6　英格兰和威尔士每年伤寒的平均死亡率（每百万人）

1871—1880	1881—1890	1891—1900	1901—1910	1911—1920	1921—1925
332	198	174	91	35	25

美国的下降趋势也同样惊人，到1947年，伤寒和副伤寒的死亡率为每十万人0.2人。与伤寒死亡率的首次下降同时发生的是良好排污系统的采用和受保护供水的增加。后来，卫生工程的进一步改进延续和加强了这一早期趋势，特别是通过过滤净化保护水源、巴氏消毒保护牛奶，以及控制苍蝇、检测无症状带菌者、隔离病人和细菌学诊断。在军队等特殊群体中，伤寒疫苗的接种效果显著。就伤寒而言，细菌学时代在拓展卫生改革者的研究方面产生了无法忽视的影响。

梅毒作为一种主要的社会疾病，也发生了巨大的变化。该病 **198** 的死亡率从1920年至1924年的每十万人18人下降到1948年的每十万人8人。在过去的十年里，它减少了更多。这一进步是由多种因素促成的。其中重要的因素包括针对即将结婚的夫妇和已婚孕妇进行的血液检查、针对大众的筛查、第二次世界大战期间制定的防控措施以及健康教育运动。但最重要的是1946年约翰·F. 马奥尼所采用的青霉素梅毒疗法。

由于篇幅有限，无法进一步详细说明具体传染病减少的情况。但是，不得不指出，儿童是防治传染病斗争胜利的主要受益群体。从纽约市婴儿死亡率的趋势就可以清楚地看到提高供应的牛奶和水的质量所带来的好处。1885 年，婴儿死亡率为每千人 273 人；到 1915 年，该比率直线下降至每千人 94 人。同样，在纽黑文市，婴儿腹泻的死亡率从 1881 年的每二十万人 205 人下降到 1926 年的每二十万人 19 人。1870 年后，天花疫苗的广泛应用也取得了同样的效果。

除此之外，猩红热毒性的下降也使儿童受益巨大。1880 年后，这种疾病的严重程度有所减轻。1865 年至 1924 年间，猩红热在普洛威顿斯的罗得岛流行，回顾这段历史会发现，2～4 岁儿童的死亡率从每十万人 691 人下降至每十万人 28.3 人。而发病率没有出现相应的变化，由此可推断死亡人数的减少并不是因为发病率的降低或人口的变化，而必定是因为疾病严重程度的减轻。从 1886 年到 1888 年，每 5 名病人中就有 1 人死亡，而从 1923 年到 1924 年，每 114 个病例中仅有 1 例以病人的死亡告终。英格兰和威尔士也有相似的情况。20 世纪 30 年代末，病死率急速下降。这在某种程度上反映了医疗保健的进步，因为它与人们采用磺胺类药物治疗猩红热及其并发症的时间相吻合。

在过去五十年里，人们在保护儿童生命上所取得的巨大进步对社区卫生问题的发展和行动亦产生了相当大的影响。用简单的数量词来说这意味着什么，可以从以下的预估数据中看出。根据 W. S. 汤普森的统计，美国每一千个新生儿中可能活到 65 岁的人从 1875 年的 325 人增加到 1940 年的 695 人。对欧洲而言，M. 帕斯夸的预测很有启发性。根据 1900 年的死亡率，他计算出 1947 年欧洲儿童的死亡人数，并表示理论上当年可以有 135 万儿童的生命得到拯救。

毫无疑问，死亡率的下降，特别是婴儿死亡率的下降，是人口老龄化的一个重要因素，这是美国和其他经济发达国家近几十年来的特征。

婴儿死亡率作为社区健康的一个敏感指标，反映了各种社会因素施加的影响。它对环境条件尤其敏感，如住房、卫生及纯净的食物和水。以住房环境为例，它之所以很重要，是因为人口过密会加速呼吸道感染的传播，而缺乏足够的盥洗设施则会增加胃肠道的感染。婴儿死亡率还随医疗保健的提供情况和对婴儿营养的认知水平的不同而不同。降低死亡率，特别是婴儿死亡率，与生活条件和保健服务的改善是同步进行的。然而，这些改善带来的利益并不是在所有地方都一样。全球婴儿死亡率的数字掩盖了社会各阶层之间的明显差异，而全球各国之间的差异也同样巨大。

过去 75 年来，西欧和美国在社区卫生行动方面取得的坚实而持久的进展并不是无中生有。这些成就离不开技术和工业的发展，它们使财富的积累成为可能，为投资社区卫生发展提供了所需资金（这种投资是有利可图的）。当今，全球健康状况的不平等极其严重，这与贫富的根本问题息息相关。生活条件和保健服务的改善，以及因此而减少的可预防疾病和死亡病例，在世界各地乃至经济发达国家中都不尽相同。例如，在美国，比较各州婴儿和产妇死亡率会发现，一般情况下，较贫困州的比率高于其他州。1946 年，马萨诸塞州的人均收入超过 1 300 美元，而南卡罗来纳州的人均收入仅为729 美元。与此对应，南卡罗来纳州的婴儿死亡率比马萨诸塞州高30%，产妇死亡率则高出一倍以上。可见，在研究过去四五十年来公共卫生所关注的问题之前，有必要先了解清楚它们所处的经济和社会背景，我们必须在此框架中解决当今社区卫生面临的挑战。

第八章 细菌时代及其影响（总结）

社会变迁中的经济和社会趋势。保护社区免受传染病的侵袭
以及保持环境卫生这两点，从过去到现在都是公共卫生计划中的重
要方面。社区行动依据卫生改革运动和细菌学发现所提供的方法展
开，结果是，到20世纪头十年，人口的粗死亡率明显下降。然而，
在此期间出现了新的发展，大大拓宽了公共卫生工作者的视野，使
他们的注意力转移到新的任务上。在以批判的眼光审视社区时，一
些从事卫生和社会工作的人对他们所看到的情况并不十分满意。例
如，他们明显发现，为改善城市环境所采取的措施极具价值，但在
处理母婴福利、肺结核或社区较贫穷阶层的其他一些健康问题时所
采取的行动收效甚微。这一现象出现在世纪之交的美国和西欧一些
国家。

这种新发展所在的经济和社会环境是一个不断进步的工业化世
界，伴随着城市社区的扩张。英国正在被自己曾帮助走上工业的那
个世界赶超，而且它自身的工业化进程已不复早期的辉煌。其他国
家，如美国和德国，都在努力与之并肩已与英国并肩，甚至超过了
英国，但同时，类似的社会和健康问题也开始在所有这些国家出现。

不断扩张的城市里，贫困和失业的影响凸显了人力资源的浪费问题。正如我们所看到的，在 19 世纪，英国民众悲惨的社会生存状况激发了热情的改革者们，他们在社区卫生领域开展各种建设性的活动。然而，虽然公共卫生事业经历了五十年的耕耘，人们还是能明显发现，社区的健康状况在许多方面仍然糟糕透顶。

查尔斯·布斯在 1889 年至 1902 年间对伦敦的工人阶级地区进行了调查，认为他们的总体生活水平有所进步。工人的实际购买力提高了，但这只是与 19 世纪中叶极低的工资水平相比之下的结果。布斯的伦敦调查及朗特里在 1899 年对约克的研究皆表明，有相当一部分劳动人口的收入低于温饱水平。对社区中贫困阶层调查得越多，越会发现他们的健康状况和社会处境之差。营养不良现象普遍存在，收入较低的部分工人阶级的健康和身体素质都出现了问题。除此之外，孕产妇死亡率极高。虽然婴儿死亡率下降了，但学龄儿童和学龄前儿童的身体情况十分糟糕。

美国的大城市也存在着类似的弊病。当美国在阿波马托克斯结束内战，转而追求和平时，它正迈向一个前所未有的工业大发展时代。在接下来的五十年里，工业在一个不加任何限制的环境中得到了巨大的增长，拥挤的城市社区也一样以惊人的速度成长起来。贫民窟在美国城市中并不是什么新鲜事，然而，在 19 世纪末，这个问题变得极为严峻。工业扩张、城市发展和新的移民潮同时作用，产生了一个个人口稠密的区域，在那里，成千上万的人挤在令人难以置信的简陋房屋中，被剥夺了文明生活的一些最基本的需求。贫困、营养不良、疾病和恶习遍布每个角落。不出意外，雅各布·里斯笔下的纽约贫民窟，与布斯和朗特里所描绘的英国的情况相差无几。

根据费利克斯·弗兰克福特大法官的说法，"我国在重建时期之后的国内问题可以说主要是围绕着财富对国民整体的责任而产生的"。健康、住房和社会福利都与此相关，并且在英国、德国和其他工业化国家也同样存在这个问题。事实上，财富的增长在某些情况下甚至比人口的增长更为夸张。例如，1860年美国国民财富约为1 600万美元，到1890年上升至6 500万美元，到1921年则超过3 000亿美元。同一时期，美国的人均财富一路从513美元上升至1 035美元，最后几乎达到3 000美元。英国和欧洲国家也出现了类似的趋势，但有一点是所有这些国家所共通的，即财富的积累都对人民的健康产生了重要影响。

首先，财富分配严重不均。在天平的一端，大量财富掌控在少²⁰²数金融领袖手中。这种经营集中的趋势在19世纪末已经很明显，从小公司到大企业，再到身处垄断地位的大型联合企业、托拉斯或卡特尔。而天平的另一端，是与经济和工业发展相伴而生的赤贫和社会退化。迅速扩张的工业化要求将国民收入的很大一部分用作固定设备和资本积累。此外，为了利润而从事工商业的人很少关心他们的行动会产生的后果，他们更倾向于把几代工人及其家庭为工业机器所做出的牺牲视为自然规律的一部分，或者至多是一种必要之恶。

人们对苦难的痛恨并不是才有的。它一直都是卫生和工厂改革运动的一个组成部分。然而，根据经济自由主义的原则，在19世纪的大部分时间里，人们相信工业进步带来的生产增长将消除物资的匮乏，从而尽可能地消除贫困、减少苦难。在世纪之交，贫困、疾病、恶习和苦难成为普遍的城市现象，这些不可回避的事实以及对这些现象不断加深的认识——认为它们可能代表了更深层次社会疾病的症状——使人们越来越不能止步于先前的信念。在那些困扰着英国、美国、德国及其他处境相似的国家的不满和混乱中，产生了一系列不同的意见，具体表现在各种改革方案中。虽然这场运动的起源和出发点因国家而异，但在所有这些国家中都出现了脱离自由竞争秩序的转变。改革者们或多或少地接受了国家干预的必要性。在德国，亚当·斯密以"看不见的手"管理社区生活事务的思想从未被百分百接受，俾斯麦的社会保险计划则向人们展示了国家行为如何被用来应对社会失调。在英国和美国，我们看到了国家是如何不时地对社区健康和福利进行干预，但直到 19 世纪末 20 世纪初，这一方式才成为社会行动的理论和程序。改革家们认为，国家是实现理想社会目标的一个不可或缺的工具。同时，这一理念并不排除独立公民的志愿行动。事实上，在许多情况下，只有受到志愿组织的鼓动，国家才会采取以规章和立法为形式的公共行动。对此，1914 年，沃尔特·李普曼用颇具特色的笔调表达了自己的观点。他说："我们不能再把生活当成是主动降临到我们头上的东西。我们必

203 须有意识地应对它，设计它的社会组织，改变它的工具，制定方法，教育和控制它。我们要以一切方法去关注那些根深蒂固的传统。我们要打破常规，做出决定，选择自己的目标和手段。"

美国的这场改革运动朝着经验和务实的方向发展，其他国家在这方面也有不同程度的表现，人们相信，通过自觉的社会行动可以实现目标。在美国，并不存在一个要求参与者全盘接受的僵化的思想体系。它是一场聚焦社会福利的大规模运动。关于这一点，运动的先驱者爱德华·T. 迪瓦恩表达得很清楚。"90 年代美国新兴的社会工作，"他写道，"既不反动，也不乌托邦。自由进步派和关心社会的保守派皆参与其中。这场社会工作正在萌芽的理念可以这样表述，即不排斥任何一位愿意面对事实的人，愿意为了消除可见的罪恶、实现可见的更幸福美好的生活、提供所有理性人类生存必需品

而互相协作的人。"基于这样的理念，人们可以着手处理各种问题：贫穷和福利依赖、婴儿死亡率、血汗工厂、卖淫、肺结核预防和廉租房改革。然而，很明显，贫困是其中最常带来疾病问题的。迪瓦恩说，在穷人家中，"我们看到了死亡和疾病，失业和就业不足，过度工作和神经紧张，光线阴暗、通风不良和过度拥挤的住房，营养不良、暴晒和有毒的食物，无知和失调等引发的可怕后果"。在这些观点的基础上，关心社会的公民、医生、神职人员、社会工作者和政府官员找到了行动的共通点，即预防肺结核，减少工厂对健康的危害，降低婴儿死亡率，改善学龄儿童健康，等等。

母亲和儿童的福利。儿童生活的各个阶段受到越来越多的关注，这是社会改良进程中的一个显著特征。大约在 20 世纪初，西欧工业化国家以及美国的儿童福利运动开始引起人们的注意，落脚点是包括预防疾病、改善饮食和产前护理在内的一般卫生情况。

人们为何关注儿童问题，原因并不难找到。政治、经济、人道主义各方面的动因都汇聚起来，为了共同的目标：减少肆意践踏儿童生命的行为。1870 年后不久，西欧部分国家出现了出生率下降的现象，随后在英国和美国也有类似的问题发生。紧接着，人们发现许多青年的兵役体检结果都不合格。这引起了布尔战争时期的英国以及第一次世界大战时期美国的注意。（第二次世界大战中，美国也注意到了类似的情况，大批年轻人因身体不合格而被军队拒之门外。）显然，这是一种对国家资源的浪费。如果一个国家想要有足够多健康且身体素质佳的年轻人去军队服役，就必须保护人力资源。这一趋势与重商主义思想及政策的再度出现——努力获取殖民地、确保市场和原材料来源的安全、划分势力范围、增加人口——不谋而合，这当然不是巧合。法国是第一个根据需求有规模地采取行动以降低婴儿死亡率的国家，这当然也不是巧合，因为当时法国的出生率正以惊人的速度下降，如果要维持征兵规模，就需要有足够数量的健康青年男子。

无论出于怎样的动机，一个高度重视儿童生命的社会不可能长期忽视婴儿死亡率问题及其原因。专家们认识到，数据中的大部分悲剧是可以预防的，很多婴儿是因为营养不良、父母无知、食物污染和贫困或其他与贫困有关的因素而死亡的。其中一些因素可以被消除，至于另一些，则可以大大减轻它们的影响。婴儿死亡率这个问题非常复杂，必须通过以下几个方面加以解决：提供清洁的牛奶，指导母亲如何正确喂养和照顾孩子，通过立法规范妊娠期妇女的工作，以及为在职母亲提供婴儿看护的便利设施。

在世纪之交，欧洲和美国的城市社区儿童福利事业的起步都遵循着同样的基本路线。一开始，设立提供清洁牛奶的站点；之后，站点成为监督婴幼儿健康的诊所，并且那里的工作人员会向母亲传授在家中照顾孩子的方法。人们知道，许多两岁以下的婴儿会死于腹泻，尤其是在夏季，主要是由于喂养了不安全、高度污染的牛奶。人们还知道，母乳喂养的婴儿的死亡率比人工喂养的低很多。因此，对所有关注婴儿健康的人来说，首要目标就是鼓励母乳喂养，在无法做到这一点时，则提供安全有效的母乳替代品。

沿着 18 世纪开启的路线为改善儿童健康所做的努力在整个 19 世纪一直零星地进行着。英国医生约翰·邦内尔·戴维斯（1780—1824）于 1816 年在伦敦建立了一家儿童诊所，他对婴儿死亡原因和降低死亡率所需措施有着真正的理解。他认识到有必要对母亲们进行指导，于是向她们分发了指导手册，并组织了一批家访员上门家访。1817 年，戴维斯在一本名为《对一些儿童死亡主因的粗略调查，以帮助正在成长的一代改善其健康、道德和幸福》的小书中概述了自己的观点。戴维斯的著作采用了由斯梅利、阿姆斯特朗和莱特索姆提出并应用的原理，这本书代表了现代儿童卫生和公共卫生护理发展的一个过渡阶段。

法国在这条改善之路上采取了另一个重要步骤，自 18 世纪以来，儿童健康问题一直是法国政府官员和个人关注的焦点。1854年，维利耶尔莱迪克市长莫雷尔发起了一项阻止婴儿生命流失的计划。通过向每一位婴儿活到一岁的母亲提供奖金，他实现了村庄婴儿的死亡率从每千人 300 人降低至 200 人的目标。这个计划在一段时间后就中止了，但是在 1893 年，也就是四十年后，莫雷尔的儿子接替其父成为市长，他重新启动了这个计划，并将其建立在一个更加全面的基础上。这是一个完整的妇幼福利计划。每一名报告自己怀孕的妇女都会立即得到医生的诊治，医生之后还会对婴儿进行检查，如婴儿生病还会对其进行护理。婴儿每两周称重一次。此外，他还发起了一项集中行动，确保每位母亲至少为她的婴儿母乳喂养一年，如果她做不到，则为其提供一位奶妈。不仅如此，社区还饲养了一群牛，为母亲和儿童提供干净的牛奶。这项计划非常成功，1893 年至 1903 年间，维利耶尔莱迪克的婴儿死亡率为零。

早在 1860 年，巴黎医生艾尔弗雷德·卡伦就设想出小莫雷尔所达到的目标，他提出了一个特殊的卫生学分支，涉及的是婴儿和儿童健康。他为这一概念起了个名字叫"儿童保育"，并在他的《儿童保育或以卫生及生理学方法抚育儿童》一书中进行了详细探讨。

在随后的几十年里，主要在法国、德国，人们做了许多工作来研究幼童的生理和病理情况。接着，英国和美国的医生为不断发展的儿科专业做出了贡献。1878 年，莱比锡的弗里德里希·阿菲尔德开创了婴儿称重法。在这一时期，顶尖的儿科医生，包括哈诺克、赫伯纳、切尔尼、芬克尔斯坦、罗奇和雅可比在内，主要关心婴儿喂养问题。

然而，人们很少或根本没有强调社区在促进儿童健康方面的责任。私人组织在这方面采取了初步措施。1859 年，纽约妇女和儿童医务室任命了一名"卫生视察员"，其职责是"向贫困母亲提供有关照料婴儿和维护家庭健康的简单且实用的指导"。但由于内战，美国人的注意力转移到了国家生存的问题上，直到 19 世纪 70 年代才采取了进一步行动。1873 年的美国大恐慌起到了巨大的推动作用，它的阴影一直笼罩着后来的岁月。在这段困难时期的开端，纽约健康食堂（New York Diet Kitchen）便设立了食品站，为穷人提供食物。1878 年，随着情况的改善，食品站变身为婴儿的"牛奶站"。几乎在同时，纽约市卫生局担负起了降低婴儿死亡率，特别是廉租房的婴儿死亡率的重任。1874 年，一份关于婴儿护理的简单宣传页被编写出来，并广泛分发。两年后，卫生局专门在夏季聘请了一批医生，以"调查和治疗婴儿腹泻病例"。

由于上述趋势和发展，在 19 世纪 90 年代和随后的几十年中，婴幼儿保育设施和计划开始接连问世。1899 年，在汉堡出现了一个牛奶配送中心。同年，美国医生亨利·科普利克（1858—1927）在纽约的好撒玛利亚人医院建立了一个"牛奶站"，实际上这是一个非常简单的母婴咨询中心。第二年，古巴医生弗朗西斯科·维达尔·索拉雷斯在巴塞罗那建立了一个类似的中心。不过这些试验都只在当地产生了影响。而沿着这些路线，在法国发起的一系列行动却对其他国家产生了广泛的作用。1890 年，南锡的教授弗朗索瓦-约瑟夫·赫尔戈特（1814—1907）建立了一家婴儿福利中心。

但更重要的是巴黎妇产科教授皮埃尔·布丁所做的工作。1892年，他率先建立了婴儿会诊中心制度，为其他国家树立了榜样。布丁不断推动法国儿童福利诊所的发展。1902年，他与卢塞尔、施特劳斯以及沃尔德里克–卢梭一同成立了一个联盟，旨在与婴儿死亡率做斗争。1907年他去世时，法国已发展出497家儿童诊所。

人们意识到，无法母乳喂养的母亲理应以合理的价格买到清洁的牛奶。为了实现这一目标所做的一系列早期努力，上文已有所提及，但这一想法最早是在法国生根发芽的。两位儿科医生在巴黎建立起被称为"鲜奶房"的牛奶站。其中第一个站点由 J. 孔比在1890年建成，但影响更大的是由加斯顿·瓦里奥特在1892年所创建的。很快，纽约的慈善家内森·施特劳斯也效仿了这一做法，他对健康问题非常关注。1893年，他开始建立一个牛奶站系统，并资助这个系统长达26年（直至1919年），这一系统也被广泛复制。牛奶站的牛奶按照配方进行改良，在经过巴氏消毒后分装入奶瓶，同时为母亲提供喂养婴儿的方法指导。1902年，这些奶站每月发放奶瓶25万个。

施特劳斯牛奶站为政府在这些方面的行动提供了前进的动力。**207**
1897年，在乔治·W. 格勒医生的指导下，政府首先在纽约、罗彻斯特分别设立了两个牛奶站。在卫生部门帮助下，这些奶站展开了有关儿童喂养的试验，按成本价发放巴氏杀菌奶，并指导母亲如何正确地照顾和喂养婴儿。两年后，圣海伦斯区的卫生官员德鲁·哈里斯开设了英国第一个与此类似的奶站。这个站点有六个房间，提供了清洗、消毒奶瓶和称量婴儿的设施。牛奶是用水稀释后加糖和奶油调制而成。一天两便士的费用，就可以让婴儿得到9瓶足够维持24小时的牛奶。每名婴儿配给两个奶嘴，母亲必须定期带回进行检查。

1901 年，利物浦开设了两家牛奶站，阿什顿安德莱恩和敦肯菲尔德各有一家。1902 年在巴特西，1903 年在布拉德福德也建立了类似的设施。这场运动很快蔓延到苏格兰，1903 年在利斯、1904 年在格拉斯哥和邓迪分别开设了牛奶站。其中一些，尤其是约克（1903）和芬斯伯里（1904）的牛奶站，都是靠志愿者的力量建立起来的。1905 年，巴特西取得了一项重要进展，它将当时布丁所倡导的"育婴咨询"纳入了牛奶站的活动中。1906 年，格拉斯哥也采用了这种做法。为了完善站点工作，卫生视察员受到委派，为在家的母亲提供指导。

从本质上看，这些活动都是健康教育方案的组成部分。这一点在 1907 年由圣帕纳拉斯医院医务官塞克斯医生所开办的"哺乳期母亲学校"中可见一斑。同年，时任利物浦妇产医院驻院医官的 C. O. 史泰利布拉斯也采取了相似的措施。受布丁的影响，他为出院的婴儿开设了一家诊所。

德国的卫生工作者也在此时展开行动。1905 年，图根德雷奇在柏林创办了德国第一家婴儿咨询诊所。到 1907 年，德国已有 73 家这样的诊所以及 17 家牛奶站，1910 年德国共有 303 家婴儿福利机构。起初这些机构是由民间志愿组织（例如婴儿福利会）建立起来的。之后，它们转由市政当局和其他政府单位接管。

发展儿童健康服务的三个基本要素是，教导母亲照顾她们的婴儿，建立可以正确照顾婴儿的诊所，提供干净的牛奶。在 20 世纪第一个十年即将结束时，按照上述要素，各国的一些私营和政府机构在促进儿童健康方面取得了一定的成就。纽约市最早认识到，将这些方面的活动当作一个整体方案来执行是社区的责任，应由负责社

208

区健康的官方机构承担。

1908 年，纽约市卫生局设立了儿童卫生处，这是儿童保健运动历史上的一个里程碑。作为世界上第一个处理儿童卫生问题的部门，它为美国和国外的其他卫生机构树立了榜样。S. 约瑟芬·贝克医生（1873—1945）曾在该处担任儿童健康检查员。早在 1908 年的夏天，她就成功证明了通过预防可大大降低婴儿的死亡率。在纽约下东区人口密集的地方，每一个新生儿在出生第二天就会在注册登记员那里登记姓名和地址。当天，会有一名公共卫生护士看望新生儿的母亲，并教导她如何帮助婴儿健康成长。大约两个月后，该地区婴儿死亡率的结果被统计出来，人们发现该地区夭折的婴儿人数比去年夏天同期减少了 1 200 名。这一示范做法的目的是为宝宝们提供一个健康的人生开端，而这也为儿童卫生处的工作奠定了基础。

该部门的第一个成就，就是通过分发牛奶与新生儿母亲产生接触，并指导她们如何正确地照顾婴儿。1910 年成立的婴儿保健站，起初是由 J. 波登·哈里曼夫人私人资助，后来得到了公众的支持。在保健站销售的牛奶是瓶装的巴氏杀菌奶，价格比杂货店散装的便宜几美分，并且站点还提供婴儿护理知识的现场教学。此外，人们还对育婴堂婴儿和学龄儿童的健康状况予以关注。早在"母爱剥夺"这个概念被提出之前，S. 约瑟芬·贝克就指出，在养育婴儿的过程中，母亲的良好照顾与好的卫生条件同样重要。与此相似，在健康教育这个词被发明出来之前，教育就已被当成是拯救婴儿生命运动的一个基本工具。以"小妈妈联盟"的发展为例。贝克医生发现了"小妈妈"现象，即贫穷家庭中的小女孩因母亲外出工作而被迫照顾家中最小的孩子，这是导致婴儿夭折的一个重要原因，随后她便在女学生中组织了一个"小妈妈联盟"。这些女孩接受了育儿方面的实操指导，在廉租房和贫民窟地区担当起了新福音的传教士。

儿童卫生处是解决儿童可预防死亡问题的一条途径。然而，这是一场许多战线同时进行的战斗。其中最重要的就是牛奶战线。在209前细菌学时期，人们就已经认识到干净的牛奶的必要性，由于罗伯特·哈特利和弗兰克·莱斯利在纽约市发起的运动，牛奶的生产条件得到了改善。之后，随着细菌学时代的到来，人们很快发现问题只得到了部分解决。牛奶是细菌的理想培养基，而城市消费者出于各种原因，通常购买到的都是被细菌严重污染的乳品。

1857 年，英国彭里斯的威廉·泰勒首次发现牛奶是伤寒病的传播媒介。但直到 1881 年，人们才第一次明确地意识到牛奶具有传播流行病的危险。那一年，在伦敦召开的国际医学大会上，欧内斯特·哈特利列举了 50 次伤寒流行、15 次猩红热流行和 4 次白喉流行，它们都是由牛奶引起的。1909 年，美国公共卫生部门发布了著名的《第 56 号公报》，其中列出了 1880 年至 1907 年间暴发的 500 起乳源性疾病。

1901 年，纽约市细菌实验室的 W. H. 帕克发现，夏季送到顾客手中的牛奶普遍遭到细菌的严重污染，每立方厘米牛奶中就可能含有超过 500 万个微生物。随后，在 1902 年，他与著名儿科医生 L. 埃米特·霍尔特一道，着手研究婴儿腹泻（婴儿霍乱）的问题，以及它与饮用牛奶的细菌学关系。研究结果于 1903 年 12 月发表，可以清楚地看到，在炎热的天气里，喂养婴儿的牛奶的种类会影响他们的发病率和死亡率。如果喂养前没有对牛奶进行加热，乳品的细菌污染就会对婴儿的健康产生明显的影响。因此，人们做出的下一步努力，是争取获得在清洁和卫生条件下生产出的牛奶。1902 年，纽约市卫生局委派检查员探访为本市供应牛奶的牧场；他们将调查牛奶的生产条件，并"致力于教育农民正确认识牛奶生产所需的卫生条件"。铁路公司被告知，运送牛奶的车厢必须有适当的冷藏条件。此外，卫生局开始严格监督市内牛奶的分配和销售。这些措施都有助于改善现有的情况，但仅靠检查和教育制度来保护消费者无法触及无症状携带者这一问题，这才是疫情暴发的源头。1909 年 8 月，纽约市的伤寒病例突然增多。某种奶源被证实是几百个病例的共同点，最终，人们发现了传染源，是一个携带慢性伤寒病毒的乳品从业者。由于这次疫情和其他疾病的相继暴发，纽约市卫生委员会在 1910 年通过了一项规定，要求所有饮用牛奶都必须经过巴氏杀菌处理。接着，在 1912 年，委员会对所有进入城市销售的牛奶实施分级制度和标准。从那以后，纽约的婴儿，无论家庭贫富，都能喝到干净的乳品。婴儿从牛奶改善措施中的受益程度，可通过夏季腹泻死亡人数的实际归零得到证明。到 1923 年，炎热天气通常会导致婴儿死亡率大幅上升的情况几乎没有再发生过。

在这里较详细地介绍了纽约市官方为儿童健康所采取的行动，是因为这些行动说明了美国公共卫生领域发展的要素和要素间的相互关系。纽约市在地方一级所做的工作被各州和联邦政府发扬光大。路易斯安那州于 1912 年在州卫生局下设了一个儿童卫生部门；在随后的几年里，其他各州也纷纷效仿。1912 年 4 月 9 日，塔夫脱总统签署了一项法案，设立了儿童局，负责调查和报告"与我国各阶层人民的儿童福利和儿童生活有关的所有问题"，这表明了联邦政府对儿童健康领域的认可。政府赋予的广泛权利反映了儿童局诞生的社会背景和思想氛围。设立这样一个机构的想法来自弗洛伦斯·凯利（1859—1932）和莉莲·瓦尔德（1867—1940）。面对 19 世纪末和 20 世纪前 25 年间为阻止工业化所催生出的严重社会弊端，一群勇于献身、抗争的男男女女为我们现在视为理所当然的社会立法开辟新的道路，她们便是其中的成员。凯利夫人是伊利诺伊州的第一任首席工厂督查员，其后又担任过全国消费者联盟总书记；瓦尔德小姐在美国创立了公共卫生护理机构，并在纽约建立了亨利街安置会。早在1900年，凯利夫人在其一系列关于童工的演讲中就曾建议成立一个全国委员会，负责处理婴儿死亡率、出生登记、孤儿院、童工、遗弃、私生子和堕落等迫在眉睫的问题。1903年，瓦尔德小姐则建议成立一个联邦儿童局，并提请西奥多·罗斯福总统注意，罗斯福总统答应给予支持。经过几年的深入研究以及争取社区领袖的支持，这项提案于1906年递交给了国会。接着又是六年的鼓动、争论和宣传，提案才最终得以通过。珍妮·亚当斯在赫尔馆的助手朱莉娅·C. 莱思罗普被任命为儿童局局长。政府对该局的拨款最初只有26 640美元，该局明智地将其大部分投入国会分配的地区普查工作中。该局在20世纪30年代前收集的许多数据，为后来联邦政府在母婴福利方面采取的行动提供了坚实的事实依据。

211　　如果不保护产妇，就无法保护婴儿，这是儿童局制订其方案的原则之一。这不是一个新想法，二十多年前就有人提出并付诸实践。法国产科医生阿道夫·皮纳德（1844—1934）于1890年在巴黎的鲍德洛克妇产医院建立了第一间"产妇诊疗室"。值得一提的是，他还将三十年前由卡隆发明的"育儿法"一词推广开来。皮纳德充分意识到母婴福利之间的联系，他提出主张，母亲应该有偿护理孩子；换句话说，必要时，母亲应该从社区领取养老金、生育津贴或其他补贴，以确保她的孩子能够得到适当的照顾。据热内·桑德称，伦敦医生斯宾塞于1891年曾开办过一个类似的机构。即便如此，引发医学界对这一问题的关注的，还是爱丁堡辛普森纪念妇产医院的约翰·威廉·巴兰坦（1861—1923）所撰写的著作。1901 年，他在《英国医学杂志》发表一篇论文，主张为孕妇提供产前病床。那一年，医院给他安排了一张病床，供他使用，在随后的几年里，此类床位的数量不断增加。该院于 1915 年成立了产前中心，医院的护士开始对孕妇进行家访。在此期间，英国的其他妇产医院也开设了产前门诊。1942 年，英国有 75.9% 的产妇接受了产前护理。

在同一时期，产前护理在美国也开始受到重视。1908 年，纽约户外医疗诊所儿科部提供了第一个有组织的护理方案。一年后，在妇女市政联盟的赞助下，波士顿开始为孕妇提供上门护理服务。1912 年，圣路易斯也开始提供这项服务。儿童局最初参与产妇保健领域的工作，是通过研究产妇死亡率，并为母亲提供所需指导。为了后一目的，儿童局于 1913 年出版了一本题为《产前护理》的小册子，自此之后它一路畅销，经久不衰。从那时起，美国的产妇护理取得了长足进步。1935 年，有 63% 的婴儿是在医院以外的地方出生，有 13% 的活产儿不是医生接生的。到 1956 年，这个国家出生的婴儿中几乎有 95% 是在医院分娩，97% 的登记出生是由医生接生。除此之外，近年来，孕妇向医生咨询产前护理的平均次数为九次。

公众对产妇护理价值的认识，加上医学知识的进步，使得过去三十年的母婴死亡率急剧下降，母婴健康状况得到普遍改善。虽然美国仍有一些地区和群体——主要是农村、低收入和教育水平低于平均线的群体——没有充分享受到这些福利，但即便是这些地区和群体，近年来也有一定的改善。这很大程度上归功于联邦政府的行动。在第一次世界大战期间，母婴保健工作作为一种保护措施发展迅速。1918 年，英国通过了《母婴福利法》，从而迈出了具有深远意义的一步。通过向私营和公共机构提供补助金，有力地刺激了产前和儿童福利工作。1921 年，美国通过了《母婴法》(俗称《谢泼德－唐纳法案》)以及其他类似法案。由于《母婴法》是关于婴儿和产妇死亡率的研究的直接产物，它是联邦资金用于卫生和社会福利目的的第一项措施。在七年的时间里，一个以联邦与州合作为基础的成功方案得以实施，但在 1929 年，该方案未能获得国会的进一步拨款。然而，六年后，该方案以更大的规模重新制订，成为《社会保障法》第五章。这一部分授权每年通过儿童局向各州提供赠款，帮助他们扩大和改善妇幼保健服务以及面向残疾儿童的服务。在第二次世界大战期间，儿童局还通过州一级的机构为军人的妻子提供了一个庞大的婴儿及产妇护理应急方案。

儿童局坚持儿童福利理念的广泛性，涵盖儿童生活的所有社会层面，坚持在所有方案中使用合格人才，并鼓励地方和州一级社区制订自己的妇幼福利方案，故儿童局在美国发展社区卫生的这些领域起到了领导作用。但是，在发展妇幼保健工作的过程中，必须认识到，有一种模式是整个社区卫生行动的特点。这些进步如潮水般涌来，是由社会、经济和政治条件所决定的。妇幼保健运动的起源深深植根于 20 世纪初工业化进程中出现的种种弊端。在美国，它一直是更大的社会改革运动的一部分，这场运动在政治上以威尔逊的新自由为目标，在社会上以努力遏制资本对劳动力的剥削为目标。虽然在 20 世纪 20 年代的一片常态中它逐渐消退，但它为革新浪潮的再次翻涌奠定了基础，在 30 年代大萧条时期发展为罗斯福新政。大萧条的痛苦经历激起了公共卫生活动的复苏，它与 40 年代为满足战争时期卫生需要所制订的方案结合在了一起。

学龄儿童的健康。在人们为母亲和婴儿行动的同时，还发展了专为学龄儿童提供的医疗服务。从 18 世纪以来，我们见证了在这个

213

方向上所做的一些努力。在法国，1793年国民公会通过了学校医疗检查的原则，但直到19世纪，这一原则才被付诸行动。根据1833年出台的一部法律和1837年的一项皇家法令，法国校方有责任监督儿童的健康，并为学校创造卫生环境。大多数情况下，这些条令并没有得到遵守，到1842年，政府颁布的一项法令规定巴黎的所有公立学校的学生都必须接受医生的检查。然而，巴黎现行的学校医疗检查制度直到1879年才启动。

德国是第二个建立学龄儿童健康监督制度的国家。1866年，眼科医生赫尔曼·科恩对布雷斯劳学校7 568名儿童进行了视力检查，这是德国学龄儿童健康事业发展的一座里程碑。这项艰苦的研究使人们对学校儿童的健康问题产生了兴趣，并引发了对这个问题的进一步研究。在接下来的二十年里，各国的医生们开始走访学校，先是偶尔，然后是做定期检查。他们关心的内容是对儿童传染病的预防，以及对学校卫生环境的检查。欧洲第一家有组织的学校医疗服务机构在布鲁塞尔（1874）成立，之后遍及瑞典（1878）、巴黎（1879）和里昂（1880）。在英国，是地方一级首先采取行动。伦敦学校董事会任命詹姆斯·克尔负责这项工作。然而，直到1907年，随着《教育（行政规定）法》的通过，行动才真正在全国范围展开。由此，教育委员会成立了一个医疗部门，并于1907年任命珍妮特·坎贝尔医生担任部门负责人。1907年，乔治·纽曼被任命为委员会的首席医疗官。委员会不断激励、推动地方教育当局，尽快安排面向小学生的医学检查。

美国的学校医疗检查陆续开始于19世纪70年代。1871年，纽约医生R. J. 奥沙利文是第一位受纽约教育委员会任命来负责这项工作的人。他为学生接种疫苗，检查学校的卫生环境。1873年，委员会撤销了他的职位，究其原因，可能是他对现有情况提出了批评。在 19 世纪七八十年代，就学校卫生问题，医生和对此方面有兴趣的非专业人士发表了一些文章，建议对学校进行医疗检查。然而，直到 1894 年，有组织的学校医疗检查才在美国建立起来。检查工作最早在波士顿展开，由曾担任卫生委员会主席的塞缪尔·H. 杜尔金医生负责。为了控制传染病，这里率先启动了对在校儿童的医疗检查。

面对白喉的流行，杜尔金认为有必要派医生进入公立学校，以控制疾病的蔓延。为此，他任命了 50 名校医，负责对疑似患病儿童进行检查，并确保学校采取必要的卫生预防措施。1895 年，费城和芝加哥都实行了这种制度，纽约也在两年后效法。1897 年 3 月任命了150 名校医，每月薪资为 30 美元，负责对公立学校的疑似传染病儿童进行检查。

虽然这些努力标志着人们在保护儿童健康方面取得的重要进步，但这一领域的许多早期工作还非常粗略。目前的方法只能筛除出最严重的传染病病例，许多轻微的则需要由富有经验和责任心的医生来发现。经过一段时间后，人们意识到这样做是不够的。除白喉、麻疹或猩红热等疾病外，大城市中心的学童，特别是贫民区的孩子，还饱受皮肤病（脚气病、疥疮、癣、脓疱病）、眼疾（沙眼）、营养不良和生理缺陷的折磨。为了防治这些疾病，必须对父母及其子女进行教育。为解决这一情况，纽约市首先创造出一套有效的方法。1902 年，应卫生专员的要求，亨利街安置会的莉莲·瓦尔德派出了她最优秀的护士莉娜·罗杰斯，去往一所情况特别糟糕的学校开展试验工作。几个月后，罗杰斯小姐开发出一种能有效控制轻微感染的教育方法。为此，她被任命为美国第一位全职的学校护士，很快，又有 12 名护士受到聘用，她们按照罗杰斯定下的方针展开工作。这一计划获得空前成功，大大推动了刚才列出的那些疾病的最终消亡。

1903 年，佛蒙特州通过了一部法律，要求所有学童每年进行一次眼科检查。三年后，马萨诸塞州颁布的一部法律则要求所有儿童每年进行一次体检。这些措施都是为了发现和排除传染病，检测生理缺陷，并予以矫正。马萨诸塞州 1906 年通过的这部法律为美国学校医疗服务的提供开创了重要的行政先例。学校儿童的医疗监督开始由教育部而非卫生部负责。由于许多地方的卫生部门人员不足，外加受到政治上的管控，因而无法提供有效的服务，这样做便能够确保孩子们得到更好的照顾。一些社区遵循了这样的制度，而另一些则没有，因此，今天的美国各州及同一州各地之间开展的学校卫生工作存在着很大的差异。出于这个原因和其他一些有待考量的因素，这项工作远未达到应有的水平。

1912 年，纽约市为学校儿童开设了免费诊所。这项服务仍然由市卫生部门负责。它包括一家综合医疗诊所、一个皮肤诊所、一个眼科诊所和一个扁桃体和腺样体诊所。其他社区也建立了类似的设施。今天，这些诊所可能还包括牙科诊所、心理卫生诊所、心脏病及其他残疾儿童诊所。

随着时间的推移，为学童提供的医疗服务发生了许多变化。学校卫生领域的重点从最初有限的目标向更广泛的方向发展。从关注传染病的控制开始，引入了驻校的公共卫生护理服务。随后，这个计划得到了扩展，增加了定期体检和后续随访，以矫正学童的生理缺陷。在美国，自打人们对儿童健康问题产生了兴趣，其他一些方面也开始有了进展。

1908 年，学校午餐运动在纽约发起，旨在为营养不良的儿童补充膳食。1904 年，罗伯特·亨特在其关于贫困的研究中做了这样的估计，仅在纽约就有六七万儿童挨饿上学，而且很多时候，学童课业表现不佳是由营养不良引起的。这一发现在约翰·斯帕戈的著作《孩子们的哀号》（1906）中被进一步证实了，他在书中写道，成千上万生活在贫民窟的儿童营养不良。于是，费城、芝加哥和其他中心城市纷纷效仿纽约，也为贫困儿童提供食物补给。这一运动大多是通过为那些不方便回家吃饭的儿童提供热食午餐的形式展开的。纽约市卫生局的约瑟芬·贝克医生在 1917 年指出，在纽约的学校中，大约有 21% 的儿童营养不良，因此，有必要进一步开展补充膳食的工作。1918 年，根据托马斯·伍德博士的估计，美国有 15% 至 25% 的学童有这样的问题。发展学校午餐计划最重要的一个因素是 20 世纪 30 年代大萧条。1935 年，联邦剩余物资公司在重组后采取了一项积极的方案来减少剩余农产品。这个方案的内容之一就是学校午餐计划。到 1938 年底，有 45 个州和哥伦比亚特区参与了该计划，在运行的五年中，总共约有 1.3 亿份饭菜提供给了学童。毫无疑问，这项计划在改善儿童健康方面产生了直接效益。同时，营养教育也得到了重视，这个科目在 1918 年被纳入公立学校的课程，并在此后成为中小学教育的一个常规部分。《1946 年全国学校午餐法》使这种发展成为正式文书，该法案为各州执行的学校午餐计划提供资助。它对在全美推行这类计划产生了有利的影响。

在美国，儿童牙科保健起步缓慢。直到 20 世纪 30 年代，才有了积极广泛的发展。随着 1910 年波士顿福赛斯牙科诊所的成立，私人慈善机构开始带头为贫困家庭的儿童提供牙齿保健。诊所建成后，还为在校儿童提供治疗服务，主要与拔牙有关。学校最早开展的牙齿保健活动是教育孩子刷牙的必要性。1913 年，在康涅狄格州的布里奇波特，第一位牙科卫生员接受了培训，他教学童刷牙的技巧，并帮助他们清洁牙齿，从而节省了牙医的时间。两年后，马萨诸塞州认可了牙科卫生员的工作。1918年，北卡罗来纳州在州卫生局设立了第一个牙科部门。此后，公共牙科卫生计划的发展情况可以由1938年美国公共卫生牙医协会的成立得到充分的说明。自1948年以来，社区供水的氟化处理有望大大减轻学龄人口的牙齿保健负担。

显然，我们不可能就学校卫生工作的所有趋势做详细的阐述。但是，其中一种趋势应该引起注意。从20世纪20年代开始，一直到30年代，公共卫生和教育领域的工作者们开始质疑学校卫生工作的开展情况。他们认为，没有家长的在场，没有对后续随访的足够重视，就匆忙地对儿童进行常规检查是没有效果的。为了打破这种惯例，开发出更好的保健措施，一系列的研究展开了，1923年美国儿童健康协会发起的研究是为始发点。终于，在1936年7月，纽约市启动了有关阿斯托利亚卫生区的研究，这项研究在多萝西·B.奈斯万德的指导下持续了四年之久，直至1940年6月。此后，学校卫生工作的管理和实践方面的许多行动都是基于阿斯托利亚的示范及其成果。今天，人们更加注重由家庭医生或校医操作的更加充分却不至于太过频繁的体检。由教师–护士会议讨论疑似病例，由校医进行专门检查，这些方法被越来越多地使用，以确保有急需的孩子得到相应的治疗。然而，在美国，学校卫生服务还未发挥出其最高的效率。其中第一个障碍是，许多社区的教育、卫生当局在管理学童健康服务方面存在责任分工。其二，校医的角色常常模棱两可，饱受干扰，他们负责筛查和诊断，却不能负责治疗，当一个家庭有家庭医生时，他与校医之间的关系也不明确。其三，对于需要牙科护理或必须佩戴眼镜的孩子来说，还没有一个地方可以为他们提供服务。最后，家庭必须与教师、医生、护士合作，提供孩子们所需的照顾，而这一点，我们非常清楚，很大程度上取决于经济、社会和文化因素。简而言之，一旦照顾儿童的"全部"责任被划分给各个机构和各式人员（其中一些往往能力不够），那么我们无法指望学校卫生工作能够完全发挥效用。

虽然在儿童健康领域仍有许多工作要做，但稍作回顾，就可以清楚地看到我们已经取得了多么大的进展。1950年举行的那届世纪中叶白宫儿童及青年会议确定了未来几年的目标。会议的主题是儿童的全面福祉，或者说是"我们如何在儿童身上培养出作为一名有责任心的公民以及幸福个体所需的心理、情感和精神品质，以及如何构建这项培养工作所需的物质、经济和社会条件"。会议总结了关于儿童健康的现有情况，并指出了今后应当采取的步骤。

英国和欧洲的发展与美国相类似。英国在1918年和1921年出台的《教育法》规定，教育当局有责任在医疗检查过程中发现的学童生理缺陷等问题提供治疗所需的设施。牙科治疗也成为学校必须执行的项目。在孩子的整个受教育阶段，至少会进行三次医疗检查，一般第一次发生在入学前，第二次是8～12岁，最后一次是在他们离校时。1944年颁布的一项法令将接受检查的学生年龄延长至18岁以内。从1910年至1935年，英格兰和威尔士学校从事医疗服务的人数从995人增至1 412人，学校牙医从27人增至852人，学校护士从436人增至3 429人。后一数据还不包括兼职在学校服务的2 215名地区护士。为在体检中发现的病例提供治疗，这样的措施是从校诊所开始的，它们可以解决一些轻症病例。1910年，治疗轻症的诊所只有30家，到1935年这个数字上升到2 037家。除此之外，还有为各种在身体和精神上有障碍（聋哑、失明、智力缺陷和癫痫）的儿童研发的专用设施。学校儿童的营养状况也获得了特别关注。布尔战争时期，大量志愿参军的人由于身体因素而未被录取。1903 年，国民体格弱化委员会提供的证据表明，学童营养不良是导致这种情况的一个重要原因。1904 年颁布的《膳食提供法》允许并授权教育当局安排小学生的膳食供应。1914 年，这一措施最初受到的一些限制被取消。另一个重要进展是 1934 年引入的学校牛奶计划。在公共基金的帮助下，学童每天可以用半便士的虚价购买三分之一品脱的牛奶。1938 年，16 万名小学生（8.9%）在学校吃到了午餐，其中 11 万名小学生由公费供餐。同年，有 250 万儿童（55%）喝到了牛奶；其中 56 万得到的是免费供应。第二次世界大战推动了这些计划的进一步发展。《1944 年教育法》《牛奶和膳食提供法规》规定，所有教育当局都有义务为所有想要获得午餐的儿童提供服务。贫困儿童可免费领取午餐，其他儿童则支付很少的实际成本价。自 1946 年起，所有 18 岁以下的孩子都可以领取公费牛奶。在那一年，92.6% 的学生在学校喝到牛奶。受《1942 年贝弗里奇报告》的深远影响，从 1948 年开始，立法促使上述各项计划发生了改变。由于付出的这些努力和其他社会福利措施，英国儿童的身心状况在过去四十年中得到了明显改善。虽然儿童保护措施的实行效果并不理想，例如，免疫接种直至最近才普遍起来，白白牺牲了之前许多死于白喉的儿童，但总体上，20 世纪 40 年代的儿童比 20 世纪初的儿童更衣食无忧。

新职能护士的出现。 在处理母亲和儿童的健康问题时，教育是基本手段之一，这一点非常明确。可以通过知识的传播、实际行动的刺激以及最终通过个人和群体行为的改变来实现预期目标。随着对健康概念的认识和发展，衍生出各种相关的组织、技术和人员，覆盖整个社区以及其中的特定群体和个人。在处理妇幼保健、结核病、性病或营养等问题时，与个人或小团体的合作过程中，有必要培养一名卫生工作者，可以按照人们的特殊需求进行教学和工作。在过去的五十年里，已经发展出了一批这种类型的工作人员，其中就有营养师和牙科保健师等。但最重要的还是公共卫生护士，到今天，他们已是所有先进的公共卫生机构予以公认的在编人员。

现有的公共卫生护理是近期发展的成果，但其根源却可追溯至遥远的过去。其中之一便来自启蒙运动的教诲，即期望通过向穷人们提供能够让他们自救的信息来改善他们的健康状况。另一个则是向生病的穷人提供医疗和护理的慈善传统。正是由于这两者在19世纪末20世纪初的社会和卫生背景下的相互作用，英国、美国的公共卫生护理逐步发展起来，其他国家也有较小程度的进步。

19世纪初，欧洲和美国的一些社区做出了努力，在有组织的基础上为患病的穷人提供家庭护理。然而，地区护理是在英国率先发展起来的。1854年至1856年间，伦敦流行病学会推行了一项计划，培训合适的贫困妇女为社区的患病穷人进行护理。人们认为，如果护士和病人属于同一社会阶层，她就能更有效率地开展工作。此外，这也会增加社区中受过训练的护士的数量。可惜这个计划失败了，但在1859年，利物浦启动了一项计划，为穷人提供护理。这要归功于贵格会教徒威廉·莱斯伯恩，是他认识到提供这种服务的必要性。他将社区划分为18个分区，给每一个分区指派一名护士和一名"女访客"。这两名妇女集护理、健康教育和社会工作的职责于一身。

这一努力所取得的成功吸引了其他社区的注意，继莱斯伯恩在利物浦开创先河之后，1864年曼彻斯特和索尔福德协会、1867年莱斯特协会、1868年东伦敦护理协会陆续成立。1870年伯明翰任命了第一位地区护士，1875年格拉斯哥也紧随其后。1874年，伦敦成立了大都会和国家护理协会，培训从事地区工作的护士。最终，地区护理成为全国性的基础工作，不过它仍与志愿机构有所关联。

同时，健康家访作为公共卫生护理的另一个发展方向，开始于曼彻斯特。1862 年，曼彻斯特和索尔福德卫生协会的妇女分会承诺为社区的穷人传播健康信息。随后，她们发现分发的健康手册收效甚微，便雇用了一名工人阶级的妇女，对穷人进行挨家挨户的拜访，并向他们传授健康和卫生知识。事实证明，这一尝试是成功的，于是妇女分会又以地区为基础，雇用了其他妇女来发展这项计划。其他社区也纷纷效仿曼彻斯特的做法，到 20 世纪初，许多城镇都拥有了自己的健康家访员。

护士成为健康家访员的趋势始于 20 世纪初期，儿童保健运动的发展尤其助长了这一趋势。1893 年，弗洛伦斯·南丁格尔向人们呼吁"健康护理"的必要性，并坚持认为地区护士不仅可以护理病人，也应该是一名"健康传教士"。第二年，她重申了在家庭中进行健康教学的重要意义，并为此敦促人们培养健康传教士。同一时间，曼彻斯特市政委员会于 1890 年与妇女卫生协会合作，在协会工作的 14 名家访员中，有 6 名被安排接受卫生官员的指导和监督，她们的工资由市政府负责。几年后，协会又与索尔福德市政委员会达成类似合作。到 1905 年，协会的工作已在 23 个地区展开，每个地区都有自己的家访员。同年，政府委派了一名受过培训的妇女来监督全体家访工作人员。

其他地方也采取了这种政府与志愿机构合作的模式。1892 年，白金汉郡雇用了三名全职家访员，五年后，伍斯特郡议会任命了五名"女健康传教士"。伯明翰、谢菲尔德和切斯特菲尔德等社区也都沿用了曼彻斯特的做法。到 1905 年，约有 50 个社区的工作人员由志愿家访员组成，并额外雇用一些妇女来担任卫生检查员或健康家访员。

这些家访员的作用是促进家庭对幼儿的照顾和提升幼儿的福祉。然而，这个制度并不统一。有些健康家访员来自与受访对象相同的社会阶层，有些则是受过或未受过特殊培训的"女士们"，少数是女医生、训练有素的护士或执业助产士。经验告诉我们，受过高等教育是从事这项工作的理想资历，为此人们采取了一些措施来改善这一情况。此外，由于没有法定的管理机构任命健康家访员，故通常只能以卫生检查员的名义雇用她们。为了纠正这种错误，1908年伦敦郡议会迈出了重要的第一步。它提出了一项法案，不仅合法化了健康家访员的任命，还明确要求地方政府委员对家访员的资格和职责进行管理。1909年，相关法规出台。这些法规规定，健康家访员应具有医学学位，或是训练有素的护士，或持有中央助产士委员会证书，或是除受过部分护理培训外，还必须拥有地方政府委员会颁发的社区证书。由此，英国在法律上创设了公共卫生护士职位。

但是，伦敦以外的社区和卫生局没有这样的要求。随着岁月的流逝，地方当局雇用的健康家访员人数不断增加，到1918年达到3 038人。尽管如此，多年来却没有公认的针对家访员的学习和培训课程。1908年，皇家卫生研究所为健康家访员和学校护士设计了一项考试，这是为了向他们提供适当的培训而做出的第一个重要举动。翌年，教育委员会规定了健康家访员的培训课程和资质。到20世纪的第二个十年结束时，一些培训中心已经建立起来了。最早在英格兰和威尔士建立的一批是国王女子学院、贝德福德女子学院、利物浦卫生学院、巴特西理工学院和南威尔士大学学院。《1918年母婴福利法》通过后，健康家访员必须符合伦敦的要求，或具备地方政

221

府委员会认可的其他资质。于是，在 1919 年，人们提议统一培训要求；1924 年，皇家卫生研究所被指定为中心机构，负责对培训人员组织考试、进行资格认证。从 1928 年 4 月 1 日起，专职健康家访员必须持有皇家卫生研究所颁发的证书。到 1933 年底，地方当局共雇用了 2 938 名健康家访员，民间志愿组织雇用了 2 546 名。

英美公共卫生护理发展的一个趋势，最初可见于专科护理活动，如地区护理、健康家访等。在过去的三四十年中，其他类型的护理活动也得到了发展，并融入公共卫生护理的主流。例如，1908年，由于国家规定学校儿童必须接受强制性体检以及教育委员会的不断督促，英国诞生了学校护士一职。于是，结核病护士、骨科护士、市立助产士等也相继诞生。近年来，虽然有些工作（如助产士等）仍具有专业性，但公共卫生护士的发展越来越趋向综合化。国家医疗服务体系下的健康家访员的职能并不清晰，随着公共卫生在社区组织新阶段的发展，这无疑会发生变化。以下事实说明了这一点，1953 年 9 月，卫生部长、教育部长和苏格兰事务大臣指派了一个小组，就国家医疗服务体系和学校卫生服务机构中健康家访员的专业工作领域、招聘和培训提出建议。

与英国一样，美国的公共卫生护理也是从地区护理和家访中发展起来的。虽然这些活动从莱斯伯恩在利物浦的工作就开始了，但直到 1877 年，地区护理才被引入美国。纽约市传教会雇用专业护士到生病的穷人家中为他们提供护理，次年伦理文化协会也开展了这项工作。这种做法逐渐传播到其他社区。为此目的，在 1885 年的布法罗、1886 年的波士顿和费城组建了第一批护理协会。最初，在布法罗和费城的协会被称为地区护理协会，而波士顿的则被命名为地区护理教导协会。最后，这些组织都改名为家访护士协会。但从波

222

士顿之前的命名可以看出，对地区护士而言，公认的目标包括教学和病人的居家护理。1893 年，莉丽莲·D. 伍德和玛丽·布鲁斯特开设了亨利街社区护理服务中心，它对美国公共卫生护理的发展起到了重要作用。这些组织都是志愿性质的，依靠民间捐款和收取小额服务费来支持运营。

随着公共卫生概念在世纪之交的进一步扩展，个人卫生服务开始在社区卫生计划中占据显要位置，护士被招募到卫生部门工作。洛杉矶是首个实行这种措施的城市。1898 年，该市的卫生部门聘请了一名护士，为患病的穷人提供家庭护理服务。但直到 1913 年，洛杉矶卫生部才成立了一家护理局。而卫生部门大规模雇用受过训练的护士则要等到 1902 年，当时一名在亨利街服务的护士被借调到纽约市卫生部，再由卫生部安排进入一所学校工作。这一初步试验的成功，很快导致一批护士被招聘到市内学校。第二年（1903），该部门又任命了三名护士，为每人提供 900 美元的年薪，她们的工作是负责上门探望肺结核病人，并指导病人处理痰液和教授个人卫生方面的其他知识。1905 年，参与这项工作的护士增加到 14 名。1907 年，亚拉巴马成为第一个在法律上批准地方卫生委员会聘用公共卫生护士的州。公共卫生护理迅速发展，为学校董事会、地方和州卫生部门所接受，并最终受到美国公共卫生署的认可。1913 年，卫生署任命了第一位公共卫生护士，参与治疗沙眼的现场工作。直至 20 世纪 30 年代初，卫生署在经调查后确认其在公共卫生领域存在实际需求，至此公共卫生护理才在该机构发展起来。

同英国一样，在面对具体问题时，美国官方和志愿卫生组织都会先派护士前去处理。这就导致大多数公共卫生护理计划最初都是在专科的基础上发展起来的，护士们被聘为专门的学校护士、结核病护士、妇幼保健护士、传染病护士等。通过以疾病为中心的志愿组织活动，诸如《谢泼德-唐纳法案》等文件的颁布，以及那些关心学童健康的人们所付出的努力，这种专门化的趋势得到了加强。然而，有越来越多的证据表明，全科护理计划可能更为有效。由洛克菲勒基金会、美国公共卫生署、米尔班克基金会赞助的州卫生部门与其他一些机构开展的合作分说明了这种计划的优势。今天，除了工业护理等领域外，全科护理已被广泛接受。

促进这一领域发展的一个重要机构是 1912 年成立的国家公共卫生护理组织。该组织旨在提高公共卫生护士的教育和服务标准，促进公众对其工作的理解和尊重。到 1952 年，它和其他几家护理组织都感觉有必要协同各自的活动，因此，在那一年，它们联合起来，成立了全国护理联盟。

1951 年，美国共雇用了 25 461 名公共卫生护士。其中 12 556 人从事地方卫生工作。自那以后，虽然数字有一定的增长，但离理想标准仍有距离，需要更多的护士参与进来。

其他国家也或多或少参考了美英的模式。在德国，护士这一职业最早是从一些专科领域（如育婴师和助产士等）衍生而来的。后来她们中有一部分人被抽调到卫生机构工作。到 1922 年，已有相当数量的护士从事公共卫生事业，相关的认证考核制度由此应运而生。截至 1950 年，德意志联邦共和国共有 3 431 名公共卫生护士。德国以外的其他国家发展公共卫生护理的时间则更晚。丹麦直到 1937 年才在全国范围推行这种护理。

卫生志愿行动。在社区中促进健康和预防疾病，显然是政府的职责所在。尽管如此，我们也可以明显看到，许多时候，政府在卫生领域采取的行动一方面落后于志愿组织，一方面确实是受到它们的激发。这种个人或团体的志愿行动，其运作基础来源于一种特设机构，目的在于使人们能够更好地认识和解决某些特定的社区卫生问题。在公共卫生领域，志愿行动并不新鲜，人们很早就注意到了这一点，特别是在 18、19 世纪。然而，在过去五六十年来各种历史因素的作用下，一种特殊的组织——志愿卫生机构——终于赋予这些努力以具体的形式。

从这个意义上说，志愿卫生机构是一个非常现代的组织，所提供的是一种前所未有的卫生服务。它是将健康和疾病的新事实或新概念用于公共福利的开路先锋。虽然志愿卫生运动在美国开花结果，但这样的组织既不是美国独有，也并非在那里诞生。此外，如果发现逐渐成熟的志愿卫生机构对当时的社会和医学趋势有所反映，我们也不应感到惊讶。

历史上，志愿卫生运动有两个主要的灵感来源。一方面，志愿机构的崛起和其付出的努力都是基于 19 世纪末业已成熟并获得公认的健康和疾病概念。其中，疾病的病因特异性概念（细菌学）尤为重要。医学专业化趋势亦是如此，新的发现更是加速了这种趋势的发展。另一方面，这些卫生机构是在努力解决贫困问题的过程中发展起来，说明健康状况不佳和疾病在穷人的生活中具有毁灭性的作用，需要采取有力措施来消除疾病及其产生的后果。美国开展了各种不同的行动。其中许多组织，如纽约的亨利街安置会和改善穷人生存状况协会，都开始提供护理或诊所服务。纽约慈善组织协会还成立了结核病委员会，即后来的纽约结核病和健康协会。美国的这一发展，其所处的是工业化的社会和经济环境，并伴随着城市社区的不断扩张。正是经济的迅速增长滋生出各种新问题，从而诞生了志愿卫生机构，也正是这种增长为人们提供了宝贵的资源和时间，可以创办具有公共意义的新组织。

到 1945 年，美国约有两万个机构，招募了三十万名理事会和委员会成员，以及一百多万名志愿者，每年从公众那里筹集的资金超过 5 800 万美元。这些数字还不包括半官方性质的机构（如美国红十字会等），也不包括健康促进慈善基金会，医生、牙医、护士以及与健康和疾病有关的专业团体组织。虽然专业团体为社区的健康和福利做出了巨大的贡献，但严格来讲，它们的主要目标与志愿卫生机构并不一致。后者关注的是通过教育促进社区健康，展示改善卫生服务的方法，推进相关研究或立法，以及维护和代表这一领域的公共利益。尽管这类机构种类繁多，但志愿卫生组织一般可分为四大类：（1）关注特定疾病，如肺结核、癌症、小儿麻痹症、糖尿病、多发性硬化症等；（2）关注身体某些器官的疾病，如心脏疾病、视力或听力缺陷、牙齿缺陷、运动和骨骼系统疾病等；（3）关注社区特殊群体的健康和福祉，如母亲和儿童、老年人、黑人；以及（4）处理对社区整体造成影响的健康问题，如事故预防、心理健康或计划生育。

由于篇幅有限，无法详细探讨所有大型或全国性志愿卫生组织的历史。然而，对其中几个机构的起源和发展进行简略的调查后，就会发现是什么因素造就了它们今天的样子。全国结核病协会是美国这类机构中历史最为悠久的，它的演变是整个志愿卫生运动的缩影。

就在半个世纪前，肺结核不仅是美国人的主要死因，而且在数以百万计的受害者中造成了大量的慢性疾病和残疾。同时，它在大多数医生眼里是一种天生的遗传性疾病，与有害的外部条件有着某种模糊的联系。只有改变气候，才有希望治愈这种疾病。此外，几乎没有任何医院设施提供给结核病人，这些不幸的人还要蒙受旁人的轻贱。为了避免被污名化，患病的个人和家庭竭力隐瞒疾病的存在。这些情况无疑助长了这种传染病的蔓延。

1882年3月24日，科赫向世界宣布，他发现结核杆菌是这种结核病的病原体。结核病作为一种疾病实体的概念最初建立在纯粹的临床和病理解剖学的基础上，现在则被细菌学的发现所证实。然而，从发现结核杆菌到美国开始第一次有组织地进行结核病防治运动，中间过去了十年。与此同时，英国、法国和其他几个欧洲国家都已意识到社区行动的意义。爱丁堡医生罗伯特·W.菲利普（1857—1939）称："如果社区要从细菌学的这一发现中切实受益，那么可能就需要我们集中力量，确定一个地区结核病发生的程度，并制定防治结核病的方法。"于是，1887年，世界上第一家结核病药房——维多利亚药房——诞生了。菲利普医生的计划还包括家访、健康教育和建立面向病人的职业农场。在这一创举后，为了预防结核病的流行，1898年英国又组建了国家肺结核预防协会以及针对其他结核病的协会。这么做的目的是就结核病的传播和预防教育公众，并在预防问题上对议会和其他公共机构施加影响，以及为肺结核预防协会设立新的分支机构，来推动地方一级的行动。

类似的观念也在欧洲大陆独立发展起来。1891年初，波尔多的阿明高德成立了法国结核病防治联盟。同年6月，丹麦组建了结核病防治运动国家联盟。1899年，阿尔伯特·卡尔梅特（1863—1933），这位研制出卡介苗的伟大的法国结核病研究者，提出建立结核病诊所，以便对该病进行预防、教育和门诊治疗。1901年2月1日，他和同事一起在里尔开设了埃米尔·鲁诊所。（此前一年，欧内斯特·马尔沃兹在列日开了一家类似的机构。）到1905年底，法国有不少于 62 家这样的机构，其中 38 家位于巴黎及其周边地区。1895 年 11 月，德国则成立了肺病患者专用疗养院建设工作中央委员会，该委员会集结了对防治结核病感兴趣的所有个人和机构。起初人们主要关注疗养院的发展情况，后来焦点逐步转移到更大的领域，即社区结核病的防治，在 1906 年，委员会直接更名为德国防治结核病中央委员会。1903 年，德国共有 18 家结核病门诊部；到 1906 年，诊所及门诊部的数量上升到 68 家。

这些发展也影响到了美国。早在 1889 年，纽约市卫生局的顾问、病理学家赫尔曼·M. 比格斯、J. 米切尔·普鲁登和 H. P. 卢米斯就编写了一份报告，阐述了科赫的发现对社区结核病防治行动的影响。他们强调结核病的可预防性，建议卫生局对其进行监测，并对这种疾病的变化进行宣传教育。当局随即印制并分发了一份关于结核病的宣传册，但由于医疗界对报告持冷漠态度，之后便没有采取进一步的措施。然而，卫生局并没有放弃，1894 年，它开始要求各机构上报结核病病例，1897 年又对医生提出了相同的要求。1893 年 9 月 30 日，密歇根州卫生委员会投票决议结核病病例必须上报地方卫生官员。巴尔的摩的威廉姆·奥瑟拉和费城的劳伦斯·F. 弗里克也在那个时候做出了类似的努力。

然而，在此之前，与结核病的斗争是专业人员的战场。在 19 世纪的最后十年，美国第一次动员社区力量来控制疾病。从形式上看，这条进攻路线与早先争取卫生改革和公共卫生管理的改善有着直接关联。而有所不同的是，人们发现广泛的社区组织是控制疾病的一种潜在手段，这对整个公共卫生计划意义非凡。这一新颖又意义深远的方式是由抗结核运动的先驱们所提出的，尤其是费城的内科医生劳伦斯·弗里克（1856—1934）及其同事，他们在 1892 年成立了宾夕法尼亚结核病预防协会。该协会是多个方面的先锋领袖。它不仅是美国第一个结核病协会，还是第一家试图通过联合非专业和专业会员来发动社区力量，集中精力对抗一种疾病的团体组织。为此，它确立了一种至今仍在被广泛使用的模式。它的目标——预防结核病——将通过以下方法来实现："（1）宣传关于疾病传染性的理论；（2）指导公众避免和预防疾病的实用方法；（3）走访贫困人口，向他们提供防范疾病的必需品，并指导他们使用这些必需品的方法；（4）为患有肺结核的穷人提供住院治疗；（5）与卫生委员会合作，采取预防措施；（6）倡导制定可有效预防疾病的法律；（7）协会可能不定期地采取其他方法。"在这方面，弗里克和宾夕法尼亚结核病预防协会为志愿卫生运动树立了典范。

弗里克做出的努力不应只被视为局限于当地的成果。在宣传自己的理念时，他毫无畏惧，像一名真正的斗士一般不屈不挠。弗里克深知美国在防治结核病方面落后于英国和欧洲。他曾兴致勃勃地阅读了1887年菲利普在爱丁堡写下的作品，并就其研究方法与他通信交流。1902年，他到欧洲访问，在那里见到了卡尔梅特和欧洲抗结核工作的其他领导者。而最重要的是，弗里克致信其他美国学者，其中包括纽约医生S.阿道弗斯·克诺夫，一起敦促政府成立一个全国性的组织。十年过去了，宾夕法尼亚协会终于有了追随者。1901年，俄亥俄州成立了第二家州结核病协会；1902年，纽约慈善组织协会结核病预防委员会成立。到1904年，已有23个州和地方成立了这样的协会。最终，1904年1月，在巴尔的摩召开的预备会议上通过了一项提议，创建一个预防结核病的全国性组织，同年6月，全国结核病研究和预防协会在大西洋城诞生了（1918年，该协会更名为更简短的"全国结核病协会"）。爱德华·L.特鲁多（1848—

1915），这位在美国开创了以疗养院来治疗结核病的方法的医生，当选协会的第一任主席。该协会的其他医学奠基人还包括威廉·奥斯勒、赫尔曼·M. 比格斯、劳伦斯·F. 弗里克、S. A. 克诺夫、威廉·H. 韦尔奇、乔治·史登柏格、亨利·B. 雅各布和 M. P. 拉夫纳尔。此外，协会还有六位非专业成员，其中有爱德华·T. 德瓦恩、霍默·福克斯和塞缪尔·冈帕斯。

协会经费是首先要面对的问题之一，解决的难度起初很大。好在 1907 年至 1917 年这十年间，罗素·赛奇基金会承担了部分费用。1907 年，出生于丹麦的记者兼社会改革家雅各布·里斯发起呼吁，使人们注意到可以通过出售定制的邮票或信封的方式来筹措款项。这一方法由丹麦邮递员艾纳·霍布尔提出，并迅速在这个国家得到采用。从 1910 年到 1919 年，全国结核病协会每年与美国红十字会合作，销售信封。从那时起，圣诞节特制信封就由该协会独家发行。1919 年，协会通过这种方式筹集了近 400 万美元，1947 年则筹集到了近 1 900 万美元。从募集的一开始，协会便决定将所得的大部分资金（95%）分发给州和地方附属团体，而只留 5% 给全国总部。在筹措资金方面，协会也为其他组织树立了良好的榜样。表现最为突出的是美国畸形儿基金会主办的"一角募捐步行"活动。另外两家机构取得了相对较小的成功，它们是美国癌症协会（野战部队标签义卖），以及全国残疾儿童协会（复活节印章义卖）。

通过系统的、有组织的公共卫生教育来赢得社区的支持和参与，通过机构来控制一种特定疾病或一组疾病，这些理念很快在其他领域流行开来。1905 年，普林斯·A. 莫罗医生成立了社会和道德疾病预防会，来解决性病的治疗和预防问题。之后，有 11 个州也成立了类似的协会，到 1910 年，这些协会被统一起来，组成美国性健康

228

第八章　细菌时代及其影响（总结）　　　　　　　　　　391

联合会，1914 年，该联合会并入美国治安协会，共同组成了美国社会卫生协会。1909 年，克利福德·比尔斯的自传《一颗找回自我的心》出版后，全国精神卫生委员会成立了。1913 年美国癌症控制协会、1922 年美国心脏协会、1938 年美国国家小儿麻痹基金会、1940 年美国糖尿病协会相继成立。1935 年，美国儿童健康协会这一重要的志愿机构被解散了，它是由 1909 年创立的美国婴儿死亡率研究和预防协会发展而来的。

229到 1920 年，国家卫生机构的增多使一些社区卫生领导人对协调的必要性、资金的有效利用、可能存在的重复劳动和对公众造成的混淆产生了质疑。为解决这些问题，1921 年，国家卫生委员会成立了。尽管它取得了许多成就，但仍未达到人们最初对它所寄予的希望。近来，它关注的焦点是发展地方卫生机构的社区行动，招募更多年轻人从事卫生工作，并推动慢性病的社区计划。1941 年，由国家卫生委员会发起、洛克菲勒基金会赞助的一项研究在美国启动，研究内容是美国志愿卫生工作的规模和效果。这项研究所包含的田野调查和访问涉及 65 个城市、29 个州的 700 多家卫生机构。S. M. 冈恩和 P. S. 普拉特撰写了研究的结题报告，报告对全国及各州的卫生组织给予了相当大的关注，并揭示出这些组织的社会价值、功能以及其存在的缺陷。两位作者为志愿卫生工作缺少集中指导和规划深表遗憾，并指出个别卫生组织的工作经常互有重叠，甚至重复。另外，不同的国家组织都是单枪匹马在与特定疾病或特定器官疾病做斗争，因此，通常它们只是各扫门前雪。眼下志愿卫生机构各自为营、竞相筹款的场面就反映了这种情况。冈恩和普拉特建议将这些需求集中起来，通过全国性卫生运动统一募集，以便能更公允地分配资金。他们还建议从国家层面进一步协调、整合各个机构，并在州和地方社区进行更广泛的调整。为了实现这一目标，报告敦促当局在每个社区设立一个卫生委员会，由所有地方卫生机构的代表参加。提出这些建议，是希望最终能形成一个统一的社区卫生计划。

自 1949 年密歇根州底特律市组织"火炬传递"活动以来，约有 900 个社区发展了联合基金，为志愿卫生机构提供活动资金，但这一发展招致了许多反对的声音。

有一点应该很清楚。志愿卫生机构做出的积极贡献非常大，不容忽视。如果没有它们，美国的社区卫生行动就不可能发展到现在的程度。通过研究、论证、进行职业和大众健康教育所取得的众多成就也都源于它们的付出。另一方面，今天的社会、经济和政治条件与志愿机构产生和发展的时代大不相同。联邦政府的角色已发生了改变。在卫生领域它变得异常活跃，以分类拨款的方式帮助官方卫生机构从志愿机构那里接管前期开展的活动。紧接着，由于税率的提高，在选择赞助哪家志愿机构时人们常常左右为难。这就形成了"捐赠者困境"。此外，随着疾病问题的变化，计划不可避免地也要改变。有些机构，例如结核病协会，倾向于扩大计划的内容，可以将其他健康问题涵盖在内。目前的志愿卫生运动正处于过渡期，这样的想法也不是不可取。

传授健康知识。在进行有关妇幼保健、学校卫生、结核病防治等新的活动时，官方和志愿卫生机构一定会意识到自己其实是在做教育工作。为了促进健康和预防疾病，消除愚昧非常有必要。从 19 世纪末开始的这段时期，其特点就是对健康教育的强调，这种强调最终使人们认识到健康教育是社区卫生计划中的一个主要功能。

早期的卫生计划致力于卫生知识的传授，并且这些做法差不多一直延续到 19 世纪。之后一些卫生部门成立起来，它们也开展了类似的活动。前文提及的纽约卫生局，分别在 1874 年和 1897 年发放了有关婴儿护理、白喉以及肺结核的宣传单。然而，除此之外，还有其他更重要的影响导致了今天美国健康教育的发展。一方面，美国出现了一场推动学校健康教育的运动。19 世纪 80 年代及 90 年代初，为了更好地了解儿童的需要，教育者们展开了一项针对儿童的研究。接着，这项研究又与生理学和卫生学教育结合起来，由于禁酒组织在 1880 年前后掀起的那场声势浩大的宣传运动，这两门学科还被列为学校的必修科目。如此规定的基本目的是要求学校就酒精和麻醉品的影响进行说明，但大多数规定只是纸上谈兵，因此，这种说明不过是变成更广泛的教学计划的一部分。还有其他一些促进健康教育发展的活动，包括学校午餐计划、安全教育以及情感和心理健康的计划。

但是，20 世纪头十年及其后成立的志愿组织所做的努力很快就大大地超过了官方机构。公共卫生教育的开路先锋是结核病运动。1904 年，约翰·S. 富尔顿在巴尔的摩举办了第一届结核病展览。这次展览引起了全国的关注，于是第二年在纽约的美国自然历史博物馆又举办了一场类似的展览。1906 年，刚刚成立不久的全国结核病研究和预防协会在伊沃特·G. 劳特扎恩的指导下举办了一个巡回展览。不久，又出现一个同样类型的展览。这些展览在大城市的交易会和空置的商店内展出，由非专业人士打造和管理，也得到了当时一些顶尖医学家的建议。展览主要是为了吸引公众的目光，它们以一种最直接、最粗暴的方式进行。表现结核肺、破败脏乱的廉租房的照片，以及其他那些令人难以置信的事实都被直观地展示出来，主办方认为它们是最好的证据，它们会抓人眼球，使公众印象深刻，使他们信服。在抗结核病运动中使用过的其他宣传工具还包括报纸、传单和手册、健康讲座和幻灯片。后来，电影也列入其中。在所有这些努力中，最主要的是通过在广告和宣传领域发展起来的各项技术来呈现各种事实。

在 20 世纪第二个十年，卫生部门在有组织的基础上加强了教育活动。1911 年和 1912 年，芝加哥和纽约的卫生部门各自发行了自己的周报。芝加哥面向的是非专业的大众群体，主要在教堂和学校中流行。而纽约市则主要面向专业医生群体，增进他们对于日常工作中的预防方面的认识。这份周报后来成为月刊，再后来变成季刊，一直到几年前（1966）才暂停出版。1914 年，纽约市卫生局是所有官方卫生机构中第一个成立健康教育局的，同年，纽约州卫生局也成立了类似的组织。到 1929 年，有 52 个市和 35 个州的卫生部门发布了其所在地区的卫生主题公报，发布时间一般为每月一次，少数几个部门设有专门的健康教育主管。

第一次世界大战极大地加速了健康教育的发展，并为其发展创造了条件。战时的需要，特别是控制军队中性病传播的需要，进一步强调了保持健康是一种必须肩负的爱国责任。邻里组织和社区理事会把健康作为重点的关注对象。同时，儿童健康领域的不断进步，使健康教育脱颖而出，自此以后，健康教育成为最新的公共卫生专业之一。1918 年，美国儿童健康组织成立，著名的儿科医生 L. 埃米特·霍尔特及护士萨利·卢卡斯·简担任其负责人。他们不仅对疾病保持警惕，还对教育活动和营养膳食所具有的促进儿童健康方面的潜力加以强调。该组织主要通过学校展开活动，且活动参与者大都是儿童，因此，他们在原有的基础上创作了一些欢乐又幽默的新调子，制作了一本图文并茂的《儿童健康字母表》，前两行内容如下：

> A 代表苹果，也代表空气。
> 孩子们需要这两样，我们一起分享。

　　健康知识是由健康仙子和小丑楚楚这样一些故事角色来传达的。虽然这些努力确实很表面，也过分强调了健康的"闪光面"，但它们对早期健康教育活动的枯燥风格起到了矫正作用。

　　就长期影响而言，更为重要的可能是当时采取的初步措施，即承认健康教育是公共卫生的一个特殊领域。"健康教育"一词最早是在儿童健康组织 1919 年召开的一次会议上被提出来的，次年，该组织成立了第一个健康教育研究金。1922 年，儿童健康组织与美国儿童卫生协会合并，成立了美国儿童卫生协会。同年，它与美国教育局一起举办了莫宏克湖会议，会议强调对健康教育施教者进行适当培训的重要性。此外，到了 1922 年，公共卫生机构中从事健康教育的人员，其数量之多足够在美国公共卫生协会中单独成立一个部门。然而，他们当中很少有人是全职从事健康教育的，也没有接受过任何培训，不具备这方面的专业素养。这些早期的探索者是从其他卫生领域及相关专业（如医学、护理、教学、宣传等）招募来的。健康教育专业人员的人数增长缓慢。1942 年，美国公共卫生协会地方卫生小组委员会做了一项调查，发现只有 13 个州雇用了健康教育工作者，总计 44 人。由此，美国公共卫生协会认识到这项工作需要训练有素的人才，于是协会在 1943 年规定了健康教育工作者的一般从业资格。协会也曾在 1938 年为学校卫生教育者规定过若干教育标准。同样是在 1943 年，公共卫生学校开始制订针对健康教育者的培训方案。很快就有了明显的成果。1947 年进行的一项研究表明，官方和志愿卫生组织共雇用了 460 名男性和女性担任卫生教育工作者。在这个群体中，有 300 人在官方认可的公共卫生院校完成了研究生课程。目前，提供这种课程的大学有下列几家：加州大学、哥伦比亚大学、哈佛大学、密歇根大学、明尼苏达大学、北卡罗来纳大学、杜兰大学以及耶鲁大学。到 1951 年，健康教育专家的人数足够多，于是成立公共健康教育者协会，成为团体的专业组织。然而，仍然有很多地方需要受过训练的健康教育者。由于这类人群在社区卫生计划中展现出的他们所掌握的专业技能的价值，对那些在公共卫生队伍中资历相对较浅的成员的实际和潜在需求也在增加。

伴随着这种发展，健康教育的目标也发生了变化。人们认识到，仅仅靠传授知识是不够的，重要的是如何利用知识。此外，人们还认识到，社区是一个单元，而健康教育与其他卫生工作一样，也需要根据社区各阶层的性质和需要进行统筹规划，以免有所疏漏。最后，人们认识到，当社区成员有机会了解自己的健康问题以及清楚如何处理这些问题时，社区健康计划的基础就会变得更坚实。激发和鼓励公民为自己的健康负责并不是一个新的想法，但由于 20 世纪初的几十年里对工具和技术的过分强调，它变得湮没无闻。事实上，这一模式早就由那些志愿卫生组织的奠基人，甚至更早前的卫生改革者们建立起来了。合理的排污、供水系统和其他社区服务都是因公民组织坚持不懈的要求而得以实现。一些城市，尤其是纽约和波士顿，与地区卫生中心一起，为了更好地组织社区健康教育做出许多尝试。而在 1938 年，康涅狄格州哈特福德市发起了一个举国瞩目的全社区计划。在露西·摩根的指导下，该计划旨在呼吁全社区共同参与到统一的学习和行动计划中来。之后，美国公共卫生协会下的一个附属委员会于 1941 年编写了一份题为《社区健康教育组织》的报告，引起了广泛的反响。今天，社区组织已成为美国健康教育计划的重要组成部分。

另一个具有根本意义的趋势是，人们认识到健康教育主要涉及人的行为和行为的改变，以改善和促进个人及社区的健康，因此，健康教育家必须依靠社会科学，才能更好地了解如何与个人或群体合作。同时，健康教育工作者也愈发严格要求自己，他们开始使用社会科学的方法和工具来分析和评估自己的工作。虽然这种趋势刚刚崭露头角，但毫无疑问，随着社会科学更精准地了解个人和群体行为，健康教育工作者将能够以更有效的方式完成他们所肩负的重要任务。

在过去的三十多年里，还诞生了重要的传播技术手段——广播和电视，并且见证了城市文化在美国的持续散播（部分是因为内燃机对运输产生的影响）。1921 年 11 月，美国癌症防治协会主席查尔斯·A. 鲍尔斯博士首次通过无线电广播发表了健康讲座。1921 年 12 月 6 日，在位于弗吉尼亚州阿灵顿的海军观测站，美国公共卫生署开启了每周一次的健康广播。第二个进行定期健康播报的官方卫生机构是纽约州卫生局。1922 年 3 月 24 日，卫生局在纽约斯切克塔迪的通用电气站播放了一场主题为"保持健康"的讲座。

20 世纪 20 年代初，纽约结核病和健康协会在埃古·高尔斯顿博士的指导下，将协会的讲座计划扩展到无线电这一新领域中。其他官方和志愿卫生机构也纷纷效仿，如今无线电广播已成为卫生界公认的大众传播工具。电视仍然过于新潮，其潜力还有待挖掘。卫生机构已经开始用它来进行健康教育，毋庸置疑，这是一种非常强

234

大的工具。然而，在教育者可使用的所有工具中，电视的真正地位还有待未来予以确认。

欧洲健康教育的发展在许多重要方面与美国不同。首先，或许除了苏联以外，欧洲各国官方卫生机构对这一职能的执行程度还达不到美国的水平。其次，志愿性卫生机构并未得到充分的发展，虽然有独立的组织在推动健康教育，如抗结核会、戒酒协会、青年团、疾病保险基金等，但行动都是零零散散的，且并不统一。在过去的二三十年里，一些国家努力想将健康教育作为卫生统筹计划中的一项主要活动来发展，但取得的成果远远落后于美国。

另一方面，他们的某些传播工具和渠道比美国发达，运用的频率也更高。这在海报上以及健康博物馆上体现得尤其明显。海报艺术在欧洲达到了较高的水平，并在卫生领域发挥了作用。健康博物馆亦是如此，1912 年在德累斯顿建立的德国健康博物馆是为最佳典范。这家博物馆直接或间接地对全世界都产生了影响。美国第一家常设的健康博物馆——克利夫兰健康博物馆，是在原德国博物馆馆长布鲁诺·格布哈特博士的指导下建立的。克利夫兰博物馆于 1936 年注册成立，1940 年正式开放。1946 年 10 月，第二家健康博物馆在得克萨斯州的达拉斯市成立。最近，在费城附近的蓝科纳医院（1953）以及欣斯代尔（1957）都陆续建起了这样的场馆。

1908 年，德国公共卫生协会成立，德国的健康教育第一次有了自己的组织形式。紧接着，在 1919 年，国家公共卫生教育委员会成立了；次年（1920），两家机构合并为一个帝国委员会，总部最先设在德累斯顿，之后搬迁至柏林。在经历了战争和事实上的分裂之后，联邦德国于 1954 年 4 月 7 日成立了联邦公共卫生教育委员会。1957 年，该委员会拥有 112 名成员。虽然委员会由政府资助，但它仍然

235

是一个志愿组织，致力于鼓励个人和团体为自己和社区的健康而展开活动。在德国，至今还没有专业的健康教育工作者。虽然公共卫生教育是地方卫生机构的官方职能，但实际上，社区的健康教育几乎完全是私人志愿组织在进行，所使用的资料则由中央健康教育研究所即德国健康博物馆准备及提供，这家博物馆是在原有的德累斯顿博物馆被摧毁后，于战后在科隆新建的。

在法国，健康教育是官方卫生机构公认的职能之一。然而，在实践过程中，这项工作大部分也是由私人组织进行的。在洛克菲勒基金会卫生委员会的建议下，1924 年法国成立了全国社会卫生办公室，作为防治结核病的机构，这就在官方层面上对健康教育予以了认可。最终，卫生办公室成为致力于协调由私人的健康和福利组织展开的各项工作的机构。虽然该办公室于 1935 年解散，但它为卫生部设立全国卫生、人口和社会教育中心奠定了基础，这个中心负责全国范围的卫生教育方案，并编写和分发材料（印刷品、传单、海报、展览品、电影和电影放映机）。该中心下辖 25 个不同的省级中心，来实施这些方案。社会保障局通过其主办的"卫生和社会行动"为各种预防方案提供资金，其中就包括了大量的教育方案。除官方机构外，还有全国人民卫生教育委员会，这是一个致力于协调和促进所有卫生教育工作的志愿组织。此外，它对 1951 年国际公众健康教育联合会的成立起到了重要作用。在法国，地方一级的健康教育状况各不相同，各省之间亦是如此。在一些地方，如果那里的官方机构对健康教育颇感兴趣，那么可能会诞生一个积极的执行方案。但多数情况是，开展教育活动的都是志愿机构。有时，官方和志愿机构也会联合制订教育方案。虽然人们逐渐对全职专业健康教育家的概念有了认识，但从事这份工作的人极少。到目前为止，也没有

236

任何统一的培训课程可以提供给渴望加入这一事业的人。

在英格兰，有组织的健康教育是围绕着健康教育中央委员会发展起来的。委员会成立于1927年，是卫生医务人员协会的活动成果，虽然它没有法定权力，但受到来自卫生部长及地方当局的认可，成为"负责协助英格兰和威尔士当地政府开展健康教育工作的机构"。委员会通过提供咨询和指导、教具和文献、卫生工作者的培训课程，以及与志愿和公共机构的各种联络活动来实现这一目标。它出版的《健康教育杂志》是一本非常有用的期刊。

苏联可能已经有了最为完整的卫生教育体系。当然，它的基础是现行的社会化医疗制度。其实，健康教育早在1917年革命之前就开始了。1893年皮罗戈夫委员会成立，作为传播卫生知识的机构，它为在学校中推行健康教育做了大量的工作。1911年在德累斯顿的卫生展览会上，俄罗斯举办了一个大众健康教育展。只不过，直到革命前夕，这些工作才广泛开展。在卫生委员谢马什科的领导下，一套有组织的健康教育方案制订了出来，并一步步付诸实践。健康教育场所的建立使它们成为推动这项方案的主要中心。苏联各地都设有这样的机构，工作人员全是受过健康教育专业培训的人。机构中的一个主要中心是莫斯科中央健康教育研究所。该研究所共设有三个部门，分别负责学校、医疗及预防机构，还有工业单位的健康教育。此外，除了关注研究和评估、媒体和技术（包括新闻、广播和视觉辅助）外，研究所还出版教材，准备展览会、照片及幻灯片素材。卫生教育专家在那里接受培训，上为期三年的公费课程。其他卫生工作者也在研究所学习。在此处，有一个非常有趣的迹象，在1950年和1952年，约有两千名不同医学专业的医生在该所学习卫生教育。

今天的健康教育是现代社区健康行动理论的重要体现之一。随着人们对人性及其可改变程度的了解加深，健康教育的价值无疑会变得更高。已故的 C.-E. A. 温斯洛曾一针见血地指出，健康教育的发展作为预防医学的一个因素，对我们今天的重要性不亚于四十年前细菌致病学理论对公共卫生工作者的重要意义，这几乎无可置疑。

营养科学的兴起。教育方法对促进健康和预防疾病的重要意义已被越来越多的人意识到，这与人们在某些形成于早期的领域中探求新的知识密切相关。其中最重要的是对营养生理学和病理学有了进一步的认识。这一领域的科学基础是拉瓦锡在 18 世纪打下的。而德国伟大的化学家尤斯图斯·冯·李比希（1803—1873）则开创了统一的代谢活动概念，对营养学和营养化学产生了深远的影响。根据法国生理学家弗朗索瓦·马根迪（1783—1855）的研究，动物和人的营养可分为三个基本类别：蛋白质、碳水化合物和脂肪。他展示了前者是如何被用来构建或修复有机体，而后两者则被用作燃料。德国研究员卡尔·沃伊特（1831—1908）、马克斯·冯·佩滕科弗（1818—1901）和马克斯·鲁伯纳（1854—1932）以及美国人格雷厄姆·拉斯克（1866—1932）和威尔伯·阿特沃特（1864—1907）进一步推进了李比希的工作。他们的研究使人们有机会更精确地分析新陈代谢活动，并且将这些研究成果用于解决临床和理论问题。最终是鲁布纳在 1888 年至 1890 年间通过实验证明了新陈代谢活动。1903 年，阿特沃特和本尼迪克特在人身上证实了这一点，同年，阿姆斯比在牛身上也证实了。沃伊特、鲁伯纳等人的实验为中间代谢的研究奠定了坚实的基础，目前这一课题正在大力开展。与之相关的是对生长及其代谢基础的调查。

截至 1900 年，营养学的研究几乎只关注热值，即食物提供的能量。这一类型的研究在 1886 年由阿特沃特与马萨诸塞州劳工局局长卡罗尔·D. 赖特（1840—1909）合作进行。研究结果是，阿特沃特要求将美国的营养标准定为每人每天摄取 3 500 卡路里。从那以后，这个标准一直在被修订。阿特沃特还分析了美国人饮食结构中的食品，并确定了它们每一种每磅所含有的蛋白质、脂肪、碳水化合物和热量值。1896 年，他出版了一本汇编，至今仍是这些数据重要的参考来源。与此同时，阿特沃特认识到，营养学不仅涉及实验室实验，还涉及社会学和心理学方面，1888 年，他呼吁社会科学家伸出援手，来解释为什么穷人认为外表最精美、价格最高昂的食物是最受欢迎的。

阿特沃特认为，消费者应该以最经济的方式满足自己的饮食需求，同时保持身体的健康。工业家爱德华·阿特金森对阿特沃特的思想和研究颇感兴趣，他自己对"食品经济"有着类似的想法。1893 年，阿特金森主张建立食品实验室，作为几年前已成立的农业实验站的一部分。这一建议获得了国会的积极响应，于 1895 年 6 月 30 日截止的财政年度农业拨款法案中，有 10 000 美元用来支持农业部部长"就制作人类食物所需的各种材料及商品的营养价值进行调查并撰写报告，并提出特别建议，用那些丰富、健康及可食用的粮食去代替浪费的、不经济的常用食品"。第二年，拨款金额增加到 15 000 美元。在阿特沃特的监督下，实验站办公室研究了各种食物的营养价值和消化率，并调查了人口中不同群体的饮食情况。

俗话说，一知半解是件危险的事，也许没有什么比营养领域更能说明这一真理了。由于人们的注意力集中在食物的热量值上，缺乏对维生素或矿物质营养功能的了解，早期的研究人员常常声讨那些今天被认为是非常重要的食物。1897 年，阿特沃特和伍兹就反对

238

使用绿色蔬菜，如青菜和甜玉米，因为它们只含有少量的蛋白质和能量。同样，人们认为罐装西红柿就蛋白质和能量的供给来源来说价格太高了。而蔬菜之所以必要，只不过是因为它提供了大量的矿物质盐，以及可以使食物变得可口。1907 年，查尔斯·朗沃西在他的一篇文章中写道，贫困家庭可以不吃橙子，这不会对摄入的营养价值造成任何实质性的改变。橙子只是增加了食物的吸引力，而绿色蔬菜只是使食物更加开胃。

不过，就是在这个时候，这种关于饮食和疾病因果关系的基本理论似乎正在被人们收集到的证据和观察到的事实所推翻。人们逐渐意识到，疾病可能是由于缺乏某种基本物质而造成，而不只是外源性物质引发病理状态而已。想要理解这其中的意义，我们必须牢记，在世纪之交，医学界和公共卫生界仍在自我调整中，以适应巴斯德、科赫等其他微生物学家取得的革命性成果。他们认为，绝大多数疾病都是通过外源性病原体即细菌和毒素而引发的。因此，医学家们在研究疾病问题时便自然而然地转向了微生物假说。然而，在 19 世纪的最后二十年里，科学界出现了另外一些舆论风向，或许可以带领人们更早地发现因缺乏营养元素而导致的疾病。虽然在 18 世纪末，新鲜水果和蔬菜，特别是柑橘类水果的果汁在预防坏血病方面的作用已广为人知，但之后却没有对此做更进一步的研究。同样，德国、法国和英国的医生在 19 世纪推行的鱼肝油治疗佝偻病的方法，也没有引起更深入的探索。它们纯粹是经验的产物，缺乏任何精确的科学依据。为此，化学领域必须加快发展，人们需要一种新的病因概念。（类似的发展模式已在詹纳疫苗接种和免疫学的发展中有所描述。）到 19 世纪末，生物化学有了合理的基础，可以开辟出一条新的研究路线。

早在 1881 年，瑞士巴塞尔大学邦吉实验室的助手 N. I. 卢宁（生于 1854 年）发现，当幼鼠被喂食高度净化的饲料时，它们只能存活很短的时间。当他以牛奶的矿物质灰分形式为其提供所有必需的矿物质时，结果并没有得到改善。然而，用牛奶本身喂养的幼鼠能茁壮成长。因此，卢宁问道："牛奶中除了含有蛋白质、脂肪、碳水化合物外，是否还含有其他维持生命所不可缺少的有机物质？"遗憾的是，这一问题并没有得到深入的探讨。与此同时，有越来越多的证据表明，饮食中某些元素的缺失会引发疾病。1887 年，海军外科医生高木兼宽（1858—1920）通过在米饭的基础上加入鱼、肉和蔬菜，彻底帮助日本海军摆脱了脚气病这一古老的远东顽疾。1889 年，布兰德·萨顿在伦敦动物园证明了，错误的饮食很可能是导致幼狮佝偻病的原因，通过给它们喂食碎骨、牛奶和鱼肝油，可以治愈。

然而，第一个具有实验基础的重要贡献来自世界的另一头。几年之前，即 1886 年，荷兰向东印度群岛派出了一个委员会，由 C. A. 佩克尔哈林和温克勒领导，调查脚气病的性质和原因，当时这种疾病流行甚广。他们得到了年轻军医克里斯蒂安·艾克曼（1858—1930）的协助。在那个细菌学的黄金时代，很自然地，他们是从病菌和传染性的角度来思考这个问题的。他们在这个假设的方向上研究了大约两年，后来一次偶然的机会，艾克曼观察到，用精米喂养的鸡出现了类似脚气病的症状，而当饲料被更换后，这些鸡很快就恢复了健康。无论是糙米还是稻壳都能迅速起到治愈作用。基于这些观察，艾克曼在生理学家 G. 格林斯（1865—1944）的帮助下进行了一系列实验，后者于 1901 年从大米的糠粉中制备了一些提取物，并证实这些提取物具有惊人的治疗效果。在与格林斯的合 **240**

作中，艾克曼的杰出贡献在于，他发现有一种疾病以多发性神经炎为特征，且与脚气病相似，当鸡只被喂食精米时，这种疾病就会产生，而用完整米粒代替精米后，症状便立即得到缓解。1901 年，艾克曼发表了研究成果，他认为是一种神经毒素在起作用。格林斯则认为，导致脚气病的神经病变是由于缺乏稻壳中所含有的某种基本物质。接着，在 1905 年，佩克尔哈林受到艾克曼研究的激励，开始了一系列的实验，就像二十年前卢宁所做的那样。实验结果证实了艾克曼的观察，但佩克尔哈林比他更进一步，他假定有辅助营养元素的存在，我们现在称之为维生素。实际上，1906 年由英国生物化学家弗雷德里克·高兰·霍普金斯（1861—1947）也曾独立提出同样的概念。通过对佝偻病和坏血病发病机制的研究，霍普金斯推测，除了已知的基本营养元素（蛋白质、碳水化合物、脂肪、矿物质）之外，还存在"最小的质量因子"。后来，他把这些元素称为"辅助营养因子"。最终，1912 年，霍普金斯在一系列令人信服的实验中证明，如果想要保持动物的健康，除了给它们喂食迄今为止得到公认的那些基本营养元素外，还必须提供某些微量元素。同时，在 1911 年 12 月，波兰犹太化学家卡西米尔·冯克（生于 1884 年）宣布，他分离出一种确定的化学物质，具有抗神经炎特性。他认为这种物质属于胺一类的化合物，于是在"amines"（胺）这个词前加上意为"生命"的拉丁文"vita"，组成"vitamine"（维生素）作为它的名字。这一叫法被普遍接受，但最后"e"被去掉了，因为很明显这些物质绝不全是胺类。

随着 1912 年的到来，关于营养缺乏症的现代概念，其演变的第一章已接近尾声。事实证明，仅仅包含蛋白质、碳水化合物、脂肪和无机盐的饮食是不足以维持健康乃至生命的，并且缺乏症可由实验产生，再以饮食补充来治愈；此外，研究者们还提出了维生素理论。下一篇章开始于 1912 年之后，主要是对概念的阐述和证实，以及对从中获得的知识的应用。这项工作是沿着以下几个方向进行的。各种辅助饮食因子（即维生素）已经被分离出来，并与特定疾病关联在一起。随着对维生素认识的加深，为了确定其化学性质和代谢功能，人们付出了诸多努力。为了测定食物中维生素的含量和最佳的营养标准，还研制了各种方法。最后，为了利用这些知识来改善个人和社区的健康，行政和教育工具也被开发出来。

1913 年，E. V. 麦科勒姆和 A. 戴维斯、T. B. 奥斯本和 L. B. 孟 **241**
德尔分别提供了关于不止一种维生素的第一份证据。然后，在 1916 年，麦科勒姆发现，老鼠的正常生长至少需要两种因子：一种是在黄油和其他脂肪中发现的脂溶性 A 因子，另一种是在非脂肪性食物和米糠等材料中发现的水溶性 B 因子。这些研究也开创了用英文字母标示维生素的先例。此后不久（1918—1922），美国的麦科勒姆和英国的 E. 梅兰比证明，A 因子中含有两种元素，一种是热稳定的，可有效治愈佝偻病；另一种是不耐热的，可有效治愈干眼病。人们将前者命名为维生素 D，对后者则保留其原来的叫法——维生素 A。

现在，便有了解开佝偻病之谜的可能。在 19 世纪末和 20 世纪初，这种疾病在城市社区，特别是贫民区广泛流行。例如，截至 1870 年，在伦敦和曼彻斯特等城市，据信有多达三分之一的贫困儿童患有显著的佝偻病。1884 年举办的医学大会推动了一项调查，五年后公布的调查结果显示，英国佝偻病的分布与工业人口的密度相吻合。例如，在克莱德地区，几乎每一个接受检查的儿童都患有佝偻病。迟至 1921 年，麦科勒姆在《美国科学院年鉴》中写道，美国城市中大约有一半的儿童患有或曾经患有佝偻病。在 19 世纪的大部分时间，医生对这种疾病的病因没有明确的认识。人们把其归结为各种各样的原因，但慢慢地，其中有两个原因引起了最多的关注，即不完善的饮食和恶劣的生活条件。在印度的医学传教士威廉·亨特利根据他在印度的观察得出结论，虽然饮食可能对佝偻病产生一定的影响，但缺乏户外运动和阳光似乎是导致这种疾病的主要原因。1889 年，这些观察结果发表后，T. A. 帕姆对佝偻病的分布展开了地理调查，他发现佝偻病在日照稀少的地方很普遍，而在日照充足的地方则很罕见。与此同时，众所周知，鱼肝油也可以治愈佝偻病。这在 19 世纪初就被人们凭经验发现了，1849 年，法国著名的临床医生特鲁索曾证实，鱼肝油的抗佝偻作用是黄油的许多倍。1889年，布兰德·萨顿在其著名的幼狮实验中也使用了鱼肝油。尽管如此，它在医学上的地位一直起伏不定，原因很简单，没有人能够解释它是如何作用的，也没有人能够解释鱼肝油与生活条件，特别是有无日照之间的联系。

对维生素 D 及其抗佝偻病作用的发现，为各种观察与实验证据的合理连接提供了一种途径。人们发现鱼肝油之所以有效，就是因为它含有维生素 D。接着，在 1919 年，德国的科特·豪钦斯基通过实验证明，佝偻病患儿可以通过接受人造阳光的照射得到治愈。1924 年，H. 斯廷博克表示，用阳光照射引发老鼠佝偻病的食物，可以防止老鼠患上此病；A. F. 赫斯发现，将天然的非活性脂肪（如棉籽油或亚麻籽油）暴露于汞蒸气灯下，可获得抗佝偻性。现在，揭开佝偻病全貌的最后一块拼图找到了。因为阳光作用于体内的脂肪会产生维生素 D，所以对佝偻病采取适当的预防措施成为可能，这使得佝偻病不再是儿童致残的常见原因，而就在三十年前，情况还完全相反。然而，这种疾病并没有被根除。1945 年，美国约有

四十万儿童和青年不同程度地因畸形而患有严重的残疾，其中 4.4%
是由佝偻病引起的。1952 年，在英格兰和威尔士，每十万居民中仍
有三人死于佝偻病。显然，虽然人们知道佝偻病是可以预防的，但
这种疾病依旧存在。这是因为一个事实：饮食与其说是由知识决
定，不如说是由社会习俗以及在某个地方和某种收入范围内可获得
的食品所决定。此外，住房或其他因素也会影响人们的营养状况。
麦戈尼格尔和柯比（1936）开展了一项著名的调查，调查对象是那
些在英国蒂斯河畔斯托克顿被重新安置的贫民窟居民。两位学者发
现，生活在新房中的贫民实际上比生活在旧房中的情况更差，这是
因为家庭收入在房租上的支出更多了，而用于食物的则更少了。因
此，与继续生活在旧贫民窟的居民相比，被重新安置的人口死亡率
更高。

约瑟夫·戈德伯格（1874—1929）及其同事的糙皮病研究可能
是对经济和社会因素在缺食性营养不良所致疾病中起到的作用所进
行的最深入和最彻底的探究。大约从 1907 年开始，在美国，尤其
是南方，糙皮病的实际发病率在增加，同时人们对它的认识也在提
高。到 1909 年底，已有 26 个州暴发了这种疾病。1916 年，在南卡
罗来纳州的人口死亡原因中，糙皮病位居第二。1909 年，在伊利诺
伊州，称职的研究人员们对该病进行了详细的调查，发现致病的原
因是微生物感染。在 1914 年，戈德伯格受美国公共卫生局委派，对
这个问题展开研究，第二年，他便发现，问题的根源出在糙皮病患
者的饮食上，其中缺少了一些物质。当牛奶和鲜肉被添加进去，饮
食得到了改善，疾病也随即消失，而当错误的饮食习惯再次恢复时，
疾病又回来了。但是，到底是什么元素的缺失导致了糙皮病呢？
1917 年，耶鲁大学奇滕登和昂德希尔的研究表明，狗的"黑舌头

病"可通过给狗喂食导致人患糙皮病的食物而引发。戈德伯格和他的助手惠勒随后证明，这种疾病是一样的，到了 1920 年，他称这可能与一种维生素 PP（糙皮病预防素）有关。紧接着，他就发现了抗脚气病的 B 因子，它也是一种抗糙皮病的特殊物质。1926 年，他在报告中称，B 因子由两种成分组成，一种对脚气病有效，另一种对糙皮病有效。

于是，在 20 世纪的第二个十年里，人们知道了如何预防或治愈糙皮病，但在 1934 年，这种疾病还是造成了美国 3 602 人的死亡，每死亡一人，增加 20 个病例。造成这种情况的原因不仅在于知识的匮乏，更在于经济因素影响了种植棉花的南方的饮食。戈德伯格充分意识到这一点，他与埃德加·塞登·斯特里克一起进行了一系列关于糙皮病社会流行病学的经典研究。其中部分在棉纺村进行，部分在佃农中进行。家庭收入与糙皮病发病率之间存在明显的负相关。随着收入的增加，发病率下降。然而，收入并不是唯一的影响因素。食物供应来源和饮食习惯也发挥了重要作用。在深冬或春季，由于没有其他供应来源，加之南方贫困阶层的饮食模式备受限制，棉纺村的家庭只能在棉纺商店或杂货店中购买食物，这就导致糙皮病成为一种几乎人人无法避免的疾病。虽然戈德伯格可以建议人们养牛、养鸡和种植花园，却无法改变这种经济状况。正如他在 1927 年就农村人口问题所写的那样："有两件事情至关重要。第一，人口的经济状况与租佃制紧密相关，而租佃制又与单一作物的农业生产、所在地区实行的农业金融的投机性、租佃者收入的季节性波动……以及其他经济因素有关。"

当营养学的新知识开始传播到医学和科学界之外时，它的影响力便辐射到整个社会。美国化学局（后成为美国食品药品监督管理局）认为维生素 A 和 B 的价值已得到有效证明，因此在 1917 年向公众宣布了它们的重要性。第一次世界大战期间，为了在节约粮食的同时保障健康，越来越多的保健食品被生产出来，其价值也日益受到人们的认可。打着爱国主义的旗帜，科学营养这一理念被大力推进，公众欣然接受。易腐食品生产和流通方法的改进，使城市社区的居民能够更便捷地购买到保健食品。而自助和连锁餐厅的发展也促进了易腐食品的流通。此外，针对水果、蔬菜、牛奶和其他产品的营销方法变得越来越有效，这导致健康动机被运用到越来越多的领域中。因此，到 20 世纪第三个十年，营养科学在美国不仅成为预防医学的一个重要分支，还成为工商业的重要组成部分、社会政策的主要工具。244

美国卫生部门于 1917 年首次聘请营养师，这当然不是简单的巧合。马萨诸塞州和纽约州是第一批这样做的，它们此后也一直保留这项服务。营养教育并不是前所未有的创新。早在 19 世纪 70 年代和 80 年代，就有人做出尝试，想改变工人的饮食习惯。19 世纪 70 年代初，纽约市建了一所免费的妇女培训学校，每周都会有志愿者在那里举办烹饪讲座。十年后，家庭经济学家艾伦·理查兹和玛丽·海曼·阿贝尔夫人在波士顿成立了新英格兰食堂，帮助解决"这个时代最大的问题之一——如何为穷人提供既经济又营养的食物"。为了实现这一目标，19 世纪 80 年代，美国东部地区的一些公立学校引入了烹饪和家政课程。随着营养学的发展，有必要聘请一名卫生工作者（即营养师）来做这方面的专门指导。1918 年，营养学作为一门独立学科被引入公立学校课程。一开始，营养师仅作为专业教师，主要为学校工作。他们的活动逐渐扩大到包括工作人员培训、社区教育和与结核病诊所等特殊群体的合作。《母婴法》（《谢泼德-唐纳法案》）促进了人们对改善儿童和产妇营养状况的关注。康涅狄格州、伊利诺伊州、密歇根州和密西西比州纷纷启动了营养膳食服务，当时主要是由联邦政府提供资金。为了实现目标，这些活动被安排在各州卫生部门的妇幼保健单位。1935 年通过的《社会保障法》又进一步推动了这一发展。到 1937 年底，15 个州共雇用了 27 名营养师。与此同时，农业推广服务中心和其他政府机构也在实行营养膳食服务。大萧条和第二次世界大战使每个人比以往任何时候都更加注重营养问题。到 1948 年，在 53 个州和地区的卫生部门中，就有 50 笔可拨出资金，够聘请 70 名营养师。同一时期，城市卫生部门也开始雇用营养师。其中行动最早的是底特律，它在 1930 年指派了一名专员去产前及儿童保健诊所教授营养学。到 1937 年底，共有五名营养师提供这项服务。

关于营养膳食，政府还采取了其他形式的措施，很大一部分原因是受到以下几种情况的刺激：1929 年至 1936 年世界经济危机，当时大规模的失业导致很多人出现营养不良；第二次世界大战的特殊需求和随之而来的食品短缺及配给问题；为工业工人和妇女儿童提供保护的必要。

前面已经提到联邦剩余物资公司为学校午餐和其他项目提供食物的事实。1939 年 5 月，食品券计划开始实施，以公共费用方式通过地方网点向救济家庭和低收入家庭提供食品。1940 年和 1941 年，共有 2.35 亿美元用于剩余农产品的处理，这些粮食通过食品券免费发放给学校和救济组织。这些活动无疑对许多美国人的营养状况和饮食习惯产生了积极的影响。在英国，保障人民，特别是母亲和儿童的营养，是政府在战争期间的一大主要任务。总方针是确保人人都能平等地获得维持健康所需的所有基本营养元素。一些食品，如人造黄油和面粉，通过添加维生素（A 和 D）及矿物质（钙）来增加营养。1943 年 1 月 18 日，美国一号战争食品令生效后，食品不断得到丰富。法令要求白面包中必须添加烟酸、核黄素、硫胺素和铁。虽然这一政策只持续到战争结束，但各州并没有中断实行。现在，约有 26 个州及夏威夷和波多黎各等地还有这样的法令存在。

这些措施的效果相当显著。在英国，由于为母亲和儿童提供了营养补充食品，死产及妇幼死亡人数大大减少。尽管从这些事实和其他对照研究中得出的结论是如此清晰明了，缺食性营养不良症仍在世界上最繁荣的地区发生，例如美国。食物不仅是维持生命的必需品，它也是一种商品，与经济组织形式有着密不可分的关联。这就导致美国的低收入群体患上营养不良症，虽然程度并不严重。在世界上所谓的不发达地区，情况要严重得多。正如德·卡斯特罗针对拉丁美洲的情况指出的那样，粮食短缺主要是由于半封建的农业制度、许多国家的殖民地属性、土地因受到剥削而流失、通信设施的不足、人口的贫穷愚昧以及不良的饮食习惯。营养教育和研究一如既往地必要，现在可能更甚，但显然营养的改善从根本上与经济、社会和政治问题有关。关心社区健康的人，今后要解决的就是这些问题。

工人的健康和福利。在美国，对职业健康的特别关注是最近才 246 开始的。五十年前，工业医学领域对美国医学界而言仍是一片"不毛之地"。对工人疾病冷漠无知的他们，往往也对少数致力于保护工人健康的医生投以鄙夷。爱丽丝·汉密尔顿（1868—1970）在她的自传中对这一情况做了精彩的描述，她的大名在初期的工业医学领域中非常引人注目。1910 年，当她参加在布鲁塞尔举行的第四届国际职业事故和疾病大会时，她发现"对一个美国人来说，这不是一个值得自豪的场合"。比利时劳工部的吉尔伯特博士用一句简短的话做了总结："众所周知，美国没有工业卫生，'Ça n'existe pas'（不存在）。"

这就是不久前的事；事实上，本书作者正是在这一年出生的。但自 1910 年以来，出现了哪些改变？人们已通过无数的实例，认识到暴露在有毒和危险的工作环境中会引起健康问题，并且采取了一些措施来防止或改善这种接触所造成的后果。在劳工组织、社区领袖、立法者和医生的共同努力下，改革开始了。此外，日益明显的是，工人的健康问题不只是与就业场所有关。工厂外发生的一切也可能对工人作为一名生产者和工薪阶层的境况产生重要的影响。另一方面，影响工人健康的工厂环境可能会给整个社会带来负担。由于职业健康问题具有复杂性和多面性，在将来它可能会变得愈发重要。这对所有关心工人健康，把他们的健康视为财富的社区及所有团体而言是一大挑战。

1910 年至 1920 年的十年间，职业健康成为公共卫生行动的一个重要领域。然而，这一时期发生的新鲜事都是几十年累积发展的产物，并在一定程度上受到了欧洲经验的影响。无论是在劳动立法还是在职业病研究方面，美国都落后于英国和更先进的欧陆国家，尤其是德国。

直到 19 世纪 60 年代初，英国颁布的所有劳动法都是为了保护纺织厂工人，其次是保护矿场工人。但从《1864 年工厂法》开始，纺织业以外的其他行业也被囊括在内。其中有火柴、陶器、火帽和弹药筒等工业。《1867 年工厂法》《1867 年车间法》进一步推动了这一趋势，大量迄今为止未受监管的工业开始得到治理。法律首次禁止某类工人（如妇女和 12 岁以下的男童）进入特定的工序。这项立法主要是由医务官递交给枢密院的第三和第四次报告推动的，这些报告的大部分内容参考了 E. H. 格里诺对肺部粉尘病的研究。在 19 世纪的最后三十年，英国又出台了铅中毒预防（1883）、工厂通风、卫生和安全、工人赔偿（1897）等其他事项的法案。1898 年，政府设立了医疗检查员一职，托马斯·M. 莱格（1863—1932）接受了第一份任命。故而，到 19 世纪末，一套工厂法体系已被制定完成，其中包括许多法令和法规，旨在为产业工人的健康和安全提供保障。诚然，某些群体，例如家庭工业的工人，还没有得到充分的保护，但采取进一步行动所需的坚实基础已经打好了。1901 年通过了重要的《工厂和车间法》，这部法律经过整合，汇集了之前的所有工厂立法，并简化了危险行业制定法规的程序。

通过立法加强对产业工人的保护是政治和经济趋势相互作用的结果。1867 年第二次议会改革法案中，选民人数增加了一倍多，市区的每位男性户主都拥有了投票权。虽然这还不是面向成年男性的普选，但它赋予了工人权利，使工会地位问题成为政治讨论的重点。1868 年，曼彻斯特举办了一次工会代表大会。1873 年左右，工会开始受法律的保护，工会主义在英国政治和工业生活中得到了普遍的认可。工人们通过投票及其组织，努力争取改善工作条件。与此同时，自由放任的旧信仰正在被立法改良的新信仰取代。关于这种意识形态，最突出的例子就是伦敦费边社。这一团体成立于 1884 年，旨在"以最高的道德标准来重建社会"。其成员有西德尼·韦伯和比阿特丽斯·韦伯夫妇、乔治·萧伯纳、格雷厄姆·沃拉斯等其他在社会改革方面有突出贡献的人。费边的"渐进之必然性"学说，使得许多中产阶级能够接受为劳工的利益而进行的社会变革。用一个最受欢迎的费边派动词来说，它们"渗透"了劳工领袖以及保守派和自由派政治家的思想。他们，特别是韦伯夫妇，在这一时期对许多方面都造成了影响，我们以后有机会再谈这个问题。另外，随着工业范围和技术的改变，新的情况出现了，旧的工厂法如果不加以扩展和修改就无法应对。而有机化学的重大进步、工业生产中对电力的应用，以及越来越多新金属的使用，都会引发之前并不存在的职业病问题。

在 20 世纪的头四十年里，更进一步的法律法规相继出台。1907 年，印染业得到了管制。第二年，政府禁止工厂使用黄磷制造火柴，合并了此前制定的有关农业生产中雇用童工的多项法令，并颁布了矿工八小时工作法，该法于 1909 年生效。1910 年和 1911 年，则先后通过了《矿难事故法》《煤矿法》。前一部法令要求矿山提供和维护设备及培训救援人员，而后一部法令则规范了妇女和青年的就业问题，要求为她们提供所需的卫生设施，并通过湿钻法来减少灰尘。《1916 年警察、工厂（兜底条款）法》授权国务大臣，其有权强制雇主为了工人的健康和卫生提供相应的防护服、急救措施、洗漱和更衣设施，以及备餐和就餐的场所。同时，有越来越多的职业病病例和工业事故被列入报告范围。其中大部分是由铅、砷、汞和苯胺等材料引起的工业中毒，但也包括炭疽等感染。1937 年《工厂法》合并了之前的所有法案法规，不仅加强了安全和健康方面的规定，而且要求工厂报告所有的职业病，而不仅仅是法案中已规定的那些。

在开展立法和监管活动的同时，还有另外两项发展，它们也同样重要。要想解决职业健康问题，就必须建立一个有效的工厂检查机制，对工人的健康状况进行科学调研。《1878 年工厂和车间法》创建了一个集中的工厂检查系统，并由伦敦的一位首席检查员负责。亚历山大·雷德格雷夫是这一职位的第一任。1883 年和 1884 年，其手下共有五名主管检查员、三十名检查员、十名初级检查员，他们分布在全国各地。1893 年任命了第一位女性检查员，五年后又任命了第一位医疗检查员莱格。1896 年，亚瑟·怀特莱格成为第一位担任首席检查员的医生。1902 年和 1903 年，电气检查员和危险行业检查员先后被纳入系统。到 1910 年，由政府授权的工厂检查员就有 200 名，1939 年增至 320 人，1944 年则上升到 440 人。

立法与监管必须建立在知识的基础上，而职业健康领域的重要研究是由政府医生、工厂检查员和其他相关人士进行的。19 世纪 60 年代，在格林豪等医生发表了他们的报告之后，政府又开展了许多其他调查。从 1890 年起，英国出版的值得注意的经典著作包括《卫生、疾病和职业死亡率》（1892），作者为 J. T. 阿利奇；由托马斯·奥利弗主编的经久不衰的文集《危险行业》（1902），该书至今仍被人们参阅；以及，莱格和 K. W. 戈德比在 1912 年发表的重要报告《铅中毒和铅吸收》，还有 E. L. 科利斯和 M. 格林伍德的精彩著作《工业工人的健康》（1921）等。

在此期间，其他国家在处理工人健康和福利问题方面的前进方向与英国一致。有时他们完全参照英国的做法，有时则不是，这取决于工业发展的情况以及国家的政治和社会组织。例如，有些国家在 19 世纪末就任命医生担任工厂检查员，专门负责医疗工作，但另一些国家直到 20 世纪才开始这么做。表 7 显示了部分欧洲国家任命首批医疗检查员的年份。

德意志帝国的行动以北德意志联邦的《工业法》（1869）为基础，该法于 1873 年在整个德国推广实行。法案的第七章是针对工人的，它于 1878 年，尤其是 1891 年，在一部工人保护法（《劳动保护法》）中得到了修订。1897 年、1900 年、1908 年、1918 年和 1920

表 7 任命首批医疗员检查员的年份

国家	年份	被任命者
比利时	1895	D. 吉尔伯特
英格兰	1898	T. M. 莱格
荷兰	1903	E. 温特根斯、W. E. R. 克拉嫩博格
巴登	1906	F. 霍尔茨曼
巴伐利亚	1909	F. 凯尔奇
意大利	1912	G. 洛里加
奥地利	1919	珍妮·阿德勒-赫兹
普鲁士	1921	L. 泰莱基、H. 格尔布
萨克森	1921	A. 蒂勒
法国	1942	H. 戴斯维尔

年又进行了进一步的修改。1914 年，处理家庭工人的特殊问题的法律出台了。而颁布个别行业的保护法规的权力被授予联邦委员会（帝国时期），1918 年后则由国家劳动部长负责。1893 年颁布的第一项法规涉及铅涂料、镜子和雪茄的制造。1903 年颁布了一项法律来**250** 管理危险的磷火柴的制造。后来颁布的法规涵盖了铅和锌冶炼厂、采石场和各种化学品。在第二次世界大战开始时，现行的此类法规有 33 项。如果国家当局没有颁布法规，个别州或地方政府则有权这样做。

当工厂检查在 1878 年扩展到整个德国时，检查员被赋予了地方警察的权力。然而，直到 1937 年，他们才有权根据国家法律实施处罚。一些州之前就已授权工厂检查员发布警察命令的权利（汉堡，1898 年；普鲁士，1909 年）。他们被要求向联邦委员会和国会提交年度报告，并予以公布。1909 年，普鲁士共有 285 名检查员，1912年增加到 328 名。1904 年，则有 449 名，外加 8 名医疗检查员。德国其他州的发展情况与普鲁士相类似。

从 19 世纪 80 年代开始，帝国卫生局应政府当局要求，着手进行工业卫生领域的研究。这一研究一直持续到第二次世界大战。1889 年至 1938 年，在数百项公共卫生调查中，有 46 项是关于工业卫生的。这些调查涉及铅和汞中毒、炭疽热、钩虫病和托马斯炉渣吸入病。大学的临床医生和研究人员也做出了许多重要贡献。

在整个西欧，职业健康和福利一直是所有劳动部门关注的问题。德国、斯堪的纳维亚国家（挪威、瑞典、丹麦、芬兰）、法国和比利时都是如此。另一方面，1917 年十月革命后，工业卫生成为苏联卫生委员会的职责之一。随着拉丁美洲、亚洲和非洲国家逐渐工业化，其他模式也在发展。总体上，行政责任趋于各自分担，劳动部维持工厂检查制度，卫生部则负责对工作场所进行健康和卫生监督。

鉴于联邦政府和各州之间政治和行政责任的划分，美国的工业卫生发展与这些模式有所不同。他们对工人健康的关注晚于英国和其他更工业化的欧洲国家。但在 1910 年发生的一系列事件证明，美国也越来越关注这一领域。在那极不平凡的一年里，芝加哥举行了第一次全国职业病大会，美国矿务局成立，W. 吉尔曼·汤普森在纽约康奈尔大学医学院建立了第一个职业病诊所，爱丽丝·汉密尔顿以其一篇关于铅中毒的报告开启了她的前沿研究，约翰·B. 安德鲁斯发表了有关美国火柴工业磷中毒的研究报告，而美国劳工局则发布了一份工业毒物清单。然而，这些事件都是一场运动的局部，这场运动植根于 19 世纪的最后几十年，同时也被 20 世纪前十年追求社会正义的精神所滋养。根源之一便是政府机制，它们首先由各州，然后由联邦政府创建起来，旨在维护劳工的利益。南北战争之后，工会及其领导人要求政府部门专门设立单位来解决工薪阶层问题。第一个这样的机构是成立于1869年的马萨诸塞州劳工统计局，也是在那一年，州卫生局成立了。1885年，联邦政府在内政部设立劳工局，在此之前已有14个州设立了类似的机构。不久，当时的主要工会之一劳动骑士团要求政府成立劳动部。1888年，劳动部成立，1903年与商务部合并，成为商务和劳动部。现在的美国劳工部成立于1913年，目的是"促进、提升和发展工薪阶层的福利，改善他们的工作条件，为他们创造可以赚钱的就业机会"。早期的美国州立劳动局是调查劳动条件，向立法机关提出建议的机构。工人健康是最早引起这些部门关注的问题之一。例如，1889年至1895年间，新泽西州发表了一系列有关职业对寿命影响的报告。不仅如此，职业对健康的影响也在新泽西州（1883）、威斯康星州（1887、1888）和蒙大拿州（1893）发表的研究报告中有所体现。

与此同时，这些机构为改善妇女和儿童的工作条件打下了基础。在工厂里，妇女儿童的工作以工时长、卫生条件恶劣为特点。从1870年到1900年，越来越多的儿童陷入不断扩张的工厂制度的魔爪中。19世纪，老牌的工业州制定了一些有关妇女儿童的社会立法措施，但到1890年，这些法律基本失效了。到1900年，16岁以下被有偿雇用的儿童至少有170万名，一些学者认为实际数字还要高得多。制造业，特别是血汗工厂，条件最为恶劣。成千上万的儿童被困在残酷的经济体系中，他们才刚刚脱离婴儿期，身心就受到了无情的摧毁，这种景象不禁惊醒了许多具有社会意识的公民和政府官员，促使他们采取坚决的行动。伊利诺伊州的情况就是例子。在联邦劳动局成立之际，1873年至1885年担任马萨诸塞州劳动局局长的卡罗尔·D.赖特被任命为该局局长，几年后，他发起了一项针对大城市贫民窟的调查，并于1892年委派弗洛伦斯·凯利负责芝加哥地区的工作。一个明显的事实是，贫民窟的血汗工厂无处不在，它们雇用男人、女人和儿童，其中最小的儿童只有三岁。为了让公众了解这些事实，凯利夫人提议伊利诺伊州劳工局对此事展开调查，最终，一个立法委员会成立了，该委员会商讨补救措施，并提出在伊利诺伊州制定第一部工厂法。于是，美国首次出现了规定妇女工作时间限制在每天八小时以内的法案。此外，法案还规定，禁止工厂雇用14岁以下的儿童，对贫民窟血汗工厂进行管控，设立工厂检查部门。1893年7月，凯利夫人成为伊利诺伊州第一任首席工厂检查员。她带领手下的12名员工，基于14 000美元的拨款，积极又顽强地执行新的法律，消除童工、血汗工厂以及其他工业所造成的虐待现象。1895年，州最高法院宣判妇女每天工作八小时的规定违反了宪法，1897年，新州长上台，凯利夫人遭到免职。之后，她开始转战全国，成为国家消费者联盟的负责人，该联盟成为保护在职妇女和儿童最有力的后盾。通过工会、妇女俱乐部和其他组织的努力，童工立法运动发展迅猛，势不可当。1904年，全国童工委员会的成立，标志着迈出了重要的一步。1905至1907年间，付出的努力终于有了初步的收获，大约有三分之二的州启动了保护性立法或加强了现有法律。接着，在1907年，国会拨款15万美元，用于研究工业领域妇女和儿童劳工的生存状况，最后呈现的是一份长达19卷的详细报告，其结论使公众大为惊骇。匹兹堡调查也于1907年发起，由罗素·赛奇基金会资助，它使公众注意到了同样令人震惊的事实。正是这些调查，以及前文提及的活动，促成了儿童局于1912年成立。在这段时间内通过的有关童工的州法律，一般都禁止儿童参加对身心有害的工作，规定了最低年龄限制及工作时长，并要求工厂在合适的情况下为儿童提供教育。1908 年，司法界发生了一件重要的事，美国最高法院通过了一项法案，以支持俄勒冈州在 1903 年颁布的法律，其规定在工业领域工作的妇女每天工作时间不得超过十个小时。路易斯·D. 布兰代斯运用"社会学"法学的新方法，使法院相信，工作时间过长直接影响妇女的健康和家庭的稳定。因此，国家有权保护其公民的健康、安全、道德和福祉。

在少数具有社会意识的医生看来，职业病问题显然没有得到足够的重视，在 20 世纪的头十年，职业病愈演愈烈，这个问题开始受到关注。毋庸置疑，英国和欧洲大陆的当代发展也影响了美国人。1896 年，美国《公共卫生协会学报》刊登了一篇关于工业卫生的社论，引起了人们的注意。该文章探讨了英国议会委员会的一份报告，该报告涉及 134 家工厂，所覆盖工序和产品有烫金、易燃涂料的使用、干洗、印度橡胶、汽水和蒸汽机车等。1902 年，乔治城医学院国家医学教授乔治·M. 科伯（1850—1931）应劳工专员赖特的请求，推荐了他的前学生 C. F. W. 德林去调查白铅、油漆、亚麻籽油、清漆、动物脂肥料和其他产品的生产情况。这项研究结果发表于 1903 年 1 月，在美国尚属首次。第一个承认职业健康属于卫生部门职责范围的州是马萨诸塞州。1905 年，马萨诸塞州卫生局提交了一份简报，对影响工厂和其他产业雇员健康和安全的情况做了调查。卫生局委派了卫生检查员，后者负责检查工厂、车间、廉租房和类似的场所。他们的报告与 1907 年纽约检查员提交的报告一样，强调了对车间卫生进行公共管制的重要性。（不过，必须指出，纽约的检查员是由州劳工部雇用的。）内科医生 W. L. 汉森负责工业卫生工作，他在 1907 年发表了一份更为详尽的报告，特别强调了粉尘行业对健康的危害。这也是一个"耙粪"的时代，到1907年，大众杂志开始刊登有关工业卫生运动的报道。那一年，《蒙西》杂志发表了一篇由威廉·哈德撰写的文章，题为《毒物在哪些情况下困扰人们的日常工作》。

到了20世纪头十年的尾声，改善工业卫生条件的运动全面展开。1908年，曾被任命为罗斯福总统家园委员会委员的科伯就一些行业存在的健康危害做了一份全面的调查报告，并提出法律建议以及其他应对措施。同年和次年，劳工局发布了弗雷德里克·L.霍夫曼的报告《粉尘行业的肺结核死亡率》，对美国的劳工立法以及控制结核病的运动产生了重要的影响。在接下来的几年里，关于要求工厂用排气扇或其他方法进行除尘的法律，已成为规章制度的常见条款之一。1908年，英国工业卫生学先驱托马斯·奥利弗（1853—1942）出版了他的《职业病》一书。在美国，这本书被劳工及卫生部门的人员以及对该领域感兴趣的医生广为传阅。1908年还见证了另一个重要事件，伊利诺伊州成立了第一个州职业病委员会，不过该委员会的活动直到1910年才开展。同时，1909年，耶鲁大学经济学家欧文·费雪发表了《关于国家活力、浪费和保护的报告》，引起了全国范围对健康问题的讨论。他敦促联邦和各州政府以及各市镇采取有力的行动，保护人民免受疾病之苦，进而保护国家的基本资源。

1910年，美国劳工立法协会组织了第一次全国职业病大会，在防治职业病运动中发挥了领导作用。两年后，在该协会和美国医学协会的联合赞助下，第二次大会在大西洋城举行。众多对职业病感兴趣的专业团体和经济团体都派出代表参加会议，从会议记录中可以清楚地看到，为促进未来几十年的大力发展，坚实的基础已经打好。

在这两次会议间，人们取得了一些显著的进展。约翰·B. 安德鲁斯发表了一篇令人难忘的关于火柴行业磷中毒即"磷毒性颌骨坏死"的研究，并促成了1912年《埃施法》的颁布。这项法律对白磷火柴征收高额税款，从而使其生产变得无利可图。（安德鲁斯于1906年成立了美国劳工立法协会，并以满腔热忱和奉献的精神担任协会的秘书一职。协会于1942年解散。）1910年，伊利诺伊州职业病委员会开始行动，并于1911年发表了一份总结报告，是这一领域颇具价值的先锋工作。报告中最详尽的是由爱丽丝·汉密尔顿所做的工业铅中毒研究。1897年，在成为赫尔馆的居民后，她萌发了对职业病的兴趣，赫尔馆是由珍妮·亚当斯在1889年创建的具有先驱性的社会服务中心。在那里，汉密尔顿学会了如何获得紧迫的社会问题的一手信息，也学会了应该对此做些什么。汉密尔顿博士在伊利诺伊州委员会的工作使她对陶器工人和画家的铅中毒症状展开了开拓性的研究（1912、1913）。在接下来的三十多年里，她致力于职业病的发现和预防，特别是工业中毒。

与此同时，人们还注意到其他类型的健康危害。1909年，参议院的《美国妇女儿童劳工状况报告》强调了玻璃、纺织、服装等其他行业的工作条件是导致妇女儿童患病的原因。在这些案例中，致病的不是毒物，而是速度、噪声、过长的工作时间、通风不良及一些类似问题。第二年9月，大纽约斗篷、西装、裙子产业卫生监督联合委员会开始调查和监管服装厂的卫生条件。这是美国工业史上第一次由雇主联合会与工会一起创建和维护卫生的工作环境。1911年，三角内衣厂的火灾惨案使得成衣业的情况引起了公众的极大关注，这次大火导致145名工人丧生，其中大部分是年轻女孩。这一事件引发了公众舆论，政府派出一个工厂调查委员会对安全和卫生状况展开研究。该委员会由未来的纽约州州长阿尔弗雷德·E. 史密斯以及日后成为联邦参议员的罗伯特·F. 瓦格纳领导，两人后来都成为社会立法的杰出拥护者。1912 年至 1915 年，该委员会重新制定了纽约的劳动法。值得一提的还有 1914 年公共卫生署的医生 J. W. 谢尔切夫斯基在纽约市服装工人中所做的研究，它揭示了结核病流行率过高的真相，这极大地推动了国际妇女服装工人工会健康中心的成立，作为先锋机构，健康中心一直到现在都在不间断地为工会成员服务。

在同一时间，保护和维持工人健康的运动也在众多地方形成了组织。1911 年，国家安全委员会成立了，之后又设立了一个健康服务科。早在 1910 年，美国公共卫生署就认识到了工作环境对健康的危害，1914 年它成立了以 J. W. 谢尔切夫斯基为首的工业卫生和环境卫生司。同年，美国公共卫生协会成立了工业卫生科。

重视员工健康对工业生产有百利而无一害，少数有远见的雇主很早就觉察到这一点。到 20 世纪第二个十年，全国有几百名医生与工业企业签订了合同，为在工作中意外受伤的员工提供治疗。有些医生还为员工进行体检。例如，1909 年，内科医生 H. E. 莫克在芝加哥的西尔斯百货公司引入了员工体检。1914 年 4 月 14 日，一群担任工业医疗部门主任的医生们组建了工业医生联合会。这个组织成为全美工业会议的医疗顾问。然后，在 1916 年，美国工业内科医生和外科医生协会成立。

256

得益于工伤赔偿运动，组织化的工业卫生服务于 1910 年后发展起来。这个国家对工伤赔偿的兴趣可以追溯到 1893 年由约翰·格雷厄姆·布鲁克发表的关于德国强制保险的报告。美国联邦政府是第一个为雇员提供事故赔偿的机构（1908），但相关法律出了名的不完善。蒙大拿州紧随其后，于1909年对矿工事故作出了赔偿。1910年，纽约颁布了第一部现代工伤赔偿法。虽然它随即就被州最高法院宣告无效，但仍促进了赔偿立法的普及。1911年，有10个州颁布了这样的法律，1912年和1913年又有11个州颁布。然后，在1917年，美国联邦最高法院为它们提供了合宪性支持，由此，在判决日之后通过的所有法律通常都具有强制性。到1932年底，只剩下四个州没有颁布事故赔偿的法律。起初，这些法律只关注工伤事故，而不包括职业病。1911年，有六个州（加利福尼亚州、康涅狄格州、伊利诺伊州、密歇根州、纽约州和威斯康星州）通过了要求雇主向州卫生部门报告职业病的法律。但直到1917年以后，法院才开始对赔偿法做出法律解释，将职业病涵盖在内。到1948年，33个州、哥伦比亚特区以及四个属地都实行了职业病赔偿法。到目前，还有七个州没有实行。工伤赔偿法对美国的职业健康状况产生了非常有益的影响，它把很大一部分伤病的经济成本转嫁给了雇主。雇主必须购买保险来支付这类费用，而保险费又是根据工厂的经验和安全卫生设施的质量来决定，因此，保险公司为改善事故预防和职业病控制做出了一定的贡献。同时，我们也不能忽视工伤赔偿的有限性和法律的不统一性，以及确定特定疾病类型的限度范围。

虽然马萨诸塞州卫生部门早在1905年就开始关注职业健康问题，但其他各州的官方卫生机构在很长一段时间后才有所响应。与许多其他卫生领域一样，1935年《社会保障法》的通过和第二次世界大战产生的需求激发了人们对职业健康的兴趣和行动力。联邦政府通过向各州提供补助，在各州卫生部设立了工业卫生部门。1940年，有四分之一以上的州卫生机构没有开展任何的职业卫生活动；

到 1950 年，则有 51 个州和地区的卫生部参与了有关职业卫生的活动。此外，据报告，1953 年，有九个市和县制订了职业健康方面的计划。

在处理职业健康问题方面取得的进展也部分归功于专业和教育方面的进步。《工业卫生杂志》于 1919 年 5 月创刊，多年来一直是美国在该领域唯一的期刊。直到 1930 年才出现第二本专门介绍职业健康的杂志《工业医学》。在推动职业卫生计划方面，若干专业组织发挥了重要的作用。1926 年，美国外科医师学会组织了工业医学和创伤外科委员会，该委员会在制定最低工业医疗服务标准、调查工厂医疗部门并对它们是否符合规定标准进行认证的工作中表现出色。仅十年后，即 1937 年，美国医学会就成立了工业卫生委员会，用来协调这一领域的工作，开展教育活动。1890 年科伯在乔治城大学、1905 年 C.-E. A. 温斯洛在麻省理工大学分别开设了关于工业卫生的第一批课程。此后，医学院和公共卫生学校也纷纷效仿。

与职业健康相关的兴趣和设施的增加也导致了另一个专业的诞生，即工业护士。实际上，工业护理是公共卫生护理的一个分支。1878 年，英国出现了第一位受雇于工厂的护士。在美国，这项服务在 19 世纪 90 年代就已开始了。随着职业卫生领域的扩大，护士人数也在缓慢增加。1940 年，美国公共卫生署做了一项统计，全国共有 3 271 名工业护士。国家公共卫生护理组织意识到这一发展的重要性，于是在 1930 年成立了工业护理科，1941 年 4 月又增加了一名工业护士顾问。同年，美国公共卫生署也在其护士人员中增加了一名类似职位的顾问。一年后的 1942 年，美国工业护士协会成立。多年来，一直是纽约大都会人寿保险公司在为其工业保单持有人提供护理服务。服务开始于 1909 年，于 1950 年停止。从 1928 年开始，威斯康星州雇主互助社——一家理赔保险公司——发展了一项以探访工业为目的的护理服务。1943 年，这项服务的工作团队由 16 名护士组成。

很明显，职业健康是一个庞大而复杂的领域，随着科学技术的进步、工业的变化和发展，未来情况可能更甚。同样显而易见的是，在过去四十年中取得的重要进展，现在已经有了更进一步的底气。尽管人们进行了大量的研究，但依旧有许多知识没有得到应用。此外，我们现在可以看到，工厂工人的健康不能以场所不同而区分对待。家庭生活条件和工厂工作条件对工人的健康同样重要，如果不充分认识到这一点，我们就无法有效地预防疾病。人们愈发认识到，工业医疗必须与工人及其家庭的一般医疗相协调。随着越来越多的人在工商业中就业，这已成为美国人面临的主要健康问题之一。最终的解决之道无疑将取决于医疗组织的发展模式，特别是在预付费用的影响下。

更好的人民医疗服务。25 年前，美国几乎不存在预付医疗服务；事实上，人们还在就健康保险的原理进行着激烈的辩论。1932 年，医疗费用委员会发布了《最终报告》，为美国当前健康保险的发展提供了起点。虽然严峻的医疗服务和分配问题最近才在美国出现，但早在 17、18 世纪，英国和欧洲大陆就已经出现了对恰当的医疗服务提供方式的需要。

以贫民形象为具体象征的劳动贫困问题，在 18 世纪的社会逻辑中占有重要的地位。正是在这些贫困问题上，若干社会先锋展开讨论，试图解决疾病需求的供给问题，包括医疗服务。大多数情况下，患病的穷人是由地方当局，通常是教区，提供医疗护理。在英格兰，《伊丽莎白济贫法》规定教区当局有责任向穷人提供援助，逐渐也将医疗护理涵盖在内。然而，教区官员既没有受过培训，也不愿意处理这些问题。这就衍生出公共任务通过协议模式转派给私人的普遍做法。按照这种模式，教区官员常常与当地医生签订协议，让他们来为穷人提供医疗服务。这些协议因教区而异。有时，医生会同意为居住在教区的所有穷人看病，或只为那些教区对其负有法律责任的穷人看病，同时提供药品。偶尔也会出现当局与药剂师单独签订协议的情况。还有其他一些协议则免除天花接种、流行病等项目。一些教区按人头付费，一些则按服务付费。这种操作方法非常受欢迎，因为人们发现可以借机减税。这样的制度必然会遭到滥用。但我们必须承认，它提供了一种医疗服务，不仅如此，它的管理模式对后来的医疗服务供给计划的形成产生了影响。

　　同时，有几位颇具远见、心怀贫苦大众的人，他们提出了一些方法和手段，使穷人能够支付自己的护理费用，并接受有效的治疗。其中之一便是落魄文人、小说家丹尼尔·笛福。1697 年，他出版论著《计划论》，在书中，他提出一个又一个有关公共利益的建议。其中有一篇《关于养老金办事处的建议》，他称这是"救济穷人的一种的尝试"。凭借着对商业方法的坚定信念，笛福提出将保险原理应用于穷人。作为计划的一部分，医疗服务的提供也被他纳入在内。1714 年，伦敦的一位贵格会教徒、布商约翰·贝勒斯提出了一项计划，该计划更具想象力，涉猎范围更广，并且对健康的社会经济有着更深的见解。在他的文章《论医疗的改善》中，他提议了一个关于设立国家医疗服务体系的计划。然而，无论问题还是计划都不是英国人的专利，因为在 1754 年，巴黎一位富有的慈善家克劳德·亨贝尔·皮亚隆·德·夏穆塞特发表了他的《家庭协会规划》，就医疗和住院保险勾画了一个方案。具体来说，他建议成立一个组织，成员每月支付一定的费用，当他们生病时，可为其提供在家或医院的医疗服务。夏穆塞特设想通过较低的费率进行集体投保，并建议雇主为其学徒、工人或侍者一起投保。行政委员会中将有这些团体的代表。为了谨慎起见，夏穆塞特建议对入会成员以及组织提供的服务做出一定的限制。对孕妇而言，唯一的要求就是会员资格至少有九个月。患有性病或不治之症的人不得入会。组织还将精心挑选内科、外科医生，尽量保证涵盖所有可能的治疗，并按受薪制委任医生。病人如希望得到组织外的医务人员的服务，则必须自行支付费用。组织还设有一个管理完善、储备充足的药房，为病人提供必要的药品。所有病人的详细记录将被保存，医生将以书面形式开出饮食和药物的处方。

但笛福、贝勒斯和夏穆塞特的计划一直没有得到实现，而在布里斯托尔、汉堡和慕尼黑的几项救济失业者的计划却真的开展了起来，并且还有医疗服务提供。在汉堡，救济计划的资金来源于税收和自愿捐款。内科、外科医生和助产士根据济贫员的要求，按地区为病人提供治疗和护理。1790 年，拉姆福德伯爵本杰明·汤普森在慕尼黑建立了一个类似的体系。在这个时期，被雇用的工人和手艺人也做了一些努力，来保护自己不受疾病的侵害，这些努力也同样重要。其中最典型的例子是城市贸易俱乐部、友好互助会。中世纪的行会就有自己的互助计划，在欧洲大陆，尤其是德国，行会一直到 19 世纪还发挥着这一功能。在英国及法国，我们所说的互助会要到 17 世纪末才出现。例如，1687 年、1703 年和 1708 年，胡格诺派的工人在斯皮塔菲尔德成立了友好互助会。在整个 18 世纪，英国各种类型的互助会稳步增长。它们的基本宗旨是为生病、失业、死亡或遭受其他不幸的人们提供帮助。

在笛福的计划中，他曾建议对那些忽视或拒绝参加计划的人群采取强制措施。另外，值得一提的是，实际上 1693 年科尔伯特在法国、1696 年英国政府在格林威治医院就已设立了针对残疾海员的强制性医疗计划。（同样值得注意的是，一个世纪后的 1798 年，美国为病残海员设立了强制保险计划，由此公共卫生署终于发展起来了。）1757 年国会通过了一项"为泰晤士河上作业的煤炭搬运工提供救济"的法案。法案要求雇主在支付给工人的工资中扣除一部分金额，相当于每英镑扣两先令，用来设立一项基金，在工人生病、残疾、年老和死亡时为其提供补助。然而，这一法案被雇主们肆意利用，于 1770 年被国会废除。

大约在这个时候，出现了越来越多的自愿性保险计划。例如，在斯塔福德郡的诺斯尔，教区档案中就包括一个至少早在 1766 年就成立的友好互助会的记录。该社团被认为帮助减少了穷人的教区税，因而受到教区当局的优待，济贫员偶尔甚至会为经济拮据的会员缴纳会费。1776 年至 1787 年，萨里郡的温布尔登也有类似的记录。在法国，为会员提供医疗服务的各种互助组织相继发展起来。在法国的玻璃工业界，会在一些情况下为工人提供包括医疗、生病期间的补助金及年老后的养老金。巴黎的掘墓人公会则为生病的成员提供住院治疗。还有巴黎的家政工人协会，在成员生病时会为其提供医疗看护。

18 世纪末，关于进一步发展和扩大这种社团的呼声越来越大。这不仅反映了友好互助会的发展，也反映了保险业朝着更健全的精算方向前进的事实。在 1773 年和 1789 年，下议院批准了多项议案，其中包括帮助贫苦的劳动者，使其在生病或年老时能够自给自足的方案，但遭到上议院的否决。到 1793 年，议会才通过了第一部有关友好互助会的法案。该法案由威廉·皮特的好友兼同事乔治·罗斯发起，旨在促进工薪阶层中互助会的建设。法案允许个人为互助计划整合和筹集资金，但前提条件是为此所设立的组织必须得到治安法官的批准。罗斯法案推动了友好互助会的发展，到1801年，在英格兰和威尔士估计有7 000多家互助会，会员人数在60万到80万之间。19世纪，它们继续缓慢增长，到1872年，英国有近200万名会员。然而，在接下来的两年里，会员人数以惊人的速度增长，仅英格兰和威尔士就达到了400万人。如果再考虑到妻子、子女和其他受抚养人，大约有800万人得到了照顾。社团总数约达到32 000个，资产约为1 100万英镑。从1793年到1875年，议会共通过了19项有关互助会的法案。1875年颁布的法令则巩固了互助会的现有地位，并由政府予以监督，以确保其财务的稳健性。

虽然友好互助会为很大一部分的工人阶级提供了服务，但仍有许多人出于各种各样的原因而无法加入社团，尤其是在《济贫法》管辖范围内的工人。从《1834年济贫法修正案》开始，贫民患者的医疗救助便由济贫法当局接管。该部门多次尝试缩减此项服务，但都未奏效，随后他们采取的措施是，请济贫法的医生进行治疗，医生们有固定的工资，并按病例收取额外费用。此外，济贫法的医务室和诊所也提供相关照护。然而，这一机制的批评者坚持认为，医疗服务的提供应与济贫区别对待。他们指出，英国有一半人口无力承担医疗费用。发现这个问题后，人们提出了各种解决办法。有一种是"组建一支非私人职业者的公务员团队，其成员分布在全国各地，致力于为生病的穷人和公共卫生事业提供服务"。这种对人民健康重要性的认识，并非完全出自人道主义观点，而是基于非常实际的考量。人们愈发意识到，患病的劳动力是对健康的一种威胁。因此，虽然经济自由主义仍在社会科学中占据主导地位，但在1870年，济贫法委员会认真考虑为英格兰和威尔士的所有工薪阶层建立一个免费的医疗咨询体系。但与此同时，一直到20世纪，还存在着一种迷思，认为向贫民提供医疗服务将不可避免地导致贫困，并且还认为只有在《济贫法》的严厉威慑下，才能开展此项服务。尽管如此，在19世纪最后的25年里，经济状况不断发生变化，迫使人们不得不重新考虑这一问题。

19世纪下半叶，欧洲为了提供可满足大量人口所需的医疗服务，做出了两次非常重要的尝试。这些尝试改变了20世纪世界上大部分地区的医疗模式。其中之一是俄罗斯践行的道路。这是一个适合农业国家的解决方案，在俄罗斯，绝大多数生病的穷人都是农民。1861年农奴解放后，这个国家在农村地区建立了一套公共医疗服务体系，将其作为改革计划的一部分。这便是所谓的"地方自治会"体系。福利和卫生管理由地区政府或省"自治会"或理事会负责。医生由这些地方当局进行任命，他们的工资则由税收基金支付；当局还负责建设医院，并在无法配备医生的情况下提供医生助理。这些进步与一些政治和经济趋势相吻合。在此期间，俄罗斯开始逐渐受到工业革命的影响，被解放的农奴进入工厂。同时，政治自由主义者开始敦促国家进行宪法和社会的变革，并向人民寻求支持。就在这个时候，为了改善工厂工人的状况，第一轮尝试开始了。例如，在1866年出台了一项法律，规定工厂主必须为每一百名工人提供一张床铺。在1917年革命期间，自治会体系与私人行医制度并行，为今天的苏联医疗组织奠定了基础。另外，这个完整的医疗和公共卫生服务体系是面向全体国民的，其运作资金来自税收。这一体系经由修改，其提供医疗服务的方式被一些欧洲及亚洲国家所采用。

奥托·冯·俾斯麦创建的社会保险制度（1883—1889）意味着德国采取了另一条为低收入群体提供医疗服务的道路。俾斯麦提出的制度非常全面，包括针对工业事故、疾病、伤残和老年的保险，其制度的根基源自德国以往的经验。1818 年拿破仑战争后，拿骚公国发展了一套完整的公共医疗服务体系，其中医生是以公务员的性质存在。这个体系一直运行到 1861 年，那一年公国为普鲁士兼并。于是，体系中只剩下一些工会基金在继续运作。在它们当中，最古老的是矿工基金，它一直活跃到 19 世纪的下半叶。当俾斯麦在 1883 年引进社会保险法时，其部分内容就是以现有的矿工福利基金为基础的。最终，德国与英国及其他欧洲国家一样，将工薪阶层联合起来，组成互助会，为他们提供包括医疗在内的疾病津贴。从 1869 年起，巴伐利亚、巴登和符腾堡的社区获得授权，建立了自己的公共疾病保险基金，所有不与父母同住的未婚工薪人员都必须加入。简而言之，关于部分自愿、部分强制的预付医疗服务理念，早在俾斯麦将其推广到全国之前，德国人就已经接受了。俾斯麦希望建立一个统一、集中的保险制度，将工农业中的所有经济弱势群体包括在内。最终呈现的结果是一个折中方案，由雇主、雇员和国家进行资助。虽然它无法令所有人满意，但这起了一个头，德国成为其他国家纷纷效仿的楷模。德国的这一制度已足够完善，以至于魏玛共和国、第三帝国和现在的德意志联邦共和国基本上还在沿用。值得一提的是，1918 年后，当阿尔萨斯-洛林回归法国时，当地人民坚持保留德国的社会保险制度。这就导致法国在 1928 年也为全国制订了类似的方案。

走德国路线的其他国家有奥地利（1888）、匈牙利（1891）、卢森堡（1901）、挪威（1909）、瑞士（1911）和英国（1911）。在过去五十年间，这方面最值得关注的发展发生在最后一个国家，英国。19世纪80年代，英国的失业率和贫困人口不断增加，人们越来越明显地感觉到，济贫法的管理无法与经济波动和季节性就业割裂开来。工人及其代表呼吁政府减少对无形之手的依赖，而采取更积极主动的措施。与此同时，在救济穷人方面，各地方当局与最初负责这项工作的监护委员会之间存在着极大的混乱，这一点越来越明显。另外，还有些人认为，作为《1834年济贫法》基础的威慑原则已经失效。因此，1905年政府成立了一个皇家委员会，对济贫法问题进行全面检视。《济贫法委员会调查报告》在1909年发表，报告建议政府正式放弃威慑理念。尽管委员们在一些基本问题上达成了高度一致，但还是同时发布了一份《多数派报告》和一份《少数派报告》，各自阐述了截然不同的解决方法。

《少数派报告》主要由比阿特丽斯·韦伯撰写，报告提出建立一个统一的国家医疗服务体系，将《济贫法》的医疗服务与公共卫生当局提供的医疗服务结合起来，由国家卫生部门统一管理，作为社会保障制度的一部分。其实，这就是四十年后的国家医疗服务体系（NHS）。《多数派报告》则提出了一种较为温和但也更碎片化的方法。其中包括劳动力交换、失业保险和健康保险。前两个提议实际上要归功于贸易委员会的两位公务员，威廉·贝弗里奇和休伯特·卢埃林·史密斯。前者在1909年发表了他的重要研究成果《失业：工业问题》，这为后来的《1942年贝弗里奇报告》奠下了基石。失业保险是由当时的贸易委员会主席温斯顿·丘吉尔发起，1911年，时任财政大臣劳埃德·乔治提议将其纳入健康保险的措施中。1911年法案的名称为《保险法：针对健康伤害、疾病预防和治疗，针对失业及其他相关目的》。该法以德国俾斯麦的立法为蓝本。最后，在 1919 年，随着这一年卫生部的成立（其宗旨是促进全英格兰和威尔士人民的健康），济贫法委员会的另一项提议变成了现实。卫生部接管了地方政府委员会、健康保险组织的卫生职能以及教育部的卫生和医疗检查职责，还有与健康有关的所有其他事项，如环境卫生、流行病和住房问题。

虽然这些措施为创建一个协调的卫生服务体系奠定了基础，但在随后几年间，并没有更进一步的行动出现。公共卫生当局发展的个人保健服务，特别是母亲和儿童的保健服务，以及医院服务、受保人的家庭医生服务，这些在没有任何实际规划或协调的情况下，继续并行发展。1920 年至 1939 年间，学者们就卫生政策和医疗服务的提供做了许多著名的研究和报告。所有这些都表明变革和改进势在必行，但二十年来，这个国家几乎没有采取任何与需求相称的直接行动。第二次世界大战的爆发迫使英国不得不进行国家规划，尤其是在卫生方面。人们从大量的证据中发现诸多疾病可以避免，这些疾病部分是由大萧条引起的后遗症。而"二战"的紧急状态冲破了惰性、犹豫和党派政治的藩篱，终于，迟到的改革启动了。1941 年 6 月，英国成立了贝弗里奇委员会；1942 年 11 月，威廉·贝弗里奇爵士提交了报告《社会保障及有关服务》。他在报告中指出，国家社会政策的各个部分是紧密相关的，除非以全面的手段保障健康，否则社会保险就不能得到充分发展。这是著名的"假设 B"理论，其目标是建立一个国家医疗服务体系，"为每一位公民提供全面的疾病预防和治疗服务，没有例外，没有待遇限制，也没有任何经济上的障碍可以延迟它"。1943 年 2 月，联合政府正式宣布批准国家医疗服务体系。之后为了制定必要的法律条款，又过了三年时间；最终在 1946 年 11 月 6 日，《国家医疗服务法》获得了王室的认可，成为国家法律。1948 年 7 月 5 日，国家医疗服务体系开始运作，今天它已成为英国人生活的一部分。这是一项伟大的实验，也是社会正义与福利的理想的化身。国家医疗服务体系对英国人民健康的影响在短时间内很难做精准的估量。细节、实际操作和不足之处仍有待完善。不过，事实证明，一个现代工业化社会已开始以民主的方式组织现有的卫生资源，造福全体人民，这是社区卫生行动发展的一个历史性的里程碑。

在美国，人们对医疗服务提供方面的特殊性和有限问题的认识可以追溯到殖民时期。患病穷人的医疗护理是通过市立医生和助产士提供的。前文也已提到，在 1798 年，疾病保险制度可以为生病和残疾的海员提供医疗服务。而对农村健康问题的认识则至少要追溯到内战时期，当时第一任农业专员在向林肯总统递交的报告中有专门一节讨论农户家庭的健康问题。

然而，直到 20 世纪，医疗服务问题才开始闯入公众的视线。这一过程的背景是工业化发展。19 世纪，美国社会从手工业生产为主的地方自给农业经济转向了收入差异巨大的城市机械化工业经济，人们不再是为了生计工作，而是为了工资工作。这些工作及生活条件的变化给城市和农村社区带来了严重的健康问题，并对医疗服务的提供产生了决定性的影响。

同时，医学科学的进步让人们可以应用新的诊断、治疗方法和医疗仪器。城市化还促进了医院医疗服务的集中。这些发展使医疗服务能够方便于民，但服务的费用也增加了，不仅如此，医疗服务的分配也变得复杂起来。事实上，费用的增长速度超过了购买力的增长速度，一些人意识到，要服务于新型工业化的美国社会，医学需要新的组织形式。

1912 年，美国劳工立法协会掀起了第一场有关强制性疾病保险制度的运动，辐射范围广泛。这场运动发生在英国通过《国民健康保险法》的一年后，无疑是受到此事件的影响。然而，从更直观的角度看，它可能是对过去五年间成功的工伤赔偿运动的一种自然且合理的延续。疾病及应对疾病所引发的经济后果似乎是最紧迫问题，在"健康保险——社会进步的下一步"这一口号下，劳工立法协会开始展开行动。

在此之前，美国就已经有健康保险这一理念了。它的确立得益于共济会和工会疾病福利计划的帮助，以及移民团体中的共济会分会和类似组织。其次，早在 1890 年，综合医院护理计划就已发展起来。1890 年至 1920 年间，医院护理和保险的代表是商行及单科医院计划。这些早期计划数量不多，但会员人数少（这方面类似于早期的友好互助会）导致财务结构薄弱，并且费率也不统一。计划的服务对象是矿工、伐木工人或铁路工人，他们所在的地方较为缺乏医疗服务。

此外，甚至在第一次疾病保险运动前，就有人提出建议，对医疗服务的提供进行广泛而意义深远的改革。其中，最值得关注的一条建议来自康涅狄格州哈特福德三一学院经济学教授古斯塔夫·A.克莱因（1868—1946）的建议。1904 年，克莱因发表了一篇关于贫困者医疗救济的文章，在讨论中他主张为所有人提供免费的医疗服务。1907 年，他又向政府提出失业和养老保险的建议，但这些想法在美国略显超前。

美国第一次强制性健康保险运动是在威尔逊倡导的"新自由"的氛围中发展起来的，也与其一同衰落。从 1910 年到 1920 年的十年，无论是在卫生领域还是在一般的社会政策方面都有其特点。20

世纪以来，改革的力量不断增强，在十年内达到了顶峰，它被用来处理各种社区卫生问题——母婴保健、结核病、营养不良、职业病，这些已在上文有所说明。这场运动的思想和行动领袖有经济学家、律师、医生、社会工作者和政治学家，以及其他关心社会问题的人士。约翰·B. 安德鲁斯、I. M. 拉宾诺、珍妮·亚当斯和爱德华·T. 迪瓦恩都积极参与其中。1912 年，美国劳工立法协会成立了社会保险委员会，在接下来的数年间，该委员会承担了强制健康保险运动的主要工作。委员会中的三名医生亚历山大·兰伯特、I. M. 拉宾诺和 S. S. 戈德华特，也是 1915 年美国医学会社会保险委员会的成员。劳工立法协会在其 1913 年 12 月举行的第七届年度会议中，主要就健康保险问题进行了讨论；同年，美国社会保险大会召开；1914 年全国慈善与惩戒会议也讨论了这一议题。1915 年底，社会保险委员会起草了一份示范法案，于次年提交至州立法机关。1915 年至 1920 年间，共有 11 个州成立了健康保险委员会。16 个州的立法机关收到了提案。这促进了问题的讨论，也发展了地方委员会，从而成功地使一些美国人对这些社会问题（即"健康保险意识"）有了一定的了解。但是这个群体相当有限，除了他们外，健康保险运动几乎没有赢得其他支持。在一段短暂而辉煌的活动期后，这场运动终于抵挡不住来自不同群体的强烈反对，以失败告终。

运动失败的原因颇具启发性。主要是因为健康保险的支持者在这场社会创新中没有为经济、意识形态和其他利益团体考虑，也没有处理好和他们之间的关系。支持者们单纯认为，凭借健康保险理念的内在优势就足以战胜反对意见。然而，这激起了其他重要群体的不满，他们联合起来形成了对抗健康保险的统一战线。总之，对知识分子和"乐善好施者"的普遍偏见被大肆渲染，虽然这之后被证明是错误的。与此同时，第一次世界大战和战后的舆论氛围也不利于对这个问题进行任何理性的思考。舆论认为，我们的敌人德国在发展疾病保险，所以，作为美国人，就不应该支持它。

在反对派中，最重要的是以下几个利益群体。雇主群体，他们大都持反对态度，理由是他们的成本会增加。商业人寿保险公司可能是其中最积极的反对者，主要是因为担心失去庞大且利润丰厚的业务。颇具标志性的事件是，美国保德信保险公司的统计师弗雷德里克·L. 霍夫曼在社会保险委员会批准了强制性医疗保险后于1916年辞职。当时的工业保险单约有4 400万份，总金额约为60亿美元。人们担心，在健康保险中规划的丧葬津贴会消除相关的实体行业。承保的共济会遭到反对，也主要是出于相同的原因。I. M. 拉宾诺称："从把丧葬津贴包括在内的那一刻起，健康保险运动就签署了自己的死刑令。"

一些劳工领袖，特别是美国劳工联合会主席塞缪尔·冈帕斯，反对政府实施的强制性社会保险计划，认为这将导致对工会运动的钳制。工人们也对此怀有疑虑，因为保险金需从工资中扣除。但还应该指出，至少有11个州的政府赞成健康保险，特别是纽约州。

医学界曾短时间地对未决法案中保障其利益的条款感兴趣。1915年，美国医学协会成立了一个委员会，负责汇编有关这一问题的所有信息，并"尽其所能确保对法律提案的解释能够在医生和非专业人员之间建立起最为和谐的新的社会学关系，由此必然会产生……"。健康保险获得了部分专业人士的认可。他们大都是医学院的教师、公共卫生官员以及在其他行业领薪水的医生。然而，大多数业内人士忌惮强制性健康保险制度的前景。他们对所有形式的特约医疗怀有敌意，大量的这种反对意见转移到了健康保险上，理由是它将导致收入的减少，限制执业的自由，并产生额外的文书工作。牙医、药剂师和巫术疗愈师都表示赞同。到 1920 年，美国医学会制定了反对强制性健康保险的基本方针，该方针至今仍未改变。

这种有组织的行业态度值得引起我们的注意，因为它与 1883 年德国医生们的反应和 1911 年英国医生们的大不相同。德国的健康保险并未征求医生的意见，医学界基本上对这个问题无动于衷。在英国，医学会虽然发表了一些反对意见，但它主要关心的是行政和财务方面的规划，以便消除早期在与友好互助会签订合约时出现的种种弊端。但在美国，医学界对强制性健康保险的反对，已经影响到许多其他形式的有利于健康的政府行动。例如，在 1922 年的美国医学会年会上，众议院正式否决了《谢泼德-唐纳法案》。

在 20 世纪 20 年代，针对医疗保险的行动还很少。但医疗保险这一理念从未完全消失过。由于人们对医疗费用和医疗组织的日益关注，1925 年，华盛顿会议召开了，讨论经济因素对医疗组织的影响。1926 年召开了第二次会议。两次会议促成了 1927 年的医疗费用委员会的诞生，内政部部长雷·莱曼·威尔伯博士担任主席，杰出的公共卫生领袖 C. E. A. 温斯洛担任副主席。费用委员会受六家基金会的资助，并拥有一支庞大的精英科研队伍，由 I. S. 福尔克领导。该委员会非常具有代表性，由 49 名成员组成，其中 18 名是医生，6 名是公共卫生工作者，10 名是医学院和其他与医学有关机构的代表，6 名是社会科学家，9 名是大众代表。委员会规划并实施了一项为期五年的调查研究计划，其成果和相关建议结集为一套 28 大册的卷宗及若干附属报告。总结报告《美国人民的医疗》于 1932 年 11 月问世，当时这个国家差不多正处在黑暗大萧条的最低谷。

委员会起草提案时，内部分裂成多数派和少数派两个阵营。耶鲁大学法学教授沃尔顿·A.汉密尔顿发表了一项重要而深刻的个人声明。多数派赞成先在自愿的基础上实行医疗和住院保险，直至积累足够多的经验，可以建立以强制性扣除为基础的综合医疗保险机制。此外，他们还赞成围绕健康中心组织集体医疗；支持由政府为贫困、人口稀少的地区拨款，用以建设医院，提供医生和护士；认为穷人、结核病人和精神病患者的医疗费用应由国家承担。虽然少数派在许多方面与多数派意见一致，但并没有提出什么建设性意见；只是重申，即使是在自愿的基础上，医疗及牙科组织仍然反对预付医疗，尤其反对集体医疗。其次，少数派认为除非有组织化的医疗机构进行赞助和监管，否则他们不会赞成医疗保险计划。《美国医学会杂志》则表达得更为露骨，它指责多数派的报告是在"煽动革命"。

尽管如此，医疗费用委员会的建议表明了在今后25年中人们要争论和为之采取行动的问题。与此同时，还有其他力量在发挥作用，为改善医疗组织和筹措医疗经费添柴加薪。1934年6月8日，罗斯福总统在向国会发表的特别讲话中宣布，他正在寻求一种"合理的手段"，为普罗大众提供更好的保障。6月下旬，他成立了经济安全委员会，由劳工部部长、农业部部长、财政部部长及司法部部长和联邦紧急救济署署长组成。该委员会审议了健康保险问题，但迟迟没有采取行动。因此，最初的社会保障法案是这样规定的，由社会保障委员会负责研究健康保险问题，并向国会报告其研究结果并提出建议。但这个简单的规定一经提出就遭到很多人的反对，以至于美国众议院筹款委员会将这一条款从法案中剔除了。虽然在《社会保障法案》中并未涉及健康保险，但行政当局不仅有责任研究如何

270

通过社会保险为民众提供最有效的经济保障，还应就此目的提出建议。有关健康保险的研究已经启动，总体上，《社会保障法案》加强了医疗领域的行动。

因为上述发展以及接下来要提到的几个因素，公众又恢复了对健康保险的兴趣。大萧条的加剧突显了经济和医疗之间的关系。1935 年，劳动阶级从反对转为拥护健康保险。20 世纪 30 年代后期开展的几项研究进一步推动了这一运动。一项关于疾病和残疾严重程度的研究为我们提供了相当全面的数据，虽然还远远不够精确。它就是由美国公共卫生署发起的国民健康调查，从 1935 年 10 月一直持续到 1936 年 3 月底。这项研究覆盖了 18 个州的超过 70 万户城市家庭和三个州的 3.7 万户农村家庭，共计 300 万人。调查显示，穷人和失业者的患病率比富人和就业者高得多。与年收入 3 000 美元或以上的家庭相比，领取救济金的家庭患上致残疾病的概率要高57%，患慢性病的概率则要高出 87%。年收入在 1 000 美元以下的非救济家庭的疾病残疾率是年收入在 1 000 美元以上家庭的两倍。其他调查，尤其是劳工部生活费用司对 42 个大城市中的 14 469 户工薪家庭和职员家庭进行的生活消费调查，进一步证实了获得医疗服务的次数和质量与家庭收入密切相关。低收入群体接受医院治疗的情况与此相同。

由于认识到医疗服务的接受与支付之间存在的悬殊差距，也因为低收入人群无力负担这样的支出，于是，为了更公平地分配医疗服务及费用，人们做出了种种努力。主要通过两条路线，一是由政府采取行动确保医疗服务得到整顿，二是发展私人预付医疗服务计划来实现这一目标。

自 1935 年以来，各种尝试层出不穷，有的是为了争取国家健康保险法的通过，有的是为了推动各州颁布相关法律，有的则是提议了众多不同的法案。到目前为止，所有这些尝试都失败了。尽管如此，这些提案促进了自愿健康和住院保险的普及，从而使运动更加进步，得以改善医疗服务的分配。其中最重要的一个提案是由参议员罗伯特·F. 瓦格纳于 1939 年在第 76 届国会上提出的，他受到了 1938 年 7 月在华盛顿特区举行的国民健康调查和全国卫生大会的激发。1945 年 11 月参议院提出的《瓦格纳–莫里–丁格尔法案》标志着近来建立强制性国家健康保险制度运动的高峰。虽然在反对该法案的斗争中，反对派取得了胜利，但随着要求政府采取措施的运动日益白热化，他们也被彻底唤醒了。结果是，1947 年出现了第一个全盘修改以往提案的反提案，由参议员罗伯特·A. 塔夫脱等人提出，旨在帮助各州为贫困人口提供医疗服务。

1948 年 5 月，全国卫生大会在华盛顿召开，这是一次专业人士和社区领导者的会议。会议建议将缴费保险作为承担大多数美国人医疗费用的基本方法，但如何将这一理念付诸实践，大家意见不一。1949 年，杜鲁门政府根据联邦安全署署长奥斯卡·R. 尤因的建议，敦促国会颁布关于强制性医疗服务保险的法令，但国会中的反对派提出了一种自愿性方法，即通过联邦政府拨款，帮助自愿预付计划拓展服务，让那些希望获得服务的人如愿以偿。两年后（1951），杜鲁门总统成立了国家健康需求委员会，该委员会对这个问题展开了广泛研究，并提供建议。1952 年艾森豪威尔政府上台后，国会对国民健康保险问题的关注度便随之下降。

虽然立法的成效极其微弱，但自 1935 年以来，还是取得了一定的成果。这主要是因为住院及医疗服务自愿预付方案的发展。特别是自 1937 年以来，覆盖住院费用的方案增长速度惊人。1933 年，蓝十字医院服务计划注册人数达到 2 000 人。截至 1953 年 1 月 1 日，美国约有 59% 的平民拥有某种类型的住院保险。共有 4 180 万人参加了蓝十字计划，4 870 万人参加了商业保险公司的计划，估计还有 670 万人参加了其他类型的保险计划。即便如此，仍有 41% 的人口，即 6 400 万人没有预付住院保险。这个群体的大部分属于低收入人群，并且集中分布在美国南部各州以及山区和太平洋地区。

尽管国家强制健康保险的问题仍争议不断，但美国各地正在开展预付医疗服务的试验。到 1935 年，理论风向发生了彻底的转变，美国医学会代表大会提出"鼓励地方医疗机构制订计划，为全体民众提供充分的医疗服务，并根据当前经济情况进行调整，由自愿预算方式承担治疗费用……"。其实在一年前，密歇根州医学会就已制订了自愿健康保险的计划。不过，针对集体医疗的积极对抗仍在继续。1937 年，在联邦住房贷款银行员工们的一再呼吁下，华盛顿特区的集体健康医疗协会成立了，至此，健康保险问题到了关键时刻。美国医学会和哥伦比亚特区医学会对集体健康医疗协会的各种敌视行为被指控违反了《谢尔曼反托拉斯法》，美国联邦最高法院于 1943 年维持了对其的有罪判决。同年，众议院成立了医疗服务和公共关系委员会，该委员会很快组建了一些引人注目的州医疗协会，向公众提供不同类型的健康保险计划。为了协调这些计划，1945 年，医疗服务计划联合会成立了，并注册为行业协会。这一组织采用了蓝盾作为标志，正如蓝十字指的是医院保险计划那样。1942 年至 1950 年，蓝盾计划成员从 75 万名发展到近 2 000 万名。

在过去几十年里，另一大进步是预付集体医疗计划的发展，计划为参加的成员提供了全面的医疗服务。在这方面，最值得一提的是 1947 年出台的大纽约健康保险计划和同年确立的加利福尼亚凯撒医疗计划。目前，这项计划的服务人数超过 300 万。在第二次世界大战期间，影响医疗服务发展的另一个因素出现了。由于工人无法获得涨薪，工会在洽谈合同时会在一开始就把所谓的附加福利计算在内。这其中，有关医疗和福利基金的要求一直非常突出。同时，还有部分原因是工会加大力度建设医疗服务中心。而由工会组织的最著名的计划之一可能就是矿工联合会。

迄今为止，没有任何一项自愿计划能够百分百地做到为有需要的人提供高质量的医疗服务。全面的集体医疗计划可能是最快解决这一问题的方法。然而，还有许多人虽然有医疗需求，却没有参加任何现有的计划。最急需医疗服务的低收入人群就是如此。此外，不同组织之间缺乏协调，也使得现代医疗服务无法在社区人民中充分发挥其潜能。预付医疗计划与官方医疗机构和其他民间医疗机构之间的关系也有待厘清。公共卫生领域的专业人士们意识到有组织的医疗服务对社区健康至关重要，于是在 1948 年，美国公共卫生协会成立了医疗照护组。

即便如此，美国预付医疗和住院治疗的发展较之以前已有了大大的改善，并在一定程度上卸下了人们肩头上最沉重的那部分治疗费用，这些都是事实。对医疗问题的关注也促成了《1946 年医院检查和建设法（西尔-波顿法）》的颁布，这部重要法案的颁布为那些缺乏医疗设施的地方带去了大量的医院和健康中心。当我们在讨论这些成就的同时，有一点似乎很清楚，那就是为了进一步改善美国人民的健康，需要更有效地组织卫生资源和服务。现有的所有证据表明，迫切需要在地方社区、州和联邦各级采取措施，实现卫生领域个人工作者和团体之间的紧密联动，只有这样才能为现代医学和公共卫生潜力的充分发挥奠定基础。

273

政府在促进健康方面的责任。美国从一个农村、农业国家转变为一个以城市和工业为主的国家，这必然会对民间机构产生深刻的影响。由此引发的政府职能的扩大到 19 世纪后半期已经非常明显，但这种转变对公共卫生事业的影响到 20 世纪才完全显现。1910 年至 1920 年的十年间，是美国制定有关卫生方面的社会政策和立法的第一个伟大时期。这一时期的基调是由赫尔曼·比格斯在 1911 年奠定的。

"疾病在很大程度上是一种可以消除的罪恶，"他写道，"它一直折磨着人类，这不仅是因为我们对疾病的起因了解得还不够全面，不懂得个人和公共卫生，还因为严酷的经济和工业条件、拥挤不堪的社区住房助长了疾病的滋生。这些情况以及由此产生的疾病，在社会组织得到改善后都能得到解决。政府机构行使的所有社会责任中，没有什么比消除疾病来得更为重要……死亡率的下降是人类和社会进步的主要统计表征和指标。它意味着成千上万条生命得到了拯救和延续，人们可以活力充沛地持续工作到老，以及远离低效、穷困和苦难。这些进步都可以通过有组织的社会力量来实现。"

大量研究表明，疾病对社会产生了不良影响。前文已提及的欧文·费雪在 1909 年发表了经典报告《国家活力》。1915 年至 1917 年间大都会人寿保险公司进行的疾病调查，以及 1915 年至 1920 年间成立的各个州的社会和健康保险委员会所发布的报告，进一步说明了这一事实。为应付工业扩张的需要及经济风险的挑战，当局通过了妇女儿童保护法案，启动了工人赔偿计划，引发了人们对组织和提供医疗服务的兴趣，其职能越来越倾向于激励各州和地方政府采取行动。

然而，这些发展不应仅被看作美国特有的事件，而应从全球历史演变的角度来看，历史演变形成了现代国家，它关注个人、家庭和社区对有组织的社会保障和服务的需要。在近代史上，大概没有比从 19 世纪自由放任的"守夜人"国家到今天的"福利"国家这一转变过程更令人着迷的了。当然，整个过程是渐进的，它实际上是工业革命的成果。早在 1815 年，罗伯特·欧文就曾请求国家采取行动，遏制极端形式的剥削，到 19 世纪 80 年代，赫伯特·斯宾塞在一场捍卫自由放任原则的战斗中败北。

所有主要的工业国家都经历了同样的大发展时期，但还是存在许多差异，尤其是发展速度上的差异，这是不同的历史背景和经济条件所导致的。现在，国家干预和控制卫生事务的原则获得了认可；唯一的区别在于干预的效率高低，以及对国家作用认可程度的高低。这一原则的出现是重要的经济和社会发展趋势相互作用的结果。一方面，在这一时期，经济组织发展的典型趋势是小企业不断地被大企业吞并。然而，这一进程越是深入，国家不干预的概念就越是站不住脚。在美国，没有人比小企业主积极地寻求国家干预的保护，以抵挡大生产者和竞争对手的冲击。而且，为了保护工人，国家也必须作出干预，因此，工厂法、社会保险、固定工资等相继出台。类似的手段，如定价和质量管理，也被用来保护消费者的权益。这些发展必然导致人们普遍接受一个强大、统一的中央机关，并赋予其巨大权力来促进社会福利。这样的广泛认可也是 19 世纪末兴起的一种新舆论的产物，这种舆论首先出现在高度发达的工业化国家，即英国和德国，后来出现在美国等其他一些国家。到 20 世纪的头十年，已经没有人真的把贫穷当成是对穷人不足之处的"自然"惩罚，人们普遍认识到贫穷是一种社会疾病。同样显而易见的是，如果要使国民经济保持健康，就必须解决贫穷对健康的伤害。

观念上的这种转变，部分是由于工会主义缓慢但渐进的发展。当工会以群体团结取代工人间的无限竞争后，人们开始要求国家采取行动，以改善生活和工作条件。有两个因素加速了国家干预的进程：一是失业，二是战争。19世纪末20世纪初、第一次世界大战后以及20世纪30年代大萧条时期，一波又一波的失业浪潮使人们意识到，失业是一个社会问题，不论你是否公正、是否有能力，都一样受到波及，因为这不是凭一己之力可以扭转的事情。战争是这种变化背后的另一个推动力。为了提高国家效率，规划利用有生命的、无生命的各种资源，中央政府担起了责任。在这些刺激因素的影响下，各国政府开始关注卫生医疗服务、营养摄入和一般社会保障。

为了控制政府在这些领域不断扩大的利益，必须建立国家行政系统。一般来说，每个系统都以一个国家部门为中心。例如英国在1919年通过的《卫生部法案》就取消了地方政府委员会，成立了卫生部。其他部门的各种卫生职能也大都被纳入这个新部门，其范围已超出了狭义的卫生概念。该部门的职责包括住房、济贫法管理、健康保险计划和地方政务，以及发起和指导有关全体人民健康的研究和措施。因此，按照事物缓慢但必然发生的逻辑，在卫生总署（1848）成立之后，仅过了七十多年，英国就创建了国家卫生部，卫生部部长向议会汇报，用约翰·西蒙的话说，该部负责"从最广泛的角度关注人类生活的物质必需品"。

而美国直到1953年才建立了国家卫生机构。1912年之后，在日益工业化的复杂社会中出现了各种需求，受到它们的刺激，公共卫生署迅速发展。尽管其业务范围不断扩大，但仍是隶属于财政部的一个单位。1938年，作为行政重组计划的一部分，罗斯福总统提议设立两个新的内阁部门：社会福利和公共工程。虽然该计划没有通过，但1939年联邦安全局成立了，将联邦政府的大部分卫生、福

276

利和教育工作集中了起来。1946年，儿童局和食品药品监督管理局被归入其下，扩大了安全局的规模。1953年，艾森豪威尔总统提议将安全局设为内阁部门。1953年4月11日，国会分别成立了卫生、教育和福利部。在国家卫生委员会不复存在的七十年后，美国又有了一个国家卫生机构。

在现代观念里，国家政府对人民的健康负有责任，但这只是旧有观点的一种自然延伸，当时的人们认为提供卫生服务是地方社区的职责。而当组织重心从小型政治单位向大型政治单位迁移时，对这个观点产生了影响。在今天，总体的趋势是国家卫生机构发挥最大的作用，它们竭力扫除阻碍人类进步的痼疾，即贝弗里奇爵士提到的五大罪：贫困、疾病、无知、肮脏和懒惰。事实上，在近期，随着世界卫生组织的成立，这一趋势已然超越国家范围，走向了国际社会。虽然在今天，是由国家行政机构来承担促进和保护人民健康的基本责任，但地方及地方团体和个人在维护集体和个人健康方面仍占有举足轻重的地位。纵览全球，国家与地方卫生服务及人员之间的关系千差万别。而且，由于社会生活日趋复杂，特别是在经济发达的国家，出现了一些棘手的新问题，有待人们解决。医生和其他专业团体在主张自由放任主义的国家中历来享有很大的自主权，而如今他们发现，自己的工作使他们频繁地接触政府当局，相互间的关系也变得错综复杂。同样的问题也发生在政府当局与志愿机构所采取的行动之间。继贝弗里奇爵士写下那篇具有划时代意义的报告《社会保障及有关服务》后，他又发表了一篇虽不那么有名，但同样重要的调查《志愿行动》（1948）。最初的贝弗里奇报告曾提到一项原则，即"社会保障必须通过国家与个人的合作来实现"。在之后的研究中，贝弗里奇对此进行了详细阐述，他倡导国家鼓励、保护各种推动社会进步和服务的志愿行动，甚至提议用公共基金来支持它们。这是当今美国等国家的基本问题之一。在提供卫生服务的过程中，如何划分职能？哪些服务适合由政府负责？哪些又适合由独立的志愿组织负责？显然，这样的发展必将受到历史传统、本土心理、既得利益和国家需求评估的影响，但同时还需要一个有关公共卫生管理方面的综合理论，以确立一种原则来进行这样的划分。

在中央政府直接对地方行使权力的国家，制订的卫生计划可以随时付诸实施。而在另外一些国家，如美国，国家卫生当局则负责处理国际和州际检疫，开展和鼓励大量研究计划，并通过财政补贴刺激州和地方卫生部门。它所使用的方法是循循善诱和间接影响。虽然国家或中央卫生组织向地方提供了方向和指导，或是地方一级无法获得的专门技术，但任何公共卫生计划的最终成功都取决于它在多大程度上贴近其所要服务的对象，以及服务对象对它的了解程度。这一原则在《世界卫生组织法》序言中得到了确认。"公众的知情意见和积极合作对改善人民的健康至关重要。"这其中包含了个人和社会共有的权利和义务之间的相互关系。简而言之，社区的每一位成员都必须积极参与改善个人和集体健康所需的工作。健康教育是实现这一目标的基本工具。

为了使公共卫生工作更贴近民众，在20世纪的前二三十年中，区域卫生管理和健康中心的概念被发展起来，并在不同国家以各种方式得到了应用。在美国，随着控制结核病和婴儿死亡率的方法越来越有成效，关心这些问题的人们开始探索如何有组织地使这些方法尽可能地惠及更多的人。由此，卫生区概念逐渐形成。1910年至1915年间，人们付诸实践，开始为某特定人群或某些限定区域人口提供服务。为了使这个计划高效地运转，人们很快意识到，亟须建立一个行政管理中心，即健康中心。

在第一次世界大战前的十年中，美国社区卫生和福利工作者为健康中心的建立开展了大量的工作。1910 年，匹兹堡的威廉·查尔斯·怀特和威尔克斯-巴里的威尔伯·C. 菲利普斯将百货商店的理念应用到了卫生领域，将几家诊所整合在一起，并保留每个诊所的自主权。1914 年，纽约市卫生局认识到了为某一地区或区域进行卫生规划的重要性，接着在 1915 年，卫生一区在下东区设立了。一年后，第一家地区卫生单位在波士顿成立。此外，1916 年，全国社会单位组织成功组建，由威尔伯·C. 菲利普斯领导，总部设在纽约市。该组织的宗旨是"改进民主社区组织类型，使得全体公民可以通过它们直接参与及管理社区事务，并可以不间断地使用现有的最先进技术"。该组织经过一番商议，选择了辛辛那提的莫霍克-布莱顿区进行大规模的"社会单位"社区实验，为此还特拨了一批经费。这个实验是围绕一个中心展开的。区域内的各个阶层，工人、教师、社会工作者等，都有其代表。这个社会单位的工作包括产前护理、儿童保健、护理服务、结核病防治及有限的医疗护理。总的来说，这是美国卫生社会组织中最具开创性的实验之一。事实上，对这项计划所设立的大部分目标，直到现在才开始探索。

1915 年，纽约市成立了第一个卫生区，很快受到了一致好评，于是 1916 年卫生专员黑文·爱默生又在皇后区加设了四个。同时，还成立了卫生区部门。一开始关注的重点有社区组织、健康教育、儿童健康和对可预防疾病的控制。之后又增加了诸如学校医疗检查、食品行业从业人员考试、助产士监管、工业卫生检查等其他内容。遗憾的是，就在这时，市政府内部发生了变化，新上台的管理班子又开始重蹈覆辙。市政府做了一些其他的事，但暂停了卫生区向其他地区扩张的计划，直到 12 年后，纽约市才开始建立地区健康中心。尽管如此，人们还是从中获得了不少经验，公共卫生去中心化管理的优势也得到了证明。

第一次世界大战期间及战后阶段，美国许多地方都成立了由志愿机构、基金会或其他社会福利组织资助的健康示教活动和健康中心。战后，红十字会作为美国和平时期计划的一部分，承担了原本由地区分会负责的设立健康中心的任务。1919 年下半年，红十字会对美国的 76 家健康中心展开了初步调查。在对这些现有及拟建中的中心进行分析后，红十字会于 1920 年 3 月发表了一份报告，称 76 家中心有 33 家是由政府当局全权管理，27 家是由私人管理，16 家是由公私联合管理。红十字会与其中的 19 家有所关联。目前所有健康中心的工作及目标有着很大的不同。在 40 个设有健康中心的社区里，37 个拥有某种类型的诊所，34 个提供上门护理服务，29 个实行了儿童福利计划，27 个开展了防治结核病工作。此外，还有 22 个社区设有性病诊所，14 个设有牙科诊所，11 个设有眼、耳、鼻、喉诊所。但只有 10 个社区配备了实验室，9 个社区成立了牛奶站。

虽然健康中心的类型以及与之相关的地区行政管理范围有着巨大的差异，但在随后的几十年里，健康中心得到了大力发展，历经了几番试验。1930 年，健康中心的附属委员会负责为白宫儿童健康和保护会议收集资料。它收到了来自全国 1 511 个主要和次要健康中心的数据。80% 的中心是从 1910 年开始建立的。其中，私人机构经营的有 725 家，县或市级卫生部门经营的有 729 家，还有少数由红十字会、医院、结核病协会、社会福利机构等经营。有将近一半的中心，其资金来源主要靠公共基金，剩余的则由社区基金、个人或自愿基金补充。

社区卫生的行动规模日益扩大，对卫生部门的影响也日益加深，所产生的一些问题直接导致了健康中心作为一项社区或地区服务这一概念的形成。区域健康中心将之前一直处于独立运作状态的诊所和医疗服务统筹起来，以此取代了对每一项专门服务的集中控制。在美国，健康中心通常属于官方卫生机构的一部分，但与诊断和治疗相关的大多数服务则仍未包含在内。在卫生领域，有远见的领导者们意识到，可以利用健康中心的理念来改善医疗服务的提供问题。辛辛那提的"社会单位"实验对此有所涉及，但最具想象力的方法是由赫尔曼·比格斯在 1920 年提出的，当时他正在处理纽约州农村地区的卫生服务问题。作为卫生专员，他建议成立地方健康中心，由以下一项或多项要素构成：医院、诊所（提供针对结核病、性病、产前和儿童保育、精神疾病、牙齿缺损以及其他方面的医疗服务）、实验室、地区卫生管理和公共卫生服务。这些中心经国家卫生专员批准，可以在任何社区成立。中心除了协调公共卫生服务外，还旨在"为每年一次的体检活动提供医疗设施，并鼓励居民积极参与，及时发现生理缺陷和潜在疾病"；以及"为农村居民、工人和所有其他有需要的人提供科学的医疗诊断和外科手术，为他们所在的地区提供医院和诊所设施以及护理工作，并使相应费用在他们的能力范围之内，必要时予以免费"。州政府还将向所有符合州卫生局要求的社区提供 50% 的住房现金补助、免费治疗患者的现金补贴以及一定的设备维修津贴。这些提议得到了大量社区组织的支持，但涵盖此项健康中心计划的《塞奇-麦克霍尔德法案》在纽约州议会上遭到了否决。计划的整体思路遥遥领先于大众观点，尤其是走在了纽约医学界的前面。

280

比格斯很早就意识到，社区卫生服务的下一步发展需要将预防医学和治疗医学结合起来。自1920年以来，这一开创性的概念已经在多个方向开花结果。其中，以大纽约健康保险计划和凯撒医疗计划为例，集体预付医疗的理念已被证明是切实可行的。另一个方法则是由已故的约瑟夫·W. 芒廷博士（1891—1952）提出的，他认为医院和卫生部门最终必须合并或协调各自的设施和资源，以便为它们所服务的社区提供更完整的卫生服务。作为该计划的一部分，他建议将健康中心与社区的综合医院结合起来。

与此同时，有着重大意义的卫生区计划在美国的一些社区，特别是巴尔的摩和纽约，建立并发展起来。1932年，最初由威廉·H. 韦尔奇发起的计划最终由东部卫生区的落成得以实现，这是巴尔的摩市卫生局、约翰斯·霍普金斯卫生与公共健康学院以及一些志愿机构的共同努力。这个卫生区使得人们有机会对公共卫生问题展开更深入的研究，也方便检验新的行政流程和进行人员培训。1935年，第二个卫生区成立了。

1929年后，纽约制订了一项地区卫生管理计划，并从1930年开始设立了一批健康中心。实际上，这个计划是从20世纪20年代启动的两个示范项目中发展而来的。1921年，东哈莱姆区健康中心由纽约县红十字分会与21家公共和志愿机构共同发起组建。之后，它成为地区卫生单位之一。虽然东哈莱姆中心是第一个成立的综合健康中心，但最终促使纽约市采取地区卫生管理原则的却是1924年组建、1926年向公众开放的贝尔维尤-约克维尔健康示范基地。在米尔班克纪念基金和卫生局的资助下，该示范基地与80多家官方、志愿卫生和福利机构一起合作运营了十年之久。

继美国发展以地区为基础、以中央机构为中心的卫生医疗服务后，其他诸国也建立了类似的机制。1946年《国家医疗服务法》的一大特色，就是规定健康中心必须提供可容纳地方诊所，医生及牙医办公室的场地，这点吸引了很多人的注意。人们希望这样可以激发团队合作，以及促进特定社区内所有医疗服务之间的协调。实际上，这样的想法对英国人来说并不陌生。《1919年卫生部法》任命了一个关于医疗联合服务的咨询委员会。人们称其为道森委员会，1920年该委员会提交了一份报告，提议创建一个健康中心系统，服务方式分为两大类：一类是通过普通医生、护士、助产士、牙医等为特定地区提供预防和治疗护理，另一类是通过专家及顾问提供服务。值得一提的是，类似这样针对医疗服务组织的建议，赫尔曼·比格斯和道森勋爵都曾提到过。尽管后来的研究亦有所涉及，但英国健康中心的发展进度还是比美国慢了一拍。

英国的健康中心最早出现于20世纪30年代。1935年，在布里斯托尔有一个，到1946年增加到五个。当时，在格洛斯特郡、格拉斯哥、芬斯伯里、达文、富勒姆、斯温顿、托特纳姆和斯劳都建有健康中心。最后提到的这家中心某种程度上是按佩卡姆实验的思路所组建起来的，这是医疗组织最不寻常的发展之一。伦敦佩卡姆的先锋健康中心是由两位医生英尼斯·H. 皮尔斯和G. 斯科特·威廉姆森创办的，目的是为家庭提供一个场所，在那里，"健康状况通过体检得到监测，个人的活力通过获得自我表达的机会得到提高"。1926年，第一个试点中心成立了，在此经验的基础上，1935年又成立了第二个中心。战后，中心由伦敦郡议会接管，成为其卫生机构系统中的一部分。第二次世界大战后，由于英国建筑损坏严重，无法按照《国家医疗服务法》的最初设想建造健康中心。不过，随着经济逐渐复苏，人们又开始关注起医疗服务的这一方面。伦敦率先修建了伍德贝里中心，为两万人口提供服务。之后，其他地方也复制了这一做法。

世界上许多地方也已成立或正在成立健康中心。近年来，在一些南美国家就出现了这样的机构。在苏联，医院以外的医疗体系建立在家庭诊所网络的基础上，家庭诊所基本符合道森委员会关于健康中心的设想。1944 年召开的南非国家卫生服务委员会建议统一预防和治疗服务，其报告推动了健康中心的建设。西南纳塔尔的斐里拉健康中心就是先锋代表。该中心后来与南非卫生部于 1945 年成立的家庭和社区卫生研究所也有合作关系。在过去十年中，埃及也计划实施农村健康中心计划，并进行了一些试点，特别是在三角洲的盖勒尤卜。埃及的计划中有一点特别值得注意，其健康中心的发展被包含在一个更广泛的国家规划中，它旨在通过改善农业、教育、住房和健康来提高人民的生活水平。这样的规划也说明了最近的一些趋势，即不发达国家正在努力改善其人民的健康状况，以及在卫生工作者心中国际卫生问题的分量越来越重。

"没有人是一座孤岛……" 当今国际大环境中的一个重要事实是亚非人民对政治、经济、种族不平等的反抗，欧洲对"落后"民族的统治就是例子。虽然呼吁政治独立和平等的声音不断，但很多人清楚只有这些是不够的，因为他们充分吸取了一个教训：除非应用科学技术知识来建立现代工业、提高生活水平和发展大众教育，否则一切成就都只是一场空。他们还意识到，要实现这些目标，需要有健康的人群，然而，这些不发达的国家恰恰健康状况最为糟糕。贫穷和疾病是一个恶性循环，如果这些国家想在现代世界中占有一席之地，就必须打破这个循环。对这一问题的实质，可见表 8 所做的概括。

表 8 经济和社会因素对人民健康的重要性

	发达地区	中等地区	不发达地区
世界人口比例	1/5	小于 1/6	2/3
年人均收入 （以美元计）	461	154	41
食物供应 （每日卡路里）	3 040	2 760	2 150
医生数量 （每十万人）	106	78	17
平均预期寿命 （以年计）	63	52	30

此时，还应就另外一个相关问题，即人口发展问题，进行简要阐述。近年来流行着一种悲观的观点，认为不发达国家改变自身命运的可能性微乎其微。是新马尔萨斯主义的阴霾催生了这种悲观态度。因卫生条件改善而降低的死亡率，以及一直居高不下的出生率，被视为人口持续加速增长的原因。反过来，广大民众对食物的旺盛需求与食物供给之间的差距也因为人口的增长而不断扩大。于是，**283** 有人提出，摆脱这种困境的唯一希望是采取严厉的措施遏制人口膨胀。尽管可能存在种种应该对人口增长进行调控的理由，但这种观点从根本上来说是错误的。低下的生活水平、贫困、营养不良和疾病并不一定与急剧增长的或密集的人口息息相关。事实上，人口密度最高的是一些发达国家（如比利时、英国、荷兰、法国和意大利等），而欠发达地区的人口密度则可能低得多，但这样的地区都有某些共同的特点（工业不发达，其中许多地区受到其他国家的剥削），最后一点是，生活条件、健康状况和工业化之间存在着直接关联。

经济增长往往会降低死亡率，提高人民的健康水平和生产效率。当然，工业化也会带来健康问题，但人们已经掌握了解决大部分问题的方法。因此，如果要提高生活水平和健康状况，经济发展是关键因素。

营养不良、住房拥挤、衣不蔽体以及不卫生的生活环境将贫穷和疾病联系到了一起。而这些问题的根源又在于低收入和教育的匮乏。鉴于经济、社会和政治因素在决定一个民族健康状况方面的重要性，制订一项综合计划已成为当务之急。在世界上的许多地方，如果不改善农业，不发展工业，不建立合格的行政服务体系，不改善人口的教育状况，就不可能实现健康目标。

简而言之，20 世纪世界欠发达地区在全球范围内所面临的问题，与约一百年前的卫生改革者在自己国家范围内所面临的问题是一样的。正如查德威克、索斯伍德·史密斯和其他卫生改革者察觉到的，任何社会都无法在人口一半健康一半不健康的状态下持续存²⁸⁴在，今天的人们也意识到，国际社会必须在社会和经济援助的广泛框架内，帮助其贫困的成员解决健康问题。

这一理念与许多其他重要理念一样，并不是全新的。国际卫生合作的发展源于人们日益意识到，一百多年来，由于技术进步和国际经济及政治相互依存关系日益复杂化，世界在变小，任何一个地区发生的疾病都会对其他众多地区构成持续的威胁。甚至在五十年前，世界上每一个港口的卫生官员就已清楚，自己正坐在流行病学这座火山的火山口上。他对中国鼠疫的第一手消息，可能就是港口出现的一艘桅顶挂有黄色检疫旗的船只。协调检疫程序是一个亟待解决的问题，1902 年，国际卫生组织中历史最悠久的泛美卫生局成立，负责处理发生在美洲半球的卫生问题。五年后，即 1907 年，一项协议在罗马签署，第一个世界性的国际卫生组织，国际公共卫生局，成立了。它的主要职能是收集和发布流行病学信息，特别是有关鼠疫、霍乱、天花、斑疹伤寒和黄热病的信息。这是 19 世纪举行的各种卫生会议所缔结的成果。

国际卫生工作的下一步重要发展是 1923 年国际联盟卫生组织的成立。卫生组织最重要的职能部门之一是它的流行病学情报所。同时，除检疫和传染病控制外，还有其他卫生问题亟须国际社会采取行动，这一点越来越明显。在卫生组织做出的众多极具价值的贡献中，有一项最不引人注目，那就是它在农村卫生、住房、学童健康、健康中心和体育教学等领域所开展的重要研究，这在总体上推动了健康促进理念的发展。此外，由于技术研究的突破，就梅毒血清学检测和治疗用生物制品标准化等重要事项，有可能达成国际协定。

然而，从长远来看，比上述成就更具重大意义的是，卫生组织首次尝试建立一个有效机制，可以在全球范围内持续不断地对疾病问题展开反击。疟疾的大肆传播是一场由第一次世界大战导致的灾难，卫生组织通过下属的疟疾委员会控制住了疫情。通过广泛的实地考察和多次会议，委员会成功地制订出一个可被欧洲、亚洲及美洲卫生工作者采纳的完备方案，作为后者行动的基础。类似的建设性措施还被应用到诸如结核病、梅毒、狂犬病、麻风病、癌症及昏睡病的防治上。除这些行动外，组织还为个别国家提供直接服务。1928 年，希腊政府提出援助申请，要求重组其公共卫生系统，为此，卫生组织派出专家人员，并提供了相关资金。玻利维亚也接受了类似的援助，主要是为了改善当地的卫生条件。1929 年，卫生组织还向中国提供了直接技术援助，帮助制订卫生计划；第一次世界大战后，为了控制斑疹伤寒的流行，波兰和罗马尼亚也获得了相同的服务，其他国家亦是如此。

卫生组织的部分活动是与洛克菲勒基金会和其他组织合作开展的。早在1913年，基金会就成立了国际卫生委员会（现在的国际卫生司），这要归功于洛克菲勒卫生委员会的工作，这家委员会是为了消灭美国钩虫病疫情而在1909年成立的。国际卫生委员会的基本政策所遵循的原则是：社区卫生属政府职能，只有发展国家和地方卫生机构，包括人员和物资，帮助各国进行自助，才能在国际卫生领域取得长期、有效的成果。为实现这一目标，需要采取以下措施：（1）开展和支持基础研究；（2）通过提供财政援助或建立培训中心，教育和培养公共卫生人员；（3）成立示范点，或为建设健全的社区卫生服务提供临时性的人员和资金援助。这三点基本上都是第二次世界大战以来国际卫生工作，特别是技术援助项目发展所依据的原则。在这一领域，洛克菲勒基金会取得的较为显著的成就包括：研制出了有效的黄热病疫苗，成功击退了1938年从非洲入侵巴西的冈比亚按蚊，以及为卫生工作者设计了一套涉猎广泛的教育课程。

联盟卫生组织以及国际公共卫生局、洛克菲勒基金会的工作，使各国对在卫生领域开展国际合作的想法不再陌生，并为此提供了大量有益的实践经验。在第二次世界大战爆发前建立起来的机制并没有被抛弃，而是为1946年至1956年这十年间国际公共卫生活动的发展奠定了基础。1946年，世界卫生组织诞生，接替联盟卫生组织、国际公共卫生局及联合国善后救济总署，行使其职责。1948年，在其组织法得到了所必需的26个联合国成员国的批准之后，世界卫生组织正式成立。处理社会和健康问题的互助原则在《联合国宪章》中得到深入的探讨，世界卫生组织所要应对的国际卫生问题范围广泛，它承认健康是"每个人的基本权利之一，不分种族、宗教、政治信仰、经济或社会条件"。在这样的基础上，世界卫生组织成为国际卫生领域的官方协调机构。它的工作得到了若干其他组织的补充和配合，尤其是联合国儿童基金会、联合国粮农组织、国际劳工组织以及联合国科教文组织。

最近的国际卫生工作，特别是技术援助，已与外交政策密切相关。1942年，美洲各共和国同意通过双边和其他协定对社区卫生问题采取必要措施。美国肩负起领导重任，创建了今天被称为美洲事务研究所的组织。在研究所的努力下，有关卫生领域的技术援助方案成形。这些方案主要强调的是，通过健康中心发展地方医疗服务、环境卫生（供水、污水处理、病虫害防治）、公共卫生教育以及专业公共卫生人员的培训和就业。简单概括，重点就是要在专业的指导下开展社区卫生行动。这个方案一直积极执行至今。

1949年1月20日，在杜鲁门总统的就职演说中，他提到美国外交政策需要增加一项内容。在这新增的"第四点"中，他力促美国"启动大胆的新计划，将科学和工业上的进步带到欠发达地区，帮助它们改善和发展……"此后，这个提议演变成一个广泛的计划。于是，1953年，联邦政府成立了一个统领机构——援外事务管理署，负责美国所有的国际技术援助活动。1955年，共有38个国家正在开展双边卫生方案。

这些方案的结果会是怎样，现在还无法确定。人们对促进健康的国际合作领域仍然有些陌生。尽管如此，基本目标和方法是非常明确的。正如世界卫生组织1950年计划所指出的那样："公共卫生官员一直坚信，经济发展和公共卫生密不可分、相辅相成，一个社区的社会、文化、经济发展和其健康状况之间是相互依存的关系。"如果对世界贫困地区的技术援助开展得当，这将是一种提供帮助的

287

方式，使那里的人民能够通过自己的双手改善生活水平。因此，卫生方案的发展计划必须充分融入这个大方案中。对世界不发达国家的环境和卫生服务进行改善的任务，是今后所有卫生工作者将要继续面临的挑战，也无疑将继续成为不断扩大的公共卫生领域的一个重要组成部分。

"尚未游历的世界，它的边界不断向后退让……" 在过去的五十年里，社区卫生整体上呈现出前所未有的前进势头。但这种进步无论是在社区内部还是世界各地，都不尽相同。有一大批经济和技术上普遍不发达的国家，它们往往刚独立起来，仍会面临种种有关可预防疾病的问题，就像 50 到 75 年前，西欧国家和美国不得不面对的那样。需要解决的问题依旧是控制传染病、清洁供水、妥善排污以及提高一般生活水平至最低的可接受标准。然而，在经济较为发达的国家，如美、英和西欧部分国家，社区卫生领域发生的实际问题又大不一样。固然，在环境卫生、传染病控制、健康教育、营养等方面仍有许多未完成的工作，但是，一系列新的问题出现了，它们是未来五十年社区卫生计划必须予以关注的对象。

这些问题在很大程度上是过去半个世纪以来社区卫生和福利行动的成功所带来的后果。婴儿、青年和成年早期疾病，其危害程度大大降低，不再会造成人类的大量死亡。由于出生时的预期寿命得到了延长，人们可以活得更久，对于老龄人口的健康问题，社区必须逐渐重视起来。1900 年，美国 45 岁以上的人口只有 1 300 万，占总人口的 18%。五十年后，这一群体增长到 4 300 万，占总人口的 30%。因此，在我们今天面临的实际问题中，就包括如何防治较难治愈的慢性病或退行性疾病，如癌症、心血管肾病、糖尿病、关节炎、肌肉骨骼病，以及与衰老相关的心理变化。

同时，当传染病问题变得不再紧迫，社区卫生方案的辐射范围被扩大了，在可行的基础上把不利于社区居民身心健康的其他因素和情况也考虑在内。近年来，公共卫生的视野不断拓宽，包括预防事故和心理健康等问题，以及重新强调对物理环境的管理。随着工业技术的持续发展和变革，有关环境的变化也越来越复杂。受细菌污染的空气、水和食物，这些昔日备受关注的问题，现在基本被化学污染以及这种污染与癌症诱发之间可能存在的关联所取代。这几年，随着工业主义的兴盛，有关社会和经济变化的讨论愈发激烈。一方面，人们不断地从农村逃往城市；另一方面，城市的居民也不断逃往农村。不论是哪一种情况，都必须注意和调查其对社区卫生健康的影响。正是在这些及相关领域中，公共卫生正在扩大自己的边界。那么这对近期开展的社区卫生行动又意味着什么呢？

近年来，人们对大气污染问题的认识不断提高，就像曾经关注水污染一样。目前看来，空气污染对个人和社区健康会产生怎样的影响，谁也给不出一个完整的答案。但近期，人们从污染雾（烟雾）引发的流行病传播和死亡病例中，从对大气致癌物及其与肺癌关系的研究中了解到很多。1930 年在比利时的列日及周边地区，1948 年在宾夕法尼亚州的多诺拉，1950 年在墨西哥的波萨里卡，以及不同时期的英国伦敦，都发生过烟雾疫情。这些都被证实是由气象条件和高浓度的有毒空气污染物所造成。而大气污染物产生的长期影响是一个更艰巨的问题。人们正在逐步收集大气中致癌物质的相关数据。英国的斯托克斯和坎贝尔在他们对肺癌的研究中发现，烟雾、二氧化硫、苯并芘和其他多环碳氢化合物的浓度会随着城市化的发展而升高。在利物浦，空气中苯并芘的浓度比农村地区高出 8～11 倍。在其他地方也发现，烟雾弥漫的空气中苯并芘的浓度是普通空气的四倍左右。简而言之，现代工业社区的空气是一片充满致癌物的海洋，因各种各样的垃圾污染而变得浑浊不堪。在这样的环境中，几乎不可能避免每天与致癌物的接触。在过去的五十年里，这种污染可能是导致癌症这种致死性疾病的发病率增加的原因之一。然而，由于一些难以克服的困难，人们至今都无法完全以流行病学和技术手段解决这个问题。大气污染的原因多样且复杂，而适当的评测标准和测量仪器还在准备，大量利益关系牵涉其中，包括政府、工商业界。立法监管仍在起步阶段。1947 年，加利福尼亚州制定了最为宽泛的法律。有不少城市，特别是匹兹堡，一直在积极寻求减少空气污染的方法。但这显然需要研究和行动才能实现。

与空气污染同属一类的是新兴且重要的放射健康问题。放射性废料的处理，有害辐射的防护，为从事核能发电或核反应研究的工作者创造了一个健康的工作环境，以及后续将开展的活动都说明在不久的将来，这对社区卫生来说会变得愈发重要。

此外，还有住房问题。家庭健康是多方面的，人们对它却知之甚少。最近的社会和预防医学领域的研究再次强调了家庭在促进健康和预防、治疗疾病上的重要性。1937 年，美国公共卫生协会成立了住房卫生委员会，在过去二十年间，这一组织分别从物理、生理和心理需求出发，研究健康住宅的构成要素。关于住房条件不佳对健康的作用，还有待进行大量研究。不过，已有很多证据表明，身心的不健康状态与过度拥挤、不断恶化的住房条件有着很大的关系。住房问题与医疗问题一样，从根本上讲是经济问题。许多工业化国家通过政府补贴廉租房制度，为贫民窟居民提供体面的安居之所。

1918 年，联邦政府首次为低收入人群提供公共住房，当时的美国航运局和美国住房公司（隶属劳工部）为战争工人建造了 16 000 套房子。第一次世界大战后，这些房子被卖给了私人业主，但随着经济大萧条的来袭，更多的公共住房应运而生。胡佛政府制定的《1932 年紧急救济和建设法》允许联邦借贷给一些公司，用于房屋建造。第二年，《国家工业复兴法》规定对贫民窟及廉租房进行清除。这段时间内，公共工程管理局在 30 个城市建设了约 50 个项目，共计 20 000 多套住宅单元。接着，1937 年通过《国家住房法》，鼓励地方社区建立自己的独立机构，经各州特许，有权接受联邦拨款来建造和管理房屋。法案的主要目的是消灭贫民窟。1939 年至 1942 年，这项计划在 260 多个社区建造了约 170 000 个住宅单元。第二次世界大战期间，联邦政府出资为平民建造了 805 000 套住房，其中有 195 000 套是永久性的。这些住房大部分是由地方当局代联邦政府建造和管理的。最终，若干条政策在《1949 年住房法》中得到了汇总，法案批准了开发空地所需的贷款、补贴和联邦信贷。到 1953 年 11 月 30 日，约有 110 000 个单元建成，在建单元数量更多，并且在 1 761 个项目中，有 263 875 个单元的选址已获批准。

虽然这个成就并没有多么惊人，但其中有许多相互作用的因素必须得到正视。第二次世界大战后，社会政策日益保守。一些社区欣然接受所有他们能够得到的公共房屋，而在另一些社区，这样的做法却引起了激烈的争论，人们想要暂缓或拒绝接受这项服务。反对者们认为这是在延续种族隔离，尤其是在 1948 年联邦最高法院判决种族限制条款无效之后。此外，还有其他趋势逐渐吸引了人们的注意。1950 年的人口普查显示，自美国进入工业化时代以来，拥有住房的人数首次超过了租房人数。还有一个原因很快也会被考虑进去，那就是人口向郊区迁移的现象。这是战后所形成的繁荣景象的

290

一部分，它改变了很多人的观念。

但廉租房的兴建并没有使贫民窟就此消失，住房问题仍然是卫生工作者心头的一大忧患。不过，必须指出，住房问题非常复杂，涉及各级政府的行动，并且参与的机构不仅与卫生相关，还包括消防、交通工程、学校、娱乐以及其他领域。即便如此，现代卫生部门也应该全面了解社区所面临的住房问题。

人口大迁徙是现代美国生活的一个显著特征，人们乘坐某种交通工具，从一个地方到另一个地方去。在促成这种发展的因素中，内燃机最为重要。有了它，人们得以向城市边缘或更远的地区移动，今天的美国有相当一部分人生活在郊区。1950 年的人口普查显示，郊区居民大约有 2 090 万人。这些社区引起了现代卫生工作者的注意，因为它们新建不久，往往容易出现诸如供水、排污、休闲娱乐、路灯和其他公共服务的问题。此外，不论新郊区还是老郊区，通常都由落后的政治和行政机构管理，无力发展和资助必要的社区服务。

与住房和内燃机息息相关的是由机动车引起的事故问题。目前 **291** 在美国，每小时约有 11 人因此死亡，1 210 人受伤。这样的交通事故容易引发甚至霸占公众的注意力。但事实上，较之家中发生的意外，其发生频率并不高。另一方面，职业伤亡的数字也在下降。作为重要的社区卫生问题，关于事故及其预防的研究已在公共卫生机构中展开。流行病学、统计分析、健康教育、安全工程、心理卫生和许多其他领域的卫生行动也对这一问题产生了影响。

人们发现，心理健康问题不仅与事故预防，而且与其他许多社区健康问题密切相关。克利福德·比尔斯的自传是一部充满勇气的作品，在它问世后，一场"心理卫生"运动就此展开，实质上是为了改善对精神病人的机构式照护。由此，精神病院那些极其恶劣的收容环境被一一揭发出来，在社会的重压下，立法和行政机构采取措施，取得了显著的成果。这要归功于 1909 年成立的全美心理卫生委员会，以及隶属于它的其他各州和地方的团体。在这几年中，围绕着"心理卫生"这个大主题，出现了越来越多各式各样的活动和机构。人们的兴趣和注意力已从对精神病人的护理转移到预防和控制这种疾病的可能性上。不过，直到最近，政府的行动才姗姗而来。1946 年，《国家心理卫生法案》的通过为相关研究、人员培训以及社区心理卫生计划的建立和发展提供了资金，这大大刺激了各州的心理卫生计划和活动。人们对社区心理卫生计划的兴趣日益高涨，卫生工作者必须接受培训才能顺利开展工作。此外，相关方面的研究也非常重要。到目前为止，用于定义心理健康和疾病的标准还不明朗。确切的答案尚未找到，这个问题还需留待未来予以解决。

想要处理好上述以及前几章所讨论的问题，就需要有专业人士。于是，很快我们就意识到自己在这方面的不足，因此联邦政府和其他一些机构正在全力以赴，为公共卫生事业招兵买马。我们之所以可以这么做，是因为美国拥有十所可授予该领域专业学位的公共卫生学院。其实，这是最近四十多年来才有的发展。在 1910 年前，美国还没有一家培养公共卫生工作者的机构。而就在那一年，密歇根大学成为第一所颁发公共卫生学位的院校。不过，第一个公共卫生学院是由麻省理工的威廉·T. 塞奇威克在 1912 年创办的。1913 年，塞奇威克与哈佛医学院预防医学教授米尔顿·J. 罗斯诺和同样来自哈佛的统计学家兼卫生工程师乔治·C. 惠普尔联合成立了一所公共卫生学校。1918 年，约翰斯·霍普金斯卫生学院成立，威廉·H. 韦尔奇担任首任院长。按照他的设想，该校将成为一个专门培训公共卫生人员的机构，同时也帮助培训行医医生。尽管学校并没有完全实现他的想法，但它为美国公共卫生工作者的培训创立了模式，直到今天都发挥着作用。然而，在过去十年里，随着社区卫生问题出现变化，学校也开始为更好地迎接未来而重新调整方向，公共卫生的专业化也在最近的几次发展中得到了加强。1945年，在美国公共卫生协会的支持下，公共卫生学校的认证制度建立起来。四年后，一个专业委员会——美国预防医学和公共卫生委员会成立了，使得公共卫生领域的医务人员能够以同等的专业水平跻身于同僚之中。

现在我们可以回过头来，清楚地看到人们在处理社区健康问题时所走过的道路。这些问题的解决方法一直与社区的生活方式及其掌握的科学技术知识有关。今天的社区比以往任何时候都能更好地管理自身环境，进而保护居民的健康，防止疾病的发生。人们越来越能够主动地计划和组织利于自己健康的活动，这得益于现有的知识和资源，使他们在许多情况下都能以清明的头脑采取行动。但这并不意味着没有更多的问题产生。事实上，社区卫生领域的工作者可能会非常认同丁尼生的观点：

> 而全部经验，也只是一座拱门，
> 尚未游历的世界在门外闪光，
> 而随着我一步一步的前进，它的边界也不断向后退让。

许多健康问题已在理论上得到了解决，这些知识有待实践的应用。在所有国家中，特别是不发达国家，可预防疾病的问题就是如此。所有国家也都面临着社区卫生问题，需要现有知识的指导，才

能开展社会和政治层面的行动。关于公共卫生服务或组织医疗服务的提供等问题也是一样。除此之外，今天的公共卫生工作者的视野

293 不能再局限于地方或国家，而是要扩展到国际社区。今天，我们互为肢体；因此，在我们自己的社区中，每个人都必须奋斗，朝着免于疾病、匮乏和恐惧的目标前进。我们必须努力继承和发扬我们的崇高遗产。愿明天会更好！

参考文献

《公共卫生史》一次文献的获取方式

自 1993 年乔治·罗森的《公共卫生史》增订版中列出公共卫生领域的主要参考书目后，其中大部分已有扫描版，可供在线阅读。特别是几家主要的医学史馆合作创办的线上的医学遗产图书馆（www.medical heritage.org）。图书馆的主页提供了搜索以下来源的善本和其他历史书籍的方法：

美国国家医学图书馆
哈佛大学医学院康特威图书馆
纽约医学科学院图书馆
费城医学院图书馆
耶鲁大学库欣 / 惠特尼医学图书馆
约翰斯·霍普金斯大学韦尔奇医学图书馆
维康图书馆（英国伦敦）

以及一些来自美国和加拿大其他机构的较小型的历史和档案收藏。截至 2014 年，几乎所有在 1923 年或之前出版的纸质书籍都属于公共领域，这意味着人们可以自由复制（包括通过数字扫描）这些材料，然后放在网上供大众浏览。医学遗产图书馆的所有扫描的公共领域材料都由互联网档案馆（www.archive.org）进行装载。档案馆提供多种格式的页面图像，其中还包括非可视化格式，使用的是文本转语音的屏幕阅读器。

网上还有其他提供历史书籍全文扫描的资源，其中最著名的是谷歌图书（books.google.com）。这些资源会提供一些医学遗产图书馆所没有的文献的访问途径。另外有部分机构的图书馆，它们与谷歌图书、UPCC 或 J-STOR（期刊）签订合同，也可访问受版权保护的电子书籍。

这一版本的乔治·罗森《公共卫生史》放弃了之前精选的主要文献列表。作为替代，编辑们鼓励有兴趣的读者自己去医学遗产图书馆和其他在线资源中进行搜索。

二次文献分类书目

本书目列出了一些最初由乔治·罗森在 1958 年引用的公共卫生方面的重要英语著作。此外，还收录了 1958 年至 2014 年出版的大量具有重要意义的公共卫生史英语图书。由于过去二十年中人们对公共卫生史的兴趣愈发浓厚，因此引用的大部分都是在 1993 年后出版的。

本参考书目按以下分类整理：

Ⅰ．概论

Ⅱ．特定疾病

    a. 艾滋病；其他性传播疾病

    b. 炭疽热

    c. 脚气病

    d. 血吸虫病

    e. 癌症

    f. 霍乱

g. 白喉

h. 钩虫病

i. 流感

j. 麻风病

k. 疟疾

l. 麻疹

m. 糙皮病

n. 鼠疫

o. 脊髓灰质炎

p. 狂犬病

q. 风湿热

r. 严重急性呼吸道综合征

s. 坏血病

t. 镰状细胞贫血症

u. 天花

v. 非洲锥虫病

w. 结核病

x. 伤寒

y. 斑疹伤寒

z. 黄热病

Ⅲ. 1801 年前的各个历史阶段

a. 古典时期；500 年前

b. 欧洲中世纪；世界其他地区：500 年至 1450 年

c. 欧洲文艺复兴；近代欧洲；世界其他地区：1450 年至 1800 年

Ⅳ. 地理区划

a. 美国

b. 加拿大

c. 北美洲的少数民族、移民、种族和健康问题

d. 拉丁美洲和加勒比地区

e. 欧洲：总体

f. 欧洲大陆

g. 爱尔兰和英国

h. 大洋洲、澳大利亚和新西兰

i. 撒哈拉以南非洲

j. 北非和中东

k. 南亚

l. 东亚和东南亚

Ⅴ. 公共卫生的关注领域

a. 酒精中毒；药物上瘾

b. 传染病控制；疫苗接种和反疫苗接种

c. 人口学、统计学和流行病学

d. 牙科公共卫生学

e. 应急管理

f. 环境健康；卫生

g. 食品、药品监管

h. 健康教育

i. 住房；城市卫生

j. 国际卫生；热带医学；口岸检疫

k. 实验室

l. 妇幼保健；妇女健康问题；性别与健康；生殖健康

m. 医疗组织和服务

n. 心理健康

o. 军队；海军；战争和健康

p. 护理

q. 营养

r. 职业健康

s. 监狱医疗

t. 专业教育；公共卫生学校

u. 农村卫生

v. 烟草的使用和管制

w. 兽医公共卫生

x. 志愿组织及专业机构

y. 供水及净化

　　每一分类项只在最相关的主题标目下引用一次，并与其他相关主题交互参照。由于绝大多数的条目涉及 19、20 和 21 世纪，因此这三个时代没有被列入按时间排序的列表（III）中。同理，由于大多数著作涉及美国或英国和爱尔兰，因此在这两个主题标目间或标目下没有作交叉引用。所有涉及 1800 年以来的分类项——或与特定疾病有关，或是美国、英国或爱尔兰公共卫生关注的领域——都只被列在特定疾病或关注领域的主题标目下。近代欧洲的资料亦是如此，并且还以正确的时间顺序进行归置，但这些内容没有被列入地理区划表的"欧洲"条目下。

　　本参考书目来自美国国家医学图书馆所维护的 LocatorPlus 数据库。LocatorPlus 一直是 2014 年及以后出版书籍的最佳引用来源。国家医学图书馆的配套数据库 PUBMED，适于引用期刊文献和其他来源的资料。当在这两个数据库中的任何一个搜索二次历史资料时，"历史"一词作为医学主题词表的主题标目被包括在内。

Ⅰ. 概论

1. Ackerknecht, Erwin. *A History and Geography of the Most Important Diseases*. New York: Hafner, 1965.

2. Alchon, Suzanne. *A Pest in the Land: New World Epidemics in a Global Perspective*. Albuquerque: University of New Mexico Press, 2003.

3. Bashford, Alison, and Claire Hooker, eds. *Contagion: Historical and Cultural Studies*. New York: Routledge, 2001.

4. Berridge, Virginia, Martin Gorsky, and Alex Mold. *Public Health in History*. Maidenhead, Berkshire, UK: Open University Press, 2011.

5. Bollet, Alfred J. *Plagues and Poxes: The Impact of Human History on Epidemic Disease*. New York: Demos, 2004.

6. Brandt, Allan, and Paul Rozin. *Morality and Health*. New York: Routledge, 1997.

7. Cohen, Mark Nathan. *Health and the Rise of Civilization*. New Haven, CT: Yale University Press, 1989.

8. Crosby, Alfred W., Jr. *Ecological Imperialism: The Biological Expansion of Europe, 900–1900*. New York: Cambridge University Press, 1986.

9. Goodall, Edward Wilberforce. *A Short History of the Epidemic Infectious Diseases*. London: Bale & Danielsson, 1934.

10. Greenblatt, Charles, and Mark Spigelman. *Emerging Pathogens: The Archaeology, Ecology, and Evolution of Infectious Disease*. New York: Oxford University Press, 2003.

11. Harrison, Mark. *Contagion: How Commerce Has Spread Disease*. New Haven, CT: Yale University Press, 2012.

12. Hays, J. N. *The Burdens of Disease: Epidemics and Human Response in Western History*. New Brunswick, NJ: Rutgers University Press, 2009.

13. Herring, D. Ann, and Alan C. Swedlund. *Plagues and Epidemics: Infected Spaces Past and Present*. Oxford: Berg, 2010.

14. Kiple, Kenneth. *Plagues, Pox, and Pestilence*. London: Weidenfeld & Nicolson, 1997.

15. Kohn, George C. *Encyclopedia of Plague and Pestilence: From Ancient Times to the Present*. Rev. ed. New York: Facts on File, 2001.

16. McGuire, Robert, and Philip R.P. Coelho. *Parasites, Pathogens, and*

Progress: Diseases and Economic Development. Cambridge MA: MIT Press, 2011.

17. McKeown, Thomas. *The Origins of Human Disease.* New York: Basil Blackwell, 1988.

18. McKeown, Thomas. *The Role of Medicine: Dream, Mirage, or Nemesis?* Princeton, NJ: Princeton University Press, 1979.

19. McNeill, William H. *Plagues and Peoples.* Garden City, NY: Anchor Press, 1976.

20. Newman, George. *The Rise of Preventive Medicine.* London: Oxford University Press, 1932.

21. Ogawa, Teizo, ed. *Public Health.* Tokyo: Saikon, 1981.

22. Oldstone, Michael B. A. *Viruses, Plagues, and History: Past, Present, and Future.* Rev. and updated ed. New York: Oxford University Press, 2010.

23. Packard, Randall M., Peter J. Brown, Ruth Berkelman, and Howard Frumkin, eds. 2004. *Emerging Illnesses and Society: Negotiating the Public Health Agenda.* Baltimore: Johns Hopkins University Press, 2004.

24. Porter, Dorothy. *Health, Civilization, and the State: A History of Public Health from Ancient to Modern Times.* New York: Routledge, 1999.

25. Riley, James C. *Rising Life Expectancy: A Global History.* New York: Cambridge University Press, 2001.

26. Rodríguez-Ocaña, Esteban. *The Politics of the Healthy Life: An International Perspective.* Sheffield, UK: European Association for the History of Medicine and Health Publications, 2002.

27. Rothstein, William G. *Public Health and the Risk Factor: A History of an Uneven Medical Revolution.* Rochester, NY: University of Rochester Press, 2003.

28. Rosen, George. *From Medical Police to Social Medicine: Essays on the History of Health Care.* New York: Science History Publications, 1974.

29. Sigerist, Henry E. *Civilization and Disease*. Ithaca, NY: Cornell University Press, 1941.

30. Sigerist, Henry E. *Landmarks in the History of Hygiene*. New York: Oxford University Press, 1956.

31. Spink, Wesley. *Infectious Diseases: Prevention and Treatment in the Nineteenth and Twentieth Centuries*. Minneapolis: University of Minnesota Press, 1978.

32. Sprinkle, Robert Hunt. *Profession of Conscience: The Making and Meaning of Life Science Liberalism*. Princeton, NJ: Princeton University Press, 1994.

33. Steckel, Richard H., and Roderick Floud. *Health and Welfare during Industrialization*. Chicago: University of Chicago Press, 1997.

34. Szreter, Simon. *Health and Wealth: Studies in History and Policy*. Rochester, NY: University of Rochester Press, 2005.

35. Tulchinsky, Thodore H., and Elena A. Varavikova. *The New Public Health: An Introduction for the 21st Century*. San Diego, CA: Academic Press, 2000.

36. Waitzkin, Howard. *Medicine and Public Health at the End of Empire*. Boulder, CO: Paradigm Publishers, 2011.

37. Watts, Sheldon. *Epidemics and History: Disease, Power, and Imperialism*. New Haven, CT: Yale University Press, 2007.

38. Webster, Charles, ed. *Caring for Health: History and Diversity*. Philadelphia: Open University, 2001.

39. Winslow, Charles-Edward Amory. *The Conquest of Epidemic Disease: A Chapter in the History of Ideas*. Princeton, NJ: Princeton University Press, 1943.

40. Winslow, Charles-Edward Amory. *The Evolution and Significance of the Modern Public Health Campaign*. New Haven, CT: Yale University Press, 1923.

II. 特定疾病

艾滋病；其他性传播疾病

（另见 224、284、294、295、343、353、470、493、564 和 690）

41. Aisenberg, Andrew R. *Contagion: Disease, Government, and the "Social Question" in Nineteenth-Century France*. Stanford, CA: Stanford University Press, 1999.

42. Baldwin, Peter. *Disease and Democracy: The Industrialized World Faces AIDS*. New York: Milbank Memorial Fund, 2005.

43. Bayer, Ronald. *Private Acts, Social Consequences: AIDS and the Politics of Public Health*. New York: Free Press, 1989.

44. Behrman, Greg. *The Invisible People: How the U.S. Has Slept through the Global AIDS Pandemic, the Greatest Humanitarian Catastrophe of Our Time*. New York: Free Press, 2004.

45. Berridge, Virginia. *AIDS in the UK: The Making of Policy*. New York: Oxford University Press, 1996.

46. Berridge, Virginia, and Philip Strong, eds. *AIDS and Contemporary History*. New York: Cambridge University Press, 1993.

47. Brandt, Allan M. *No Magic Bullet: A Social History of Venereal Disease in the United States since 1880*. Expanded ed. New York: Oxford University Press, 1987.

48. Brier, Jennifer. *Infectious Ideas: U.S. Political Responses to the AIDS Crisis*. Chapel Hill: University of North Carolina Press, 2009.

49. Cassel, Jay. *The Secret Plague: Venereal Disease in Canada, 1838–1939*. Toronto: University of Toronto Press, 1987.

50. Cochrane, Michelle. *When AIDS Began: San Francisco and the Making*

of an Epidemic. New York: Routledge, 2004.

51. Fee, Elizabeth, and Daniel M. Fox, eds. *AIDS: The Burdens of History*. Berkeley: University of California Press, 1988.

52. Fee, Elizabeth, and Daniel M. Fox, eds. *AIDS: The Making of a Chronic Disease*. Berkeley: University of California Press, 1992.

53. Gostin, Lawrence O. *The AIDS Pandemic: Complacency, Injustice, and Unfulfilled Expectations*. Chapel Hill: University of North Carolina Press, 2004.

54. Gostin, Lawrence O., and Zita Lazzarini. *Human Rights and Public Health in the AIDS Pandemic*. Oxford: Oxford University Press, 1997.

55. Gould, Deborah. *Moving Politics: Emotion and ACT UP's Fight against AIDS*. Chicago: University of Chicago Press, 2009.

56. Grady, Christine. *The Search for an AIDS Vaccine: Ethical Issues in the Development and Testing of a Preventive HIV Vaccine*. Bloomington: Indiana University Press, 1995.

57. Grmek, Mirko D. *History of AIDS: Emergence and Origin of a Modern Pandemic*. Princeton, NJ: Princeton University Press, 1990.

58. Holmberg, Scott. *Scientific Errors and Controversies in the U.S. HIV/ AIDS Epidemic: How They Slowed Advances and Were Resolved*. Westport, CT: Praeger, 2008.

59. Inrig, Stephen. *North Carolina & the Problem of AIDS: Advocacy, Politics & Race in the South*. Chapel Hill: University of North Carolina Press, 2011.

60. Kirp, David L., and Ronald Bayer, eds. *AIDS in the Industrialized Democracies: Passions, Politics, and Policies*. New Brunswick, NJ: Rutgers University Press, 1992.

61. Lord, Alexandra. *Condom Nation: The U.S. Government's Sex Education Campaign from World War I to the Internet*. Baltimore: Johns Hopkins

University Press, 2010.

62. Mack, Arien, ed. *In Time of Plague: The History and Social Consequences of Lethal Epidemic Disease*. New York: New York University Press, 1991.

63. Mott, Frank. *Dangerous Sexualities: Medico-Moral Politics in England since 1830.* London: New York: Routledge, 2000.

64. Nguyen, Vinh-Kim. *The Republic of Therapy: Triage and Sovereignty in West Africa's Time of AIDS*. Durham, NC: Duke University Press, 2010.

65. Powell, Mary, and Della Cook. *The Myth of Syphilis: The Natural History of Treponematosis in North America*. Gainesville: University Press of Florida, 2005.

66. Quetel, Claude. *History of Syphilis*. Baltimore: Johns Hopkins University Press, 1990.

炭疽热（另见 403）

67. Jones, Susan D. *Death in a Small Package: A Short History of Anthrax*. Baltimore: Johns Hopkins University Press, 2010.

脚气病（另见"东亚和东南亚"）

血吸虫病

68. Crichton-Harris, Ann. *Poison in Small Measure: Dr. Christopherson and the Cure for Bilharzia*. Boston: Brill, 2009.

69. Farley, John. *Bilharzia: A History of Imperial Tropical Medicine*. New York: Cambridge University Press, 1991.

癌症（另见"烟草的使用和管制"；和 631）

70. Aronowitz, Robert. *Unnatural History: Breast Cancer and American Society*. New York: Cambridge University Press, 2007.

71. Ball, Howard. *Cancer Factories: America's Tragic Quest for Uranium*

Self-Sufficiency. Westport, CT: Greenwood Press, 1993.

72. Cairns, John. *Matters of Life and Death: Perspectives on Public Health, Molecular Biology, Cancer and Prospects for the Human Race*. Princeton, NJ: Princeton University Press, 1997.

73. Cantor, David, ed. *Cancer in the Twentieth Century.* Baltimore: Johns Hopkins University Press, 2008.

74. Clow, Barbara. *Negotiating Disease: Power and Cancer Care, 1900– 1950*. Montreal: McGill-Queen's University Press.

75. Davis, Devra. *The Secret History of the War on Cancer*. New York: Basic Books, 2007.

76. Gardner, Kirsten. *Early Detection: Women, Cancer & Awareness Campaigns in the Twentieth-Century United States*. Chapel Hill: University of North Carolina Press, 2006.

77. Hayter, Charles. *An Element of Hope: Radium and the Response to Cancer in Canada, 1900–1940*. Montreal: McGill-Queen's University Press, 2005.

78. Kaartinen, Marjo. *Breast Cancer in the Eighteenth Century*. London: Pickering & Chatto, 2013.

79. Kutcher, Gerald. *Contested Medicine: Cancer Research and the Military*. Chicago: University of Chicago Press, 2009.

80. Lerner, Barron. *The Breast Cancer Wars: Hope, Fear and the Pursuit of a Cure in Twentieth-Century America*. New York: Oxford University Press, 2001.

81. Ley, Barbara L. *From Pink to Green: Disease Prevention and the Environmental Breast Cancer Movement*. New Brunswick, NJ: Rutgers University Press, 2009.

82. Leopold, Ellen. *Under the Radar: Cancer and the Cold War*. New Brunswick, NJ: Rutgers University Press, 2009.

83. Löwy, Ilana. *A Woman's Disease: The History of Cervical Cancer*. Oxford: Oxford University Press, 2011.

84. Marcus, Alan. *Cancer from Beef: DES, Federal Food Regulation, and Consumer Confidence*. Baltimore: Johns Hopkins University Press, 1994.

85. Mukherjee, Siddhartha. *The Emperor of All Maladies: A Biography of Cancer*. New York: Scribner, 2010.

86. Olson, James S. *Bathsheba's Breast: Women, Cancer, and History*. Baltimore: Johns Hopkins University Press, 2002.

87. Patterson, James T. *The Dread Disease: Cancer and Modern American Culture*. Cambridge, MA: Harvard University Press, 1987.

88. Proctor, Robert. *The Nazi War on Cancer*. Princeton, NJ: Princeton University Press, 1999.

89. Rettig, Richard A. *Cancer Crusade: The Story of the National Cancer Act of 1971*. Princeton, NJ: Princeton University Press, 1977.

90. Wailoo, Keith. *How Cancer Crossed the Color Line*. Oxford: Oxford University Press, 2011.

霍乱（另见 401、486 和 608）

91. Bilson, Geoffrey. *A Darkened House: Cholera in Nineteenth-Century Canada*. Toronto: University of Toronto Press, 1980.

92. Briggs, Charles L., and Clara Mantini-Briggs. *Stories in the Time of Cholera: Racial Profiling during a Medical Nightmare*. Berkeley: University of California Press, 2003.

93. Chambers, John Sharpe. *The Conquest of Cholera*. New York: Macmillan, 1938.

94. Delaporte, François. *Disease and Civilization: The Cholera in Paris, 1832*. Cambridge, MA: MIT Press, 1986.

95. Longmate, Norman. *King Cholera: The Biography of a Disease*. London:

Hamish Hamilton, 1966.

96. McGrew, Roderick E. *Russia and the Cholera, 1823–1832*. Madison: University of Wisconsin Press, 1965.

97. McLean, David. *Public Health and Politics in the Age of Reform: Cholera, the State, and the Royal Navy in Victorian Britain*. New York: Palgrave Macmillan, 2006.

98. Pelling, Margaret. *Cholera, Fever and English Medicine, 1825–1865*. New York: Oxford University Press, 1978.

99. Rosenberg, Charles E. *The Cholera Years: The United States in 1832, 1849, and 1866*. Chicago: University of Chicago Press, 1962. 再版，作者增补一篇新的后记。Chicago: University of Chicago Press, 1987.

白喉

100. Caulfield, Ernest. *A True History of the Terrible Epidemic Vulgarly Called the Throat Distemper Which Occurred in His Majesty's New England Colonies between the Years 1735 and 1740*. New Haven, CT: Yale Journal of Biology & Medicine, 1939.

101. Hammonds, Evelynn. *Childhood's Deadly Scourge: The Campaign to Control Diphtheria in New York City, 1880–1930*. Baltimore: Johns Hopkins University Press, 1999.

钩虫病

102. Ettling, John. *The Germ of Laziness: Rockefeller Philanthropy and Public Health in the New South*. Cambridge, MA: Harvard University Press, 1981.

流感（另见 621）

103. Blakely, Debra. *Mass Mediated Disease: A Case Study Analysis*

of *Three Flu Pandemics and Public Health Policy*. Lanham, MD: Lexington Books, 2006.

104. Bristow, Nancy. *American Pandemic: The Lost Worlds of the 1918 Influenza Epidemic*. New York: Oxford University Press, 2012.

105. Crosby, Alfred W. *America's Forgotten Pandemic: The Influenza of 1918*. 2nd ed. New York: Cambridge University Press, 2003.

106. Davis, Ryan. *The Spanish Flu: Narrative and Cultural Identity in Spain, 1918*. New York: Palgrave Macmillan, 2013.

107. Dehner, George. *Influenza: A Century of Science and Public Health Response*. Pittsburgh, PA: University of Pittsburgh Press, 2012.

108. Farni, Magda, and Esyllt W. Jones, eds. *Epidemic Encounters: Influenza, Society and Culture in Canada, 1918–1920*. Vancouver: University of British Columbia Press, 2012.

109. Giles-Vernick, Tamara, Susan Craddock, and Jennifer Lee Gunn, eds. *Influenza and Public Health: Learning from Past Pandemics*. London: Earthscan, 2010.

110. Honigsbaum, Mark. *Living with Enza: The Forgotten Story of Britain and the Great Flu Epidemic of 1918*. New York: Macmillan, 2009.

111. Humphries, Mark Osborne. *The Last Plague: Spanish Influenza and the Politics of Public Health in Canada*. Toronto: University of Toronto Press, 2013.

112. Johnson, Niall. *Britain and the 1918–1919 Influenza Pandemic: A Dark Epilogue*. New York: Routledge, 2006.

113. Patterson, K. David. *Pandemic Influenza, 1700–1900: A Study in Historical Epidemiology*. Totowa, NJ: Rowman & Littlefield, 1986.

114. Rice, Geoffrey. *Black November, the 1918 Influenza Epidemic in New Zealand*. Wellington, NZ: Allen & Unwin, 1988.

115. Silverstein, Arthur M. *Pure Politics and Impure Science: The Swine Flu*

Affair. Baltimore: Johns Hopkins University Press, 1981.

麻风病

116. Demaitre, Luke. *Leprosy in Premodern Medicine: A Malady of the Whole Body*. Baltimore: Johns Hopkins University Press, 2007.

117. Gussow, Zachary. *Leprosy, Racism, and Public Health: Social Policy in Chronic Disease Control*. Boulder, CO: Westview, 1989.

疟疾（另见 258、364、379、519 和 521）

118. Akhtar, Rais, Ashok K. Dutt, and Vandana Wadhwa, eds. *Malaria in South Asia: Eradication and Resurgence during the Second Half of the Twentieth Century*. New York: Springer, 2010.

119. Bell, Andrew M. *Mosquito Soldiers: Malaria, Yellow Fever, and the Course of the American Civil War*. Baton Rouge: Louisiana State University Press, 2010.

120. Bruce-Chwatt, Leonard Jan, and Julian de Zulueta. *The Rise and Fall of Malaria in Europe: A Historico-Epidemiological Study*. New York: Oxford University Press, 1981.

121. Carter, Eric. *Enemy in the Blood: Malaria, Environment, and Development in Argentina*. Tuscaloosa: University of Alabama Press, 2012.

122. Cueto, Marcos. *Cold War, Deadly Fevers: Malaria Eradication in Mexico, 1955–1975*. Baltimore: Johns Hopkins University Press, 2007.

123. Humphreys, Margaret. *Malaria: Poverty, Race, and Public Health in the United States*. Baltimore: Johns Hopkins University Press, 2001.

124. Kazi, Ihtesham. *A Historical Study of Malaria in Bengal*. Dhaka, Bangladesh: Pip, 2004.

125. Packard, Randall. *The Making of a Tropical Disease: A Short History of*

Malaria. Baltimore: Johns Hopkins University Press, 2007.

126. Slater, Leo. *War and Disease: Biomedical Research on Malaria in the Twentieth Century*. New Brunswick, NJ: Rutgers University Press, 2009.

127. Snowden, Frank N. *The Conquest of Malaria: Italy, 1900–1962*. New Haven, CT: Yale University Press, 2006.

128. Webb, James. *Humanity's Burden: A Global History of Malaria*. New York, NJ: Cambridge University Press, 2009.

129. Webb, James. *The Long Struggle against Malaria in Africa*. New York: Cambridge University Press, 2014.

麻疹（另见 605）
糙皮病

130. Etheridge, Elizabeth W. *The Butterfly Caste: A Social History of Pellagra in the South*. Westport, CT: Greenwood Press, 1972.

131. Kraut, Alan. *Goldberger's War: The Life and Work of a Public Health Crusader*. New York: Hill and Wang, 2003.

132. Roe, Daphne A. *A Plague of Corn: The Social History of Pellagra*. Ithaca, NY: Cornell University Press, 1973.

鼠疫（另见"欧洲中世纪"；277、285、287 和 511）

133. Alexander, J. T. *Bubonic Plague in Early Modern Russia: Public Health and Urban Disaster*. Baltimore: Johns Hopkins University Press, 1980.

134. Benedict, Carol. *Bubonic Plague in Nineteenth-Century China*. Stanford, CA: Stanford University Press, 1996.

135. Benedictow, Ole. *What Disease Was Plague? On the Controversy over the Microbiological Identity of Plague Epidemics of the Past*. Boston: Brill, 2010.

136. Borsch, Stuart. *The Black Death in Egypt and England: A Comparative Study*. Austin: University of Texas Press, 2005.

137. Bowers, Kristy Wilson. *Plague and Public Health in Early Modern Seville*. Rochester, NY: University of Rochester Press, 2013.

138. Bulmus, Birsen. *Plague, Quarantines, and Geopolitics in the Ottoman Empire*. Edinburgh: Edinburgh University Press, 2012.

139. Byrne, Joseph. *Encyclopedia of the Black Death*. Santa Barbara, CA: ABC-CLIO, 2012.

140. Calvi, Giulia. *Histories of a Plague Year: The Social and the Imaginary in Baroque Florence*. Berkeley: University of California Press, 1989.

141. Campbell, Anna Montgomery. *The Black Death and Men of Learning*. New York: Columbia University Press, 1931. Reprint. New York: AMS Press, 1966.

142. Cantor, Norman. *In the Wake of the Plague: The Black Death and the World It Made*. New York: Free Press, 2001.

143. Carmichael, Ann G. *Plague and the Poor in Early Renaissance Florence*. New York: Cambridge University Press, 1986.

144. Chase, Marilyn. *The Barbary Plague: The Black Death in Victorian San Francisco*. New York: Random House, 2003.

145. Christakos, George. *Interdisciplinary Public Health Reasoning and Epidemic Modeling: The Case of Black Death*. New York: Springer, 2005.

146. Cipolla, Carlo M. *Cristofano and the Plague: A Study in the History of Public Health in the Age of Galileo*. Berkeley: University of California Press, 1973.

147. Cipolla, Carlo M. *Faith, Reason, and the Plague in Seventeenth-Century Tuscany*. Ithaca, NY: Cornell University Press, 1979.

148. Cipolla, Carlo M. *Fighting the Plague in Seventeenth-Century Italy.*

Madison: University of Wisconsin Press, 1981.

149. Cohn, Samuel. *Cultures of Plague: Medical Thinking at the End of the Renaissance*. New York: Oxford University Press, 2010.

150. Cook, Alexandra, and Noble Cook. *The Plague Files: Crisis Management in Sixteenth-Century Seville*. Baton Rouge: Louisiana State University Press, 2009.

151. Echenberg, Myron. *Plague Ports: The Global Urban Impact of Bubonic Plague, 1894–1901*. New York: New York University Press, 2007.

152. Echenberg, Myron. *Black Death, White Medicine: Bubonic Plague and the Politics of Public Health in Colonial Senegal, 1914–1945*. Portsmouth, NH: Heinemann, 2002.

153. Frandsen, Karl-Erik. *The Last Plague in the Baltic Region 1709–1713*. Copenhagen: Museum Tusculanum Press, 2010.

154. Herlihy, David. *The Black Death and the Transformation of the West*. Cambridge, MA: Harvard University Press, 1997.

155. Hirst, L. Fabian. *The Conquest of Plague: A Study of the Evolution of Epidemiology*. Oxford: Clarendon Press, 1953.

156. Mohr, James. *Plague and Fire: Battling Black Death and the 1900 Burning of Honolulu's Chinatown*. New York: Oxford University Press, 2005.

157. Moote, A. Lloyd, and Dorothy Moote. *The Great Plague: The Story of London's Most Deadly Year*. Baltimore: Johns Hopkins University Press, 2004.

158. Nutton, Vivian, ed. *Pestilential Complexities: Understanding Medieval Plague*. London: Wellcome Trust Centre for the History of Medicine at UCL, 2008.

159. Shrewsbury, J. F. D. *A History of Bubonic Plague in the British Isles*. London: Cambridge University Press, 1970.

160. Slack, Paul. *The Impact of the Plague in Tudor and Stuart England.* London: Routledge & Kegan Paul, 1985.

161. Slack, Paul. *Plague: A Very Short Introduction.* New York: Oxford University Press, 2012.

162. Summers, William C. *The Great Manchurian Plague of 1910–1911: The Geopolitics of an Epidemic Disease.* New Haven, CT: Yale University Press, 2012.

163. Wilson, F. P. *The Plague in Shakespeare's London.* Oxford: Clarendon Press, 1927.

脊髓灰质炎

164. Daniel, Thomas, and Frederick Robbins, eds. *Polio.* Rochester, NY: University of Rochester Press, 1997.

165. Gould, Tony. *A Summer Plague: Polio and Its Survivors.* New Haven, CT: Yale University Press, 1995.

166. Kluger, Jeffrey. *Splendid Solution: Jonas Salk and the Conquest of Polio.* New York: Putnam's, 2004.

167. Offit, Paul. *The Cutter Incident: How America's First Polio Vaccine Led to the Growing Vaccine Crisis.* New Haven, CT: Yale University Press, 2005.

168. Oshinsky, Peter. *Polio: An American Story.* New York: Oxford University Press, 2005.

169. Rogers, Naomi. *Dirt and Disease: Polio before FDR.* New Brunswick, NJ: Rutgers University Press, 1992.

170. Seytrem, Bernard, and Mary Shaffer. *The Death of a Disease: A History of the Eradication of Poliomyelitis.* New Brunswick, NJ: Rutgers University Press, 2005.

171. Smallman-Raynor, Matthew, et al. *Poliomyelitis: Emergence to*

Eradication. New York: Oxford University Press, 2006.

172. Wilson, Daniel. *Polio*. Santa Barbara, CA: Greenwood Press/ABC-CLIO, 2009.

狂犬病

173. Brown, Karen. *Mad Dogs and Meerkats: A History of Resurgent Rabies in Southern Africa*. Athens: Ohio University Press, 2011.

风湿热

174. English, Peter. *Rheumatic Fever in America and Britain: A Biological, Epidemiological, and Medical History*. New Brunswick, NJ: Rutgers University Press, 1999.

严重急性呼吸道综合征

175. Abraham, Thomas. *Twenty-First Century Plague: The Story of SARS*. Baltimore: Johns Hopkins University Press, 2005.

176. Brookes, Tim. *How the World Survived SARS: The First Epidemic of the 21st Century*. Washington, DC: American Public Health Association, 2005.

177. Duffin, Jaclyn, and Arthur Sweetman, eds. *SARS in Context: Memory, History, Policy*. Montreal: McGill-Queen's University Press, 2006.

178. Starling, Arthur. *Plague, SARS, and the Story of Medicine in Hong Kong*. Hong Kong: Hong Kong University Press, 2006.

坏血病

179. Carpenter, Kenneth J. *The History of Scurvy and Vitamin C*. New York: Cambridge University Press, 1986.

180. Cuppage, Francis. *James Cook and the Conquest of Scurvy*. Westport,

CT: Greenwood Press, 1994.

181. Foxhall, Katherine. *Health, Medicine, and the Sea: Australian Voyages, c. 1815–1860*. New York: Palgrave Macmillan, 2012.

182. Torck, Mathieu. *Avoiding the Dire Straits: An Inquiry into Food Provisions and Scurvy in the Maritime and Military History of China and Wider East Asia*. Wiesbaden, Germany: Harrassowitz, 2009.

镰状细胞贫血症

183. Nelson, Alondra. *Body and Soul: The Black Panther Party and the Fight against Medical Discrimination*. Minneapolis: University of Minnesota Press, 2011.

184. Tapper, Melbourne. *In the Blood: Sickle Cell Anemia and the Politics of Race*. Philadelphia: University of Pennsylvania Press, 1999.

185. Wailoo, Keith. *Dying in the City of the Blues: Sickle Cell Anemia and the Politics of Race and Health*. Chapel Hill: University of North Carolina Press, 2001.

天花（另见 462、523 和 551）

186. Blake, John B. *Benjamin Waterhouse and the Introduction of Vaccination: A Reappraisal*. Philadelphia: University of Pennsylvania Press, 1957.

187. Fenner, Frank, et al. *Smallpox and Its Eradication*. Geneva: World Health Organization, 1988.

188. Foege, William. *House on Fire: The Fight to Eradicate Smallpox*. Berkeley: University of California Press, 2011.

189. Henderson, Donald A. *Smallpox: The Death of a Disease; The Inside Story of Eradicating a Worldwide Killer*. Amherst, NY: Prometheus Books, 2009.

190. Hopkins, Donald. *The Greatest Killer: Smallpox in History*. Chicago:

University of Chicago Press, 2002.

191. Koplow, David, ed. *Smallpox: The Fight to Eradicate a Global Scourge*. Berkeley: University of California Press, 2003.

192. Miller, Genevieve. *The Adoption of Inoculation for Smallpox in England and France*. Philadelphia: University of Pennsylvania Press, 1957.

193. Naono, Atsuko. *State of Vaccination: The Fight against Smallpox in Colonial Burma*. London: Wellcome Trust Centre for the History of Medicine at University College London, 2009.

194. Razzell, Peter. *The Conquest of Smallpox: The Impact of Inoculation on Smallpox Mortality in Eighteenth Century Britain*. 2nd ed. Firle, UK: Caliban Books, 2003.

195. Sköld, Peter. *The Two Faces of Smallpox: A Disease and Its Prevention in Eighteenth- and Nineteenth-Century Sweden*. Umeå: Demographic Data Base, Umeå University, 1996.

196. Smith, J. R. *The Speckled Monster: Smallpox in England, 1670–1970, with Particular Reference to Essex*. Chelmsford, England: Essex Record Office, 1987.

197. Tucker, Jonathan, and Raymond A. Zilinskas. *The 1971 Smallpox Epidemic in Aralsk, Kazakhstan, and the Soviet Biological Warfare Program*. Monterey, CA: Center for Nonproliferation Studies, Monterey Institute of International Studies, 2002.

198. Williamson, Stanley. *The Vaccination Controversy: The Rise, Reign, and Fall of Compulsory Vaccination for Smallpox*. Liverpool: Liverpool University Press, 2007.

非洲锥虫病

199. Lyons, Maryinez. *The Colonial Disease: A Social History of Sleeping Sickness in Northern Zaire, 1900–1940*. New York: Cambridge

University Press, 1992.

200. Hoppe, Kirk. *Lords of the Fly: Sleeping Sickness Control in British East Africa, 1900–1960*. Westport, CT: Praeger, 2003.

201. McKelvey, John J. *Man against Tsetse: Struggle for Africa*. Ithaca, NY: Cornell University Press, 1973.

202. Perleth, Matthias. *Historical Aspects of American Trypanosomiasis (Chagas' Disease)*. Frankfurt am Main, Germany: P. Lang, 1997.

结核病 (另见 347、505、680 和 930)

203. Abel, Emily. *Tuberculosis and the Politics of Exclusion: A History of Public Health and Migration to Los Angeles*. New Brunswick, NJ: Rutgers University Press, 2007.

204. Armus, Diego. T*he Ailing City: Health, Tuberculosis and Culture in Buenos Aires, 1870–1950*. Durham, NC: Duke University Press, 2011.

205. Barnes, David. *The Making of a Social Disease: Tuberculosis in Nineteenth-Century France*. Berkeley: University of California Press, 1995.

206. Bates, Barbara. *Bargaining for Life: A Social History of Tuberculosis, 1876–1938*. Philadelphia: University of Pennsylvania Press, 1992.

207. Bryder, Linda. *Below the Magic Mountain: A Social History of Tuberculosis in Twentieth-Century Britain*. New York: Oxford University Press, 1988.

208. Bynum, Helen. *Spitting Blood: The History of Tuberculosis*. Oxford: Oxford University Press, 2012.

209. Caldwell, Mark. *The Last Crusade: The War on Consumption, 1862–1954*. New York: Atheneum, 1988.

210. Coker, Richard. *From Chaos to Coercion: Detention and the Control of Tuberculosis*. New York: St. Martin's Press, 2000.

211. Condrau, Flurin, and Michael Worboys. *Tuberculosis Then and Now:*

Perspectives on the History of an Infectious Disease. Montreal: McGill-Queen's University Press, 2010.

212. Connolly, Cynthia. *Saving Sickly Children: The Tuberculosis Preventorium in American Life, 1909–1970*. New Brunswick, NJ: Rutgers University Press, 2008.

213. Craddock, Susan. *City of Plagues: Disease, Poverty, and Deviance in San Francisco*. Minneapolis: University of Minnesota Press, 2000.

214. Daniel, Thomas M. *Captain of Death: The Story of Tuberculosis*. Rochester, NY: University of Rochester Press, 1997.

215. Dubos, Rene J., and Dubos, Jean. *The White Plague: Tuberculosis, Man and Society*. Boston: Little, Brown, 1952. 再版，增补了材料。New Brunswick, NJ: Rutgers University Press, 1987.

216. Feldberg, Georgina. *Disease and Class: Tuberculosis and the Shaping of Modern North American Society*. New Brunswick, NJ: Rutgers University Press, 1995.

217. Fortuine, Robert. *"Must We All Die?": Alaska's Enduring Struggle with Tuberculosis*. Fairbanks: University of Alaska Press, 2005.

218. Grygier, Pat S. *A Long Way from Home: The Tuberculosis Epidemic among the Inuit*. Montreal: McGill-Queen's University Press, 1994.

219. Johnston, William. *The Modern Epidemic: A History of Tuberculosis in Japan*. Cambridge, MA: Harvard University Press, 1995.

220. Jones, Greta. *"Captain of All These Men of Death": The History of Tuberculosis in Nineteenth and Twentieth Century Ireland*. Amsterdam: Rodopi, 2001.

221. Kayne, G. Gregory. *The Control of Tuberculosis in England, Past and Present*. London: Oxford University Press, 1937.

222. Lerner, Barron. *Contagion and Confinement: Controlling Tuberculosis along the Skid Road*. Baltimore: Johns Hopkins University Press, 1998.

223. McCuiag, Katherine. *The Weariness, the Fever, and the Fret: The Campaign against Tuberculosis in Canada, 1900–1950*. Montreal: McGill-Queen's University Press, 1999.

224. Nagelkerke, Nico J. D. *Courtesans and Consumption: How Sexually Transmitted Infections Drive Tuberculosis Epidemics*. Delft, Netherlands: Eburon, 2012.

225. Ott, Katherine. *Fevered Lives: Tuberculosis in American Culture since 1870*. Cambridge, MA: Harvard University Press, 1996.

226. Roberts, Charlotte A., and Jane E. Buikstra. *The Bioarchaeology of Tuberculosis: A Global View on a Reemerging Disease*. Gainesville: University Press of Florida, 2003.

227. Smith, F. B. *The Retreat of Tuberculosis, 1850–1950*. New York: Croom Helm, 1988.

228. Waksman, Selman A. *The Conquest of Tuberculosis*. Berkeley: University of California Press, 1964.

伤寒（另见"供水""食品、药品监管"）

229. Leavitt, Judith Walzer. *Typhoid Mary: Captive to the Public's Health*. Boston: Beacon Press, 1996.

230. McCarthy, Michael P. *Typhoid and the Politics of Public Health in Nineteenth-Century Philadelphia*. Philadelphia: American Philosophical Society, 1987.

231. Smith, David F., and H. Leslie Diack. *Food Poisoning, Policy, and Politics: Corned Beef and Typhoid in Britain in the 1960s*. Rochester, NY: Boydell Press, 2005.

斑疹伤寒（另见"住房""军队"）

232. Baumslag, Naomi. *Murderous Medicine: Nazi Doctors, Human*

Experimentation, and Typhus. Westport, CT: Praeger, 2005.

233. Pelis, Kim. *Charles Nicolle, Pasteur's Imperial Missionary: Typhus and Tunisia*. Rochester, NY: University of Rochester Press, 2006.

234. Talty, Stephan. *The Illustrious Dead: The Terrifying Story of How Typhus Killed Napoleon's Greatest Army*. New York: Crown, 2009.

235. Weindling, Paul. *Epidemics and Genocide in Eastern Europe, 1890–1945*. New York: Oxford University Press, 2000.

236. Zinsser, Hans. *Rats, Lice and History: Being a Study in Biography, Which, after Twelve Preliminary Chapters Indispensable for the Preparation of the Lay Reader, Deals with the Life History of Typhus Fever*. Boston: Atlantic Monthly Press, 1935.

黄热病（另见 379、400）

237. Delaporte, François. *The History of Yellow Fever: An Essay on the Birth of Tropical Medicine*. Cambridge, MA: MIT Press, 1991.

238. Duffy, John. *Sword of Pestilence: The New Orleans Yellow Fever Epidemic of 1853*. Baton Rouge: Louisiana State University Press, 1966.

239. Ellis, John H. *Yellow Fever and Public Health in the New South*. Lexington: University Press of Kentucky, 1992.

240. Espinosa, Mariola. *Epidemic Invasions: Yellow Fever and the Limits of Cuban Independence, 1878–1930*. Chicago: University of Chicago Press, 2009.

241. Estes, J. Worth, and Billy G. Smith, eds. *A Melancholy Scene of Devastation: The Public Response to the 1793 Philadelphia Yellow Fever Epidemic*. Canton, MA: Science History Publications, 1997.

242. Humphreys, Margaret. *Yellow Fever and the South*. Baltimore: Johns Hopkins University Press, 1999.

243. Nuwer, Deanne. *Plague among the Magnolias: The 1878 Yellow Fever Epidemic in Mississippi*. Tuscaloosa: University of Alabama Press, 2009.

244. Powell, John. *Bring Out Your Dead: The Great Plague of Yellow Fever in Philadelphia in 1793*. Philadelphia: University of Pennsylvania Press, 1993.

245. Smith, Billy G. *Ship of Death: A Voyage That Changed the Atlantic World*. New Haven, CT: Yale University Press, 2013.

246. Trask, Benjamin H. *Fearful Ravages: Yellow Fever in New Orleans, 1796–1905*. Lafayette: Center for Louisiana Studies, University of Louisiana at Lafayette, 2005.

Ⅲ. 1801年前的各个历史阶段

古典时期: 500 年前（另见 116、265 和 936）

247. Abbott, Frank Frost, and Allan Chester Johnson. *Municipal Administration in the Roman Empire*. Princeton, NJ: Princeton University Press, 1926.

248. Bagnall, Roger S., and Bruce W. Frier. *The Demography of Roman Egypt*. New York: Cambridge University Press, 1994.

249. Cohn-Haft, Louis. *The Public Physicians of Ancient Greece*. Northampton, MA: Department of History of Smith College, 1956.

250. Grmek, Mirko D. *Diseases in the Ancient Greek World*. Baltimore: Johns Hopkins University Press, 1989.

251. Hope, Valerie, and Eireann Marshall. *Death and Disease in the Ancient City*. New York: Routledge, 2000.

252. Jackson, Ralph. *Doctors and Diseases in the Roman Empire*. Norman: University of Oklahoma Press, 1988.

253. Kottek, Samuel. *Medicine and Hygiene in the Works of Flavius Josephus*. New York: Brill, 1994.

254. Lambert, Patricia. *Bioarchaeological Studies of Life in the Age of Agriculture: A View from the Southeast*. Tuscaloosa: University of Alabama Press, 2000.

255. Nriagu, Jerome O. *Lead and Lead Poisoning in Antiquity*. New York: Wiley, 1983.

256. Parker, Robert. *Miasma: Pollution and Purification in Early Greek Religion*. Oxford: Clarendon Press, 1983.

257. Pechenkina, Kate, and Marc Oxenham, eds. *Bioarchaeology of East Asia: Movement, Contact, Health*. Gainesville: University Press of Florida, 2013.

258. Sallares, Robert. *Malaria and Rome: A History of Malaria in Ancient Italy*. New York: Oxford University Press, 2002.

259. Scheidel, Walter. *Death on the Nile: Disease and the Demography of Roman Egypt*. Boston: Brill, 2001.

260. Yegül, Fikret. *Baths and Bathing in Classical Antiquity*. Cambridge, MA: MIT Press, 1992.

欧洲中世纪；世界其他地区：500 年至 1450 年
（另见"鼠疫"；116、166、418、511、593 和 936）

261. Eckert, Edward. *The Structure of Plagues and Pestilences in Early Modern Europe: Central Europe, 1560–1640*. New York: Karger, 1996.

262. Little, Lester. *Plague and the End of Antiquity: The Pandemic of 541–750*. New York: Cambridge University Press, 2007.

263. Mormando, Franco, and Thomas Worcester, eds. *Piety and Plague: From Byzantium to the Baroque*. Kirksville, MO: Truman State University Press, 2007.

264. Paravicini Bagliani, Agostino, and Francesco Santi. *The Regulation of Evil: Social and Cultural Attitudes to Epidemics in the Late Middle Ages*. Florence: Sismel, 1998.

265. Pormann, Peter. *Epidemics in Context: Greek Commentaries on Hippocrates in the Arabic Tradition*. Boston: De Gruyter, 2011.

266. Rawcliffe, Carole. *Urban Bodies: Communal Health in Late Medieval English Towns and Cities*. Woodbridge, Suffolk: Boydell, 2013.

267. Russell, Andrew W., ed. *The Town and State Physician in Europe from the Middle Ages to the Enlightenment*. Wolfenbuttel: Herzog August Bibliothek, 1981.

268. Scott, Susan, and Christopher Duncan. *Biology of Plagues: Evidence from Historical Populations*. New York: Cambridge University Press, 2001.

269. Stathakopoulos, Dionysios. *Famine and Pestilence in the Late Roman and Early Byzantine Empire: A Systematic Survey of Subsistence Crises and Epidemics*. Burlington, VT: Ashgate, 2004.

270. Stearns, Justin K. *Infectious Ideas: Contagion in Premodern Islamic and Christian Thought in the Western Mediterranean*. Baltimore: Johns Hopkins University Press, 2011.

271. Woolgar, C. M., D. Serjeantson, and T. Waldron, eds. *Food in Medieval England: Diet and Nutrition*. New York: Oxford University Press, 2006.

欧洲文艺复兴；近代欧洲；世界其他地区：1450 年至 1800 年
（另见"鼠疫"；78、100、180、192、194、195、241、244、
263、267、268、371、418 和 936）

272. Andrew, Donna T. *Philanthropy and Police: London Charity in the Eighteenth Century*. Princeton, NJ: Princeton University Press, 1989.

273. Caulfield, Ernest. *The Infant Welfare Movement in the Eighteenth Century*. New York: Hoeber, 1931.

274. Cipolla, Carlo. *Public Health and the Medical Profession in the Renaissance*. New York: Cambridge University Press, 1976.

275. Clouse, Michele. *Medicine, Government, and Public Health in Philip II's Spain: Shared Interests, Competing Authorities*. Burlington, VT: Ashgate, 2011.

276. Cockayne, Emily. *Hubbub: Filth, Noise & Stench in England, 1600–1770*. New Haven, CT: Yale University Press, 2007.

277. Crawshaw, Jane. *Plague Hospitals: Public Health for the City in Early Modern Venice*. Farnham, Surrey, UK: Ashgate, 2012.

278. Dobson, Mary J. *Contours of Death and Disease in Early Modern England*. Cambridge: New York: Cambridge University Press, 1997.

279. Fissell, Mary E. *Patients, Power, and the Poor in Eighteenth-Century Bristol*. New York: Cambridge University Press, 1991.

280. Grell, Ole Peter, and Andrew Cunningham, eds. *Health Care and Poor Relief in Protestant Europe, 1500–1700*. New York: Routledge, 1997.

281. Jones, Colin. *Charity and Bienfaisance: The Treatment of the Poor in the Montpellier Region, 1740–1815*. New York: Cambridge University Press, 1982.

282. Lederer, David. *Madness, Religion and the State in Early Modern Europe: A Bavarian Beacon*. New York: Cambridge University Press, 2006.

283. Lindemann, Mary. *Medicine and Society in Early Modern Europe*. 2nd ed. New York: Cambridge University Press, 2010.

284. McGough, Laura J. *Gender, Sexuality, and Syphilis in Early Modern Venice: The Disease That Came to Stay*. New York: Palgrave Macmillan, 2011.

285. Martin, A. Lynn. *Plague? Jesuit Accounts of Epidemic Disease in the 16th Century*. Kirksville, MO: Sixteenth Century Journal Publishers,

1996.

286. Mikkeli, Heikki. *Hygiene in the Early Modern Medical Tradition*. Helsinki: The Finnish Academy of Science and Letters, 1999.

287. Naphy, William G. *Plagues, Poisons, and Potions: Plague-Spreading Conspiracies in the Western Alps, c. 1530–1640*. New York: Palgrave, 2002.

288. Park, Katherine. *Doctors and Medicine in Early Renaissance Florence*. Princeton, NJ: Princeton University Press, 1985.

289. Pelling, Margaret. *The Common Lot: Sickness, Medical Occupations, and the Urban Poor in Early Modern England: Essays*. New York: Longman, 1998.

290. Pullan, Brian S. *Rich and Poor in Renaissance Venice: The Social Institutions of a Catholic State*. Cambridge, MA: Harvard University Press, 1971.

291. Riley, James C. *The Eighteenth-Century Campaign to Avoid Disease*. New York: St. Martin's Press, 1987.

292. Rusnock, Andrea. *Vital Accounts: Quantifying Health and Population in Eighteenth-Century England and France*. New York: Cambridge University Press, 2002.

293. Schwartz, Robert M. *Policing the Poor in Eighteenth-Century France*. Chapel Hill: University of North Carolina Press, 1988.

294. Siena, Kevin. *Venereal Disease, Hospitals, and the Urban Poor: London's "Foul Wards," 1600–1800*. Rochester, NY: University of Rochester Press, 2004.

295. Stein, Claudia. *Negotiating the French Pox in Early Modern Germany*. Burlington, VT: Ashgate, 2009.

296. Steinbicker, Carl R. *Poor Relief in the Sixteenth Century*. Washington, DC: Catholic University of America, 1937.

Ⅳ. 地理区划

美国

297. Blake, John B. *Public Health in the Town of Boston, 1630–1822*. Cambridge, MA: Harvard University Press, 1959.

298. Blumenthal, David, and James A. Morone. *The Heart of Power: Health and Politics in the Oval Office*. Berkeley: University of California Press, 2009.

299. Cassedy, James H. Charles V. *Chapin and the Public Health Movement*. Cambridge, MA: Harvard University Press, 1962.

300. Colgrove, James, Gerald E. Markowitz, and David Rosner, eds. *The Contested Boundaries of American Public Health*. New Brunswick, NJ: Rutgers University Press, 2008.

301. Colgrove, James. *Epidemic City: The Politics of Public Health in New York*. New York: Russell Sage Foundation, 2011.

302. Duffy, John. *A History of Public Health in New York City*. 2 vols. New York: Russell Sage Foundation, 1968–1974.

303. Duffy, John. *Epidemics in Colonial America*. Baton Rouge: Louisiana State University Press, 1953.

304. Duffy, John. *The Sanitarians: A History of American Public Health*. Urbana: University of Illinois Press, 1990.

305. Estes, J. Worth, and David M. Goodman. *The Changing Humors of Portsmouth: The Medical Biography of an American Town, 1623–1983*. Boston: Countway Library, 1986.

306. Fairchild, Amy, Ronald Bayer, James Keith Colgrove, and Daniel Wolfe. *Searching Eyes: Privacy, the State, and Disease Surveillance in*

America. New York: Milbank Memorial Fund, 2007.

307. Finger, Simon. *The Contagious City: The Politics of Public Health in Early Philadelphia.* Ithaca, NY: Cornell University Press, 2012.

308. Fortuine, Robert. *Chills and Fever: Health and Disease in the Early History of Alaska.* Fairbanks: University of Alaska Press, 1989.

309. Galishoff, Stuart. *Newark, the Nation's Unhealthiest City, 1832–1895.* New Brunswick, NJ: Rutgers University Press, 1988.

310. Galishoff, Stuart. *Safeguarding the Public Health, Newark, 1895–1918.* Westport, CT: Greenwood Press, 1975.

311. Howard, William Travis, Jr. *Public Health Administration and the Natural History of Disease in Baltimore, Maryland, 1797–1920.* Washington, DC: Carnegie Institution, 1924.

312. Jordan, Philip D. *The People's Health: A History of Public Health in Minnesota to 1948.* St. Paul: Minnesota Historical Society, 1953.

313. Leavitt, Judith Walzer. *The Healthiest City: Milwaukee and the Politics of Health Reform.* 新增一篇序言。Madison: University of Wisconsin Press, 1996.

314. Leavitt, Judith Walzer, and Ronald Numbers, eds. *Sickness and Health in America: Readings in the History of Medicine and Public Health.* 3rd ed. rev. Madison: University of Wisconsin Press, 1997.

315. Mullan, Fitzhugh. *Plagues and Politics: The Story of the United States Public Health Service.* New York: Basic Books, 1989.

316. Rosen, George. *Preventive Medicine in the United States 1900–1975: Trends and Interpretations.* New York: Science History Publications, 1975.

317. Rosenberg, Charles E. *The Care of Strangers: The Rise of America's Hospital System.* New York: Basic Books, 1987.

318. Rosenkrantz, Barbara G. *Public Health and the State: Changing Views*

in *Massachusetts, 1842–1936*. Cambridge, MA: Harvard University Press, 1972.

319. Rosner, David, ed. *Hives of Sickness: Public Health and Epidemics in New York City*. New Brunswick, NJ: Rutgers University Press, 1995.

320. Smillie, Wilson G. *Public Health: Its Promise for the Future; A Chronicle of the Development of Public Health in the United States, 1607–1914*. New York: Macmillan, 1955.

321. Stange, Marion. *Vital Negotiations: Protecting Settlers' Health in Colonial Louisiana and South Carolina, 1720–1763*. Göttingen: V&R unipress, 2012.

322. Stevens, Rosemary. *In Sickness and in Wealth: American Hospitals in the Twentieth Century*. New York: Basic Books, 1989.

323. Tomes, Nancy. *The Gospel of Germs: Men, Women, and the Microbe in American Life*. Cambridge, MA: Harvard University Press, 1998.

324. Ward, John, and Christian Warren, eds. *Silent Victories: The History and Practice of Public Health in Twentieth-Century America*. New York: Oxford University Press, 2007.

325. Warner, John Harley, and Janet Tighe, eds. *Major Problems in the History of American Medicine and Public Health: Documents and Essays*. Boston: Houghton Mifflin, 2001.

326. Williams, Ralph C. *The United States Public Health Service, 1798–1950*. Washington, DC: Government Printing Office, 1951.

327. Wright, Russell. *Chronology of Public Health in the United States*. Jefferson, NC: McFarland, 2005.

加拿大

（另见"严重急性呼吸道综合征"；91、108、111、223 和 586）

328. MacDougall, Heather A. *Activists and Advocates: Toronto's Health*

Department, 1883–1983. Toronto: Dundurn Press, 1990.

329. Naylor, C. David. *Private Practice, Public Payment: Canadian Medicine and the Politics of Health Insurance, 1911–1966.* Montreal: McGill-Queen's University Press, 1986.

330. Taylor, Malcolm G. *Health Insurance and Canadian Public Policy: The Seven Decisions that Created the Canadian Health Insurance System.* Montreal: McGill-Queen's University Press, 1978. 缩编本为 *Insuring National Health Care: The Canadian Experience.* Chapel Hill: University of North Carolina Press, 1990。

北美洲的少数民族、移民、种族和健康问题
（另见"镰状细胞贫血症"；90、117、123、
156、213、217、218、575、577、770 和 878）

331. Bard, Robert. *Immigration at the Golden Gate: Passenger Ships, Exclusion, and Angel Island.* Westport, CT: Praeger, 2008.

332. Boyd, Robert. *The Coming of the Spirit of Pestilence: Introduced Infectious Diseases and Population Decline among Northwest Coast Indians, 1774–1874.* Seattle: University of Washington Press, 1999.

333. Bushnell, O. A. *The Gifts of Civilization: Germs and Genocide in Hawai'i.* Honolulu: University of Hawaii Press, 1993.

334. DeJong, David H. *"If You Knew the Conditions": A Chronicle of the Indian Medical Service and American Indian Health Care, 1908–1955.* Lanham, MD: Lexington Books, 2008.

335. Downs, Jim. *Sick from Freedom: African-American Illness and Suffering during the Civil War and Reconstruction.* New York: Oxford University Press, 2012.

336. Fairchild, Amy. *Science at the Borders: Immigrant Medical Inspection and the Shaping of the Modern Industrial Labor Force, 1891 to 1930.*

Baltimore: Johns Hopkins University Press, 2003.

337. Fortuine, Robert. *A Century of Adventure in Northern Health: The Public Health Service Commissioned Corps in Alaska 1879–1978*. Landover, MD: PHS Commissioned Officers Foundation for the Advancement of Public Health, 2006.

338. Hull, Kathleen, *Pestilence and Persistence: Yosemite Indian Demography and Culture in Colonial California*. Berkeley: University of California Press, 2009.

339. Gamble, Vanessa Northington. *Making a Place for Ourselves: The Black Hospital Movement, 1920–1945*. New York: Oxford University Press, 1995.

340. Hackett, Paul. *"A Very Remarkable Sickness": Epidemics in the Petit Nord, 1670–1846*. Winnipeg: University of Manitoba Press, 2002.

341. Hutchinson, Dale L. *Tatham Mound and the Bioarchaeology of European Contact: Disease and Depopulation in Central Gulf Coast Florida*. Gainesville: University Press of Florida, 2006.

342. Jones, David S. *Rationalizing Epidemics: Meanings and Uses of American Indian Mortality since 1600*. Cambridge, MA: Harvard University Press, 2004.

343. Jones, James. *Bad Blood: The Tuskegee Syphilis Experiment*. New and expanded ed. New York: Free Press, 1993.

344. Kalton, Paul. *Epidemics and Enslavement: Biological Catastrophe in the Native Southeast, 1492–1715*. Lincoln: University of Nebraska Press, 2007.

345. Kiple, Kenneth F., and Virginia Himmelsteib King. *Another Dimension to the Black Diaspora: Diet, Disease and Racism*. New York: Cambridge University Press, 1981.

346. Kunitz, Stephen J. *Disease Change and the Role of Medicine: The*

Navajo Experience. Berkeley: University of California Press, 1983.

347. McBride, David. *From TB to AIDS: Epidemics among Urban Blacks since 1900.* Albany: SUNY Press, 1991.

348. McCandless, Peter. *Slavery, Disease, and Suffering on the Southern Lowcountry.* New York: Cambridge University Press, 2011.

349. McKiernan-González, John. *Fevered Measures: Public Health and Race at the Texas-Mexico Border, 1848–1942.* Durham, NC: Duke University Press, 2012.

350. Mann, Barbara Alice. *The Tainted Gift: The Disease Method of Frontier Expansion.* Santa Barbara, CA: Praeger, 2009.

351. Markel, Howard. *Quarantine: East European Jewish Immigrants and the New York City Epidemics of 1892.* Baltimore: Johns Hopkins University Press, 1997.

352. Molina, Natalia. *Fit to Be Citizens? Public Health and Race in Los Angeles, 1879–1939.* Berkeley: University of California Press, 2006.

353. Reverby, Susan. *Examining Tuskegee: The Infamous Syphilis Study and Its Legacy.* Chapel Hill: University of North Carolina Press, 2009.

354. Roberts, Samuel. *Infectious Fear: Politics, Disease, and the Health Effects of Segregation.* Chapel Hill: University of North Carolina Press, 2009.

355. Savitt, Todd L. *Medicine and Slavery: The Diseases and Health Care of Blacks in Antebellum Virginia.* Urbana: University of Illinois Press, 1978.

356. Savitt, Todd. *Race and Medicine in Nineteenth- and Early-Twentieth-Century America.* Kent, OH: Kent State University Press, 2007.

357. Shah, Nayan. *Contagious Divides: Epidemics and Race in San Francisco's Chinatown.* Berkeley: University of California Press, 2001.

358. Thornton, Russell. *American Indian Holocaust and Survival: A*

Population History since 1492. Norman: University of Oklahoma Press, 1987.

359. Trennert, Robert A. *White Man's Medicine: Government Doctors and the Navajo, 1863–1955.* Albuquerque: University of New Mexico Press, 1998.

360. Wilson, Jamie J. *Building a Healthy Black Harlem: Health Politics in Harlem, New York, from the Jazz Age to the Great Depression.* Amherst, NY: Cambria Press, 2009.

361. Young, T. Kue. *Health Care and Cultural Change: The Indian Experience in the Central Subarctic.* Toronto: University of Toronto Press, 1988.

拉丁美洲和加勒比地区

（另见 92、121、122、202、204、240、349、714 和 801）

362. Agostoni, Claudia. *Monuments of Progress: Modernization and Public Health in Mexico City, 1876–1910.* Boulder: University Press of Colorado, 2003.

363. Armus, Diego. *The Ailing City: Health, Tuberculosis and Culture in Buenos Aires, 1870–1950.* Durham, NC: Duke University Press, 2011.

364. Armus, Diego, ed. *Disease in the History of Modern Latin America: From Malaria to AIDS.* Durham, NC: Duke University Press, 2003.

365. Birn, Anne-Emanuelle. *Marriage of Convenience: The Rockefeller International Health and Revolutionary Mexico.* Rochester, NY: University of Rochester Press, 2006.

366. Chevalier, Jacques, and Andrés Sánchez Bain. *The Hot and the Cold: Ills of Humans and Maize in Native Mexico.* Toronto: University of Toronto Press, 2003.

367. Danielson, Ross. *Cuban Medicine.* New Brunswick, NJ: Transaction

Books, 1979.

368. De Barros, Juanita, Steven Palmer, and David Wright, eds. *Health and Medicine in the Circum-Caribbean, 1800–1968*. New York: Routledge, 2009.

369. Diaz-Briquets, Sergio. *The Health Revolution in Cuba*. Austin: University of Texas Press, 1983.

370. Donahue, John M. *The Nicaraguan Revolution in Health: From Somoza to the Sandinistas*. South Hadley, MA: Bergin & Garvey, 1986.

371. Fields, Sherry. *Pestilence and Headcolds: Encountering Illness in Colonial Mexico*. New York: Columbia University Press, 2008.

372. Fisher, Lawrence E. *Colonial Madness: Mental Health in the Barbadian Social Order*. New Brunswick, NJ: Rutgers University Press, 1985.

373. Gragnolati, Michele, Magnus Lindelöw, and Bernard Couttolenc. *Twenty Years of Health System Reform in Brazil: An Assessment of The Sistema Único De Saúde*. Washington, DC: World Bank, [2013].

374. Hirschfield, Katherine. *Health, Politics, and Revolution in Cuba since 1898*. New Brunswick, NJ: Transaction Publishers, 2007.

375. Jenson, Niklas. *For the Health of the Enslaved: Slaves, Medicine and Power in the Danish West Indies, 1803–1848*. Copenhagen: Museum Tusculanum Press, 2012.

376. Jones, Margaret. *Public Health in Jamaica, 1850–1940: Neglect, Philanthropy and Development*. Kingston, Jamaica: University of West Indies Press, 2013.

377. Lopez-Alonso, Moramay. *Measuring Up: A History of Living Standards in Mexico, 1850–1950*. Stanford, CA: Stanford University Press, 2012.

378. McCrae, Heather. *Diseased Relations: Epidemics, Public Health, and State-Building in Yucatán, Mexico, 1847–1924*. Albuquerque: University of New Mexico Press, 2010.

379. McNeill, John Robert. *Mosquito Empires: Ecology and War in the Greater Caribbean, 1620–1914*. New York: Cambridge University Press, 2010.

380. Palmer, Steven. *From Popular Medicine to Medical Populism: Doctors, Healers and Public Power in Costa Rica, 1900–1940*. Durham, NC: Duke University Press, 2003.

381. Palmer, Steven. *Launching Global Health: The Caribbean Odyssey of the Rockefeller Foundation*. Ann Arbor: University of Michigan Press, 2010.

382. Peard, Julian. *Race, Place, and Medicine: The Idea of the Tropics in Nineteenth-Century Brazilian Medicine*. Durham, NC: Duke University Press, 1999.

383. Riley, James C. *Poverty and Life Expectancy: The Jamaica Paradox*. New York: Cambridge University Press, 2005.

384. Stepan, Nancy Leys. *Beginnings of Brazilian Science: Oswaldo Cruz, Medical Research and Policy, 1890–1920*. New York: Science History, 1976.

385. Stepan, Nancy Leys. *The Hour of Eugenics: Race, Gender, and Nation in Latin America*. Ithaca, NY: Cornell University Press, 1991.

386. Zulawski, Ann. *Unequal Cures: Public Health and Political Change in Bolivia, 1900–1950*. Durham, NC: Duke University Press, 2007.

欧洲：总体（另见 120、908 和 929）

387. Baldwin, Peter. *Contagion and the State in Europe, 1830–1930*. New York: Cambridge University Press, 1999.

388. Barona, Josep. *The Problem of Nutrition: Experimental Science, Public Health, and Economy in Europe, 1914–1945*. New York: Peter Lang, 2010.

389. Bourdelais, Patrice. *Epidemics Laid Low: A History of What Happened*

in Rich Countries. Baltimore: Johns Hopkins University Press, 2006.

390. Brunton, Deborah, ed. *Medicine Transformed: Health, Disease, and Society in Europe, 1800–1930.* Manchester, UK: Manchester University Press, 2004.

391. Solomon, Susan Gross, Lion Murard, and Patrick Zylberman, eds. *Shifting Boundaries of Public Health: Europe in the Twentieth Century.* Rochester, NY: University of Rochester Press, 2008.

欧洲大陆

（另见 41、88、94、96、106、127、133、205、232、
235、740、744、750、783、806、811、817、875 和 909）

392. Ackerknecht, Erwin H. *Rudolph Virchow: Doctor, Statesman, Anthropologist*. Madison: University of Wisconsin Press, 1953.

393. Ackerman, Evelyn B. *Health Care in the Parisian Countryside, 1800–1914*. New Brunswick, NJ: Rutgers University Press, 1990.

394. Baloutzova, Svetla. *Demography and Nation: Social Legislation and Population Policy in Bulgaria, 1918–1944*. Budapest, Hungary: Central European University Press, 2011.

395. Barnes, David. *The Great Stink of Paris and the Nineteenth-Century Struggle against Filth and Germs*. Baltimore: Johns Hopkins University Press, 2006.

396. Bernstein, Frances L., Christopher Burton, and Dan Healey, eds. *Soviet Medicine: Culture, Practice, and Science*. DeKalb: Northern Illinois University Press, 2010.

397. Bucur, Maria. *Eugenics and Modernization in Interwar Romania*. Pittsburgh, PA: University of Pittsburgh Press, 2002.

398. Coleman, William. *Death Is a Social Disease: Public Health and Political Economy in Early Industrial France*. Madison: University of

Wisconsin Press, 1982.

399. Coleman, William. *Yellow Fever in the North: The Methods of Early Epidemiology*. Madison: University of Wisconsin Press, 1987.

400. Ellis, Jack D. *The Physician-Legislators of France: Medicine and Politics in the Early Third Republic, 1870–1914*. New York: Cambridge University Press, 1990.

401. Evans, Richard J. *Death in Hamburg: Society and Politics in the Cholera Years, 1830–1910*. New York: Oxford University Press, 1987.

402. Filtzer, Donald A. *The Hazards of Urban Life in Late Stalinist Russia: Health, Hygiene, and Living Standards, 1943–1953*. New York: Cambridge University Press, 2010.

403. Guilleman, Jeanne. *Anthrax: The Investigation of a Deadly Outbreak*. Berkeley: University of California Press, 1999.

404. Heidenheimer, Arnold J., and Nils Elvander, eds. *The Shaping of the Swedish Health System*. New York: St. Martin's Press, 1980.

405. Henze, Charlotte. *Disease, Health Care, and Government in Late Imperial Russia: Life and Death on the Volga, 1823–1914*. New York: Routledge, 2011.

406. Hildreth, Martha L. *Doctors, Bureaucrats, and Public Health in France, 1888–1902*. New York: Garland, 1987.

407. Hutchinson, John F. *Politics and Public Health in Revolutionary Russia, 1890–1918*. Baltimore: Johns Hopkins University Press, 1990.

408. Larsen, Øivind. *Epidemic Diseases in Norway in a Period of Change: An Atlas of Some Selected Infectious Diseases and the Attitudes towards Them 1868–1900*. Oslo: Unipub, 2000.

409. McNeely, Ian. *"Medicine on a Grand Scale": Rudolf Virchow, Liberalism, and the Public Health*. London: Wellcome Trust, 2002.

410. Navarro, Vicente. *Social Security and Medicine in the USSR: A Marxist*

Critique. Lexington, MA: Lexington Books, 1977.

411. Niemi, Marjaana. *Public Health and Municipal Policy Making: Britain and Sweden, 1900–1940*. Burlington, VT: Ashgate, 2007.

412. Proctor, Robert. *The Nazi War on Cancer*. Princeton, NJ: Princeton University Press, 1999.

413. Promitzer, Christian, Sevastē Troumpeta, and Marius Turda, eds. *Health, Hygiene, and Eugenics in Southeastern Europe to 1945*. Budapest, Hungary: Central European University Press, 2011.

414. Solomon, Susan Gross, and John F. Hutchinson, eds. *Health and Society in Revolutionary Russia*. Bloomington: Indiana University Press, 1990.

415. Spree, Reinhard. *Health and Social Class in Imperial Germany: A Social History of Mortality, Morbidity, and Inequality*. New York: Berg, 1988.

416. Stark, Tricia. *The Body Soviet: Propaganda, Hygiene, and the Revolutionary State*. Madison: University of Wisconsin Press, 2008.

417. Sundin, Jan, and Sam Willner. *Social Change and Health in Sweden: 250 Years of Politics and Practice*. Stockholm: Swedish National Institute of Public Health, 2007.

418. Vigarello, Georges. *Concepts of Cleanliness: Changing Attitudes in France since the Middle Ages*. New York: Cambridge University Press, 1988.

419. Weindling, Paul. *Health, Race, and German Politics between National Unification and Nazism, 1870–1945*. New York: Cambridge University Press, 1989.

420. Wilsford, David. *Doctors and the State: The Politics of Health Care in France and the United States*. Durham, NC: Duke University Press, 1991.

421. Barrington, Ruth. *Health, Medicine and Politics in Ireland, 1900–1970.* Dublin: Institute of Public Administration, 1987.

422. Barry, Jonathan, and Colin Jones, eds. *Medicine and Charity before the Welfare State.* New York: Routledge, 1991.

423. Berridge, Virginia. *Health and Society in Britain since 1939.* New York: Cambridge University Press, 1999.

424. Brand, Jeanne L. *Doctors and the State: The British Medical Profession and Government Action in Public Health, 1810–1912.* Baltimore: Johns Hopkins Press, 1965.

425. Brundage, Anthony. *England's "Prussian Minister": Edwin Chadwick and the Politics of Government Growth, 1832–1854.* University Park: Pennsylvania State University Press, 1988.

426. Carpenter, Mary. *Health, Medicine, and Society in Victorian England.* Santa Barbara, CA: Praeger, 2010.

427. Connell, K. H. *The Population of Ireland. Oxford: Clarendon Press, 1950.* Reprint. Westport, CT: Greenwood Press, 1975.

428. Crossman, Virginia, and Peter Gray, eds. *Poverty and Welfare in Ireland, 1838–1948.* Dublin: Irish Academic Press, 2011.

429. Delmege, J. A. *Toward National Health: Or, Health and Hygiene in England from Roman to Victorian Times.* New York: Macmillan, 1932.

430. Eyler, John. *Sir Arthur Newsholme and State Medicine, 1885–1935.* New York: Cambridge University Press, 1997.

431. Eyler, John M. *Victorian Social Medicine: The Ideas and Methods of William Farr.* Baltimore: Johns Hopkins University Press, 1979.

432. Finer, S. E. *The Life and Times of Sir Edwin Chadwick.* London: Methuen, 1952.

433. Fox, Daniel M. *Health Policies, Health Politics: The British and American Experience, 1911–1965*. Princeton, NJ: Princeton University Press, 1986.

434. Frazer, William M. *A History of English Public Health, 1834–1939*. London: Balliere, Tindall & Cox, 1950.

435. Freeman, Mark, Eleanor Gordon, Krista Maglen, and M. A. Crowther, eds. *Medicine, Law, and Public Policy in Scotland, c. 1850–1990*. Dundee, Scotland: Dundee University Press, 2011.

436. Gray, B. Kirkman. *A History of English Philanthropy from the Dissolution of the Monasteries to the Taking of the First Census*. London: King, 1905.

437. Hamlin, Christopher. *Public Health and Social Justice in the Age of Chadwick: Britain, 1800–1854*. New York: Cambridge University Press, 1998.

438. Hardy, Anne. *Health and Medicine in Britain since 1860*. New York: Palgrave, 2001.

439. Honigsbaum, Frank. *The Struggle for the Ministry of Health (1914–1919)*. London: Bell, 1971.

440. Jenkinson, Jacqueline. *Scotland's Health, 1919–1948*. New York: Peter Lang, 2002.

441. Jones, Greta. *Social Hygiene in Twentieth-Century Britain*. Wolfeboro, NH: Croom Helm, 1986.

442. Jones, Greta, and Elizabeth Malcolm, eds. *Medicine, Disease and the State in Ireland, 1650–1940*. Cork, Ireland: Cork University Press, 1999.

443. Lambert, Royston. *Sir John Simon, 1816–1904, and English Social Administration*. London: McKibbon & Kee, 1963.

444. Lewis, Jane. *What Price Community Medicine? The Philosophy,*

Practice, and Politics of Public Health since 1919. Brighton, UK: Wheatsheaf, 1986.

445. Lewis, R. A. *Edwin Chadwick and the Public Health Movement, 1832–1854*. London: Longmans, Green, 1952.

446. Marland, Hilary. *Medicine and Society in Wakefield and Huddersfield, 1780–1870*. New York: Cambridge University Press, 1987.

447. Midwinter, Eric C. *Social Administration in Lancashire, 1830–1860: Poor Law, Public Health and Police*. Manchester, UK: Manchester University Press, 1969.

448. Navarro, Vicente. *Class Struggle, the State, and Medicine: An Historical and Contemporary Analysis of the Medical Sector in Great Britain*. New York: Prodist, 1978.

449. Newman, George. *The Building of a Nation's Health*. London: Macmillan, 1939.

450. Parfit, Jessie. *The Health of a City: Oxford 1770–1974*. Oxford: Amate Press, 1987.

451. Pickstone, John V. *Medicine and Industrial Society: A History of Hospital Development in Manchester and Its Region, 1752–1946*. Dover, NH: Manchester University Press, 1985.

452. Sheard, Sally, and Liam Donaldson. *The Nation's Doctor: The Role of the Chief Medical Officer 1855–1998*. Seattle, WA: Radcliffe, 2006.

453. Smith, F. B. *The People's Health 1830 to 1910*. New York: Holmes & Meier, 1979.

454. Smith, George, Daniel Dorling, and Mary Shaw, eds. *Poverty, Inequality, and Health in Britain, 1800–2000: A Reader*. Bristol, UK: Policy Press, 2001.

455. Watson, Roger. *Edwin Chadwick, Poor Law, and Public Health*. London: Longman, 1969.

456. Welshman, John. *Municipal Medicine: Public Health in Twentieth-Century Britain.* New York: Peter Lang, 2000.

457. Wohl, Anthony S. *Endangered Lives: Public Health in Victorian Britain.* Cambridge, MA: Harvard University Press, 1983.

458. Woods, Robert, and John Woodward, eds. *Urban Disease and Mortality in Nineteenth-Century England.* New York: St. Martin's Press, 1984.

459. Worboys, Michael. *Spreading Germs: Diseases, Theories, and Medical Practice in Britain, 1865–1900.* New York: Cambridge University Press, 2000.

大洋洲、澳大利亚和新西兰（另见 114、568）

460. Anderson, Warwick. *The Collectors of Lost Souls: Turning Kuru Scientists into Whitemen.* Baltimore: Johns Hopkins University Press, 2008.

461. Bryder, Linda, ed. *A Healthy Country: Essays on the Social History of Medicine in New Zealand.* Wellington, NZ: Bridget Williams, 1991.

462. Campbell, Judith. *Invisible Invaders: Smallpox and Other Diseases in Aboriginal Australia, 1780–1880.* Carlton, South Australia: Melbourne University Press, 2002.

463. Cumpston, J. H. L. *Health and Disease in Australia: A History.* Canberra: Australian Government Publishing Service, 1989.

464. Curson, P. H. *Times of Crisis: Epidemics in Sydney, 1788–1900.* Sydney: Sydney University Press, 1985.

465. Davies, Margrit. *Public Health and Colonialism: The Case of German New Guinea 1884–1914.* Wiesbaden, Germany: Harrassowitz, 2002.

466. Denoon, Donald. *Public Health in Papua New Guinea: Medical Possibility and Social Constraint, 1884–1984.* New York: Cambridge University Press, 1989.

467. Dow, Derek. *Maori Health and Government Policy, 1840–1940*. Wellington, NZ: Victoria University Press, 1999.

468. Durie, Mason. *Whaiora: Māori Health Development*. New York: Oxford University Press, 1994.

469. Foley, Jean. *In Quarantine: A History of Sydney's Quarantine Station, 1828–1984*. Kenthurst, NSW, Australia: Kangaroo Press, 1995.

470. Kampf, Antje. *Mapping Out the Venereal Wilderness: Public Health and STD in New Zealand, 1920–1980*. Berlin: LIT, 2007.

471. Lange, Raeburn. *May the People Live: A History of Maori Health Development 1900–1920*. Auckland, NZ: Auckland University Press, 1999.

472. Lewis, Milton J. *The People's Health: Public Health in Australia, 1788–1950*. Westport, CT: Praeger, 2003.

473. Lewis, Milton, and Kerrie L. MacPherson, eds. *Public Health in Asia and the Pacific: Historical and Comparative Perspectives*. New York: Routledge, 2008.

474. Mayne, A. J. C. *Fever, Squalor and Vice: Sanitation and Social Policy in Victorian Sydney*. St. Lucia: University of Queensland Press, 1982.

475. Miles, John. *Infectious Diseases: Colonising the Pacific?* Dunedin, NZ: University of Otago Press, 1997.

476. Petrow, Stefan, *Sanatorium of the South? Public Health and Politics in Hobart and Launceston, 1875–1914*. Hobart: Tasmanian Historical Research Association, 1995.

477. Spencer, Margaret. *Public Health in Papua New Guinea 1870–1939*. Brisbane: Australian Centre for International & Tropical Health & Nutrition, 1999.

478. Wood, Pamela. *Dirt: Filth and Decay in a New World Arcadia*. Auckland, NZ: Auckland University Press, 2005.

撒哈拉以南非洲

（另见"非洲锥虫病""血吸虫病"；

64、129、152、173、563、824 和 828）

479. Addae, Stephen, *History of Western Medicine in Ghana, 1880–1960.* Edinburgh: Durham Academic Press, 1997.

480. Ashitey, Gilfrod A. *An Epidemiology of Disease Control in Ghana, 1901–1990.* Accra: Ghana Universities Press, 1994.

481. Beck, Ann. *Medicine, Tradition and Development in Kenya and Tanzania, 1920–1970.* Waltham, MA: Crossroads Press, 1981.

482. Carlson, Dennis G. *African Fever: A Study of British Science, Technology and Politics in West Africa, 1787–1864.* New York: Science History, 1984.

483. Cranefield, Paul F. *Science and Empire: East Coast Fever in Rhodesia and the Transvaal.* New York: Cambridge University Press, 1991.

484. Crombé, Xavier, and Jean-Hervé Jézéquel. *A Not-So Natural Disaster: Niger 2005.* New York: Columbia University Press, 2009.

485. Curtin, Philip D. *Death by Migration: Europe's Encounter with the Tropical World in the Nineteenth Century.* New York: Cambridge University Press, 1989.

486. Echenberg, Myron. *Africa in the Time of Cholera: A History of Pandemics from 1815 to the Present.* Cambridge, UK: Cambridge University Press, 2011.

487. Geissler, Wenzel, and Catherine Molyneux, eds. *Evidence, Ethos and Experiment: The Anthropology and History of Medical Research in Africa.* New York: Berghahn, 2011.

488. Gelfand, Michael. *A Service to the Sick: A History of the Health Services for Africans in Southern Rhodesia（1890–1953）.* Gwelo, Zimbabwe:

Mambo Press, 1976.

489. Hartwig, Gerald W., and K. David Patterson, eds. *Disease in African History: An Introductory Survey and Case Studies*. Durham, NC: Duke University Press, 1978.

490. Headrick, Rita. *Colonialism, Health and Illness in French Equatorial Africa, 1885–1935*. Atlanta, GA: African Studies Association Press, 1994.

491. King, Michael, and Elspeth King. *The Story of Medicine and Disease in Malawi: The 150 Years since Livingstone*. Blantyre, Malawi: Montfort, 1992.

492. Jong, Joop T. V M. de. *A Descent into African Psychiatry*. Amsterdam: Royal Tropical Institute, 1987.

493. Kinsman, John. *AIDS Policy in Uganda: Evidence, Ideology, and the Making of an African Success Story*. New York: Macmillan, 2010.

494. Kitaw, Yayehyirad, et al. *The Evolution of Public Health in Ethiopia 1941–2010*. Addis Ababa, Ethiopia: Ethiopian Public Health Association (EPHA) , 2012.

495. Laidler, Percy Ward, and Michael Gelfand. *South Africa: Its Medical History, 1652–1898: A Medical and Social Study*. Cape Town, South Africa: Struik, 1971.

496. McCulloch, Jock. *South Africa's Gold Mines & the Politics of Silicosis*. Suffolk, UK: James Currey, 2012.

497. Maynard, Kent. *Making Kedjom Medicine: A History of Public Health and Well-Being in Cameroon*. Westport, CT: Praeger, 2004.

498. Molefi, Rodgers. *A Medical History of Botswana, 1885–1966*. Gaborone, Botswana: Botswana Society, 1996.

499. Ndege, George. *Health, State and Society in Kenya: Faces of Contact and Change*. Rochester, NY: University of Rochester Press, 2001.

500. Ngalamulume, Kalala. *Colonial Pathologies, Environment, and Western Medicine in Saint-Louis-Du-Senegal, 1867–1920*. New York: Peter Lang, 2012.

501. Packard, Randall M. *White Plague, Black Labor: Tuberculosis and the Political Economy of Health and Disease in South Africa*. Berkeley: University of California Press, 1989.

502. Patterson, K. David. *Health in Colonial Ghana: Disease, Medicine, and Socio-Economic Change, 1900–1955*. Waltham, MA: Crossroads Press, 1981.

503. Prince, Ruth J., and Rebecca Marsland, eds. *Making Public and Unmaking Health an Africa: Ethnographic and Historical Perspectives*. Athens: Ohio University Press, 2013.

504. Schram, R. *A History of the Nigerian Health Services*. Ibadan, Nigeria: Ibadan University Press, 1971.

505. Scott, David. *Epidemic Disease in Ghana, 1901–1961*. New York: Oxford University Press, 1965.

506. Tsikoane, Tumelo. *A History of Tuberculosis in Lesotho（1900–1980）with Special Reference to Control Policy and Practice*. Roma: National University of Lesotho, 1998.

507. Turshen, M. *The Political Ecology of Disease in Tanzania*. New Brunswick, NJ: Rutgers University Press, 1984.

508. Wallace, Marion. *Health, Power and Politics in Windhoek, Namibia, 1915–1945*. Basel, Switzerland: Schlettwein, 2002.

北非和中东（另见 136、138、233 和 845）

509. Barnea, Tamara, and Rafiq Husseini, eds. *Separate and Cooperate, Cooperate and Separate: The Disengagement of the Palestine Health Care System from Israel and Its Emergence as an Independent System.*

Westport, CT: Praeger, 2002.

510. Dağlar, Oya. *War, Epidemics, and Medicine in the Late Ottoman Empire*
（*1912–1918*）. Haarlem, Netherlands: Sota, 2008.

511. Dols, Michael W. *The Black Death in the Middle East*. Princeton, NJ:
Princeton University Press, 1977.

512. Ebrahimnejad, Hormoz. *Medicine, Public Health, and the Qājār State:
Patterns of Medical Modernization in Nineteenth-Century Iran*. Boston:
Brill, 2004.

513. Floor, Willem. *Public Health in Qajar Iran*. Washington, DC: Mage
Publishers, 2004.

514. Gallagher, Nancy Elizabeth. *Egypt's Other Wars: Epidemics and the
Politics of Public Health*. Syracuse, NY: Syracuse University Press,
1990.

515. Gallagher, Nancy Elizabeth. *Medicine and Power in Tunisia, 1780–
1900*. New York: Cambridge University Press, 1983.

516. Kottek, Samuel, ed. *Infectious Diseases and Epidemics in the Land of
Israel*. Jerusalem: The Hebrew University Magnes Press, 2013.

517. Kuhnke, LaVerne. *Lives at Risk: Public Health in Nineteenth-Century
Egypt*. Berkeley: University of California Press, 1990.

518. Shvarts, Shifra. *The Workers' Health Fund in Eretz Israel: Kupat Holim,
1911–1937*. Rochester, NY: University of Rochester Press, 2002.

519. Sufian, Sandra M. *Healing the Land and the Nation: Malaria and
the Zionist Project in Palestine, 1920–1947*. Chicago: University of
Chicago Press, 2007.

520. Yildirm, Nuran. *A History of Healthcare in Istanbul: Health Organizations,
Epidemics, Infections and Disease Control, Preventive Health Institutions,
Hospitals, Medical Education*. Istanbul, Turkey: İstanbul Üniversitesi:
Istanbul 2010 European Capital of Culture, 2010.

521. Akhtar, Rais, Ashok K. Dutt, and Vandana Wadha, eds. *Malaria in South Asia: Eradication and Resurgence during the Second Half of the Twentieth Century*. New York: Springer, 2010.

522. Amrith, Sunil. *Decolonizing International Health: India and Southeast Asia, 1930–1965*. New York: Palgrave Macmillan, 2006.

523. Arnold, David. *Colonizing the Body: State Medicine and Epidemic Disease in Nineteenth-Century India*. Berkeley: University of California Press, 1993.

524. Bhattacharya, Sanjoy. *Expunging Variola: The Control and Eradication of Smallpox in India, 1947–1977*. New Delhi: Orient Longman, 2006.

525. Bhattacharya, Sanjoy, Mark Harrison, and Michael Worboys. *Fractured States: Small Pox, Public Health and Vaccination Policy in British India, 1800–1947*. New Delhi: Orient Longman, 2005.

526. Chakrabarti, Pratik. *Bacteriology in British India: Laboratory Medicine and the Tropics*. Rochester, NY: University of Rochester Press, 2012.

527. Dyson, Tim. *India's Historical Demography: Studies in Famine, Disease and Society*. London: Curzon, 1989.

528. Goswami, Tinmi. *Sanitising Society: Public Health and Sanitation in Colonial Bengal, 1880–1947*. New Delhi: B.R., 2011.

529. Gracia, Fatima de Silva. *Health and Hygiene in Colonial Goa（1510–1961）*. New Delhi: Concept, 1994.

530. Guha, Sumit. *Health and Population in South Asia: From Earliest Times to the Present*. London: Hurst, 2001.

531. Harrison, Mark. *Public Health in British India: Anglo-Indian Preventive Medicine 1859–1914*. New York: Cambridge University Press, 1994.

532. Hewa, Soma. *Colonialism, Tropical Disease, and Imperial Medicine:*

Rockefeller Philanthropy in Sri Lanka. Lanham, MD: University Press of America, 1995.

533. Jeffery, Roger. *The Politics of Health in India*. Berkeley: University of California Press, 1988.

534. Jones, Margaret. *Health Policy in Britain's Model Colony: Ceylon, 1900–1948*. New Delhi: Wellcome Trust Centre for the History of Medicine, 2004.

535. Pati, Biswamy, and Mark Harrison. *The Social History of Health and Medicine in Colonial India*. New York: Routledge, 2009.

536. Pati, Biswamoy, and Mark Harrison, eds. *Health, Medicine, and Empire: Perspectives on Colonial India*. Hyderabad, India: Orient Longman, 2001.

537. Ramanna, Mridula. *Western Medicine and Public Health in Colonial Bombay, 1845–1895*. London: Sangam, 2002.

538. Ratna, Kalpish. *Uncertain Life and Sure Death: Medicine and Mahamaari in Maritime Mumbai*. Mumbai: Maritime History Society, 2008.

539. Samanta, Arabinda. *Malarial Fever in Colonial Bengal, 1820–1939: Social History of an Epidemic*. Kolkata: Firma KLM, 2002.

540. Satya, Laxman. *Medicine, Disease, and Ecology in Colonial India: The Deccan Plateau in the Nineteenth Century*. New Delhi: Manohar, 2008.

541. Winther, Paul C. *Anglo-European Science and the Rhetoric of Empire: Malaria, Opium and British Rule in India, 1756–1895*. Lanham, MD: Lexington, 2005.

东亚和东南亚（另见"脚气病""严重急性呼吸道综合征"；118、134、162、182、219、193、473、824、826 和 911）

542. Aldous, Christopher, and Akihito Suzuki. *Reforming Public Health*

in Occupied Japan, 1945–1952: Alien Prescriptions? New York: Routledge, 2012.

543. Au, Sokhieng. *Mixed Medicines: Health and Culture in French Colonial Cambodia.* Chicago: University of Chicago Press, 2011.

544. Bay, Alexander R. *Beriberi in Modern Japan: The Making of a National Disease.* Rochester, NY: University of Rochester Press, 2012.

545. Borowy, Iris, ed. *Uneasy Encounters: the Politics of Medicine and Health in China, 1900–1937.* New York: Peter Lang, 2009.

546. De Bevoise, Ken. *Agents of Apocalypse: Epidemic Disease in the Colonial Philippines.* Princeton, NJ: Princeton University Press, 1995.

547. DiMoia, John. *Reconstructing Bodies: Biomedicine, Health, and Nation Building in South Korea since 1945.* Stanford, CA: Stanford University Press, 2013.

548. Hanson, Marta. *Speaking of Epidemics in Chinese Medicine: Disease and the Geographic Imagination in Late Imperial China.* New York: Routledge, 2011.

549. Hillier, S. M., and J. A. Jewell. *Health Care and Traditional Medicine in China, 1800–1982.* Boston: Routledge & Kegan Paul, 1983.

550. Jannetta, Ann. *Epidemics and Mortality in Early Modern Japan.* Princeton, NJ: Princeton University Press, 1987.

551. Jannetta, Ann. *The Vaccinators: Smallpox, Medical Knowledge, and the "Opening" of Japan.* Stanford, CA: Stanford University Press, 2007.

552. Leung, Angela, and Charlotte Furth. *Health and Hygiene in Chinese East Asia: Policies and Publics in the Long Twentieth Century.* Durham, NC: Duke University Press, 2010.

553. Lucas, AnElissa. *Chinese Medical Modernization: Comparative Policy Continuities, 1930s–1980s.* New York: Praeger, 1982.

554. Macpherson, Kerrie L. *A Wilderness of Marshes: The Origins of Public*

Health in Shanghai, 1843–1893. New York: Oxford University Press, 1987.

555. Manderson, Lenore. *Sickness and the State: Health and Illness in Colonial Malaya, 1870–1940*. New York: Cambridge University Press, 1996.

556. Monnaie, Lawrence, and Harold Cook. *Global Movements, Local Concerns: Medicine and Health in Southeast Asia*. Singapore: NUS Press, 2012.

557. Peckham, Robert, and David Pomfret. *Imperial Contagions: Medicine, Hygiene, and Cultures of Planning in Asia*. Hong Kong: Hong Kong University Press, 2013.

558. Richaell, Judith. *Disease and Demography in Colonial Burma*. Singapore: NUS, 2006.

559. Rogaski, Ruth. *Hygienic Modernity: Meanings of Health and Disease in Treaty-Port China*. Berkeley: University of California Press, 2004.

560. Ryan, Jennifer, Lincoln C. Chen, and Tony Saich, eds. *Philanthropy for Health in China*. Bloomington: Indiana University Press, 2014.

561. Williams, Robert R. *Toward the Conquest of Beriberi*. Cambridge, MA: Harvard University Press, 1961.

Ⅴ. 公共卫生的关注领域

酒精中毒；药物上瘾（另见"烟草使用"；541、746）

562. Acker, Carolyn. *Creating the American Junkie: Addiction Research in the Classic Era of Narcotic Control*. Baltimore: Johns Hopkins University Press, 2002.

563. Akyeampong, Emmanuel K. *Drink, Power, and Cultural Change: A*

Social History of Alcohol in Ghana, c. 1800 to Recent Times. Oxford: James Currey, 1996.

564. Burnham, John. *Bad Habits: Drinking, Smoking, Taking Drugs, Gambling, Sexual Misbehavior, and Swearing in American History*. New York: New York University Press, 1993.

565. Burns, Eric. *The Spirits of America: A Social History of Alcohol*. Philadelphia: Temple University Press, 2004.

566. Courtwright, David. *Forces of Habit: Drugs and the Making of the Modern World*. Cambridge, MA: Harvard University Press, 2001.

567. Courtwright, David. *Dark Paradise: A History of Opiate Addiction in America*. Enl. ed. Cambridge, MA: Harvard University Press, 2001.

568. Fitzgerald, Ross, and Trevor Jordan. *Under the Influence: A History of Alcohol in Australia*. New York: ABC Books/HarperCollins, 2009.

569. Foxcroft, Louise. *The Making of Addiction: The "Use and Abuse" of Opium in Nineteenth-Century Britain*. Burlington, VT: Ashgate, 2007.

570. Gerritsen, Jan-Willem. *The Control of Fuddle and Flash: A Sociological History of the Regulation of Alcohol and Opiates*. Boston: Brill, 2000.

571. Gootenberg, Paul, ed. *Cocaine: Global Histories*. New York: Routledge, 1999.

572. Hickman, Timothy. *The Secret Leprosy of Modern Days: Narcotic Addiction and Cultural Crisis in the United States, 1870–1920*. Amherst: University of Massachusetts Press, 2007.

573. Holt, Mack P. *Alcohol: A Social and Cultural History*. New York: Berg, 2006.

574. Kandall, Stephen R. *Substance and Shadow: Women and Addiction in the United States*. Cambridge, MA: Harvard University Press, 1996.

575. Lerner, Barron H. *One for the Road: Drunk Driving Since 1900*. Baltimore: Johns Hopkins University Press, 2011.

576. McGregor, J. E. *Drink and the City: Alcohol and Alcohol Problems in Urban UK since the 1950s*. Nottingham, UK: Nottingham University Press, 2012.

577. Mancall, Peter. *Deadly Medicine: Indians and Alcohol in Early America*. Ithaca, NY: Cornell University Press, 1995.

578. Mars, Sarah G. *The Politics of Addiction: Medical Conflict and Drug Dependence in England since the 1960s*. Basingstoke, UK: Palgrave Macmillan, 2012.

579. Mold, Alex. *Heroin: The Treatment of Addiction in Twentieth-Century Britain*. DeKalb: Northern Illinois University Press, 2008.

580. Mold, Alex, and Virginia Berridge. *Voluntary Action and Illegal Drugs: Health and Society in Britain since the 1960s*. New York: Palgrave Macmillan, 2010.

581. Murdock, Catherine. *Domesticating Drink: Women, Men, and Alcohol in America, 1870–1940*. Baltimore: Johns Hopkins University Press, 1998.

582. Musto, David. *The American Disease: Origins of Narcotics Control*. 3rd ed. New York: Oxford University Press, 1999.

583. Musto, David, and Pamela Korsmeyer. *The Quest for Drug Control: Politics and Federal Policy in a Period of Increasing Substance Abuse, 1963–1981*. New Haven, CT: Yale University Press, 2002.

584. Nichols, James. *The Politics of Alcohol: A History of the Drink Question in England*. New York: Palgrave, 2011.

585. Seddon, Toby. *A History of Drugs: Drugs and Freedom in the Liberal Age*. New York: Routledge, 2010.

586. Smart, Reginald G., and Alan C. Ogborne, *Northern Spirits: A Social History of Alcohol in Canada*. Toronto: ARF, 1996.

587. Strang, John, and Michael Gossop, eds. *Heroin Addiction and the*

British System. New York: Routledge, 2005.

588. Spear, H. B. *Heroin Addiction Care and Control: The British System, 1916–1984*. London: DrugScope, 2002.

589. Tracy, Sarah. *Alcoholism in America: From Reconstruction to Prohibition*. Baltimore: Johns Hopkins University Press, 2005.

590. Tracy, Sarah, and Carolyn Acker, eds. *Altering American Consciousness: The History of Alcohol and Drug Use in the United States, 1800–2000*. Amherst: University of Massachusetts Press, 2004.

591. Warsh, Cheryl, ed. *Drink in Canada: Historical Essays*. Montreal: McGill-Queen's University Press, 1993.

传染病控制；疫苗接种和反疫苗接种（另见"概论"）

592. Cliff, Andrew, and Matthew Smallman-Raynor. *Oxford Textbook of Infectious Disease Control: A Geographical Analysis from Medieval Quarantine to Global Eradication*. Oxford: Oxford University Press, 2013.

593. Conrad, Lawrence, and Dominik Wujastyk. *Contagion: Perspectives from Pre-modern Societies*. Burlington, VT: Ashgate, 2000.

594. Colgrove, James. *State of Immunity: The Politics of Vaccination in Twentieth-Century America*. Berkeley: University of California Press, 2006.

595. Dowling, Harry. *Fighting Infection: Conquests of the Twentieth Century*. Cambridge, MA: Harvard University Press, 1977.

596. Durbach, Nadja. *Bodily Matters: The Anti-vaccination Movement in England, 1853–1907*. Durham, NC: Duke University Press, 2005.

597. Greenwood, David. *Antimicrobial Drugs: Chronicle of a Twentieth Century Medical Triumph*. New York: Oxford University Press, 2008.

598. Heller, Jacob. *The Vaccine Narrative*. Nashville, TN: Vanderbilt

University Press, 2008.

599. Kitta, Andrea. *Vaccinations and Public Concern in History: Legend, Rumor, and Risk Perception*. New York: Routledge, 2012.

600. Magner, Lois. *A History of Infectious Diseases and the Microbial World*. Westport, CT: Praeger, 2009.

601. Pollock, George. *An Epidemiological Odyssey: The Evolution of Communicable Disease Control*. Dordrecht, Netherlands: Springer, 2012.

602. Stepan, Nancy. *Eradication: Ridding the World of Diseases Forever?* London: Reaktion Books, 2011.

人口学，统计学和流行病学

（另见 "概论"；113、120、131、145、155、174、338、377、383、394、399、408、415、480、527、592、806 和 846）

603. Cassedy, James H. *American Medicine and Statistical Thinking, 1800–1860*. Cambridge, MA: Harvard University Press, 1984.

604. Cassedy, James H. *Demography in Early America: Beginnings of the Statistical Mind, 1600–1800*. Cambridge, MA: Harvard University Press, 1969.

605. Cliff, Andrew, Peter Haggett, and Matthew Smallman-Raynor. *Measles: An Historical Geography of a Major Human Viral Disease from Global Expansion to Local Retreat, 1840–1990*. Cambridge, MA: Blackwell, 1993.

606. Coleman, William. *Yellow Fever in the North: The Methods of Early Epidemiology*. Madison: University of Wisconsin Press, 1987.

607. Daston, Lorraine. *Classical Probability in the Enlightenment*. Princeton, NJ: Princeton University Press, 1988.

608. Hempel, Sandra. *The Strange Case of the Broad Street Pump: John*

Snow and the Mystery of Cholera. Berkeley: University of California Press, 2007.

609. Kawakita, Yoshio, Shizu Sakai, and Yasuo Ōtsuka, eds. *History of Epidemiology: Proceedings of the 13th International Symposium on the Comparative History of Medicine—East and West*. St. Louis, MO: Ishiyaku EuroAmerica, 1993.

610. Koch, Tom. *Disease Maps: Epidemics on the Ground*. Chicago: University of Chicago Press, 2011.

611. Keating, Conrad. *Smoking Kills: The Revolutionary Life of Richard Doll*. Oxford: Signal Books, 2009.

612. Lancaster, H. O. *Expectations of Life: A Study in the Demography, Statistics and History of World Mortality*. New York: Springer, 1990.

613. Levy, Daniel, and Susan Brink. *A Change of Heart: How the Framingham Heart Study Helped Unravel the Mysteries of Cardiovascular Disease*. New York: Knopf, 2005.

614. Lilienfeld, Abraham M., ed. *Times, Places, and Persons: Aspects of the History of Epidemiology*. Baltimore: Johns Hopkins University Press, 1980.

615. Livi Bacci, Massimo. *Population and Nutrition: An Essay on European Demographic History*. New York: Cambridge University Press, 1991.

616. Morabia, Alfredo. *A History of Epidemiologic Methods and Concepts*. Boston: Birkhäuser, 2004.

617. Porter, Theodore. *The Rise of Statistical Thinking, 1820–1900*. Princeton, NJ: Princeton University Press, 1986.

618. Scott, Susan, and Christopher Duncan. *Human Demography and Disease*. New York: Cambridge University Press, 1998.

619. Susser, Mervyn, and Zena Stein. *Eras in Epidemiology: The Evolution of Ideas*. New York: Oxford University Press, 2009.

620. Top, Franklin H., ed. *The History of American Epidemiology*. St. Louis, MO: Mosby, 1952.

621. Vilensky, Joel A. *Encephalitis Lethargica: During and after the Epidemic*. New York: Oxford University Press, 2011.

牙科公共卫生学

622. Freeze, R. Allan, and Jay H. Lehr. *The Fluoride Wars: How a Modest Public Health Measure Became America's Longest-Running Political Melodrama*. Hoboken, NJ: Wiley, 2009.

623. Martin, Brian. *Scientific Knowledge in Controversy: The Social Dynamics of the Fluoridation Debate*. Albany: SUNY Press, 1991.

624. Picard, Alyssa. *Making the American Mouth: Dentists and Public Health in the Twentieth Century*. New Brunswick, NJ: Rutgers University Press, 2009.

应急管理（另见 924、928）

625. Brennan, Virginia, ed. *Natural Disasters and Public Health: Hurricanes Katrina, Rita, and Wilma*. Baltimore: Johns Hopkins University Press, 2009.

626. Wall, Barbra Mann, and Arlene W. Keeling, eds. *Nurses on the Front Line: When Disaster Strikes, 1878–2010*. New York: Springer, 2011.

环境健康；卫生
（另见"供水及净化"；81、195、256、379、
395、418、474、478、528、255 和 910）

627. Allen, Michelle. *Cleansing the City: Sanitary Geographies in Victorian London*. Athens: Ohio University Press, 2008.

628. Berridge, Virginia, and Martin Gorsky, eds. *Environment, Health, and*

History. New York: Palgrave Macmillan, 2012.

629. Black, Maggie, and Ben Fawcett. *The Last Taboo: Opening the Door on the Global Sanitation Crisis.* Sterling, VA: Earthscan, 2008.

630. Brimblecombe, Peter. *The Big Smoke: A History of Air Pollution in London since Medieval Times.* New York: Methuen, 1987.

631. Brown, Phil, and Edwin J. Mikkelsen. *No Safe Place: Toxic Waste, Leukemia, and Community Action.* Berkeley: University of California Press, 1990.

632. Caufield, Catherine. *Multiple Exposures, Chronicles of the Radiation Age.* London: Seeker & Warburg, 1989.

633. Cohen, William A., and Ryan Johnson, eds. *Filth: Dirt, Disgust, and Modern Life.* Minneapolis: University of Minnesota Press, 2005.

634. Davies, Kate. *The Rise of the U.S. Environmental Health Movement.* Lanham, MD: Rowman & Littlefield, 2013.

635. Dunlap, T. R. *DDT: Scientists, Citizens, and Public Policy.* Princeton, NJ: Princeton University Press, 1981.

636. Dyck, Erika, and Christopher Fletcher, eds. *Locating Health: Historical Investigations of Health and Place.* London: Pickering and Chatto, 2005.

637. English, Peter. *Old Paint: A Medical History of Childhood Lead Poisoning in the United States to 1980.* New Brunswick, NJ: Rutgers University Press, 2001.

638. Fee, Elizabeth. *Garbage: The History and Politics of Trash in New York City.* New York: New York Public Library, 1994.

639. Fletcher, Thomas H. *From Love Canal to Environmental Justice: The Politics of Hazardous Waste on the Canada-U.S Border.* Toronto: University of Toronto Press, 2003.

640. Gottlieb, Robert. *Forcing the Spring: The Transformation of the American Environmental Movement.* Washington, DC: Island Press, 1993.

641. Grieco, Antonio, Sergio Iavicoli, and Giovanni Berlinguer, eds. *Contributions to the History of Occupational and Environmental Prevention: 1st International Conference on the History of Occupational and Environmental Prevention*. New York: Elsevier, 1999.

642. Halliday, Stephen. *The Great Filth: The War against Disease in Victorian England*. Stroud, Gloucestershire: Sutton, 2007.

643. Hays, Samuel P. *Beauty, Health, and Permanence: Environmental Health and Politics in the United States, 1955–1985*. New York: Cambridge University Press, 1987.

644. Kessel, Anthony. *Air, the Environment, and Public Health*. Cambridge, UK: Cambridge University Press, 2006.

645. Markowitz, Gerald, and David Rosner. *Deceit and Denial: The Deadly Politics of Industrial Pollution*. Berkeley: University of California Press, 2012.

646. Markowitz, Gerald, and David Rosner. *Lead Wars: The Politics of Science and the Fate of America's Children*. Berkeley: University of California Press; New York: Milbank Memorial Fund, 2013.

647. Medvedev, Grigori. *The Truth about Chernobyl*. New York: Basic Books, 1991.

648. Medvedev, Zhores. *The Legacy of Chernobyl*. New York: Norton, 1990.

649. Melosi, Martin V. *Garbage in the Cities: Refuse, Reform, and the Environment: 1880–1980*. College Station: Texas A&M University Press, 1981.

650. Melosi, Martin V., ed. *Pollution and Reform in American Cities, 1870–1930*. Austin: University of Texas Press, 1980.

651. Melosi, Martin V. *The Sanitary City: Environmental Services in Urban America from Colonial Times to the Present*. Pittsburgh, PA: University of Pittsburgh Press, 2008.

652. Nash, Linda. *Inescapable Ecologies: A History of Environment, Disease, and Knowledge*. Berkeley: University of California Press, 2006.

653. Price-Smith, Andrew. *The Health of Nations: Infectious Disease, Environmental Change, and Their Effects on National Security and Development*. Cambridge MA: MIT Press, 2002.

654. Sellers, Christopher. *Crabgrass Crucible: Suburban Nature and the Rise of Environmentalism in Twentieth Century*. Chapel Hill: University of North Carolina Press, 2012.

655. Sellers, Christopher. *Hazards of the Job: From Industrial Disease to Environmental Health Science*. Chapel Hill: University of North Carolina Press, 1997.

656. Smith, Derek R. *Creating Environmental and Occupational Health*. Sydney: Sydney University Press, 2010.

657. Stephens, Martha. *The Treatment: The Story of Those Who Died in the Cincinnati Radiation Test*. Durham, NC: Duke University Press, 2002.

658. Sternglass, Ernest J. *Secret Fallout: Low-Level Radiation from Hiroshima to Three-Mile Island*. New York: McGraw-Hill, 1981.

659. Sullivan, Marianne. *Tainted Earth: Smelters, Public Health, and the Environment*. New Brunswick, NJ: Rutgers University Press, 2014.

660. Tarr, Joel A. *The Search for the Ultimate Sink: Urban Pollution in Historical Perspective*. Akron, OH: University of Akron Press, 2011.

661. Walker, J. Samuel. *Three Mile Island: A Nuclear Crisis in Historical Perspective*. Berkeley: University of California.

662. Tone, Andrea. *Devices and Desires: A History of Contraception in America*. New York: Hill &Wang, 2001.

663. Warren, Christian. *Brush with Death: A Social History of Lead Poisoning*. Baltimore: Johns Hopkins University Press, 2000.

664. Wedeen, Richard P. *Poison in the Pot: The Legacy of Lead*. Carbondale:

Southern Illinois Press, 1984.

665. Whorton, J. *Before Silent Spring: Pesticides and Public Health in Pre-DDT America*. Princeton, NJ: Princeton University Press, 1974.

666. Williams, Marilyn Thornton. *Washing "The Great Unwashed": Public Baths in Urban America, 1840–1920*. Columbus: Ohio State University Press, 1991.

食品、药品监管（另见"伤寒""兽医"）

667. Bewley-Taylor, David. *The United States and International Drug Control, 1909–1997*. New York: Continuum, 2001.

668. Boyle, Eric. *Quack Medicine: A History of Combating Health Fraud in Twentieth-Century America*. Santa Barbara, CA: Praeger, 2013.

669. Carpenter, Daniel. *Reputation and Power: Organizational Image and Pharmaceutical Regulation at the FDA*. Princeton, NJ: Princeton University Press, 2010.

670. Gaudillière, Jean-Paul, ed. *Ways of Regulating Drugs in the 19th and 20th Centuries*. New York: Palgrave Macmillan, 2013.

671. Gradman, Christoph, and Jonathan Simon, eds. *Evaluating and Standardizing Therapeutic Agents, 1890–1950*. New York: Palgrave Macmillan, 2010.

672. Hilts, Philip J. *Protecting America's Health: The FDA, Business, and One Hundred Years of Regulation*. New York: Knopf, 2003.

673. Jackson, Charles O. *Food and Drug Legislation in the New Deal*. Princeton, NJ: Princeton University Press, 1970.

674. Kat, Gwen. *Dying to be Beautiful: The Fight for Safe Cosmetics*. Columbus: Ohio State University Press, 2005.

675. Okun, Mitchell. *Fair Play in the Marketplace: The First Battle for Pure Food and Drugs*. DeKalb: Northern Illinois University Press, 1986.

676. Paulus, Ingeborg. *The Search for Pure Food: A Sociology of Legislation in Britain*. London: Robertson, 1974.

677. Parrish, Richard. *Defining Drugs: How Government Became the Arbiter of Pharmaceutical Fact*. New Brunswick, NJ: Transaction, 2003.

678. Pray, W. Steven. *A History of Nonprescription Product Regulation*. Binghamton, NY: Pharmaceutical Products Press, 2003.

679. Stieb, Ernst W. *Drug Adulteration: Detection and Control in Nineteenth Century Britain*. Madison: University of Wisconsin Press, 1966.

680. Young, James Harvey. *Pure Food: Securing the Federal Food and Drugs Act of 1906*. Princeton, NJ: Princeton University Press, 1989.

681. Young, James Harvey. *The Toadstool Millionaires: A Social History of Patent Medicines in America before Federal Regulation*. Princeton, NJ: Princeton University Press, 1961.

682. Waddington, Keir. *The Bovine Scourge: Meat, Tuberculosis and Public Health, 1850–1914*. Rochester, NY: Boydell, 2006.

健康教育（另见 61、416）

683. Beier, Lucinda. *For Their Own Good: The Transformation of English Working-Class Health Culture, 1880–1970*. Columbus: Ohio State University Press, 2008.

684. Berridge, Virginia, and Kelly Loughlin, eds. *Medicine, the Market and Mass Media: Producing Health in the Twentieth Century*. New York: Routledge, 2005.

685. Davis, Allen. *Spearheads for Reform: The Social Settlements and the Progressive Movement, 1890 to 1914*. New Brunswick, NJ: Rutgers University Press, 1985.

686. Green, Harvey. *Fit for America: Health, Fitness, Sport, and American Society*. New York: Pantheon Books, 1986.

687. Hansen, Bert. *Picturing Medical Progress from Pasteur to Polio: A History of Mass Media Images and Popular Attitudes in America.* New Brunswick, NJ: Rutgers University Press, 2009.

688. McLendon, William W., Floyd W. Denny, and William B. Blythe. *Bettering the Health of the People: W. Reece Berryhill, the UNC School of Medicine, and the North Carolina Good Health Movement.* Chapel Hill: University of North Carolina at Chapel Hill Library, 2007.

689. Pernick, Martin S. *The Black Stork: Eugenics and the Death of "Defective" Babies in American Medicine and Motion Pictures since 1915.* New York: Oxford University Press, 1996.

690. Poirier, Suzanne. *Chicago's War on Syphilis, 1937–1940: The Times, the Trib and the Clap Doctor.* Urbana: University of Illinois Press, 1995.

691. Reagan, Leslie J., Nancy Tomes, and Paula A. Treichler, eds. *Medicine's Moving Pictures: Medicine, Health and Bodies in American Movies and Television.* Rochester, NY: University of Rochester Press, 2007.

692. Serlin, David, ed. *Imagining Illness: Public Health and Visual Culture.* Minneapolis: University of Minnesota Press, 2010.

693. Warsh, Cheryl Krasnick, ed. *Gender, Health, and Popular Culture: Historical Perspectives.* Waterloo, Ontario: Wilfrid Laurier University Press, 2011.

694. Whorton, James C. *Crusaders for Fitness: The History of American Health Reformers.* Princeton, NJ: Princeton University Press, 1982.

住房；城市卫生（另见 251、638、649 和 666）

695. Burnett, John. *A Social History of Housing, 1815–1985.* 2d ed. New York: Methuen, 1986.

696. Carroll, Lydia. *In The Fever King's Preserves: Sir Charles Cameron and the Dublin Slums.* Dublin: Farmar, 2011.

697. Daunton, M. J., ed. *Housing the Workers, 1850–1914: A Comparative Perspective*. London: Leicester University Press, 1990.

698. Burton, Linda. *Communities, Neighborhoods, and Health: Expanding the Boundaries of Place*. New York: Springer, 2011.

699. Freund, Daniel. *American Sunshine: Diseases of Darkness and the Quest for Natural Light*. Chicago: University of Chicago Press, 2012.

700. Gauldie, Enid. *Cruel Habitations: A History of Working-Class Housing 1780–1918*. New York: Harper & Row, 1974.

701. Jackson, Mark. *Health and the Modern Home*. New York: Routledge, 2007.

702. Melosi, Martin. *The Sanitary City: Urban Infrastructure in America from Colonial Times to the Present*. Baltimore: Johns Hopkins University Press, 2000.

703. Morgan, Nigel. *Deadly Dwellings: Housing & Health in a Lancashire Cotton Town: Preston from 1840 to 1914*. Preston, UK: Mullion Books, 1993.

704. Shapiro, Ann-Louise. *Housing the Poor of Paris, 1850–1902*. Madison: University of Wisconsin Press, 1985.

705. Sheard, Sally, and Helen Power, eds. *Body and City: Histories of Urban Public Health*. Burlington, VT: Ashgate, 2000.

706. Wohl, Anthony S. *The Eternal Slum: Housing and Social Policy in Victorian London*. Montreal: McGill-Queen's University Press, 1977.

国际卫生；热带医学；口岸检疫

（另见"血吸虫病"、"疟疾"、"天花"、"非洲锥虫病"、"黄热病"以及所有热带发展中国家；151、233、351、365、381 和 469）

707. Arnold, David. *Warm Climates and Western Medicine: The Emergence of Tropical Medicine, 1500–1900*. Atlanta, GA: Rodopi, 1996.

708. Bala, Poonam. *Biomedicine as a Contested Site: Some Revelations in Imperial Contexts*. Lanham, MD: Lexington Books, 2009.

709. Bashford, Alison. *Medicine at the Border: Disease, Globalization and Security, 1850 to the Present*. New York: Palgrave Macmillan, 2006.

710. Birn, Anne-Emanuelle, and Theodore Brown, eds. *Comrades in Health: U.S. Health Internationalists, Abroad and at Home*. New Brunswick, NJ: Rutgers University Press, 2013.

711. Booker, John. *Maritime Quarantine: The British Experience, c. 1650–1900*. Burlington VT: Ashgate, 2007.

712. Borowy, Iris. *Coming to Terms with World Health: The League of Nations Health Organisation, 1921–1946*. New York: Peter Lang, 2009.

713. Bruyn, George, and Charles Poser. *The History of Tropical Neurology: Nutritional Disorders*. Canton, MA: Science History Publications, 2003.

714. Cueto, Marcos. *The Value of Health: A History of the Pan American Health Organization*. Rochester, NY: University of Rochester Press, 2007.

715. Eager, J. M. *The Early History of Quarantine: Origin of Sanitary Measures Directed against Yellow Fever*. Washington, DC: Government Printing Office, 1903.

716. Farley, John. *Brock Chisholm, the World Health Organization, and the Cold War*. Vancouver: UBC Press, 2008.

717. Farley, John. *To Cast Out Disease: A History of the International Health Division of the Rockefeller Foundation（1913–1951）*. New York: Oxford University Press, 2004.

718. Haynes, Douglas. *Imperial Medicine: Patrick Manson and the Conquest of Tropical Disease*. Philadelphia: University of Pennsylvania Press, 2001.

719. Howard-Jones, Norman. *The Scientific Background of the International Sanitary Conferences, 1851–1938*. Geneva: World Health Organization, 1975.

720. Johnson, Ryan, and Amna Khalid. *Public Health in the British Empire: Intermediaries, Subordinates, and the Practice of Public Health, 1850–1960.* New York: Routledge, 2012.

721. Kantner, John, and Andrew Kantner. *The Struggle for International Consensus on Population and Development.* New York: Palgrave Macmillan, 2006.

722. Moran, Michelle, *Colonizing Leprosy: Imperialism and the Politics of Public Health in the United States.* Chapel Hill: University of North Carolina Press, 2007.

723. Neill, Deborah. *Networks in Tropical Medicine: Internationalism, Colonialism, and the Rise of a Medical Specialty, 1890–1930.* Stanford, CA: Stanford University Press, 2012.

724. Page, Benjamin, and Davis Malone, eds. *Philanthropic Foundations and the Globalization of Scientific Medicine and Public Health: Proceedings of a Conference Jointly Sponsored by Quinnipiac University and the Rockefeller Archive Center.* Lanham, MD: University Press of America, 2007.

725. Price-Smith, Andrew. *Contagion and Chaos: Disease, Ecology, and National Security in the Era of Globalization.* Cambridge, MA: MIT Press, 2009.

726. Rhodes, John. *The End of Plagues: The Global Battle against Infectious Diseases.* New York City: Palgrave Macmillan, 2013.

727. Shchepin, Oleg P., and Waldermar V. Yermakov. *International Quarantine.* Madison, CT: International Universities Press, 1991.

实验室

728. Etheridge, Elizabeth W. *Sentinel for Health: A History of the Centers for Disease Control.* Berkeley: University of California Press, 1991.

729. Harden, Victoria A. *Inventing the NIH: Federal Biomedical Research Policy, 1887–1937*. Baltimore: Johns Hopkins University Press, 1986.

730. Smith, George Winston. *Medicines for the Union Army: The United States Army Laboratories during the Civil War*. New York: Pharmaceutical Products Press, 2001.

731. Williams, R. E. O. *Microbiology for the Public Health: The Evolution of the Public Health Laboratory Service, 1939–1980*. London: Public Health Laboratory Service, 1985.

妇幼保健；妇女健康问题；性别与健康；生殖健康
（另见 70、76、78、80、81、86、100、212、
637、646、663、689、693、874、879 和 880）

732. Apple, Rima. *Mothers and Medicine: A Social History of Infant Feeding*. Madison: University of Wisconsin Press, 1987.

733. Apple, Rima. *Women, Health, and Medicine in America: A Historical Handbook*. New York: Garland, 1990.

734. Baird, Karen L. *Beyond Reproduction: Women's Health, Activism, and Public Policy*. Madison, NJ: Fairleigh Dickinson University Press, 2009.

735. Borsay, Anne, and Pamela Dale, eds. *Disabled Children: Contested Caring, 1850–1979*. London: Pickering & Chatto, 2012.

736. Bradbury, Dorothy Edith. *Four Decades of Action for Children: A History of the Children's Bureau*. Washington, DC: Government Printing Office, 1962.

737. Comacchio, Cynthia. *Nations Are Built of Babies: Saving Ontario's Mothers and Children, 1900–1940*. Montreal: McGill-Queen's University Press, 1993.

738. Comacchio, Cynthia, Janet Golden, and George Weisz, eds. *Healing the*

World's Children: Interdisciplinary Perspectives on Child Health in the Twentieth Century. Montreal: McGill-Queen's University Press, 2008.

739. Crocker, Ruth. *Cultivating Health: Los Angeles Women and Public Health Reform.* New Brunswick, NJ: Rutgers University Press, 2009.

740. David, Henry P., ed. *From Abortion to Contraception: A Resource to Public Policies and Reproductive Behavior in Central and Eastern Europe from 1917 to the Present.* Westport, CT: Greenwood Press, 1999.

741. Davis, Tom. *Sacred Work: Planned Parenthood and Its Clergy Alliances.* New Brunswick, NJ: Rutgers University Press, 2005.

742. Dwork, Deborah. *War is Good for Babies and Other Young Children: A History of the Infant and Child Welfare Movement in England, 1898–1918.* New York: Tavistock, 1987.

743. Garcia, Jo, Robert Kilpatrick, and Martin Richards, eds. *The Politics of Maternity Care: Services for Childbearing Women in Twentieth-Century Britain.* Oxford: Clarendon Press, 1990.

744. Gijswijt-Hofstra, Marijke, and Hilary Marland. *Cultures of Child Health in Britain and the Netherlands in the Twentieth Century.* New York: Rodopi, 2003.

745. Golden, Janet, Richard A. Meckel, and Heather Munro Prescott, eds. *Children and Youth in Sickness and in Health: A Historical Handbook and Guide.* Westport, CT: Greenwood Press, 2004.

746. Golden, Janet. *Message in a Bottle: The Making of Fetal Alcohol Syndrome.* Cambridge, MA: Harvard University Press, 2005.

747. Gordon, Linda. *Heroes of Their Own Lives: The Politics and History of Family Violence—Boston, 1880–1960.* Urbana: University of Illinois Press, 2002.

748. Gordon, Linda. *Women's Body, Women's Right: A Social History of*

Birth Control in America. Rev. ed. New York: Penguin, 1990.

749. Greenlees, Janet, and Linda Bryder, eds. *Western Maternity and Medicine, 1880–1990.* London: Pickering & Chatto, 2013.

750. Heywood, Colin. *Childhood in Nineteenth-Century France: Work, Health, and Education among the "Classes Populaires."* New York: Cambridge University Press, 1988.

751. Holz, Rose. *The Birth Control Clinic in a Marketplace World.* Rochester, NY: University of Rochester Press, 2012.

752. Klaus, Alisa. *Every Child a Lion: The Origins of Maternal and Infant Health Policy in the United States and France, 1890–1920.* Ithaca, NY: Cornell University Press, 1993.

753. Koslow, Jennifer. *Cultivating Health: Los Angeles Women and Public Health Reform.* New Brunswick, NJ: Rutgers University Press, 2009.

754. Jones, Kathleen. *Taming the Troublesome Child: American Families, Child Guidance, and the Limits of Psychiatric Authority.* Cambridge, MA: Harvard University Press, 1999.

755. Ladd-Taylor, Molly, ed. *Raising a Baby the Government Way: Mothers' Letters to the Children's Bureau, 1915–1932.* New Brunswick, NJ: Rutgers University Press, 1986.

756. Leavitt, Judith W., ed. *Women and Health in America: Historical Readings.* Madison: University of Wisconsin Press, 1984.

757. Leavitt, Judith W. 1986. *Brought to Bed: Childbearing in America, 1750–1950.* New York: Oxford University Press.

758. Lewis, Jane. *The Politics of Motherhood: Child and Maternal Welfare in England, 1900–1939.* Montreal: McGill-Queen's University Press, 1980.

759. Mac Lellan, Anne, and Alice Mauger, eds. *Growing Pains: Childhood Illness in Ireland, 1750–1950.* Dublin: Irish Academic Press, 2013.

760. Marks, Lara V. *Metropolitan Maternity: Maternal and Infant Welfare Services in Early Twentieth Century London.* Atlanta, GA: Rodopi, 1996.

761. Meckel, Richard A. *Save the Babies: American Public Health Reform and the Prevention of Infant Mortality, 1850–1920.* Baltimore: Johns Hopkins University Press, 1990.

762. Mohr, James C. *Abortion in America: The Origins and Evolution of National Policy, 1800–1900.* New York: Oxford University Press, 1978.

763. Newton, Hannah. *The Sick Child in Early Modern England.* Oxford: Oxford University Press, 2012.

764. Perkins, Barbara P. *The Medical Delivery Business: Health Reform, Childbirth, and the Economic Order.* New Brunswick, NJ: Rutgers University Press, 2004.

765. Preston, Samuel H., and Michael R Haines. *Fatal Years: Child Mortality in Late Nineteenth-Century America.* Princeton, NJ: Princeton University Press, 1991.

766. Quiroga, Virginia A. Metaxas. *Poor Mothers and Babies: A Social History of Childbirth and Child Care Institutions in Nineteenth-Century New York City.* New York: Garland, 1989.

767. Reagan Leslie J. *When Abortion Was a Crime: Women, Medicine, and Law, 1867–1963.* Berkeley: University of California Press, 1997.

768. Reed, James. *From Private Vice to Public Virtue: The Birth Control Movement and American Society since 1830.* New York: Basic Books, 1978.

769. Reed, Laurie, and Paula Saukko. *Governing the Female Body: Gender, Health, and Networks of Power.* Albany: SUNY Press, 2010.

770. Smith, Susan. *Sick and Tired of Being Sick and Tired: Black Women's Health Activism, 1890–1950.* Philadelphia: University of Pennsylvania

Press, 1995.

771. Sussman, George D. *Selling Mother's Milk: The Wet-Nursing Business in France, 1715–1914*. Urbana: University of Illinois Press, 1982.

772. Verbrugge, Martha H. *Able-Bodied Womanhood: Personal Health and Social Change in Nineteenth Century Boston*. New York: Oxford University Press, 1998.

773. Watkins, Elizabeth S. *On the Pill: A Social History of Oral Contraception*. Baltimore: Johns Hopkins University Press, 1998.

774. Watkins, Elizabeth S. *The Estrogen Elixir: A History of Hormone Replacement in America*. Baltimore: Johns Hopkins University Press, 2007.

医疗组织和服务（另见 329、330、373、404、417 和 420）

775. Berridge, Virginia, ed. *Making Health Policy: Networks in Research and Policy after 1945*. New York: Rodopi, 2005.

776. Derickson, Alan. *Health Security for All: Dreams of Universal Health Care in America*. Baltimore: Johns Hopkins University Press, 2005.

777. Engel, Jonathan. *Poor People's Medicine: Medicaid and American Charity Care since 1965*. Durham, NC: Duke University Press, 2006.

778. Freeman, Mark, Eleanor Gordon, Krista Maglen, and M. A. Crowther, eds. *Medicine, Law, and Public Policy in Scotland, c. 1850–1990*. Dundee, Scotland: Dundee University Press, 2011.

779. Gordon, Colin. *Dead on Arrival: The Politics of Health Care in Twentieth-Century America*. Princeton, NJ: Princeton University Press, 2003.

780. Hodgkinson, Ruth G. *The Origins of the National Health Service: The Medical Services of the New Poor Law, 1834–1871*. Berkeley: University of California Press, 1967.

781. Hoffman, Beatrix. *Health Care for Some: Rights and Rationing in the United States since 1930*. Chicago: University of Chicago Press, 2012.

782. Hoffman, Beatrix. *The Wages of Sickness: The Politics of Health Insurance in Progressive America*. Chapel Hill: University of North Carolina Press, 2001.

783. Hollingsworth, J. Rogers, Jerald Hage, and Robert Hanneman. *State Intervention in Medical Care: Consequences for Britain, France, Sweden, and the United States, 1890–1970*. Ithaca, NY: Cornell University Press, 1990.

784. Honigsbaum, Frank. *The Division in British Medicine: A History of the Separation of General Practice from Hospital Care, 1911–1968*. New York: St. Martin's Press, 1979.

785. Honigsbaum, Frank. *Health, Happiness, and Security: The Creation of the National Health Service*. London: Routledge, 1989.

786. Navarro, Vicente. *Medicine under Capitalism*. New York: Prodist, 1976.

787. Numbers, Ronald L. *Almost Persuaded: American Physicians and Compulsory Health Insurance, 1912–1920*. Baltimore: Johns Hopkins University Press, 1978.

788. Numbers, Ronald L., ed. *Compulsory Health Insurance: The Continuing American Debate*. Westport, CT: Greenwood Press, 1982.

789. Opdycke, Sandra. *No One Was Turned Away: The Role of Public Hospitals in New York City since 1900*. New York: Oxford University Press, 1999.

790. Sardell, A. *The U.S. Experiment in Social Medicine: The Community Health Center Program, 1965–1986*. Pittsburgh, PA: University of Pittsburgh Press, 1988.

791. Shryock, Richard Harrison. *Medical Licensing in America, 1650–1965*.

Baltimore: Johns Hopkins Press, 1967.

792. Starr, Paul. *Remedy and Reaction: The Peculiar American Struggle over Health Care Reform*. New Haven, CT: Yale University Press, 2011.

793. Starr, Paul. *The Social Transformation of American Medicine*. New York: Basic Books, 1982.

794. Stevens, Robert Bocking, and Rosemary Stevens. *Welfare Medicine in America: A Case Study of Medicaid*. New York: Free Press, 1974.

795. Stevens, Rosemary. *American Medicine and the Public Interest*. New Haven, CT: Yale University Press, 1971.

796. Stevens, Rosemary. *Medical Practice in Modern England: The Impact of Specialization and State Medicine*. New Haven, CT: Yale University Press, 1966.

797. Stevens, Rosemary. *The Public-Private Health Care State: Essays on the History of American Health Care Policy*. New Brunswick, NJ: Transaction Publishers, 2007.

798. Webster, Charles. *Problems of Health Care: The National Health Service before 1957*. London: HMSO, 1988.

799. Weiss, Lawrence D. *Private Medicine and Public Health: Profit, Politics and Prejudice in the American Health Care Enterprise*. Boulder, CO: Westview, 1997.

800. Weisz, George. *Chronic Disease in the Twentieth Century*. Baltimore: Johns Hopkins University Press, 2014.

心理健康（另见 282、372 和 492）

801. Ablard, Jonathan. *Madness in Buenos Aires: Patients, Psychiatrists, and the Argentine State, 1880–1983*. Athens: Ohio University Press, 2008.

802. Andrews, Jonathan. *"They're in the Trade ... of Lunacy, They 'Cannot Interfere'—They Say": The Scottish Lunacy Commissioners and Lunacy*

Reform in Nineteenth-Century Scotland. London: Wellcome Trust, 1998.

803. Barham, Peter. *Forgotten Lunatics of the Great War.* New Haven, CT: Yale University Press, 2004.

804. Bartlett, Peter. *The Poor Law of Lunacy: The Administration of Pauper Lunatics in Mid-Nineteenth-Century England.* London: Leicester University Press, 1999.

805. Bartlett, Peter, and David Wright. *Outside the Walls of the Asylum: The History of Care in the Community, 1750–2000.* New Brunswick, NJ: Transaction, 1999.

806. Blackshaw, Gemma, and Sabine Wieber. *Journeys into Madness: Mapping Mental Illness in the Austro-Hungary Empire.* New York: Berghahn, 2012.

807. Brown, Phil. *The Transfer of Care: Psychiatric Deinstitutionalization and Its Aftermath.* Boston: Routledge & Kegan Paul, 1985.

808. Cox, Catherine. *Negotiating Insanity in the Southeast of Ireland, 1820–1900.* New York: Palgrave Macmillan, 2012.

809. Crossley, Nick. *Contesting Psychiatry: Social Movements in Mental Health.* New York: Routledge, 2006.

810. Dain, Norman. *Concepts of Insanity in the United States, 1789–1865.* New Brunswick, NJ: Rutgers University Press, 1964.

811. Danto, Elizabeth. *Freud's Free Clinics: Psychoanalysis & Social Justice, 1918–1938.* New York: Columbia University Press, 2005.

812. Deutsch, Albert. *The Mentally Ill in America.* 2nd ed. New York: Columbia University Press, 1948.

813. Dowbiggin, Ian. *Keeping America Sane: Psychiatry and Eugenics in the United States and Canada, 1880–1940.* Ithaca, NY: Cornell University Press, 2003.

814. Dowdall, George. *The Eclipse of the State Mental Hospital: Policy,*

Stigma, and Organization. Albany: SUNY Press, 1996.

815. Eghigian, Greg. *From Madness to Mental Health: Psychiatric Disorder and Its Treatment in Western Civilization.* New Brunswick, NJ: Rutgers University Press, 2010.

816. Ernst, Waltraud. *Mad Tales from the Raj: The European Insane in British India, 1800–1858.* New York: Routledge, 1991.

817. Gijswijt-Hofstra, Marijke, and Roy Porter, eds. *Cultures of Psychiatry and Mental Health Care in Postwar Britain and the Netherlands.* Atlanta, GA: Rodopi, 1998.

818. Gijswijt-Hofstra, Marijke, et al, eds. *Psychiatric Cultures Compared: Psychiatry and Mental Health care in the Twentieth Century: Comparisons and Approaches.* Amsterdam: Amsterdam University Press, 2005.

819. Grob, Gerald N. *From Asylum to Community: Mental Health Policy in Modern America.* Princeton, NJ: Princeton University Press, 1991.

820. Grob, Gerald N. *The Mad among Us: A History of the Care of America's Mentally Ill.* New York: Free Press, 1994.

821. Grob, Gerald N. *Mental Illness and American Society, 1875–1940.* Princeton, NJ: Princeton University Press, 1983.

822. Grob, Gerald N. *Mental Institutions in America: Social Policy to 1875.* New York: Free Press, 1973.

823. Jones, Kathleen. *Asylums and After: A Revised History of the Mental Health Services: From the Early 18th Century to the 1990s.* Atlantic Highlands, NJ: Athlone, 1993.

824. Jones, Tiffany. *Psychiatry, Mental Institutions, and the Mad in Apartheid South Africa.* New York: Routledge, 2012.

825. Moran, James E. *Committed to the State Asylum: Insanity and Society in Nineteenth-Century Quebec and Ontario.* Montreal: McGill-Queen's University Press, 2000.

826. Ng, Beng Yeong. *Till the Break of Day: A History of Mental Health Services in Singapore, 1841–1993.* Singapore: Singapore University Press, 2001.

827. Ng, Vivien W. *Madness in Late Imperial China.* Norman: University of Oklahoma Press, 1991.

828. Parle, Julie. *States of Mind: Searching for Mental Health in Natal and Zululand, 1868–1918.* Scottsville, South Africa: University of KwaZulu-Natal Press, 2007.

829. Prior, Pauline. *Mental Health and Politics in Northern Ireland: A History of Service Development.* Brookfield, VT: Avebury, 1993.

830. Prior, Pauline, ed. *Asylums, Mental Health Care, and the Irish: Historical Studies, 1800–2010.* Dublin: Irish Academic Press, 2012.

831. Paulson, George. *Closing the Asylums: Causes and Consequences of the Deinstitutionalization Movement.* Jefferson, NC: McFarland & Co., 2012.

832. Raz, Mical. *What's Wrong with the Poor? Psychiatry, Race, and the War on Poverty.* Chapel Hill: University of North Carolina Press, 2013.

833. Reid, Fiona. *Broken Men: Shell Shock, Treatment and Recovery in Britain, 1914–1930.* New York: Continuum, 2010.

834. Rothman, David. *The Discovery of the Asylum: Social Order and Disorder in the New Republic.* Rev. ed. Boston: Little, Brown, 1990.

835. Torrey, E. Fuller. *How the Federal Government Destroyed the Mental Illness Treatment System.* Oxford: Oxford University Press, 2014.

836. Torrey, E. Fuller. *Out of the Shadows: Confronting America's Mental Illness Crisis.* New York: John Wiley, 1997.

837. Torrey, E. Fuller, and Judy Miller. *The Invisible Plague: The Rise of Mental Illness from 1750 to the Present.* New Brunswick, NJ: Rutgers University Press, 2001.

军队；海军；战争和健康

（另见"流感""坏血病"；79、82、97、119、197、234、335、403、510、803、833、870 和 928）

838. Allison, R. S. *Sea Diseases: The Story of a Great Natural Experiment in Preventive Medicine in the Royal Navy*. London: John Bale, 1943.

839. Byerly, Carol R. *Fever of War: The Influenza Epidemic in the U.S. Army during World War I*. New York: New York University Press, 2005.

840. Bayne-Jones, Stanhope. *The Evolution of Preventive Medicine in the United States Army, 1607–1939*. Washington, DC: Office of the Surgeon General, 1968.

841. Cirillo, Vincent. *Bullets and Bacilli: The Spanish-American War and Military Medicine*. New Brunswick, NJ: Rutgers University Press, 2004.

842. Gillett, Mary C. *The Army Medical Department, 1917–1941*. Washington: U.S. Army Center for Military History, 2009.

843. Harrison, Mark. *Medicine and Victory: British Military Medicine in the Second World War*. New York: Oxford University Press, 2004.

844. Lindee, M. Susan. *Suffering Made Real: American Science and the Survivors at Hiroshima*. Chicago: University of Chicago Press, 1994.

845. Özdemir, Hikmet. *The Ottoman Army, 1914–1918: Disease and Death on the Battlefield*. Salt Lake City: University of Utah Press, 2008.

846. Smallman-Raynor, Matthew, and Andrew Cliff. *War Epidemics: An Historical Geography of Infectious Diseases in Military Conflict and Civil Strife, 1850–2000*. New York: Oxford University Press, 2004.

847. Wintermute, Bobby. *Public Health and the U.S. Military: A History of the Army Medical Department, 1818–1917*. New York: Routledge, 2011.

护理（另见 626）

. Breckenridge, Mary. *Wide Neighborhoods: A Story of the Frontier Nursing Service*. New York: Harper, 1952. Reprint. Lexington: University Press of Kentucky, 1981.

849. Bartlett, Marie. *The Frontier Nursing Service: America's First Rural Nurse-Midwife Service and School*. Jefferson, NC: McFarland, 2008.

850. Buhler-Wilkerson, Karen. *False Dawn: The Rise and Decline of Public Health Nursing, 1900–1930*. New York: Garland, 1989.

851. Yrjälä, Ann. *Public Health and Rockefeller Wealth: Alliance Strategies in the Early Formation of Finnish Public Health Nursing*. Åbo: Åbo Akademi University Press, 2005.

营养

（另见"脚气病""坏血病"；269、
271、388、402、484、615、711 和 838）

852. Akiyama, Yuriko. *Feeding the Nation: Nutrition and Health in Britain before World War One*. New York: Tauris, 2008.

853. Atkins, Peter, Peter Lummel, and Derek J. Oddy, eds. *Food and the City in Europe since 1800*. Burlington, VT: Ashgate, 2007.

854. Cain, Louis P., and Donald G. Paterson. *The Children of Eve: Population and WellBeing in History*. Malden, MA: Wiley-Blackwell, 2012.

855. Cantor, David, Christian Bonah, and Matthias Dörries, eds. *Meat, Medicine, and Human Health in the Twentieth Century*. London: Pickering & Chatto, 2010.

856. Clarkson, Leslie, and E. Margaret Crawford. *Feast and Famine: Food and Nutrition in Ireland, 1500–1920*. New York: Oxford University Press, 2001.

857. Clay, Karen, and Werner Troesken. *Deprivation and Disease in Early Twentieth-Century America*. Cambridge, MA: National Bureau of Economic Research, 2006.

858. Drummond, J. C., and Anne Wilbraham. *The Englishman's Food: Five Centuries of English Diet*. Rev. ed. London: Jonathan Cape, 1958.

859. Floud, Roderick, Kenneth W. Wachter, and Annabel Gregory. *Height, Health, and History: Nutritional Status in the United Kingdom, 1750–1980*. New York: Cambridge University Press, 1990.

860. Floud, Roderick, et al. *The Changing Body: Health, Nutrition, and Human Development in the Western World since 1700*. New York: Cambridge University Press, 2011.

861. Kamminga, Harmke, and Andrew Cunningham, eds. *The Science and Culture of Nutrition, 1840–1940*. Atlanta, GA: Rodopi, 1995.

862. Newman, Lucile F., et al., eds. *Hunger in History: Food Shortage, Poverty and Deprivation*. Cambridge, MA: Basil Blackwell, 1990.

863. Scott, Susan, and Christopher Duncan. *Demography and Nutrition: Evidence from Historical and Contemporary Populations*. Malden, MA: Blackwell Science, 2002.

864. Semba, Richard. *The Vitamin A Story: Lifting the Shadow of Death*. Basel: Karger, 2012.

865. Smith, David F., ed. *Nutrition in Britain: Science, Scientists, and Politics in the Twentieth Century*. New York: Routledge, 1997.

866. Vernon, James. *Hunger: A Modern History*. Cambridge, MA: Belknap Press of Harvard University Press, 2007.

867. Steckel, Richard H., and Jerome C. Rose. *The Backbone of History: Health and Nutrition in the Western Hemisphere*. New York: Cambridge University Press, 2002.

868. Ulijaszek, Stanley, Neil Mann, and Sarah Elton. *Evolving Human*

Nutrition: Implications for Public Health. New York: Cambridge University Press, 2012.

869. Veit, Helen, *Modern Food, Moral Food: Self-Control, Science, and the Rise of Modern American Eating in the Early Twentieth Century.* Chapel Hill: University of North Carolina Press, 2013.

870. Watt, J., et al., eds. *Starving Sailors: The Influence of Nutrition upon Naval and Maritime History.* Greenwich, UK: National Maritime Museum, 1981.

职业健康
（另见 71、496、501、641、655、656、752 和 927）

871. Bartrip, Peter. *The Home Office and the Dangerous Trades: Regulating Occupational Disease in Victorian and Edwardian Britain.* New York: Rodopi, 2002.

872. Bayer, Ronald, ed. *The Health and Safety of Workers: Case Studies in the Politics of Professional Responsibility.* New York: Oxford University Press, 1988.

873. Beardsley, Edward H. *A History of Neglect: Health Care for Blacks and Mill Workers in the Twentieth-Century South.* Knoxville: University of Tennessee Press, 1987.

874. Clark, Claudia. *Radium Girls, Women and Industrial Health Reform: 1910–1935.* Chapel Hill: University of North Carolina Press, 1997.

875. Derickson, Alan. *Black Lung: Anatomy of a Public Health Disaster.* Ithaca, NY: Cornell University Press, 1998.

876. Derickson, Alan. *Workers' Health, Workers' Democracy: The Western Miners' Struggle, 1891–1925.* Ithaca, NY: Cornell University Press, 1989.

877. Gordon, Bonnie. *Phossy-Jaw and the French Match Workers: Occupational Health and Women in the Third Republic.* New York:

Garland, 1989.

878. Hahamovitch, Cindy. *The Fruits of Their Labor: Atlantic Coast Farmworkers and the Making of Migrant Poverty, 1870–1945*. Chapel Hill: University of North Carolina Press, 1997.

879. Harrison, Barbara. *Not Only the "Dangerous Trades": Women's Work and Health in Britain, 1880–1914*. Bristol, PA: Taylor & Francis, 1996.

880. Hepler, Alison. *Women in Labor: Mothers, Medicine, and Occupational Health in the United States, 1890–1980*. Columbus: Ohio State University Press, 2000.

881. Jones, Tara. *Corporate Killing: Bhopals Will Happen*. London: Free Association, 1988.

882. Judkins, Bennett M. *We Offer Ourselves as Evidence: Toward Workers' Control of Occupational Health*. New York: Greenwood Press, 1986.

883. Long, Vicky. *The Rise and Fall of the Healthy Factory: The Politics of Industrial Health in Britain, 1914–1960*. Houndmills, UK: Palgrave Macmillan, 2011.

884. Mulcahy, Richard. *A Social Contract for the Coal Fields: The Rise and Fall of the United Mine Workers of America Welfare and Retirement Fund*. Knoxville: University of Tennessee Press, 2000.

885. Murphy, Michelle. *Sick Building Syndrome and the Problem of Uncertainty: Environmental Politics, Technoscience, and Women Workers*. Durham, NC: Duke University Press, 2006.

886. Oliver, Thomas. *Dangerous Trades: History of Health and Safety at Work*. Bristol: Thoemmes Continuum, 2004.

887. Riley, James. *Sick, Not Dead: The Health of British Workingmen during the Mortality Decline*. Baltimore: Johns Hopkins University Press, 1997.

888. Rosen, George. *The History of Miners' Diseases: A Medical and Social Interpretation*. New York: Schuman's, 1943.

889. Rosner, David, and Markowitz, Gerald E. *Deadly Dust: Silicosis and the Politics of Occupational Disease in Twentieth-Century America.* Princeton, NJ: Princeton University Press, 1991.

890. Rosner, David, and Markowitz, Gerald, eds. *Dying for Work: Workers' Safety and Health in Twentieth-Century America.* Bloomington: Indiana University Press, 1987.

891. Sellers, Christopher, and Joseph Mellings, eds. *Dangerous Trade: Histories of Industrial Hazards across a Globalizing World.* Philadelphia: Temple University Press, 2011.

892. Sicherman, Barbara. *Alice Hamilton: A Life in Letters.* Cambridge, MA: Harvard University Press, 1984.

893. Smith, Barbara Ellen. *Digging Our Own Graves: Coal Miners and the Struggle over Black Lung Disease.* Philadelphia: Temple University Press, 1987.

894. Teleky, Ludwig. *History of Factory and Mine Hygiene.* New York: Columbia University Press, 1948.

895. Weindling, Paul, ed. *The Social History of Occupational Health.* Dover, NH: Croom Helm, 1985.

896. Whiteside, James. *Regulating Danger: The Struggle for Mine Safety in the Rocky Mountain Coal Industry.* Lincoln: University of Nebraska Press, 1990.

监狱医疗

897. Sim, Joe. *Medical Power in Prisons: The Prison Medical Service in England, 1774–1989.* Philadelphia: Open University Press, 1990.

专业教育；公共卫生学校（另见 688）

898. Bator, Paul Adolphus. *Within Reach of Everyone: A History of*

the University of Toronto School of Hygiene and the Connaught Laboratories. Ottawa: Canadian Public Health Association, 1990.

899. Bhopal, Raj, and John Last. *Public Health: Past, Present, and Future; Celebrating Academic Public Health in Edinburgh, 1902–2002.* Norwich, UK: TSO, 2004.

900. Fee, Elizabeth. *Disease and Discovery: A History of the Johns Hopkins School of Hygiene and Public Health, 1916–1939.* Baltimore: Johns Hopkins University Press, 1987.

901. Fee, Elizabeth, and Roy M. Acheson, eds. *A History of Education in Public Health: Health That Mocks the Doctor's Rules.* New York: Oxford University Press, 1990.

902. Korstad, Robert Rodgers. *Dreaming of a Time: The School of Public Health, the University of North Carolina at Chapel Hill, 1939–1989.* Chapel Hill: University of North Carolina Press, 1990.

903. Power, Helen J. *Tropical Medicine in the Twentieth Century: A History of the Liverpool School of Tropical Medicine 1898–1990.* New York: Columbia University Press, 1999.

904. *Saving Lives Millions at a Time.* Baltimore: Johns Hopkins Bloomberg School, 2004.

905. Schneider, Donna, and David E. Lilienfeld. *Public Health: The Development of a Discipline.* 2 vols. New Brunswick, NJ: Rutgers University Press, 2008–2011.

906. Wilkinson, Lisa, and Anne Hardy. *Prevention and Cure: The London School of Hygiene & Tropical Medicine; A 20th Century Quest for Global Public Health.* New York: Kegan Paul, 2001.

农村卫生

907. Barney, Sandra. *Authorized to Heal: Gender, Class, and the*

Transformation of Medicine in Appalachia, 1880–1930. Chapel Hill: University of North Carolina Press, 2000.

908. Barona, Josep, and Steven Cherry, eds. *Health and Medicine in Rural Europe（1850–1945）*. València, Spain: Seminari d'Estudis sobre la Ciència, 2005.

909. Ransel, David. *Village Mothers: Three Generations of Change in Russia and Tataria*. Bloomington: Indiana University Press, 2000.

910. Valenčius, Conovery Bolton. *The Health of the Country: How American Settlers Understood Themselves and Their Land*. New York: Basic Books, 2002.

烟草的使用和管制（另见 611）

911. Benedict, Carol. *Golden-Silk Smoke: A History of Tobacco in China, 1550–2010*. Berkeley: University of California Press, 2011.

912. Berridge, Virginia. *Marketing Health: Smoking and the Discourse of Public Health in Britain, 1945–2000*. Oxford: New York: Oxford University Press, 2007.

913. Brandt, Allan. *The Cigarette Century: The Rise, Fall, and Deadly Persistence of the Product That Defined American*. New York: Basic Books, 2007.

914. Cordry, Harold V. *Tobacco: A Reference Handbook*. Santa Barbara, CA: ABC-Clio, 2001.

915. Gately, Ian. *Tobacco: The Story of How Tobacco Seduced the World*. New York: Grove Press, 2001.

916. Gilman, Sandor, and Zhou Xun, eds. *Smoke: A Global History of Smoking*. London: Reaktion, 2004.

917. Givel, Michael, and Andrew Spivak. *Heartland Tobacco War*. Lanham, MD: Lexington, 2013.

918. Hughes, Jason. *Learning to Smoke: Tobacco Use in the West*. Chicago: University of Chicago Press, 2003.

919. Proctor, Robert N. *Golden Holocaust: Origins of the Cigarette Catastrophe and the Case for Abolition*. Berkeley: University of California Press, 2012.

920. Winter, Joseph. C. *Tobacco Use by Native North American: Sacred Smoke and Silent Killer*. Norman: University of Oklahoma Press, 2000.

921. Wolfson, Mark. *The Fight against Big Tobacco: The Movement, the State and the Public's Health*. New York: Aldine de Gruyter, 2001.

兽医公共卫生（另见 84、483）

922. Brown, Karen, and Daniel Gilfoyle. *Healing the Herds: Disease, Livestock Economies, and the Globalization of Veterinary Medicine*. Athens: Ohio University Press, 2010.

923. Smith, Gary, and Alan Kelly, eds. *Food Security in a Global Economy: Veterinary Medicine and Public Health*. Philadelphia: University of Pennsylvania Press, 2008.

志愿组织及专业机构

924. Bennett, Angela. *The Geneva Convention: The Hidden Origins of the Red Cross*. Stroud UK: Sutton, 2005.

925. Bernstein, Nancy R. *The First One Hundred Years: Essays on the History of the American Public Health Association*. Washington, DC: American Public Health Association, 1972.

926. Dittmer, John. *The Good Doctors: The Medical Committee for Human Rights and the Struggle for Social Justice in Health Care*. New York: Bloomsbury Press, 2009.

927. Grieco, Antonio. *Origins of Occupational Health Associations in the*

World. Boston: Elsevier, 2003.

928. Hutchinson, John. *Champions of Charity: War and the Rise of the Red Cross*. Boulder, CO: Westview: 1996.

929. Leon Sanz, Pilar. *Health Institutions at the Origin of the Welfare Systems in Europe*. Pamplona: Ediciones Universidad de Navarra, 2010.

930. Shryock, Richard Harrison. *National Tuberculosis Association, 1904–1954: A Study of the Voluntary Health Movement in the United States*. New York: National Tuberculosis Association, 1957.

供水及净化（另见"霍乱""伤寒""牙医"）

931. Ashby, Thomas. *The Aqueducts of Ancient Rome*. Oxford: Clarendon Press, 1935.

932. Blake, Nelson. *Water for the Cities: A History of the Urban Water Supply Problem in the United States*. Syracuse, NY: Syracuse University Press, 1956.

933. Cain, Louis. *Sanitary Strategy for a Lakefront Metropolis: The Case of Chicago*. DeKalb: Northern Illinois University Press, 1978.

934. Goubert, Jean-Pierre. *The Conquest of Water: The Advent of Health in the Industrial Age*. Princeton, NJ: Princeton University Press, 1989.

935. Hamlin, Christopher. *A Science of Impurity: Water Analysis in Nineteenth Century Britain*. Berkeley: University of California Press, 1990.

936. Kosso, Cynthia, and Anne Scott. *The Nature and Function of Water, Baths, Bathing, and Hygiene from Antiquity through the Renaissance*. Boston: Brill, 2009.

937. Luckin, Bill. *Pollution and Control: A Social History of the Thames in the Nineteenth Century*. Boston: Adam Hilger, 1986.

938. McGuire, Michael J. *The Chlorine Revolution: Water Disinfection*

and the Fight to Save Lives. Denver, CO: American Water Works Association, 2013.

939. Reid, Donald. *Paris Sewers and Sewermen: Realities and Representations.* Cambridge, MA: Harvard University Press, 1991.

940. Robins, F. W. *The Story of Water Supply.* New York: Oxford University Press, 1946.

941. Smith, Denis, ed. *Water Supply and Public Health Engineering.* Brookfield, VT: Ashgate, 1999.

942. Troesken, Werner. *The Great Lead Water Pipe Disaster.* Cambridge, MA: MIT Press, 2006.

主题索引

570

595

人名索引